Das konfessionelle Krankenhauswesen Berlins im 19. und frühen 20. Jahrhundert – dargestellt an ausgewählten Einrichtungen

BEITRÄGE ZUR KIRCHEN- UND KULTURGESCHICHTE

Herausgegeben von Klaus Unterburger und Christoph Weber

BAND 35

Zu Qualitätssicherung und Peer Review der vorliegenden Publikation

Die Qualität der in dieser Reihe erscheinenden Arbeiten wird vor der Publikation durch die Herausgeber der Reihe geprüft.

Notes on the quality assurance and peer review of this publication

Prior to publication, the quality of the work published in this series is reviewed by the editors of the series.

Irmgard Verhoeven-Michels

Das konfessionelle Krankenhauswesen Berlins im 19. und frühen 20. Jahrhundert – dargestellt an ausgewählten Einrichtungen

Bibliografische Information der Deutschen Nationalbibliothek
Die Deutsche Nationalbibliothek verzeichnet diese Publikation
in der Deutschen Nationalbibliografie; detaillierte bibliografische
Daten sind im Internet über http://dnb.d-nb.de abrufbar.

Umschlagabbildung:
St. Marien-Krankenhaus, Lausitzer Straße.
„Schwesternkonvent mit CA Prof. Lazarus 1908".
Quelle: Kongregation der Marienschwestern,
Archiv St. Marien-Krankenhaus, Lausitzer Straße F 50

ISSN 0946-8803
ISBN 978-3-631-82650-8 (Print)
E-ISBN 978-3-631-83319-3 (E-PDF)
E-ISBN 978-3-631-83320-9 (EPUB)
E-ISBN 978-3-631-83321-6 (MOBI)
DOI 10.3726/b17617

© Peter Lang GmbH
Internationaler Verlag der Wissenschaften
Berlin 2021
Alle Rechte vorbehalten.

Peter Lang – Berlin · Bern · Bruxelles ·
New York · Oxford · Warszawa · Wien

Das Werk einschließlich aller seiner Teile ist urheberrechtlich
geschützt. Jede Verwertung außerhalb der engen Grenzen des
Urheberrechtsgesetzes ist ohne Zustimmung des Verlages
unzulässig und strafbar. Das gilt insbesondere für
Vervielfältigungen, Übersetzungen, Mikroverfilmungen und die
Einspeicherung und Verarbeitung in elektronischen Systemen.

Diese Publikation wurde begutachtet.

www.peterlang.com

Die vorliegende Arbeit ist die leicht überarbeitete Fassung der Dissertation, die ich im Juli 2015 an der Philosophischen Fakultät der Universität zu Köln eingereicht habe. Die Disputation erfolgte am 08.12.2015.

Mein besonderer Dank gilt dem Betreuer meiner Arbeit, Herrn Prof. Dr. Michael Klöcker, für seine engagierte und in allen Belangen umfassende Betreuung, die dafür gesorgt hat, dass manche Schwierigkeiten überwunden werden konnten.

Herrn Prof. Dr. Jürgen Elvert sei für seine Bereitschaft, die Aufgabe des Zweitreferenten zu übernehmen, ebenfalls gedankt.

Herrn Prof. Dr. Christoph Weber danke ich für die Aufnahme meiner Arbeit in die von ihm und Herrn Prof. Dr. Klaus Unterburger herausgegebene Reihe „Beiträge zur Kirchen- und Kulturgeschichte".

Danken möchte ich an dieser Stelle auch den Leiterinnen und Leitern sowie den Mitarbeiterinnen und Mitarbeitern der von mir benutzten Archive, Bibliotheken und Öffentlichkeitsabteilungen der Krankenhäuser bzw. deren Nachfolgeinstitutionen für ihre wertvolle Unterstützung. Mein besonderer Dank gilt diesbezüglich der Provinzoberin der deutschen Provinz der Kongregation der Marienschwestern, Frau Sr. M. Cordula Klafki, der Altoberin des Paul-Gerhardt-Stifts, Frau Siegrid Fellechner, der Diakonieschwester vom Evangelischen Diakonieverein Berlin-Zehlendorf e.V., Frau Margret Rüsen, dem Leiter des Diözesanarchivs Berlin, Herrn Dr. Gotthard Klein, dem Leiter des Archivs des Evangelischen Werkes für Diakonie und Entwicklung, Herrn Dr. Michael Häusler, Frau Sylvia Thomas-Mundt vom Alexianer St. Hedwig-Krankenhaus und dem Leiter des Provinzarchivs der Kongregation der Schwestern von der hl. Elisabeth, Herrn Johannes Mertens.

Ein ganz besonders herzlicher Dank gilt schlussendlich meinem Mann, meiner Familie und all denjenigen, die mich immer wieder motiviert und unterstützt haben, diese Arbeit, trotz einiger Schwierigkeiten, zu beenden.

Inhaltsverzeichnis

1. Einleitung / Gliederung 13

2. Forschungsstand / Quellenlage 17
   2.1 Forschungsstand 17
   2.2 Quellenlage 23

3. Theoretische und methodische Vorgehensweise 27

4. Ethik von Gesundheit und Krankheit im Christentum: Kurzer Überblick 29
   4.1 Gesundheit und Krankheit im Christentum 29
       4.1.1 Gesundheit und Krankheit im Alten Testament 30
       4.1.2 Gesundheit und Krankheit im Neuen Testament 30
   4.2 Wandel der Gesundheits- und Krankheitsauffassung im Verlauf der Zeiten 31
       4.2.1 Antike 31
       4.2.2 Interpretationen der frühen Kirche 32
       4.2.3 Das Mittelalter 34
           4.2.3.1 Benediktinerregel (Klostermedizin) 35
           4.2.3.2 Hospitalwesen 37
               4.2.3.2.1 Klösterliche und altstiftische Spitalbildungen 37
               4.2.3.2.2 Kirchlich-bruderschaftliche Spitalbildungen 38
                   (1) Laienspitalbruderschaften 38
                   (2) Hospitäler der Spitalorden 39
               4.2.3.2.3 Bürgerliches Spitalwesen 39
       4.2.4 16. bis 18. Jahrhundert 42
       4.2.5 19. Jahrhundert 44

5. Entwicklung Berlins im 19. und frühen 20. Jahrhundert 47

- 5.1 Bevölkerungsentwicklung 47
- 5.2 Säuglingssterblichkeit 51
- 5.3 Lebensbedingungen und Wohnverhältnisse 54
- 5.4 Assanierung (Sanitäre Infrastruktur: Wasserversorgung/ Kanalisation/ Müllentsorgung) 67
- 5.5 Todesursachen/ Krankheiten 71
- 5.6 Medizinische Versorgung / Krankenversorgung 78
- 5.7 Konfessionelle Verteilung 84

6. Neuorientierungen in der Krankenpflege 87

- 6.1 Katholische Krankenpflege 90
- 6.2 Evangelische Diakonie 94
- 6.3 Die Rotkreuzkrankenpflege 98
- 6.4 Weltliche und freiberufliche Krankenpflege 100

7. Katholische Krankenhäuser 103

- 7.1 St. Hedwig-Krankenhaus 103
  - 7.1.1 Gründung 103
  - 7.1.2 Der Neubau Große Hamburger Straße 109
    - 7.1.2.1 Erweiterungsbauten 113
    - 7.1.2.2 Versorgungseinrichtungen/Technische Einrichtungen/Betriebseinrichtungen 118
  - 7.1.3 Medizinische Abteilungen 120
    - 7.1.3.1 Innere Abteilung 120
    - 7.1.3.2 Chirurgische Abteilung 122
    - 7.1.3.3 Radiologische Abteilung 125
    - 7.1.3.4 Urologische Abteilung 127
    - 7.1.3.5 Weitere medizinische Abteilungen 130

		7.1.3.5.1 Abteilung für Augenheilkunde	130
		7.1.3.5.2 Abteilung für Hals-Nasen-Ohren-Heilkunde	131
		7.1.3.5.3 Anatomisch-Pathologische Abteilung	132
		7.1.3.5.4 Chirurgische Poliklinik	133
		7.1.3.5.5 Gynäkologische Abteilung	134
	7.1.4	Krankenhausapotheke	134
	7.1.5	Krankenpflegeschule	137
	7.1.6	Laboreinrichtungen	139
	7.1.7	Therapeutische Einrichtungen	140
	7.1.8	Organisationsstrukturen	140
		7.1.8.1 Trägerschaft/Rechtsform/Finanzierung	140
		7.1.8.2 Ärzte/Personal	143
	7.1.9	Patienten	145
		7.1.9.1 Entwicklung der Patientenzahl	145
		7.1.9.2 Patientengut	146
		7.1.9.3 Krankheitsstatistik	149
		7.1.9.4 Verweildauer	151
		7.1.9.5 Pflegesätze/Versorgung	152
	7.1.10	Die Ordensschwestern (Borromäerinnen)	154
	7.1.11	Krankenseelsorge	160
	7.1.12	Das Krankenhaus als Wohltätigkeitsanstalt (soziale Institution)	161
	7.1.13	Vereinslazarett im 1. Weltkrieg	162
7.2	Maria-Viktoria Krankenhaus		164
7.3	St. Joseph Krankenhaus II (Niederwallstraße)		170
	7.3.1	Vorgeschichte	170
	7.3.2	Die Anfangsjahre in der Niederwallstraße	170
	7.3.3	Das Krankenhaus	172
	7.3.4	Eröffnung des Krankenhauses	172
	7.3.5	Leitung/Finanzierung	174
	7.3.6	Die innere Entwicklung und Organisation des Hauses	174

		7.3.6.1 Abteilungen und Ärzte 174
		7.3.6.2 Die Schwestern 175
		7.3.6.3 Patienten 175
	7.3.7	Weitere Aktivitäten der Niederlassung 179
	7.3.8	Vereinslazarett im 1. Weltkrieg 179
	7.3.9	Weitere Entwicklung des Krankenhauses 180
7.4	St. Marien-Krankenhaus Lausitzer Straße 182
	7.4.1	Gründung des Krankenhauses 182
	7.4.2	Das Krankenhaus 183
	7.4.3	Architektur und innere Aufteilung 186
	7.4.4	Weitere Entwicklung des Krankenhauses 187
7.5	St. Norbert-Krankenhaus 189
7.6	Franziskus-Krankenhaus 193
7.7	Dominikus-Krankenhaus 197
7.8	St. Joseph-Krankenhaus I (Berlin-Tempelhof) 199
	7.8.1	Gründung 199
	7.8.2	Eröffnung des Krankenhauses 206
	7.8.3	Architektur und innere Aufteilung 206
	7.8.4	Leitung/Finanzierung 208
	7.8.5	Die innere Entwicklung und Organisation des Hauses 209
		7.8.5.1 Abteilungen und Ärzte 209
		7.8.5.2 Schwestern/Personal 211
		7.8.5.3 Patienten 211
7.9	St. Gertrauden-Krankenhaus 213
7.10	St. Antonius-Krankenhaus 215
	7.10.1	Gründung 215
	7.10.2	Das Krankenhaus 215

8. Evangelische Krankenhäuser 221

8.1	Elisabeth-Krankenhaus 221
	8.1.1	Gründung und Aufbau 221
	8.1.2	Entstehung des Mutterhauses 224

8.1.3	Finanzierung	225
8.1.4	Lazarettfunktion in den Kriegen 1866 und 1870/71	228
8.1.5	Die weitere Entwicklung des Krankenhauses	229
8.1.6	Das Krankenhaus im 1. Weltkrieg	229
8.1.7	Die Entwicklung in der Weimarer Republik	230
8.2 Zentral-Diakonissenhaus Bethanien		234
8.3 Lazarus-Krankenhaus		239
8.4 Paul Gerhardt-Stift		244
8.4.1	Gründung	245
8.4.2	Weitere Entwicklung des Krankenhauses	247
8.4.3	Das Krankenhaus im 1. Weltkrieg und in den Anfangsjahren der Weimarer Republik	250
8.5 Krankenhaus Waldfriede		252
8.5.1	Gründung	252
8.5.2	Die Entwicklung des Hauses	256
8.6 Evangelisches Krankenhaus Hubertus		264
8.7 Martin-Luther-Krankenhaus		268
8.7.1	Gründung	268
8.7.2	Architektur und innere Aufteilung	271
8.7.3	Die weitere Entwicklung des Hauses	275

9. Fazit 279

10. Anhang 285

10.1 Abbildungen zu Kapitel 4 bis 6		285
10.2 Abbildungen zu Kapitel 7 Katholische Krankenhäuser		305
10.2.1	Abbildungen zum St. Hedwig-Krankenhaus	305
10.2.2	Abbildungen zum Maria-Viktoria-Krankenhaus	329
10.2.3	Abbildungen zum St. Joseph Krankenhaus II	330
10.2.4	Abbildungen zum Norbert-Krankenhaus	334
10.2.5	Abbildungen zum Franziskus-Krankenhaus	336

10.2.6 Abbildungen zum Dominikus-Krankenhaus 337
10.2.7 Abbildungen zum St. Joseph-Krankenhaus I (Tempelhof) 337
10.2.8 Abbildungen zum St. Gertrauden-Krankenhaus 338
10.2.9 Abbildungen zum Antonius-Krankenhaus 339
10.3 Abbildungen zu Kapitel 8 Evangelische Krankenhäuser 344
10.3.1 Abbildungen zum Elisabeth-Krankenhaus 344
10.3.2 Abbildungen zum Zentral-Diakonissenhaus Bethanien 345
10.3.3 Abbildungen zum Lazarus-Krankenhaus 346
10.3.4 Abbildungen zum Paul Gerhardt-Stift 347
10.3.5 Abbildungen zum Krankenhaus Waldfriede 348
10.3.6 Abbildungen zum Martin-Luther-Krankenhaus 350

11 Abbildungsverzeichnis 353

12 Literaturverzeichnis 363

12.1 Ungedruckte Quellen 363
    12.1.1 Geheimes Staats Archiv 363
    12.1.2 Bundesarchiv 363
    12.1.3 Landesarchiv 366
    12.1.4 Archiv des diakonischen Werkes der EKD (ADW) und Archiv des Evangelischen Diakonievereins Berlin-Zehlendorf (Archiv d. EvDV) 369
    12.1.5 Historisches Archiv der Siebenten-Tags-Adventisten in Europa (Friedensau), (AAE) 371
    12.1.6 Archive der Krankenhäuser 371
12.2 Gedruckte Quellen und Literatur 373

1. Einleitung / Gliederung

Ziel der vorliegenden Arbeit ist es, die Entwicklung der Kultur des Helfens unter Berücksichtigung der Entwicklung des Gesundheits- und Krankenhauswesens in Berlin im 19. und frühen 20. Jahrhundert im Horizont des zeitgeschichtlichen Wandels und ihre Bedeutung für die Bevölkerung einer Großstadt in der Periode der industriellen Ein- und Umbrüche zu untersuchen und in die Geschichte Berlins einzuordnen. Dabei wird auch der Frage nachgegangen, welches Selbstverständnis hinter dem Engagement der Beteiligten steht.

Die katholische und die evangelische Kirche reagierten im 19. Jahrhundert sowohl in theologisch-wissenschaftlicher Hinsicht (Entstehung der katholischen Soziallehre/der evangelischen Sozialethik) als auch aktiv auf die großen Problemlagen, die die Industrialisierung mit sich brachte, durch einen enormen Ausbau ihrer caritativen und diakonischen Strukturen[1], wozu im Besonderen auch die Errichtung von Krankenhäusern gehörte. Dabei war die konfessionelle Wohlfahrtspflege immer auch bestimmt durch spezifische soziale und religiöse Ordnungsvorstellungen.[2]

Berücksichtigung finden in der Arbeit die konfessionellen „Allgemeinen Krankenhäuser", die zu ihrem Entstehungszeitpunkt im Stadtgebiet Berlin lagen, da die Anzahl kleiner und kleinster „Spezial"-Krankenanstalten nahezu unübersichtlich ist. Die höchst unterschiedliche Quellenlage bedingt sowohl in Bezug auf den Inhalt als auch auf die Ausdifferenzierung eine unterschiedliche Darstellung der einzelnen Krankenhäuser, woraus sich allerdings keine „Rangfolge" der dargestellten Einrichtungen ableiten lässt.

---

1 Vgl. Thomsen, Arne: Katholisches Krankenhauswesen im Ruhrrevier. Entwicklungen und Akteure von den Anfängen der Industrialisierung bis zum Ersten Weltkrieg, Münster, 2012, S. 3.
2 Ein zentrales Charakteristikum des deutschen Sozialstaats ist die Dualität von staatlichen Sozialleistungen und tätiger Hilfe von freien Wohlfahrtsverbänden. Die starke Stellung insbesondere der konfessionellen Wohlfahrtsverbände gilt im internationalen Vergleich als eine deutsche Besonderheit. Sie stand stets in einem engen Wechselverhältnis zu sozialen bzw. gesellschaftlichen Entwicklungen. Vgl. Kuller, Christiane: Zwischen Nächstenliebe und Professionalisierung. Ein historischer Rückblick auf die Rolle der Diakonie im deutschen Sozialstaat, in: Albrecht, Christian (Hg.): Was leistet die Diakonie fürs Gemeinwohl? Diakonie als gesellschaftliche Praxis des Öffentlichen Protestantismus, Tübingen, 2018, S. 31 ff.

Das Ende des Betrachtungszeitraums ist auf das Jahr 1932 gelegt, da die Machtergreifung der NSDAP im Jahre 1933 auch für die konfessionellen Krankenhäuser eine deutliche Zäsur bildet. Ohne die Leistung der evangelischen Krankenhäuser in Berlin schmälern zu wollen, liegt der Schwerpunkt meiner Untersuchung auf dem katholischen Krankenhauswesen. Dabei stellte sich die Frage, wie sich die katholischen Krankenhäuser in einer protestantischen Mehrheitsgesellschaft (Diaspora) überaus erfolgreich behaupten konnten. Die Gründe dafür finden sich wahrscheinlich in den Veränderungen der Gesellschaft und des Christentums im 19. und 20. Jahrhundert.

Schwerpunktmäßig stelle ich in meiner Arbeit die Leistungen der Ordensschwestern und Diakonissen hinsichtlich der Gründung, Verwaltung, Finanzierung, Bewirtschaftung und Krankenversorgung in den einzelnen Krankenhäusern dar. Die Geschichte der Kongregationen und Diakonissenmutterhäuser findet nur marginale Erwähnung, das innere Ordens- und Mutterhausleben bleibt ausgeklammert.

Die Bearbeitung der Thematik gliedert sich in mehrere Teile. Zuerst wird in einem Überblick auf das Verständnis von Gesundheit und Krankheit im Christentum und die unterschiedliche Interpretation dieser Begriffe im Verlaufe der Zeit eingegangen. Im Mittelpunkt dieses Teils steht die Entwicklung des Hospitalwesens.

Danach folgt die Darstellung der Entwicklung der Stadt Berlin im 19. und frühen 20. Jahrhundert unter Berücksichtigung der Determinanten, die ausschlaggebend für die Entwicklung des Krankenhauswesens waren. Es wird insbesondere gezeigt, wie der explosionsartige Bevölkerungszuwachs während der Industrialisierung einer zunehmenden sozialen Not mit einer hohen Armutsrate und begleitenden gesundheitlichen Gefahren, hervorgerufen durch die vorherrschenden Wohn- und Arbeitsverhältnisse, Vorschub leistete. In Kombination mit den eklatanten Hygieneproblemen erwuchs ein brisantes gesundheitliches Gefährdungspotential für die Betroffenen, welches durch die mangelnde medizinische Versorgung großer Bevölkerungsteile zusätzlich erhöht wurde. Epidemiologische Daten spiegeln die Folgen der prekären Situation einer großen Bevölkerungsgruppe zu Beginn des Untersuchungszeitraums wider. Der Wandel bezüglich Morbidität und Mortalität ab Mitte des 19. Jahrhunderts, die Stellung der medizinischen Betreuung armer Kranker im Rahmen der Armenfürsorge und die Notwendigkeit einer Veränderung der medizinischen Versorgung finden ebenfalls Berücksichtigung.

Die Neuorientierungen in der Krankenpflege im 19. Jahrhundert unter besonderer Berücksichtigung der konfessionellen Mutterhauskrankenpflege sind Gegenstand eines weiteren Kapitels.

Schließlich erfolgt eine Betrachtung der einzelnen konfessionellen Krankenhäuser mit Schwerpunkt auf den katholischen Einrichtungen, eingebettet in die Entwicklung ihrer sozialen, medizinischen und religiösen Geschichte. Diese Einzeldarstellungen ermöglichen einen Einblick nicht nur in die medizinische Versorgung, sondern auch in die weit darüber hinaus reichenden sozialen Aktivitäten dieser Anstalten.

2. Forschungsstand / Quellenlage

2.1 Forschungsstand

Die Krankenhausgeschichtsschreibung hat sich in den vergangenen Jahrzehnten zu einem interdisziplinären Forschungsgegenstand entwickelt, der im Fokus von Medizin- und Wissenschaftsgeschichte, Architektur- und Baugeschichte, Institutionengeschichte, Technikgeschichte, Sozialgeschichte, Alltagsgeschichte, Kulturgeschichte, Rechtsgeschichte und Religionsgeschichte steht.[3]

Medizinhistorische Arbeiten über das Krankenhauswesen waren bis in die 1980er Jahre überwiegend architektur- und kunstgeschichtlich ausgerichtet, eine Auseinandersetzung mit gesellschaftlichen und sozialen Aspekten des Krankenhauses fand zumeist nicht statt.[4]

Infolge des sozialgeschichtlichen Paradigmenwechsels der 1970er Jahre wurden neue Aspekte und Methoden in die deutsche Krankenhausgeschichte eingeführt. In sozial- und wirtschaftshistorischer Perspektive gerieten durch diese neue Sozialgeschichte der Medizin nun Themenfelder u.a. zur Gesundheitspolitik, zur Geschichte von Krankenkassen und Verbänden, zu sozialen Ungleichheiten und Machtverhältnissen im Gesundheitsbereich, zu Arbeit und Gesundheit, zur „Medikalisierung" und zu Fragen der sozialen Konstruktion von Krankheit in den Blick.[5]

---

3   Zur Krankenhaushistorie allgemein ist auf das Jahrbuch der Deutschen Gesellschaft für Krankenhausgeschichte „Historia Hospitalium" zu verweisen, das seit 1966 alle zwei Jahre erscheint und dessen Themen die baulichen, caritativen, klinischen und sozialen Bereiche der deutschen und internationalen Krankenhausgeschichte umfassen.
4   Vgl. dazu besonders: Leistikow, Dankwart: Hospitalbauten in Europa aus zehn Jahrhunderten. Ein Beitrag zur Geschichte des Krankenhausbaues, Ingelheim, 1967; Schadewaldt, Hans: Studien zur Krankenhausgeschichte im 19. Jahrhundert im Hinblick auf die Entwicklung in Deutschland, Göttingen, 1976; Jetter, Dieter: Grundzüge der Krankenhausgeschichte (1800–1900), Darmstadt, 1977; Murken, Axel Hinrich: Die bauliche Entwicklung des deutschen Allgemeinen Krankenhauses im 19. Jahrhundert, Göttingen, 1979; Murken, Axel Hinrich: Vom Armenhospital zum Großklinikum. Die Geschichte des Krankenhauses vom 18. Jahrhundert bis zur Gegenwart, Köln, 1988.
5   Beispielhaft für diesen Themenkomplex seien hier genannt: Labisch, Alfons: Zur Sozialgeschichte der Medizin. Methodologische Überlegungen und Forschungsbericht, in: Archiv für Sozialgeschichte 20 (1980), S. 431–469; Spree, Reinhard: Soziale Ungleichheit vor Krankheit und Tod. Zur Sozialgeschichte des Gesundheitsbereiches im deutschen Kaiserreich, Göttingen, 1981; Frevert, Ute: Krankheit als politisches Problem 1770–1880. Soziale Unterschichten in Preussen zwischen medizinischer

Im Zuge des *cultural turn* wurden mit einem erweiterten Medizinbegriff unter kulturwissenschaftlichen und anthropologischen Gesichtspunkten Themen um die Bereiche Krankheit und Gesundheit, Körper, Leben, Leiden und Tod sowie die Geschichte medizinkritischer Bewegungen und Aspekte der sozialen Konstruktion von Krankheit und Gesundheit, um nur einige exemplarische Arbeitsfelder zu bezeichnen, zum Gegenstand medizingeschichtlicher Untersuchungen. Die bislang sozialhistorisch bearbeiteten Quellen rückten in eine neue Perspektive. In unterschiedlicher Ausprägung fanden nun auch vermehrt raumtheoretische Ansätze Berücksichtigung in der Krankenhausgeschichtsschreibung.[6]

Der Geschichte des konfessionellen Krankenhauswesens widmeten sich krankenhaushistorische Arbeiten eher selten, obwohl ein „konfessioneller Krankenhausboom von 1879–1903"[7] attestiert wurde.

Polizei und staatlicher Sozialversicherung, Göttingen, 1984; Huerkamp, Claudia: Der Aufstieg der Ärzte im 19. Jahrhundert. Vom gelehrten Stand zum professionellen Experten: Das Beispiel Preussens, Göttingen, 1985; Bleker, Johanna/Spree, Reinhard: Kranke und Krankheiten im Juliusspital zu Würzburg. Zur frühen Geschichte des Allgemeinen Krankenhauses in Deutschland, Husum, 1995; Labisch, Alfons/Spree, Reinhard (Hg.): „Einem jeden Kranken in einem Hospitale sein eigenes Bett". Zur Sozialgeschichte des Allgemeinen Krankenhauses in Deutschland im 19. Jahrhundert, Frankfurt, New York, 1996; Vögele, Jörg: Sozialgeschichte städtischer Gesundheitsverhältnisse während der Urbanisierung, Berlin, 2001; Labisch, Alfons/Spree, Reinhard: Krankenhaus-Report 19. Jahrhundert. Krankenhausträger, Krankenhausfinanzierung, Krankenhauspatienten, Frankfurt u.a., 2001.

6 In Auswahl: Duden, Barbara: Geschichte unter der Haut. Ein Eisenacher Arzt und seine Patientinnen um 1730, Stuttgart, 1987; Dinges, Martin (Hg.): Medizinkritische Bewegungen im Deutschen Reich (ca. 1870-ca. 1933), Stuttgart, 1996; Stollberg, Michael: Körpergeschichte und Medizingeschichte, in: Bröer, Ralph (Hg.): Eine Wissenschaft emanzipiert sich. Die Medizinhistoriographie von der Aufklärung bis zur Postmoderne, Heidelberg, 1999, S. 85–95; Hess, Volker: Der wohltemperierte Mensch. Wissenschaft und Alltag des Fiebermessens (1850–1900), Frankfurt a.M., 2000; Stolberg, Michael: Homo patiens. Krankheits- und Körpererfahrung in der Frühen Neuzeit, Köln, 2003; Hess, Volker/Schmiedebach, Heinz-Peter (Hg.): Kulturen des Wahnsinns. Schwellenräume einer urbanen Moderne, Wien, 2012; Halling, Thorsten/Görgen, Arno (Hg.): Verortungen des Krankenhauses, Stuttgart, 2014; Halling, Thorsten/Moll, Friedrich (Hg.): Urologie im Rheinland. Ort und Raum in der Medizingeschichte, Berlin/Heidelberg, 2014.

7 Vgl. Labisch, Alfons/Tennstedt, Florian: Die Allgemeinen Krankenhäuser der Städte und Religionsgemeinschaften Ende des 19. Jahrhunderts – Statistische und juristische Anmerkungen am Beispiel Preußens (1877–1903), in: Labisch, Alfons/Spree, Reinhard (Hg.): „Einem jeden Kranken in einem Hospitale sein eigenes Bett". Zur

Anders als der Titel des Aufsatzes von Axel Hinrich Murken „Das kommunale und das konfessionelle Krankenhaus"[8] vermuten lässt, finden die kirchlichen Krankenhäuser hier nur indirekte Erwähnung.

Exemplarisch für das konfessionelle Krankenhauswesen seien die Arbeiten von Bernhard Jungnitz[9] über die konfessionellen Krankenhäuser der Stadt Münster im 18. und 19. Jahrhundert und von Arne Thomsen[10], der an der Schnittstelle von Medizingeschichte und Neuerer Kirchengeschichte in sozialhistorischer Perspektive die Entwicklung der katholischen Krankenhäuser im Ruhrgebiet thematisiert, angeführt.[11]

Für die Geschichte katholischer Krankenhäuser ist zudem auf die Forschungen von Michael Klöcker hinzuweisen, der sich mit der Frage nach der katholischen Identität und der Modernisierung der Krankenhäuser auseinandergesetzt hat.[12]

Im Fokus von Alltags-, Patienten- und Geschlechtergeschichte bewegen sich zahlreiche Studien zur Geschichte der Pflege, die auch als Teil der Krankenhausgeschichte angesehen werden kann.[13]

Sozialgeschichte des Allgemeinen Krankenhauses in Deutschland im 19. Jahrhundert, Frankfurt a.M. u.a., 1996, S. 307.

8 Murken, Axel Hinrich: Das kommunale und das konfessionelle Krankenhaus in Deutschland von der Biedermeierzeit bis zur Weimarer Republik, in: Blotevogel, Hans Heinrich (Hg.): Kommunale Leistungsverwaltung und Stadtentwicklung vom Vormärz bis zur Weimarer Republik, Köln/Wien, 1990, S. 81–116.

9 Jungnitz, Bernhard: Die konfessionellen Krankenhäuser der Stadt Münster im achtzehnten und neunzehnten Jahrhundert, Herzogenrath, 1981.

10 Thomsen, Arne: Katholisches Krankenhauswesen im Ruhrrevier. Entwicklungen und Akteure von den Anfängen der Industrialisierung bis zum Ersten Weltkrieg, Münster, 2012.

11 Zu verweisen sei in diesem thematischen Zusammenhang auf die immer noch wichtige Forschungsarbeit: Gatz, Erwin: Kirche und Krankenpflege im 19. Jahrhundert. Katholische Bewegung und karitativer Aufbruch in den preußischen Provinzen Rheinland und Westfalen, München u.a., 1971.

12 Siehe beispielsweise: Klöcker, Michael: Die Modernisierung der Gesundheitsfürsorge und der deutsche Katholizismus. Ausgewählte Aspekte katholischer Gesundheitsbemühungen im 19. Jahrhundert, in: Maurer, Hans-Joachim/Schallenberger, E. Horst (Hg.): Gesundheitssystem und Politik, Duisburg, 1987, S. 83–102.

13 Vgl. Schweikardt, Christoph: Entwicklungen und Trends in der deutschen Krankenpflege. Geschichtsschreibung des 19. Und 20. Jahrhunderts, in: Medizinhistorisches Journal 39 (2004), S. 197–218.

Waren ältere Arbeiten zur Pflegegeschichte wesentlich geprägt durch Untersuchungen über einzelne herausragende Persönlichkeiten,[14] so wurden ab der zweiten Hälfte der 1980er Jahre sozialgeschichtliche Aspekte in die Pflegegeschichte aufgenommen und es entstanden Studien zu Organisation, Ausbildung und Professionalisierung.[15]

In den 1990er Jahren fanden frauen- und geschlechtergeschichtliche Themen Eingang in die Forschungen zur Pflegegeschichte.[16]

In jüngerer Zeit wechselte die Perspektive in der Pflegegeschichtsforschung hin zur Alltagsgeschichte, wobei bislang noch nicht bearbeitete handschriftliche archivalische Quellenbestände ausgewertet wurden, die Einblick in den Alltag Pflegender gewähren.[17]

---

14 Beispielsweise Sticker, Anna: Friederike Fliedner und die Anfänge der Frauendiakonie. Ein Quellenbuch, Neukirchen-Vluyn, 1963; Sticker, Anna: Agnes Karll. Die Reformerin der deutschen Krankenpflege. Ein Wegweiser für heute. Zu ihrem 50. Todestag am 12. Februar 1927, Wuppertal, 1977.

15 In Auswahl: Hummel, Eva-Cornelia: Krankenpflege im Umbruch. Ein Beitrag zum Problem der Berufsfindung „Krankenpflege", Freiburg, 1986; Steppe, Hilde: „...den Kranken zum Troste und dem Judenthum zur Ehre". Zur Geschichte der jüdischen Krankenpflege in Deutschland, Frankfurt a.M., 1997; Schweikardt, Christoph: Die Entwicklung der Krankenpflege zur staatlich anerkannten Tätigkeit im 19. und frühen 20. Jahrhundert. Das Zusammenwirken von Modernisierungsbestreben, ärztlicher Dominanz, konfessioneller Selbstbehauptung und Vorgaben preußischer Regierungspolitik, München, 2008 (Schweikardt arbeitet hier politische und gesellschaftliche Grundlagen für die deutsche Pflegegeschichte auf); Gaida, Ulrike: Bildungskonzepte in der Krankenpflege in der Weimarer Republik. Die Schwesternschaft des Evangelischen Diakonievereins e.V., Berlin-Zehlendorf, Stuttgart, 2011.

16 Vgl. u.a.: Bischoff, Claudia: Frauen in der Krankenpflege. Zur Entwicklung von Frauenrolle und Frauenberufstätigkeit im 19. und 20. Jahrhundert, Frankfurt a.M./New York, 1984; Schmidt, Jutta: Beruf: Schwester. Mutterhausdiakonie im 19. Jahrhundert, Frankfurt a.M./New York, 1998; Köser, Silke: Denn eine Diakonisse darf kein Alltagsmensch sein. Kollektive Identitäten Kaiserswerther Diakonissen 1836–1914, Leipzig, 2006.

17 Vgl. u.a.: Weber-Reich, Traudel: „Wir sind die Pionierinnen der Pflege...". Krankenschwestern und ihre Pflegestätten im 19. Jahrhundert am Beispiel Göttingens, Bern, 2003; Braunschweig, Sabine (Hg.): Pflege – Räume. Macht und Alltag. Beiträge zur Geschichte der Pflege, Zürich, 2006; Hähner-Rombach, Sylvelyn (Hg.): Quellen zur Geschichte der Krankenpflege, Frankfurt/Main, 2008; Hähner-Rombach, Sylvelyn (Hg.): Alltag in der Krankenpflege: Geschichte und Gegenwart. Everyday nursing life: past and present, in: Medizin, Gesellschaft und Geschichte, Beiheft 32, Stuttgart, 2009; Thiekötter, Andrea/Recken, Heinrich u.a. (Hg.): Alltag in der Pflege – Wie machten Pflegende sich bemerkbar? Beiträge des 8. Internationalen Kongresses zur Geschichte der Pflege 2008, Frankfurt a.M., 2009; Faber, Anja: Pflegealltag im

Aufgrund der besonderen Quellenlage dominieren in diesem Bereich Arbeiten zum Alltag protestantischer Schwestern.[18] Eine Ausnahme stellen die Untersuchungen von Relinde Meiwes dar, die in einem Kapitel ihrer Studie über katholische Frauenkongregationen des 19. Jahrhunderts die institutionellen Rahmenbedingungen und das Konzept der katholischen Krankenschwestern thematisiert.[19]

Zur Berliner Krankenhausgeschichte liegen bislang vier chronologisch aufeinander aufbauende Studien vor.

Paul Willes Arbeit[20] beschreibt die Gründungen der ersten Hospitäler und Krankenanstalten in Berlin und geht auf die Entwicklungen im 14., 15. und 16. Jahrhundert ein. Mit der Erläuterung des Medizinalwesens im barocken Berlin endet diese Dissertation.

Zeitlich daran anschließend thematisiert Ingrid Lobbes[21] in ihrer Studie neben der allgemeinen Entwicklung des Krankenhauswesens das „Krankenhaus als soziale Institution im Wandel der Zeit" und behandelt die Berliner Krankenanstalten im 19. Jahrhundert.

Susi Füssel-Schaffrath[22] untersucht Veränderungen im Bereich des Berliner Krankenhauswesens zwischen den Jahren 1900 und 1920 (Neueröffnungen von Krankenanstalten, Erweiterungsbauten der bestehenden Krankenanstalten und Wechsel in den Trägerschaften). Topographisch ist die Untersuchung auf das Krankenhauswesen Alt-Berlins begrenzt, die bedeutendsten Anstalten der Vororte werden allerdings kurz skizziert. Ausführungen zu den Folgen des Ersten Weltkriegs bilden den Abschluss dieser Veröffentlichung.

---

stationären Bereich zwischen 1880 und 1930, Stuttgart, 2015; Hähner-Rombach, Sylvelyn: Männer in der Geschichte der Krankenpflege. Zum Stand einer Forschungslücke, in: Medizinhistorisches Journal 50(2015), Stuttgart, 2015, S. 123–148.

18 Diese haben im Gegensatz zu den katholischen Krankenschwestern teilweise große Bestände an Briefen hinterlassen.

19 Meiwes, Relinde: „Arbeiterinnen des Herrn". Katholische Frauenkongregationen im 19. Jahrhundert, Frankfurt a.M./New York 2000; dies.: Katholische Frauenkongregationen und die Krankenpflege im 19. Jahrhundert, in: L´Homme. Europäische Zeitschrift für Feministische Geschichtswissenschaft 19(2008), S. 39–60.

20 Wille, Paul: Die Geschichte der Berliner Hospitäler und Krankenhäuser von der Gründung Berlins bis zum Jahre 1800, Med. Diss., Berlin, 1930.

21 Lobbes, Ingrid: Die Entwicklung des Berliner Krankenhauswesens, Med. Diss., Berlin, 1955.

22 Füssel-Schaffrath, Susi: Beitrag zur Geschichte der Berliner Krankenhäuser im Zeitraum von 1900–1920, Med. Diss., Berlin, 1973.

Von Urte Verlohren[23] liegt nun eine gesamtstädtische Abhandlung vor, die unter medizinhistorischen und architektonischen Gesichtspunkten die Entwicklung der Berliner Krankenhauslandschaft ab der Gründung von Groß-Berlin im Jahre 1920 bis zum Jahr 1939 untersucht. Dabei thematisiert die Autorin sowohl die sich in diesem Zeitraum stark verändernden politischen und gesundheitspolitischen Verhältnisse als auch die Bedeutung, die die Bildung von Groß-Berlin für die Krankenhauslandschaft besaß.

Neben den Arbeiten zur allgemeinen Geschichte des Berliner Krankenhauswesens[24] liegen weitere Studien zu einzelnen Berliner Krankenhauseinrichtungen und speziellen Krankenhauskategorien vor.[25]

Die konfessionellen Krankenanstalten Berlins im 19. und frühen 20. Jahrhundert sind thematisch häufig in die Gesamtdarstellungen über das Krankenhauswesen eingearbeitet oder Gegenstand von Studien über spezialisierte medizinische Fachabteilungen. Diese Arbeiten fallen je nach Schwerpunktsetzung inhaltlich und umfangmäßig sehr unterschiedlich aus und ihr Fokus liegt vorwiegend auf dem medizinisch-historischen und medizinischen Bereich.[26]

---

23 Verlohren, Urte: Krankenhäuser in Groß-Berlin. Die Entwicklung der Berliner Krankenhauslandschaft zwischen 1920 und 1939, Berlin-Brandenburg, 2019.
24 Hier sei auch verwiesen auf: Stürzbecher, Manfred: Allgemeine und Spezialkrankenhäuser, insbesondere Privatkrankenanstalten im 19. Jahrhundert in Berlin, in: Schadewaldt, Hans (Hg.): Studien zur Krankenhausgeschichte im 19. Jahrhundert im Hinblick auf die Entwicklung in Deutschland, Göttingen, 1976, S. 105–118; ders.: Aus der Geschichte der Berliner Krankenhäuser von den Anfängen bis in das 20. Jahrhundert, Berlin, 1980; Brandenburg, Dieter: Berlins alte Krankenhäuser, Berlin, 1978; Winau, Rolf: Medizin in Berlin, Berlin/New York, 1987.
25 Exemplarisch: Pelz, Jochen Volker: Das Etatwesen der Städtischen Allgemeinen Krankenhäuser der Stadt Berlin um die Jahrhundertwende (1890–1900), Berlin, 1983; Bolk, Reinhard: Das Krankenhaus Am Urban. Medizingeschichtliche Untersuchung eines Krankenhauses der Stadt Berlin von seiner Gründung (1887) bis zum Ende des Zweiten Weltkriegs (1945), Berlin, 1984; Reckewerth, Ulf: „Rein verhungern kannste". Zur frühen Geschichte des Rudolf Virchow Krankenhauses. Konzept und Realisierung des letzten Städtischen Krankenhauses Berlins, Berlin, 2000; Osten, Philipp: Die Modellanstalt. Über den Aufbau einer „modernen Krüppelfürsorge" 1905–1933, Frankfurt a.M., 2004; Scholl, Andrea: „Wasserbett" und „Armsarg". Zur frühen Geschichte des Auguste-Viktoria-Krankenhauses in Berlin-Schöneberg mit besonderer Berücksichtigung der pathologischen Abteilung, Berlin, 2007:
26 Beispielsweise: Weigmann, Bernadette: Die Entwicklung des St. Antonius-Krankenhauses von 1930 bis 1983, Med. Diss., Berlin, 1985; Wohlgemuth, Guido: Das Diakonissenkrankenhaus Bethanien in Berlin Kreuzberg (1847–1970), Berlin, 1996; Wenske,

Die Geschichte der einzelnen konfessionellen Krankenhäuser Berlins im genannten Zeitraum ist im Rahmen der Sozialgeschichte nicht oder nur höchst unzureichend thematisiert worden. Mit der vorliegenden Arbeit soll diese Forschungslücke gefüllt werden.

2.2 Quellenlage

Die Quellenlage zur hier untersuchten Thematik ist als sehr fragmentarisch anzusehen.

In den staatlichen und kommunalen Archiven existieren aus dem Untersuchungszeitraum nur wenige Primärquellen zu den konfessionellen Krankenhäusern Berlins. Dies hängt einerseits mit kriegsbedingten Verlusten zusammen, andererseits könnte dieser Tatbestand auch darauf zurückzuführen sein, dass der Dokumentation der Tätigkeit der konfessionellen Krankenhäuser weniger Aufmerksamkeit geschenkt wurde als der der städtischen Einrichtungen.

Zumeist handelt es sich bei den vorhandenen Quellen um Verwaltungsberichte der Stadt aus dem kommunalen Archiv, die allerdings wenig aussagekräftig sind, da sie häufig über eine funktionale Beschreibung der Krankenhäuser (in der Regel geben sie nur Auskunft über die Patientenzahl, Pflegetage, Entlassene und Verstorbene der Krankenhäuser usw.) nicht hinausgehen.

Bedingt durch Kriegsschäden finden sich im Diözesan Archiv Berlin keinerlei Archivalien aus dem Zeitraum vor 1945.

Das Archiv des Diakonischen Werkes der EKD verfügt über sehr unterschiedliche Materialien zu den evangelischen Krankenhäusern. Die Quellenlage ist insgesamt als befriedigend anzusehen. Neben statistischen Erhebungen, Verwaltungsakten und Unterlagen die Diakonissenmutterhäuser gesamt betreffend, finden allerdings überwiegend die „Gründer" und Leiter mit ihren Leistungen Erwähnung.

Die Fliedner-Kulturstiftung Kaiserswerth konnte auf Nachfrage keine Quellen zu den von mir behandelten evangelischen Krankenhäusern bereitstellen.

In den Ordensarchiven und Archiven der Diakonissen-Mutterhäuser existieren meist keine Aktenkonvolute zu den einzelnen Krankenanstalten oder es wurde wie beispielsweise im Falle des Archivs des Mutterhauses der Dominikanerinnen Arenberg über Koblenz kein Einblick gewährt. Anfragen an die heute noch bestehenden konfessionellen Krankenhäuser Berlins bzw. deren

---

Slatomir: Die Herausbildung urologischer Krankenabteilungen in Berlin. Ein Beitrag zur Berliner Medizingeschichte, Berlin, 2009.

(ehemalige) Träger oder Nachfolgeorganisationen waren bis auf einige Ausnahmen wenig ertragreich. Die vorhandenen oder zur Verfügung gestellten Quellenbestände zeigten sich in Art und Umfang sehr unterschiedlich. Das ist zum einen insbesondere ein Problem der „Überlieferung", da viele Aktenbestände kriegsbedingt verloren gegangen sind oder nach der vorgeschriebenen Aufbewahrungszeit bzw. bei Aufräum- und Sanierungsarbeiten vernichtet wurden. Zum anderen ist es aber auch eine Frage der „Tradition". In den einzelnen Krankenhäusern erfolgte die Dokumentation der Tätigkeiten usw. sowohl in qualitativer als auch in quantitativer Hinsicht sehr unterschiedlich. Überwiegend befanden sich in den Beständen der Krankenhäuser Jahresberichte, Tätigkeitsberichte, Revisionsberichte und Krankenhausordnungen. Dabei waren die mir vorgelegten zeitgenössischen Dokumente größtenteils nicht genau bezeichnet, Ordner und Mappen trugen oftmals keine speziellen Titel.

Einsicht in eventuell noch vorhandene Personalakten aus dem Untersuchungszeitraum wurde ausnahmslos nicht gewährt.

Die defizitäre Primärquellenlage macht es notwendig, auf Sekundärquellen wie beispielsweise Festschriften und hauseigene Chroniken zurückzugreifen.

Die vorliegende Festschriftliteratur besitzt allerdings unter historischen Gesichtspunkten nur einen geringen Informationsgehalt und dient hauptsächlich der positiven Selbstdarstellung der Anstalten. Gemein ist vielen Festschriften u.a. eine institutsnahe Autorenschaft, Grußworte kirchlicher und politischer Amtsträger oder leitender Mitarbeiter, eine tabellarische Chronik des Krankenhauses und eine kurze Darstellung der im Hause tätig gewesenen Kongregationen bzw. Gemeinschaften.

Die hauseigenen Chroniken der Kongregationen bzw. Gemeinschaften sind häufig nicht sehr umfangreich gehalten. Den Oberinnen, die in den meisten Fällen Autorinnen der Chroniken waren, fehlte entweder schlichtweg die Zeit für diese Tätigkeit oder sie maßen dieser Art der Dokumentation keine sonderliche Bedeutung bei. Kennzeichnend für diese Quellenart ist oftmals eine harmonisierende Darstellungsweise. Wie in den Festschriften, werden auch hier Konflikte weitgehend ausgeblendet.

Egodokumente wie Briefe und Tagebücher der Ordensschwestern und Diakonissen (und anderer Personen) fanden sich nicht. Die Außendarstellung, erst recht die Verschriftlichung persönlicher Befindlichkeiten passte nicht zum Selbstverständnis der Kongregationen. Aber auch von den Diakonissen, die zur Korrespondenz mit ihren Mutterhäusern angehalten wurden, fanden sich in den einzelnen Archiven keine Dokumente. Es ist jedoch davon auszugehen, dass in den „offiziellen" Briefen der Diakonissen Persönliches und Kritisches ausgespart wurde, um dem Idealbild einer Diakonisse und damit den Erwartungen des Vorsteherpaares zu entsprechen.[27]

Die Begegnung mit den vorgenannten Einrichtungen war sehr entgegenkommend bis äußerst zurückhaltend, in Einzelfällen abweisend. Gegebene Besonderheiten dazu habe ich in den Vorbemerkungen zu den Ausführungen über die jeweiligen Einrichtungen vereinzelt kurz dargestellt. Gründe für die Zurückhaltung oder Abweisung können sicherlich in der Wettbewerbssituation zwischen den noch bestehenden Krankenhäusern, anstehenden Trägerwechseln während des Recherchezeitpunkts und (vermeintlichen) datenschutzrechtlichen Bedenken liegen.

---

27 Zum Selbstverständnis der Diakonissen vgl. Köser, Silke: Denn eine Diakonisse darf kein Alltagsmensch sein. Kollektive Identitäten Kaiserswerther Diakonissen 1836–1914, Leipzig, 2006.

3. Theoretische und methodische Vorgehensweise

Bedingt durch die Quellenlage verlangte der Gegenstand dieser Arbeit geradezu nach einer Kombination aus einem empirischen und deskriptiven methodischen Ansatz. Die Studie orientiert sich damit in theoretischer und methodischer Hinsicht an den jüngeren Entwicklungen in der Geschichtswissenschaft:
Geschichte als Historische Sozialwissenschaft, Alltagsgeschichte, Historische Anthropologie, Neue Kulturgeschichte.[28]

Diese Aufbrüche bieten „trotz divergierender Ansätze die Chance, gerade in ihrer Verknüpfung unterschiedlicher Ansätze und bei Indienstnahme der methodischen Innovationen, sinnvolle Perspektiven zu Erweiterung und Vertiefung für Forschung und Vermittlung"[29].

---

28 Zur Geschichte als Historische Sozialwissenschaft vgl. einführend Schulze, Winfried: Soziologie und Geschichtswissenschaft. Einführung in die Probleme der Kooperation beider Wissenschaften, München, 1974; Wehler, Hans-Ulrich: Geschichte als Historische Sozialwissenschaft, Frankfurt am Main, 3. Aufl. 1980; Wehler, Hans-Ulrich: Historische Sozialwissenschaft und Geschichtsschreibung. Studien zu Aufgaben und Traditionen deutscher Geschichtswissenschaft, Göttingen, 1980; Schröder, Wilhelm Heinz: Historische Sozialforschung. Identifikation, Organisation, Institution, Köln 1994.
Zur Alltagsgeschichte vgl. einführend Ulrich, Volker: Der neue Geschichtstrend in der Bundesrepublik, in: Neue Politische Literatur 29 (1984), S. 50 ff.; Schulze, Winfried (Hg.): Sozialgeschichte, Alltagsgeschichte, Mikro-Historie. Eine Diskussion, Göttingen, 1994; Lüdtke, Alf (Hg.): Alltagsgeschichte. Zur Rekonstruktion historischer Erfahrungen und Lebensweisen, Frankfurt am Main/New York, 2. Aufl. 2000; Lüdtke, Alf: Alltagsgeschichte, Mikro-Historie, Historische Anthropologie, in: Goertz, Hans-Jürgen (Hg.): Geschichte. Ein Grundkurs, Reinbek, 3. Aufl. 2007, S. 628–649.
Zur Historischen Anthropologie vgl. einführend van Dülmen, Richard: Historische Anthropologie. Entwicklung-Probleme-Aufgaben, Köln u.a., 2. Aufl. 2001; Tanner, Jakob: Historische Anthropologie zur Einführung, Hamburg, 3. Aufl. 2017.
Zur Neuen Kulturgeschichte vgl. einführend Wehler, Hans-Ulrich: Die Herausforderung der Kulturgeschichte, München, 1998; Landwehr, Achim: Kulturgeschichte, Stuttgart, 2009; Daniel, Ute: Kompendium Kulturgeschichte. Theorien, Praxis, Schlüsselwörter, Frankfurt am Main, 7. Aufl. 2016.
29 Vgl. Klöcker, Michael: Neue Ansätze in der Geschichtswissenschaft. Plädoyer für inner- und interdisziplinäre Brückenschläge, in: Leben zwischen Gegensätzen und Polaritäten: Pluralismus in der Wissenschaft und Lebensführung, Frankfurt a.M. u.a., 1998, S. 103 ff; Klöcker, Michael: Geschichtswissenschaft: Inner- und interdisziplinäre

Ziel meiner Forschung war es, am Beispiel des konfessionellen Krankenhauswesens in der sich entfaltenden Moderne die im Horizont der jüngeren theoretischen und methodischen Aufbrüche eröffneten Erweiterungen der Perspektiven und des Methodeninstrumentariums zu nutzen und daraufhin die innovativen Prozesse, Strukturen, Personen und Kontexte im Rahmen der industriellen Urbanisierung Berlins lokalgeschichtlich zu konkretisieren.

Durch eine verstärkte mikrohistorische Berücksichtigung der Perspektive „von unten" und die damit verbundene Hinwendung zum Subjekt kann eine verbesserte Innenansicht der Krankenhäuser erreicht werden.[30] So wird der Wandel der konfessionellen Krankenhausgeschichte aspektreicher und schärfer als in der traditionellen Regional- und Lokalhistorie verdeutlicht.

Mit einer derartigen Ausrichtung fügt sich die vorliegende Arbeit in die Neurekonstruierung der Krankenhausgeschichte ein.

Erweiterungen der Religionsgeschichte, in: Yousefi, Hamid Reza/Scheidgen, Hermann-Josef u.a. (Hg.): Wege zur Geschichte. Konvergenzen-Divergenzen-Interdisziplinäre Dimensionen, Nordhausen, 2010 S. 135–163.

30 Vgl. Paul, Norbert: Struktur und Erfahrung. Zur Vereinbarkeit historiographischer Außen- und Innenansichten, in: Paul, Norbert/Schlich, Thomas (Hg.): Medizingeschichte: Aufgaben, Probleme, Perspektiven, Frankfurt am Main u.a., 1998, S. 87–106.

4. Ethik von Gesundheit und Krankheit im Christentum: Kurzer Überblick

Gesundheit und Krankheit sind menschliche Grunderfahrungen, die nicht unabhängig voneinander betrachtet werden können. Die Grenzen zwischen dem, was man allgemein als Gesundheit bezeichnet, und dem, was allgemein unter Krankheit verstanden wird, sind fließend. Eine Begriffsbestimmung ist schwierig, denn in unterschiedlichen Kulturen erfuhren bzw. erfahren die Begriffe unter zeitgenössischen Einflüssen, dem jeweiligen kulturellen Hintergrund und den jeweiligen gesellschaftlichen, politischen Bedingungen unterschiedliche Interpretationen.

Dabei wurde das Verständnis von Gesundheit und Krankheit über Jahrhunderte lang vor allem durch religiöse Vorgaben geprägt.

4.1 Gesundheit und Krankheit im Christentum

Das Christentum geht von einem ganzheitlichen Gesundheitsbegriff aus, der den Menschen als Einheit von Leib und Seele versteht.[31] Ausgehend von dieser Betrachtungsweise besteht immer eine sich gegenseitig bedingende Wechselbeziehung zwischen Leib und Seele in der Einheit Mensch.[32] Nach christlichem Verständnis ist Gesundheit mit dem Begriff Heil gleichzusetzen. In diesem Zustand des Heilseins befindet sich der Mensch, solange er vollkommenes Abbild Gottes ist. Durch die Abkehr von Gott habe der Mensch sein Heilsein verloren und befinde sich in einem Zustand permanenten Nichtheilseins, der Krankheit.[33] Somit umfasst der christliche Gesundheitsbegriff nicht nur den Bereich der Medizin, sondern auch der Theologie.[34]

Nach christlichem Glaubensverständnis ist den Menschen durch den Gottmenschen Jesus Christus das Heil wieder zuteil geworden. Dadurch wird deutlich, *dass Gesundheit/Heil im letzten nicht durch die Person selbst erwirkt ist, sondern immer Geschenk, Gnade ist.*[35]

---

31 Vgl. einführend: Klöcker/Tworuschka/Tworuschka 1996, S. 96.
32 Vgl. Klöcker/Tworuschka 1985, S. 36 f.
33 Vgl. ebd., S. 36; Klöcker/Tworuschka/Tworuschka 1996, S. 96.
34 Vgl. Klöcker/Tworuschka 1985, S. 36.
35 Vgl. Klöcker/Tworuschka 1985, S. 37.

4.1.1 Gesundheit und Krankheit im Alten Testament

Im Alten Testament sind Gesundheit und Krankheit (und Heilung) abhängig von der Beziehung zwischen Gott und Mensch, den Beziehungen der Menschen untereinander und des Menschen zu sich selbst.[36]

Gesundheit wird oft als Ausdruck der Nähe und Gnade Gottes verstanden, Krankheit oft als Zeichen seiner Ferne und Abwesenheit. Kraft und Gesundheit sind der Lohn für den Glauben an Jahwe. Zweifel und Absage an Jahwe werden mit Unheil, Verlust und Krankheit bestraft.[37]

Danach wird dem kranken Menschen seine Krankheit gemäß einem Tun-Ergehens-Zusammenhang, nach dem sich das Verhalten eines Menschen in seinem körperlich sichtbaren Leiden spiegelt, als selbstverschuldete Folge seiner Sünde zugerechnet. Diese Auffassung ist in vielen Erzählungen des Alten Testaments zu finden (*Es ist nichts Gesundes an meinem Leibe wegen Deines Drohens und nichts Heiles an meinen Gebeinen wegen meiner Sünde* (Ps 38,4)).[38]

Auch die Geschichte des Hiob steht dieser Ansicht nicht entgegen: Das Leid Hiobs wird damit erklärt, dass Gott (Jahwe) ihn auf die Probe stellen wollte. Da er diese Probe besteht, Geduld und Gottvertrauen zeigt, wird das Leid wieder von ihm genommen.

Hier wird deutlich, dass die letzte Zuständigkeit für menschliches Wohlergehen allein in der Hand Jahwes liegt und dass Heil, welches auch körperliche Gesundheit und wirtschaftliche Prosperität beinhalten kann, Geschenk Gottes ist.[39]

4.1.2 Gesundheit und Krankheit im Neuen Testament

Im Neuen Testament wird die Deutung von Krankheit als Sündenfolge explizit abgelehnt (Lk 13, 1 ff., Joh 9,2 f.). Jesus spricht nie vom Sinn der Krankheit, sondern bekämpft sie als widergöttliche Macht (vgl. 2 Kor 12,7).[40]

Jesus spricht im Neuen Testament Kranken Heilung und Vergebung zu (Mk 2,5 ff.). Damit macht er den ganzen Menschen gesund (Joh 7,23). Das heißt, er befreit ihn nicht nur von körperlichen Gebrechen, sondern auch von seinen Sünden.[41]

---

36 Vgl. Ev. Soziallexikon 2001, S. 598.
37 Vgl. Klöcker/Tworuschka 1985, S. 38.
38 Vgl. auch die Geschichten von Saul, David, Simson.
39 Vgl. Klöcker/Tworuschka 1985, S. 38.
40 Vgl. LThK 1997, Band 6, S. 428.
41 Vgl. Klöcker/Tworuschka 1985, S. 39 f.

Vollständige Heilung (d.h. Makel- und Sündelosigkeit) erfährt der Mensch durch Umkehr und Glaube. Jesus ist demnach kein professioneller Heiler gewesen. Seine Heilungstaten sind vielmehr Zeichen der hereinbrechenden Gottesherrschaft (Mk 1,14–15)[42] und der Liebe Gottes, die den Kranken in unerwartetem und unbegrenztem Maße geschenkt wird. Die Botschaft, die Jesus jenen bringt, die leiden und krank sind, ist im Gleichnis vom reichen Mann und dem armen Lazarus zusammengefasst: Sie werden gebettet sein in Abrahams Schoß und Trost erfahren für alle Zeit (vgl. Lk 16,19–31). Damit wird das gegenwärtige Leid in Beziehung zur absoluten Zukunft des Menschen in der Gemeinschaft mit Gott gesetzt und dadurch relativiert.[43]

Ein christliches Leben befähigt also auch dazu, Krankheiten anzunehmen und mit ihnen umzugehen.

4.2 Wandel der Gesundheits- und Krankheitsauffassung im Verlauf der Zeiten

Im Laufe der Geschichte kommt es zu einer Fülle unterschiedlicher Interpretationen der Begriffe Gesundheit und Krankheit, wovon im Folgenden einige Traditionslinien kurz vorgestellt werden sollen.

4.2.1 Antike

Bereits in der Antike gab es unterschiedliche Interpretationen von Gesundheit und Krankheit, die vor allem philosophischen Charakter hatten.

In den alten Kulturen bedeutete Gesund sein ein Leben in Mitte und Maß, das Ausdruck fand im diätetischen Schema von den sechs nichtnatürlichen Lebensbereichen: Licht und Luft, Essen und Trinken, Bewegung und Ruhe, Schlafen und Wachen, Ausscheidungen, Affekte.[44] Die Aufgabe des Arztes bestand darin, den gesunden Leib mittels vernünftiger Lebensführung zu erhalten und den erkrankten Leib gesund zu machen (zu heilen). Mit Klugheit und Tugend hatte er dies *„stets labile Fließgewicht"* in Balance zu halten.[45]

---

42 Vgl. ebd., S. 39/40.
43 Vgl. Pompey, in: Barth, Gesundheitswissenschaften, 1993, S. 21f.
44 Vgl. Schipperges, in: Schaefer (Hrsg.): Der gesunde kranke Mensch, 1980, S. 18 f.; Klöcker/Tworuschka, 1985, Band 3, S. 41.
45 Vgl. Schipperges, in: Schaefer (Hrsg.): Der gesunde kranke Mensch, 1980, S. 20; Klöcker/Tworuschka, 1985, Band 3, S. 41 f.

Dieses ausgewogene Konzept einer Lebensweise diente dann den griechischen Kirchenvätern nur als Vorbereitung *für das christliche Leben, das allen Lebensstil relativiert, transzendiert und dadurch transparent macht für Heilung und Heil.*[46]

4.2.2 Interpretationen der frühen Kirche

Seit der Frühgeschichte des Christentums ist ein Traditionsstrang der Leibverachtung zu verzeichnen, der beeinflusst wurde durch die griechische Philosophie (Stoiker, Pythagoreer), den Gnostizismus und die Manichäer.[47] Als Folge dieser Körperabwertung wurde irdische Gesundheit, die auch den Körper umfasst, nicht geschätzt und deshalb hatten Maßnahmen zu ihrer Erhaltung zu unterbleiben.[48]

Andere Kirchenväter wandten sich allerdings gegen eine derartige Abwertung des Körpers. Sie betrachteten den Körper als Gefäß der Seele, weshalb ihm zumindest soviel Pflege angedeihen sollte, dass er für den Dienst der Seele geeignet war.[49]

In der Frühkirche fand die Pflege der Kranken fast ausschließlich in Privathäusern statt. Der Kranke wurde jetzt zum brüderlichen Nächsten, sein Kranksein wurde durch Gottes besondere Liebe ausgezeichnet und der Dienst am hilflosen Nächsten wurde gleichgesetzt mit dem Dienst an Gott.[50]

Ihren Auftrag zur Krankenpflege entnahmen die frühen Christengemeinden den Gleichnissen vom Weltgericht (Mt 25, 31 (36, 40)) und vom barmherzigen Samariter (10, 30). In der bezeichneten Stelle des Matthäusevangeliums ist der Urauftrag Gottes an den Christen zur Liebestätigkeit um Seinetwillen zu sehen: „Was ihr für einen meiner geringsten Brüder getan habt, das habt ihr mir getan" (Mt 25, 40). Beide Gleichnisse, die zur Grundlage der christlichen Krankenpflege geworden sind, erheben die barmherzige Haltung zur Tugend. Im Dienst am Kranken ist es Gott selbst, dem der Barmherzige dient: „Ich war krank und ihr habt mich besucht" (Mt 25, 36).[51]

Beim kranken Menschen zu sein, entspricht einem jener entscheidenden Werke, die Jesus in der Endgerichtsrede Mt 25,31–46 nennt: „Kranke besuchen".

---

46 Vgl. Schipperges, in: Schaefer, 1980, S. 20.
47 Vgl. Klöcker/Tworuschka/Tworuschka 1996, S. 97.
48 Vgl. Klöcker/Tworuschka 1985, S. 42 f.
49 Vgl. ebd., S. 43.
50 Vgl. Seidler, 1992, S. 71, 74.
51 Vgl. ebd., S. 71, 72.

Beim kranken Menschen zu sein, ihm beizustehen und für ihn zu sorgen, war ein durchgängiges Verhalten der Christen. Die Sorge für den kranken Menschen gehört daher zu den zentralen Aufgaben christlicher Religionspraxis.[52]

Verantwortlich für die praktische Ausübung der caritativen Pflichten war in den frühen Gemeinden der Bischof, unterstützt von Diakonen und Diakonissen (diakonein = schlichtes Dienen jeder Art). Dabei wurden mit der Krankenbetreuung hauptsächlich alleinstehende Frauen, die entweder keine oder noch keine Familie zu versorgen hatten, betraut, was von nicht unerheblichem Einfluss auf spätere Entwicklungen sein sollte.[53]

In den kleinen frühen Gemeinden wurden Bedürftige in Privathäusern – möglicherweise auch im Haus des Bischofs – betreut.

Im 4. Jahrhundert kam es dann zur Errichtung erster öffentlicher Hospize, sog. Xenodochien[54], in denen für das Heil und irdische Wohl der Kranken zugleich gesorgt wurde. Da in diesen Einrichtungen neben Kranken auch Alte und Arme Aufnahme fanden, können sie jedoch nicht als eine Art Krankenhaus bezeichnet werden.[55]

Das Konzil von Karthago im Jahre 398 verpflichtete jeden Bischof zur Errichtung eines Xenodochions in seiner Diözese. Von da an breitete sich der Hospitalgedanke christlicher Prägung zunächst über den Osten und dann im Zuge der Christianisierung auch über das nördliche Europa aus. Das Hospital als Element tätigen Christentums mit der Kirche als Träger war damit fest etabliert.[56]

Der mehrere Häuser umfassende und bereits in einzelne Funktionsbereiche gegliederte Hospitalkomplex, den Basilius von Caesarea (um 330 bis 379) um 368 in Kappadokien gründete, kann als Vorläufer des abendländischen Spitalwesens angesehen werden.[57]

Er und viele andere Kirchenväter geben Gesundheit und Krankheit eine heilsgeschichtliche Bedeutung: Die Einrichtungen zur Krankenfürsorge basieren

---

52 Vgl. Baumann/Eurich: Konfessionelle Krankenhäuser: Strategien – Profile – Potenziale, Stuttgart 2013, S. 9.
53 Vgl. ebd., S. 73, 74.
54 Griech. Xenos, der Fremde, der Gast
55 Vgl. LThK 1997, Band 6, Sp. 429; Seidler, 1992, S. 75.
56 Vgl. Seidler, Eduard: Krankenpflege und Krankenhaus aus dem Geiste des Christentums…, in: Nichtweiß, Barbara (Hg.): Mainzer Perspektiven. Orientierungen 5: Zwischen Profit und Profil…, Mainz 2002, S. 20 f.; Tscheulin/Dreus/Seemann: Konfessionelle Krankenhäuser – überlebte Organisationen?…, in: Baumann u.a.: Konfessionelle Krankenhäuser…Stuttgart 2013, S. 83.
57 Vgl. Schipperges, Krankheit und Kranksein, S. 42.

einerseits auf dem Heilungsauftrag Jesu, andererseits weist Krankheit darauf hin, dass das eigentliche Heil erst in der Gemeinschaft mit Gott zu finden ist.[58]

4.2.3 Das Mittelalter

Auch im Mittelalter erhalten die Begriffe Gesundheit und Krankheit eine heilsgeschichtliche Bedeutung: „Die Frage nach Gesundheit, Krankheit und Tod weist zurück auf Gott, den Ursprung aller Schöpfung, und zugleich voraus auf das Heil der Auferstehung."[59]

In der christlichen Weltsicht des Mittelalters haben Krankheit und Leiden als Bestandteile menschlicher Existenz demnach ebenso einen Sinn wie Gesundheit und Freude. Die Begriffe Gesundsein und Kranksein erhalten aus der theologischen Perspektive eine neue Wertigkeit. Gesundheit ist nicht grundsätzlich positiv, Krankheit nicht ausschließlich negativ. Man spricht im Mittelalter sogar von einer „gefahrvollen Gesundheit" und einer „heilsamen Krankheit". Nicht das Freisein von Krankheit ist ein Kriterium für Gesundheit, sondern eher das Vermögen, Krankheit und Leid zu ertragen. Lebensqualität definiert sich vor diesem Hintergrund aus dem Verhältnis des Individuums zum göttlichen Schöpfer.[60]

Obwohl im Mittelalter Gesundheit und Krankheit spirituell betrachtet werden, gilt dem Körper als Gefäß der Seele eine besondere Aufmerksamkeit, wie die zahlreichen schriftlich fixierten Gesundheitsregeln dokumentieren (beispielsweise das *Regimen Sanitatis Salernitanum* aus dem 13. Jahrhundert).[61]

Der Arzt ist Abbild des Christus Medicus. Durch seine Tätigkeit kann er jedoch nicht den Zustand vollkommener Gesundheit herbeiführen, denn diese ist im irdischen Leben nicht möglich. Der glaubende Christ erhofft sich umfassende Heilung im Jenseits.[62]

Das spirituelle Verständnis von Mitleid und Liebe (caritas) bildet im Mittelalter die Grundlage für die Entstehung von Hospitälern, in denen bezugnehmend auf das Wort des Matthäusevangeliums über die Werke der Barmherzigkeit („Ich war krank und ihr habt mich besucht", Mt 25,36) allen Leidenden und Ausgestoßenen Fürsorge zuteil wird.

Das Hospitalwesen findet weite Verbreitung: ein Hospital fehlt an keinem Kloster und im hohen Mittelalter in keiner Stadt.[63] Dabei stellen die Hospitäler

---

58 Vgl. Klöcker/Tworuschka, 2005, S. 137.
59 Vgl. Lexikon der Bioethik, Band 2, 1998, S. 110.
60 Vgl. ebd., S. 110.
61 Vgl. ebd., S. 111.
62 Vgl. ebd., S. 110.
63 Vgl. Windemuth, 1995, S. 148 f.

einerseits die direkte Umsetzung des Gedankens christlicher „caritas" dar, haben anderseits aber auch die Funktion, dem Seelenheil des Stifters zu dienen.

4.2.3.1 Benediktinerregel (Klostermedizin)

Der Beginn der mittelalterlichen Hospitalgeschichte steht in engem Zusammenhang mit der *Regula Sancti Benedicti*, die Benedikt von Nursia (um 480–542) um 529 für sein Kloster Montecassino verfasst hatte. War die Sorge für die Gesundheit ihrer Mitglieder und der ihnen nahe stehenden Laien von Beginn an eine der Aufgaben der christlichen Klostergemeinschaften, so beinhaltete die Benediktinerregel auch die Verantwortung des Klosters für alle Kranken in seiner Umgebung.[64] Die Fürsorge für Kranke, Arme und Schwache nach dem Gebot der christlichen Nächstenliebe wurde damit zu einer Grundlage klösterlichen Lebens.[65]

Diese Regelungen erlangten ab dem 9. Jahrhundert (817) Geltung für alle Klöster des Frankenreichs und wurden für die folgenden Jahrhunderte auch wegweisend für die Ausübung von Medizin und Krankenpflege im christlichen Bereich.[66] Als Träger der mittelalterlichen Armenfürsorge auf dem Land entwickelte sich das Hospital am Kloster somit zur vollen Blüte.[67]

Aus dem benediktinischen Geist entwickelte sich nicht nur eine vorbildhafte Lebensregel, sondern auch ein Bildungsprogramm, in welchem die Heilkunde einen festen Platz einnimmt.[68]

Im Kapitel 36 der Regula des heiligen Benedikt werden dem Mönch die Sorge für Gesunde und Kranke aufgetragen, da der Mensch verpflichtet ist, die Gesundheit zu erhalten und auf ihr seine geistige Existenz aufzubauen: *Die Sorge für die Kranken steht vor und über allen anderen Pflichten. Man soll ihnen wirklich wie Christus dienen.*[69]

Des Weiteren schreibt die Regel für jedes Kloster einen besonderen Krankenpflegeraum vor. Konkrete Ausführungen befassen sich mit dem Arzt, dem

---

64 Vgl. Auge, in: Bulst/Spieß (Hrsg.): Sozialgeschichte mittelalterlicher Hospitäler, 2007, S. 106; Eckart, 2009, S. 104; Windemuth, Hospital, 1995, S. 27 f.
65 Vgl. Jankrift, Krankheit…, 2003, S. 12.
66 Vgl. Seidler, 1992, S. 82.
67 Vgl. Windemuth, Hospital, 1995, S. 27.
68 Vgl. Seidler: Krankenpflege und Krankenhaus…, in: Nichtweiß: Mainzer Perspektiven…. 2002, S. 22.
69 Vgl. ebd., S. 82.

Krankenwärter, der Einrichtung der Krankenzimmer, Bad- und Speiseordnungen, der Bereitung der Medikamente und diätetischen Anweisungen.[70]

Für die Krankheitsauffassung im Mittelalter sollte diese Regel, die die einzigartige Stellung des Kranken und Leidenden dokumentiert, eine dominierende Rolle spielen. Zum ersten Mal rückt die Person des Kranken selbst in den Mittelpunkt der Heilkunst:[71] Die Sorge für die Kranken hatte Vorrang vor allem anderen, selbst vor dem Gottesdienst. Die Fürsorge sollte umfassend sein, jedem zugute kommen und über allen anderen Dienstleistungen stehen. *Im kranken Menschen sei wortwörtlich Christus selbst zu sehen, dem letztlich alle Sorge zuteil werde.*[72]

Die Klostermedizin nahm sich in ihren Pflegestätten der armen Kranken um Christi willen an. Das Gebot, gegenüber Kranken und anderen Bedürftigen christliche Nächstenliebe zu üben, gehörte hier selbstverständlich zum Alltag. Im Einklang mit der Regel des heiligen Benedikt verstanden sich die Klöster als Stätten des Heils und der Heilung. Ihre Fürsorge galt Körper und Seele. Darüber hinaus widmete sich die Klostermedizin jedoch auch dem Studium der theoretischen und praktischen Medizin, soweit diese vorerst zugänglich war. In ihrem praktischen Teil ging sie jedoch über die bewährten diätetischen und volksmedizinischen Inhalte sowie Splitter aus antiken Quellen nicht hinaus.[73]

Für die Krankenbetreuung entwickelte das Kloster allerdings einige grundsätzliche und weiterwirkende Bauelemente. Es stellte drei Einrichtungen bereit: das *infirmarium* innerhalb der Klausur als eigentliche Krankenstation für die Klosterinsassen mit speziellen Einrichtungen für Pflege und Therapie, auch für Schwerkranke, das *domus hospitum* für vornehme Fremde, wo diese, wenn nötig, auch behandelt und gepflegt wurden, und an der Pforte des Klosters das *hospitale pauperum*, das Armen, Pilgern und Kranken offenstand. In einiger Entfernung befand sich ein Leprosorium für ansteckende Seuchen.[74]

Allerdings muss beachtet werden, dass durch die Klostermedizin neben den Angehörigen der Ordensgemeinschaften lediglich – wenn überhaupt – Teile der Bevölkerung aus der näheren Umgebung des Klosters versorgt wurden. Das Volk hatte seine gesundheitlichen Probleme zunächst noch selbst zu bewältigen.[75]

---

70 Vgl. Schipperges, Krankheit und Kranksein, S. 46.
71 Vgl. Schipperges, Antike und Mittelalter, S. 248.
72 Vgl. Schipperges, Krankheit und Kranksein, S. 46, 47.
73 Vgl. Jankrift, Krankheit..., 2003, S. 21; Seidler, 1992, S. 83.
74 Vgl. TRE, 1990, Band XIX, S. 660.
75 Vgl. Seidler, 1992, S. 84.

4.2.3.2 Hospitalwesen

Der mittelalterliche Mensch erkrankte, genas oder starb in der Regel in der solidarischen Gemeinschaft seiner Familie, seines Dorfes, Klosters oder seiner höfischen Gemeinschaft, wo er möglichst Sicherheit, Geborgenheit und Pflege erfuhr.[76]

Hospitaleinrichtungen, wie sie sich aus dem Xenodochienwesen im Westen nachweislich seit dem 9. Jahrhundert entwickelten, dienten deshalb fast ausschließlich den untersten sozialen Schichten der mittelalterlichen Gesellschaft, wobei Krankheit neben Armut, Alter, Wohnungs- und Heimatlosigkeit nur ein Motiv darstellte, Aufnahme zu finden.[77] Behandlung und Pflege fanden in bescheidenem Rahmen statt und die Hospitaleinrichtungen können nicht mit einem Krankenhaus im neueren Verständnis gleichgesetzt werden, sondern stellten eher eine Art *caritatives Sozialasyl* für hilflose und hinfällige Menschen dar.[78]

Ein fast idealtypisches Beispiel für die Umsetzung des Hospitalgedankens zeigt der Grundriss des Klosters St. Gallen aus dem 9. Jahrhundert (St. Galler Klosterplan), der u.a. Infirmarien für Novizen und Mönche, eine separate Küche und ein separates Bad für Kranke, einen (Heil-) Kräutergarten, ein Ärztehaus und ein Haus für den Aderlass aufzeigt.[79]

4.2.3.2.1 Klösterliche und altstiftische Spitalbildungen

Neben dem klösterlichen Spital, dem als Ausgangspunkt anstaltlicher Wohlfahrtspflege im gesamten Mittelalter eine bedeutende Rolle zukommt, entwickelte sich in späteren Jahren vor allem in den Städten ein weiterer wichtiger Hospitaltyp, das altstiftische Spital, das meist in der Nähe der Hauptkirche (Bischofskirche) und an den großen Pilgerwegen lag. Diese Spitalstiftungen wurden vor allem durch das Aachener Konzil von 817[80] beeinflusst, das die Armenfürsorge als integralen Bestandteil im Lebenskreis der Kanoniker festlegte und die Krankenpflege fast ausschließlich den Mönchen und Nonnen übertragen hat.[81]

Die Pflegesäle dieser Spitäler wiesen häufig die Form eines Kirchenschiffs auf, mit Altar oder offener Kapelle an der Stirnseite (kirchliches Langhaus zur

---

76 Vgl. Eckart, 2005, S. 122.
77 Vgl. ebd., S. 122; Seidler, 1992, S. 86.
78 Vgl. Eckart, 2005, S. 86.
79 Vgl. Seidler, 1992, S. 84 f.
80 Das Aachener Konzil von 817 legte ausdrücklich fest, dass die Krankenversorgung tunlichst „religiosi" anzuvertrauen sei.
81 Vgl. Eckart, 2005, S. 122; Seidler, 1992, S. 84.

christlichen Armen- und Krankengemeinde). Durch die enge Verbindung von Pflegesaal und Altar dokumentiert das Hospital, dass praktizierte Nächstenliebe Gottesdienst ist.[82]

4.2.3.2.2 Kirchlich-bruderschaftliche Spitalbildungen

Mit den demographischen und sozialen Veränderungen in den schnell expandierenden städtischen Zentren mehrten sich auch die sozialen Probleme der Städte, so dass die alten Spitalanlagen für die wachsende Zahl der Armen und Hilfsbedürftigen zu klein geworden waren.

Das Edikt von Clermont (1130) und weitere Konzilsbeschlüsse des 12. und 13. Jahrhunderts untersagten den Klerikern das Studium der Medizin und die praktische Ausübung der Heilkunst, was zur Folge hatte, dass sich die christlichen Gemeinschaften intensiver auf die engere barmherzige Pflegetätigkeit konzentrierten. Daneben entstanden aus den alten Formen des Klosterwesens eine Reihe christlicher Ordensbewegungen, die sich nun noch mehr der Krankenfürsorge widmeten und zu den eigentlichen Trägern der konkreten praktischen Krankenpflege wurden.[83]

Vor diesem Hintergrund entwickelte sich seit der Mitte des 12. Jahrhunderts das bruderschaftlich organisierte Spital. Als dessen Hauptformen sind neben den Hospitalstiftungen, die sich aus ehemaligen klösterlichen Einrichtungen weiter entwickelten, die selbstständigen bruderschaftlichen Anstalten und die Anstalten der eigentlichen Hospitalorden hervorzuheben, wovon die beiden Letztgenannten eine herausragende Position erlangten.[84]

(1) Laienspitalbruderschaften

Vom Beginn des 12. bis zum Ende des 13. Jahrhunderts entstanden zahlreiche selbstständige bruderschaftliche Hospitäler, die insbesondere im 13. Jahrhundert überwiegend dem Heiligen Geist gewidmet waren, der zur damaligen Zeit die göttliche Liebe und Barmherzigkeit verkörperte und als „pater pauperum" verehrt wurde. Den christlichen Caritasdienst in diesen bruderschaftlichen Hospitälern übernahmen meist Laienbrüder, die sich quer durch alle Stände zu Pflegegemeinschaften zusammengeschlossen hatten, ihr Leben in Analogie zum klösterlichen Leben ausrichteten, ohne jedoch unmittelbar an ein Kloster angeschlossen zu sein.[85] Eine besondere Form der bruderschaftlichen Spitalbildung

---

82 Vgl. Seidler, 1992, S. 86; Windemuth, 1995, S. 149.
83 Vgl. Jankrift, Krankheit..., 2003, S. 30 f., 40; Seidler, 1992, S. 104.
84 Vgl. Eckart, 2005, S. 123; Seidler, 1992, S. 104 ff.
85 Vgl. Eckart, 2005, S. 85; Seidler, 1992, S. 106.

stellten Spitalverbrüderungen dar, die die von der Gesellschaft ausgeschlossenen Leprösen versorgten (Halberstadt vor 1206; Frankfurt am Main vor 1283; Speyer vor 1239 oder Erfurt vor 1247).[86]

(2) Hospitäler der Spitalorden

Im Gegensatz zu den Laienspitalbruderschaften orientierte sich das Leben in den Hospitälern der ritterlichen und nicht-ritterlichen Spitalorden des 12. bis 13. Jahrhunderts streng am klösterlichen Leben.[87]

Bei den ritterlichen Ordensspitälern sind vor allem die Hospitäler des Johanniterordens, des Deutschordens und des Lazarriterordens zu nennen. Die Ursprünge dieser drei großen Spitalorden sind eng mit der Kreuzzugsbewegung verknüpft. Bis auf den Deutschorden, dessen eigentliche Aktivität eine politische ist, hatten sie sich dann jedoch vorwiegend auf die caritative Betätigung im alten Reich konzentriert, wobei die Krankenordnung der Johanniter zum Vorbild für andere Hospitalorden wurde.[88] Die Lazariten widmeten sich zudem der Aussätzigenpflege und seine Mitglieder bestanden zum Teil selbst aus solchen Erkrankten.[89]

Als nicht-ritterliche deutsche Spitalorden sind die Ordensgemeinschaften der Antonier vom Heiligen Geist und der Brüder vom Heiligen Grabe zu Jerusalem zu erwähnen, wovon der letztgenannte Hospitalorden in Deutschland nur geringe Verbreitung fand.

Von den zahlreichen Heilig-Geist-Hospitälern des Hoch- und Spätmittelalters standen jedoch nur wenige in Verbindung zum Orden vom Heiligen Geist.[90]

4.2.3.2.3 Bürgerliches Spitalwesen

Die bedeutsamste Änderung erfuhr das mittelalterliche Spitalwesen durch die Entwicklung der Städte, die u.a. eine Verschiebung der Sozialstruktur mit sich brachte und erste Ansätze eines öffentlichen Gesundheitswesens zur Folge hatte.

Immer mehr mittellose und notleidende Menschen benötigten immer mehr Pflegestätten. Diesen Bedürfnissen konnten die kirchlichen Anstalten jedoch nicht gerecht werden. Deshalb nahm jetzt das selbstbewusste Bürgertum die Gründung von Hospitälern in die Hand und es begann in der zweiten Hälfte des

---

86 Vgl. Eckart 2009, S. 85.
87 Vgl. Ebd., S. 85.
88 Vgl. ebd., S. 85; Seidler, 1992, S. 106.
89 Vgl. Seidler, 1992, S. 106.
90 Vgl. ebd., S. 107 f.

12. Jahrhunderts, zunehmend im 13. Jahrhundert, der Prozess der Verbürgerlichung des städtischen Spitalwesens.[91]

Von nun an sollte zu einem entwickelten Gemeinwesen neben einer Kirche auch ein Hospital gehören, dessen Ausstattung, Leitung und Kontrolle die Stadt übernahm. Der kirchliche Charakter und der Einfluss der Kirche blieben allerdings bestehen. Lediglich die Verwaltung wurde ihr entzogen. Ein Hospital ohne kirchliche Einrichtung und Gottesdienst war dem Mittelalter unbekannt, dem Wesen nach blieb es von der christlichen Caritas geprägt. Stifter spätmittelalterlicher Spitäler waren nun vor allem finanzkräftige Bürger, nicht selten in der Hoffnung, durch die Hilfeleistung für ihr eigenes Seelenheil im Jenseits vorzusorgen. Der Arme und Kranke diente als Fürsprecher beim Herrn.[92]

War das mittelalterliche Hospital in der Ausprägung des klösterlichen und altstiftischen Spitals immer ein Auffangbecken für Arme, Kranke und andere Hilfsbedürftige in begrenztem Umfang geblieben, so erhöhten die bruderschaftlich organisierten Hospitäler nicht nur ihre Aufnahmekapazität, sondern erweiterten ihr Spektrum auch in Richtung Findelhaus, Entbindungsanstalt und Alterspfründe (Einkauf in ein Hospital zur Altersversorgung). Besonders die Einrichtung dieses neuen Zweiges der „Altenversorgung" verdeutlicht das gewaltige Eindringen des organisierten Bürgertums in die bislang ausschließlich christlich-caritativ orientierte Spitalstruktur.[93]

Im Zuge wachsender städtischer Interessen wurde das Hospital zu einem wichtigen Bestandteil christlich motivierter, aber rein bürgerlich organisierter Wohlfahrts- und Sozialpolitik, die nun nicht mehr ausschließlich die sozialen Randgruppen im Blick hatte.[94]

Auch der Tätigkeitsbereich der alten, sehr kirchlich orientierten Spitalverbrüderungen wurde nach und nach weit eingeschränkt, denn die eigentlichen Aufgaben der Kranken-, Armen- und Altenpflege übernahmen städtisch bestellte Organe, Pfleger und Pflegerinnen. Dennoch kam es in den Städten weiterhin zu zahlreichen Gründungen von Bruderschaften, die ihre caritative Tätigkeit vorwiegend auf das alte, jetzt städtisch organisierte Spital konzentrierten, wo sie nach wie vor finanzielle oder unmittelbare Hilfe leisteten.[95] Neben dem Gebot, den Hinfälligen um der Barmherzigkeit willen zu helfen, dürfte ein Motiv für das

---

91 Vgl. Eckart, 2009, S. 86.
92 Vgl. Windemuth, 1995, S. 9o f.
93 Vgl. ebd., S. 67; Eckart, 2009, S. 86; Seidler, 1992, S. 109.
94 Vgl. Eckart, S. 86.
95 Vgl. Eckart, 2009, S. 87.

Engagement der Brüderschaften hierbei sicherlich der tiefe Glaube an die Beförderung des eigenen Seelenheils durch die caritative Betätigung gewesen sein.

Die wachsende Zahl der Spitalinsassen machte es für die Hospitäler erforderlich, aus wirtschaftlichen Selbsterhaltungsgründen den alten Grundsatz der Unentgeltlichkeit der Pflege aufzugeben, womit sie immer mehr zu Versorgungsanstalten wurden. In nicht wenigen dieser Anstalten fanden immer mehr betuchte und gesunde Bürger Aufnahme, die sich zur Sicherung ihres Lebensabends durch Pfründe einkauften.[96] Daneben entwickelten sich die städtischen Spitäler – insbesondere der großen Reichsstädte – zu autarken und blühenden Wirtschaftseinheiten, bei denen im 14. und 15. Jahrhundert oft das Streben nach wirtschaftlicher Autarkie die eigentlichen Ziele der unmittelbaren Caritas überlagerte. Dennoch waren auch in dieser Entwicklungsphase die umfangreichen Sozialleistungen der mittelalterlichen Hospitäler sehr bedeutsam, wiewohl es aus Mangel an Kapazitäten nie zu einer umfassenden Versorgung aller sozialen Randgruppen gekommen ist.[97]

Während des gesamten Mittelalters waren die Ärzte in den Spitälern nicht fest angestellt, sondern fungierten im Bedarfsfalle nur als Konsiliarärzte. Medizinische Leistungen wurden bis auf wenige Ausnahmen nicht erbracht. Die eigentliche Krankenversorgung lag daher praktisch ausschließlich in Händen der Pflegegemeinschaften sowie der Heilpersonen, die im Volk oder nahe am Volk tätig waren: Chirurgen, Bader, Kräuterkundige, aber auch einfach der Menschen untereinander.[98]

Wo Pflege organisiert war, orientierte sie sich inhaltlich an den überkommenen diätetischen Richtlinien, was durch alle Pflegeregeln und Spitalordnungen dokumentiert ist.[99]

Weil eine ärztliche Versorgung nur in einem sehr eingeschränkten Maße erfolgte, war Krankenpflege mehr Behandlungs- und Heilpflege, im christlichen Sinne auch Heilspflege, da in der Bewahrung der körperlichen Lebensordnung auch die Ordnung der Seele gesehen wurde.[100]

Wenn auch die Kommunalisierung des christlichen mittelalterlichen Hospitals zu diesem frühen Zeitpunkt (Ende des 15. Jahrhunderts) nicht mit seiner Säkularisierung gleichzusetzen ist[101], so verlor doch die Form der christlichen

---

96 Vgl. Windemuth, 1995, S. 104
97 Vgl. Eckart, 2009, S. 88.
98 Vgl. Seidler, 1992, S. 110.
99 Vgl. Seidler: Krankenpflege und Krankenhaus......, in: Nichtweiß, Barbara (Hg.): Mainzer Perspektiven…..2002, S. 24.
100 Vgl. Ebd., S. 87.
101 Vgl. Eckart, 2009, S. 86; Gatz: Caritas und soziale Dienste…, S. 29.

Fürsorge für Kranke zunehmend an Bedeutung, ein Prozess, der bereits im Spätmittelalter begonnen hatte und mit Aufklärung und Säkularisation seinen Abschluss fand.[102]

4.2.4 16. bis 18. Jahrhundert

Bereits ab Mitte des 15. Jahrhunderts waren die kirchlichen Träger durch die Reformation und ihre Konsequenzen zurück gedrängt worden, was in der folgenden Zeit zur Schließung vieler Einrichtungen und zur Zunahme kommunaler Einrichtungen in Gegenden der Reformation führte.[103]

Im 16. Jahrhundert entstehen neue Formen religiösen Gemeinschaftslebens, die sich, getragen vom Ideal christlicher Nächstenliebe, den Pflegebedürftigen zuwandten und den Mangel an pflegenden Ordensleuten teilweise auffingen.

In diesem Zusammenhang sind insbesondere der Orden der Barmherzigen Brüder und die Kamillianer zu nennen, ferner die 1622 in Aachen gegründete Gemeinschaft der Elisabethinnen, die sich über mehrere Länder Mitteleuropas ausbreiteten und Hospitäler für Frauen betreuten.[104][105]

1617 gründete Vincent de Paul in Frankreich die „Bruderschaft der Damen der christlichen Liebe", 1633 ruft er in Paris die Filles de la Charité, die „Töchter der christlichen Liebe" ins Leben, die als Vincentinerinnen bzw. Barmherzige Schwestern weit über Frankreich hinaus Bedeutung erlangen sollten.

Der Ruf der Vincentinerinnen breitete sich rasch aus. Sie erhielten eine Grundausbildung in der Pflege und wurden zur Ausführung ärztlicher Anordnungen verpflichtet. In allen administrativen, disziplinaren und religiösen Angelegenheiten unterstanden sie der neuen Institution des Mutterhauses.

Mit dem Entstehen dieser karitativen Frauenvereinigungen geht eine entscheidende Neuerung in der historischen Entwicklung der Krankenpflege

---

102 Vgl. Klöcker/Tworuschka, 2005, S. 138.
103 Vgl. Baumann u.a.: Konfessionelle Krankenhäuser... 2013, S. 83.
104 Vgl. Gatz: Krankenpflege....., S. 32.
105 Daneben sind die im Rheinland verbreiteten Gemeinschaften der Cellitinnen und Alexianer (die sich von den Beginen und Begarden herleiteten) und die im Ermland ansässigen Katharinerinnen zu erwähnen. Alle diese genannten Gemeinschaften waren jedoch relativ klein und bereits von daher wenig leistungsfähig. Einem Vergleich mit den Barmherzigen Schwestern konnten sie nicht gerecht werden. Vgl. Gatz: Krankenpflege..., S. 92.

einher, die als Vorbereitung der späteren organisierten und professionalisierten Krankenpflege gilt.[106]

Vielerorts lösten die Barmherzigen Schwestern die örtlichen Pflegegemeinschaften ab und übernahmen die Betreuung des Hospitals, das jetzt fast überall unter Aufsicht der öffentlichen Hand stand.

Städtische Spitalpfleger repräsentierten die neue Trägerschaft, Stadtärzte und Stadtwundärzte waren aber nach wie vor nur konsiliarisch im Hospital tätig.[107]

In den immer größer werdenden Hospitälern drängten sich weiterhin alle Formen des sozialen Elends was zur hoffnungslosen Überfüllung der Anstalten führte, in denen die hygienischen Verhältnisse nicht mehr zu steuern waren.

Ausgehend von Paris entstanden vielerorts neben dem Hauptspital auf dem Verwaltungswege sogenannte allgemeine Spitäler, um diejenigen auszugrenzen, die im Betrieb des Hospitals als störend empfunden wurden, vornehmlich die chronisch Kranken und die Geisteskranken.

Bei der Überfüllung der Anstalten war eine geordnete Pflegetätigkeit nicht mehr durchzuführen. Das Niveau des pflegenden Standes, auch der Pflegeorden, sank sichtbar ab und Hospital und Pflege gerieten im Laufe des 18. Jahrhunderts in eine schwere Krise.[108]

Bedingt durch die politischen und sozialen Verhältnisse sowie den radikalen wissenschaftlichen Wandel in der Medizin erfuhr das Hospital alter Prägung in der zweiten Hälfte des 18. Jahrhunderts eine neue Ausrichtung. Von nun an sollten nur noch Kranke zum Zwecke ihrer Heilung und Wiederentlassung aufgenommen werden. Für die anderen Kategorien alter Spitalinsassen entstanden neue Einrichtungen, vom Altersheim bis zum Arbeitshaus.

Die Mediziner, bislang nur gelegentliche Ratgeber im Hospital, zogen dort als lehrende, praktizierende und forschende Gruppe ein.[109]

Mit dieser Entwicklung zeichnete sich der Wandel (Übergang) vom ursprünglichen Hospital hin zum Krankenhaus, das auf Therapie und Behandlung von Kranken konzentriert war, ab.

---

106 Vgl. Gatz: Krankenpflege……, S. 32; Seidler: Krankenpflege und Krankenhaus…, in: Nichtweiß, Barbara (Hg.): Mainzer Perspektiven. Orientierungen 5…., S. 25 f.
107 Vgl. Seidler, wie vor, S. 26.
108 Vgl. Lauber, Anette: Grundlagen beruflicher Pflege. Band 1………, S. 40; Seidler, wie vor, S. 26.
109 Vgl. Lauber, Anette: wie vor, S. 40; Lehmann, Karl: Das christliche Krankenhaus als Herausforderung und Aufgabe in Gegenwart und Zukunft, in: Nichtweiß, Barbara (Hg.): Mainzer Perspektiven…., S. 160; Seidler, wie vor, S. 27.

Das 1784 in Wien von Joseph II. errichtete allgemeine Krankenhaus sollte wegweisend werden für die Umgestaltung des Hospitalwesens zum Krankenhauswesen.

4.2.5 19. Jahrhundert

Der neue Wissenschaftsbegriff, der sich im 15./16. Jahrhundert entfaltete, und die damit verbundenen Entwicklungslinien leiteten eine Wende ein, die dann im 19. Jahrhundert in eine rein naturwissenschaftlich orientierte, experimentelle Medizin mündete, die sich auf die Behandlung von Krankheiten konzentrierte. Naturwissenschaftliches Denken dominierte die Medizin, ganzheitliche und philosophische Ansätze traten in den Hintergrund. Auf einer gemeinsamen wissenschaftlichen Basis sollte ein neues Gesundheits- und Krankheitsverständnis geschaffen werden. Erst im 20. Jahrhundert kam es wieder zu ganzheitlichen Betrachtungsweisen, die sich dem rein naturwissenschaftlichen Gesundheits- und Krankheitsbegriff entgegensetzen.[110]

Durch Industrialisierung, Bevölkerungswachstum und eine starke Binnenwanderung entstanden im 19. Jahrhundert neue städtische Zentren, die sich bald als Brennpunkte sozialer Not und gesundheitlicher Gefahren darstellten.[111]

Da die alten ländlichen Familien- und Versorgungsstrukturen für Kranke in den Städten kaum mehr bestanden, kam es als Reaktion auf Pauperismus und soziale Veränderungen im Zuge der Industrialisierung zu einem Neuaufbau christlicher Fürsorgeorganisationen. Es wurden zahlreiche Orden (Kongregationen) gegründet, die in der Krankenpflege tätig waren und die einen entscheidenden Beitrag zur Professionalisierung der Pflegeberufe als eigenständigem Heilberuf leisteten. Daneben traten auch evangelische Pflegeschwestern in den Krankendienst ein und ab Ende der 1830er Jahre wurden in Berlin neue konfessionelle Krankenhäuser errichtet. Das Leistungsspektrum dieser Krankenhäuser erstreckte sich nun ausschließlich auf die Behandlung kranker Menschen.[112]

Die Erfolge der Medizin, die fortschreitende Industrialisierung und nicht zuletzt die „Bismarcksche Sozialgesetzgebung" (1883 Krankenversicherungsgesetz, 1884 Unfallversicherungsgesetz) wirkten sich auf die Entfaltung des Krankenhauswesens entscheidend aus, so dass es zu einem regelrechten „Gründungsboom" von Krankenanstalten kam, der, auch auf konfessioneller Seite, mit

---

110 Vgl. Klöcker/Tworuschka, 1985, S. 46; Seidler, Abendländische Neuzeit, in: Schipperges u.a. (Hrsg.): Krankheit, Heilkunst, Heilung, 1978, S. 315, 326.
111 Vgl. Eckart, 2009, S. 208.
112 Vgl. Eckart, 2009, S. 193, 229; Klöcker/Tworuschka, 2005, S. 138.

Unterbrechung bis in die 1930er Jahre andauerte. Nun wurden auch zahlreiche große städtische Krankenhäuser errichtet (in Berlin: 1874 Krankenhaus im Friedrichshain, 1875 Krankenhaus Moabit, 1890 Krankenhaus Am Urban und 1906 Virchow-Krankenhaus), die neben Kanalisation, Kasernen und Schlachthäusern am Ende des 19. Jahrhunderts zum wichtigsten Aushängeschild für eine fortschrittliche Infrastruktur der Stadt aufstiegen.[113]

Mit der Einführung der Kranken- und Unfallversicherung ging auch ein Wechsel der Patientenstruktur in den Krankenhäusern einher: es konnte eine deutliche Abnahme der Anzahl der Kranken, die von der Armenkommission eingewiesen wurden, und eine Zunahme zahlender Patienten verzeichnet werden.

---

113 Vgl. Eckart, 2009, S. 230; TRE, 1990, Band XIX, S. 657.

5. Entwicklung Berlins im 19. und frühen 20. Jahrhundert

Im Zuge der industriellen Revolution entwickelte sich Berlin von der zu Beginn des 19. Jahrhunderts rund 182.000 Einwohner zählenden preußischen Haupt- und Residenzstadt bis Anfang des 20. Jahrhunderts zur größten deutschen Industriestadt. Der damit verbundene rapide Bevölkerungsanstieg, an dem mittellose Unterschichten einen überproportionalen Anteil hielten,[114] führte zu einer dramatischen Erhöhung der sozialen und gesundheitlichen Probleme in der Stadt.

5.1 Bevölkerungsentwicklung

In den Friedensjahrzehnten vor 1848 stieg die Einwohnerzahl Berlins, stark gerundet, von knapp 200.000 auf rund 420.000 an und hatte sich damit innerhalb einer Generation verdoppelt. Das enorme Wachstum brachte die Stadt wahrscheinlich, nach London, Paris und St. Petersburg, auf den vierten Platz der europäischen Metropolen.[115]

Zwischen 1849 und 1871 verdoppelte sich die Stadtbevölkerung insgesamt erneut, wobei, wie die Kurve in Abb. 1 verdeutlicht, zwei unterschiedliche Wachstumsphasen zu beobachten sind: Während die Entwicklung nach 1848 zunächst nur langsam eine jährliche Vermehrung um etwa 1% brachte, stieg nach der Wirtschaftskrise von 1857 die Kurve des Bevölkerungswachstums rasch an und erreichte bis 1871 jährliche Zuwachsraten von durchschnittlich 4, 8%.[116]

Dabei partizipieren die einzelnen Stadtregionen sehr unterschiedlich an dieser Bevölkerungsentwicklung: In den neu entstehenden südlichen Vorstädten Luisenstadt (zum Teil das heutige Kreuzberg) und dem sich östlich anschließenden Stralauer Viertel, wo sich insbesondere das Textil- und Bekleidungsgewerbe konzentrierte, lebte um 1870 ein Drittel der Berliner Gesamtbevölkerung.[117]

Am steilsten verlief die Wachstumskurve der Berliner Bevölkerung zwischen 1871 und 1900, als sich die Einwohnerzahl von etwa 800.000 mit einem Anstieg auf rund 1.850.000 mehr als verdoppelte.

---

114 Vgl. Brinkschulte/Knuth, 2010, S. 112
115 Vgl. Ribbe, Band I, S. 480
116 Vgl. Ribbe, Band 2, S. 660
117 Vgl. ebd., S. 660; Thienel: Städtewachstum, S. 370 f.

Diese Bevölkerungsexplosion hatte eine massive bauliche Verdichtung Berlins zur Folge, obwohl sich das Stadtgebiet durch die Eingemeindung der Vororte Moabit und Wedding sowie der nördlichen Teile Schönebergs und Tempelhofs im Jahre 1861 um fast 70% auf rund 5.900 Hektar vergrößert hatte, während die Bevölkerung durch diese Eingemeindung lediglich um 7% (ca. 35.000 Einwohner) zunahm.[118]

Die Einwohnerzahl pro Quadratkilometer stieg von 13.951,4 im Jahre 1871 über 24.902,1 im Jahre 1890 auf 32.664,5 im Jahre 1910. Damit erreichte Berlin in diesem Jahr die höchste Bevölkerungsdichte unter den deutschen Städten.[119]

Zwischen 1900 und 1910 betrug die Zunahme der Bevölkerung nicht einmal 10% und 1912 war innerhalb der alten Stadtgrenze mit rund 2.090.000 Einwohnern der Höhepunkt der Bevölkerungsentwicklung erreicht.[120]

Mit der Bildung der Einheitsgemeinde Groß-Berlin im Jahre 1920 verdoppelte sich die Bevölkerung sprunghaft von 1.928 Millionen Einwohnern, die die erste Nachkriegszählung im Oktober 1919 ergeben hatte, auf 3.879 Millionen Einwohner und stieg bis zum Jahre 1930 weiter an auf 4.332.834 Einwohner. In der Fläche vergrößerte sich die neue Stadtgemeinde um etwa das Dreizehnfache von 66,93 auf 878,1 Quadratkilometer.[121]

Ausschlaggebend für das enorme Bevölkerungswachstum war dabei weniger der seit dem ausgehenden 18. Jahrhundert dauernd anhaltende Geburtenüberschuss als vielmehr der gewaltige Zuzugsgewinn. Berlin als Hauptstadt mit einem großen Dienstleistungssektor und als stetig bedeutsamer werdender Industriestandort zog vor allem Arbeitsuchende aus den mittleren und östlichen Provinzen Deutschlands an, wobei der größte Anteil der Neu-Berliner aus der Provinz Brandenburg kam.[122]

In der ersten Hälfte des 19. Jahrhunderts blieb die Geburten- und Sterberate relativ gleich. Deutlich zu erkennen in Abb. 2 sind allerdings die Sterbeüberschüsse als Folge der Cholera-Epidemien in den Jahren 1831 mit 38,57 Promille (gegenüber einer Geburtenrate von 35,63 Promille) und 1837 mit 39,31 Promille

---

118 Vgl. Ribbe, Band 2, S. 662, 693; Boberg u.a. (Hrsg.): Exerzierfeld der Moderne, 1984, S. 100
119 Vgl. Statistisches Jahrbuch für das Deutsche Reich 1893, S. 1 (1890) und 1912, S. 1 zitiert nach: Hohorst/Kocka/Ritter, 1978, S. 50; Vögele, 2001, S. 55
120 Vgl. Ribbe, Band 2, S. 695
121 Vgl. Statistisches Amt der Stadt Berlin 1926, S. 155-159
122 Vgl. Hess: Fieberbehandlung..., in: Bleker/Hess (Hrsg.), 2010, S. 71; Ribbe, Bd. 1, S. 480 f.; Bd. 2, S. 695 f.

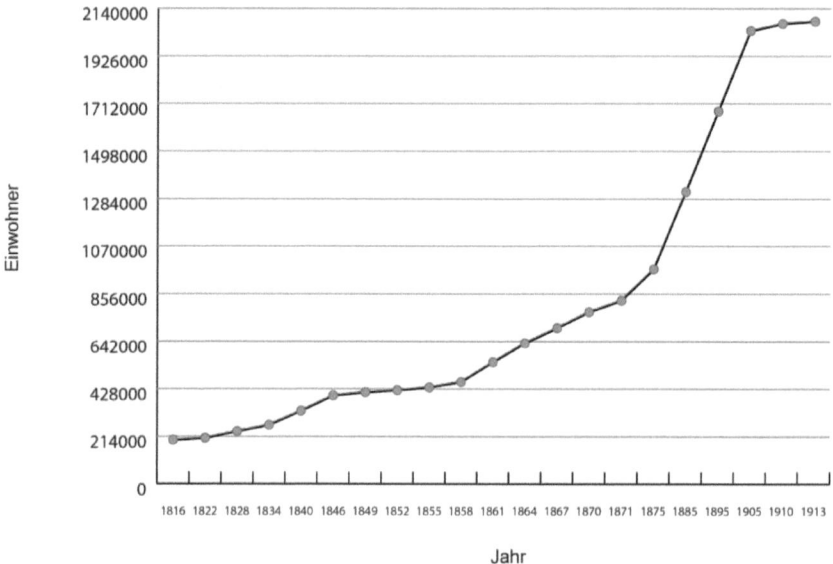

Abbildung 1: Bevölkerungszahlen in Berlin zwischen 1816 und 1932.
Quelle: Statistische Jahrbücher Berlin 1913, 1920, 1934.

(gegenüber einer Geburtenrate in Höhe von 34,51 Promille) und in geringerem Maß im Cholera- und Revolutionsjahr 1849 mit 34,25 Promille (gegenüber einer Geburtenrate von 33,40 Promille).

Im weiteren Verlauf des 19. Jahrhunderts zeigen sich wiederum „Spitzen" bei den Sterbefällen im Cholera- und Kriegsjahr 1866 (41,62 Promille) sowie im Kriegsjahr 1871 (40,44).

Gegenüber dem Landesdurchschnitt nahm Berlin über weite Strecken des 19. Jahrhunderts eine mittlere Position ein, bevor die Sterberate ab den späten 1880er Jahren unter den Landesdurchschnitt sank (Siehe Abbildung 2 und Abbildung 3).[123][124]

Gemittelte Werte für jeweils fünf Jahre verdeutlichen, dass die Sterberate Berlins zwischen dem deutsch-französischen Krieg und dem Ersten Weltkrieg um mehr als die Hälfte zurückging, nämlich zwischen 1871/75 und 1911/15 von

---

123 Vgl. Vögele, Sozialgeschichte…, 2001, S. 91 f.
124 Vgl. Anhang: Abbildung 124: Die Entwicklung der Sterberaten in Berlin und in Preußen bzw. im Deutschen Reich

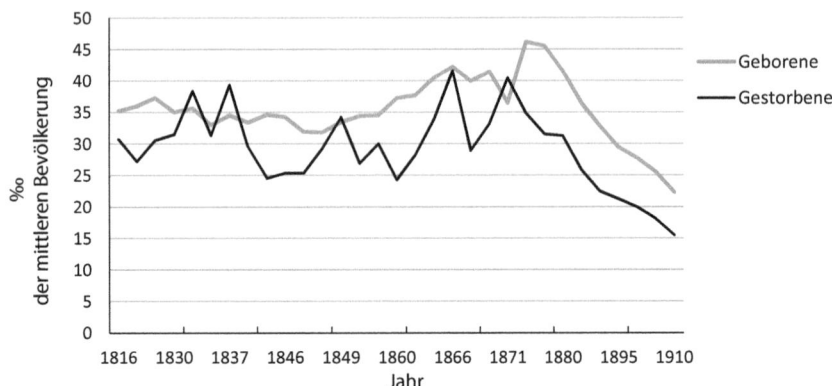

Abbildung 2: Geburten- und Sterberaten in Berlin.
Quelle: Statistische Jahrbücher Berlin 1889/90, 1913.

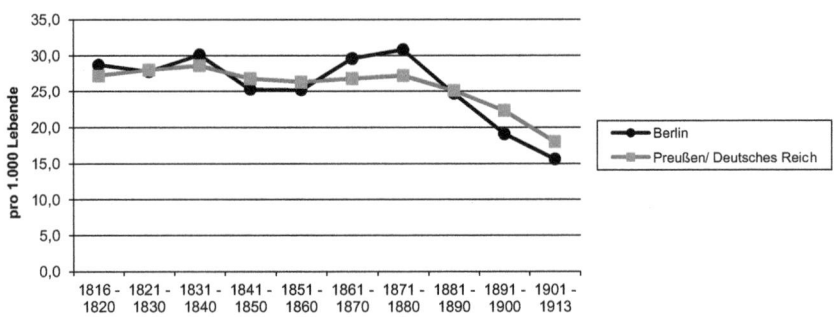

Abbildung 3: Die Entwicklung der Sterberaten in Berlin und in Preußen bzw. im Deutschen Reich zwischen 1816 und 1913
Quelle: Eigene Berechnung nach: Vögele, J.: Sozialgeschichte... 2001, S. 92

32,7 Promille auf 14,7 Promille der Bevölkerung. Die Natalität dagegen sank bei gleich bleibender Eheschließungsrate (20–22 Promille) wesentlich langsamer von 40,2 Promille in den Jahren 1871/75 auf 19,2 Promille in den Jahren 1911/15.

Die Differenz, die ursprünglich 7 Promille betragen hatte, ging schließlich auf 5,4 Promille zurück.[125]

---

125 Vgl. Ribbe, Bd. 2, S. 698

Damit wurden die Familien weniger kinderreich, was sich in einer sinkenden Wachstumsrate der Bevölkerung niederschlug und die Bevölkerung wurde im Durchschnitt immer älter.

Ausnahmen vom rückläufigen Trend der Sterblichkeitsentwicklung bildeten zu Beginn des 20. Jahrhunderts dann die demographischen Auswirkungen der Kriegsjahre und der Influenza-Epidemie von 1918/1919.

Bedeutsam für diesen enormen Rückgang der Sterblichkeit waren in unterschiedlicher Gewichtung die verbesserten ökonomischen Bedingungen, die sich auch in einer qualitätvolleren Ernährung und in einem Wandel der Wohnverhältnisse niederschlugen. Hinzu kamen die Fortschritte der Hygiene in Form der Assanierung durch zentrale Wasserversorgung und Kanalisation sowie der medizinische Fortschritt, auch im Bereich der Gesundheitsvorsorge.

5.2 Säuglingssterblichkeit

Die Bevölkerungsbilanz Berlins im 19. Jahrhundert wäre noch wesentlich positiver ausgefallen, wenn es nicht die extrem hohe Säuglingssterblichkeit gegeben hätte.

Im untersuchten Zeitraum war Säuglingssterblichkeit definiert als der Anteil der vor Vollendung des ersten Lebensjahres gestorbenen Kinder pro 100 Geburten. Dabei wird die Höhe der Säuglingssterblichkeit häufig als Wohlstandsfaktor angesehen.[126]

Im 19. Jahrhundert war die Säuglingssterblichkeit im Gegensatz zu heute, wo sie weit unter einem Prozent liegt, generell hoch, unterlag jedoch deutlichen jährlichen Schwankungen. Dies trifft auch für die Stadt Berlin zu.

Von den 1820er Jahren bis in die 1850er Jahre hatte die Sterblichkeit der Säuglinge ein relativ niedriges Niveau von ca. 20% erreicht, stieg dann aber im Laufe der 1860er Jahre auf knapp über 30% und erreichte 1871 den Maximalwert von fast 41%. In den 1880er Jahren bewegte sich die Säuglingssterblichkeit dann zwischen ca. 28% und 30%. Erst ab 1895 fiel sie wieder unter das Niveau der Zeit vor 1860 (siehe Abbildung 3).[127] Damit lag die Sterblichkeitsrate der Säuglinge in Berlin weit über derjenigen Preußens bzw. des Deutschen Reichs (siehe Abbildung 3).

---

126 Vgl. Stöckel, Säuglingsfürsorge..., 1996, S. 7; Ribbe, Bd. 1, S. 484; Laux, Mortalitätsunterschiede, in: Kemper/Laux/Thieme, 1985, S. 67
127 Vgl. Statistisches Jahrbuch der Stadt Berlin 34 (1920), S. 162 f.; Stöckel, Bekämpfung..., 1992, S. 7 f

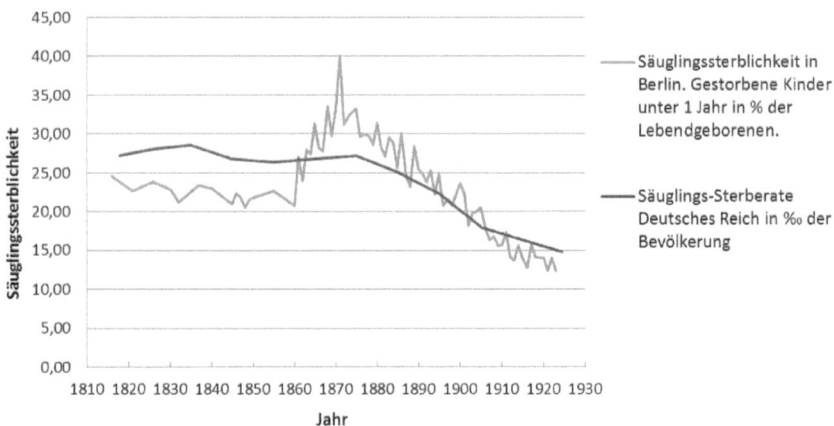

Abbildung 4: Säuglingssterblichkeit in Berlin bzw. im Deutschen Reich.
Quelle: Statistisches Jahrbuch Berlin 1920, 1934.

Der Anstieg der Säuglingssterblichkeit während der zunehmenden Industrialisierung und des Bevölkerungswachstums Berlins ist ein Hinweis auf die Gefahren, die die räumliche und soziale Situation der Stadt sowie eine in vielen Fällen ungesicherte soziale Existenz für das Überleben der Kleinstkinder mit sich brachten.[128]

Nach 1900 zeigte die Kurve kurzzeitig ein stärkeres Gefälle, worin sich möglicherweise eine erste Wirkung der 1905 in Berlin eingerichteten Säuglingsfürsorgestellen zeigte.[129] Die Berliner Zahlen gestalteten sich nun günstiger als die nationalen Zahlen (siehe Abbildung 4).

Während des Ersten Weltkriegs stieg die Säuglingssterblichkeit überraschenderweise nicht an, wofür wahrscheinlich sowohl soziale wie demographische Gründe zu vermuten sind, stagnierte aber in der wirtschaftlich schwierigen Anfangsphase der Weimarer Republik bei ca. 15%. Eine Senkung auf unter 10% und ein stabilerer Verlauf waren erst nach 1923 zu verzeichnen.[130]

Die Zahl der im ersten Lebensjahr gestorbenen Kinder hatte sich somit zwischen den Jahren 1871/75 und 1911/15 von 33,9% auf ca. 15% mehr als halbiert.

---

128 Vgl. Stöckel, Säuglingsfürsorge…, 1996, S. 7; Stöckel, Bekämpfung…, 1992, S. 17
129 Vgl. Stöckel, Säuglingsfürsorge…, 1996, S. 8
130 Vgl. Statistisches Jahrbuch der Stadt Berlin 34 (1920), S. 161 f; Statistisches Jahrbuch der Stadt Berlin 10 (1934), S. 26; Stöckel, Säuglingsfürsorge…, 1996, S. 8

Ein Vergleich mit westeuropäischen Städten zeigt allerdings, dass sich die Sterberate der Säuglinge im Jahre 1910 in den Metropolen Paris und London mit 9,4% bzw. 10,2% im Gegensatz zu 15,7% in Berlin immer noch deutlich günstiger darstellte.[131]

Diese pauschalen Zahlen für das gesamte Berliner Stadtgebiet müssen jedoch differenzierter betrachtet werden, denn die Säuglingssterblichkeit gestaltete sich in den einzelnen Stadtteilen sehr unterschiedlich.

So lag die Rate der Säuglingssterblichkeit im Jahre 1890 in der Friedrichstadt bei 14,8% aller Lebendgeborenen und damit vergleichsweise niedrig, im Wedding jedoch mit 34,6% weit über dem Wert für das gesamte Berliner Stadtgebiet (25,53%).[132]

Bestimmend für die Höhe und Entwicklung der Säuglingssterblichkeit in Berlin waren vielfältige Faktoren, wie beispielsweise Ernährungspraktiken, allgemeine hygienische Bedingungen, Wohnsituation und allgemeine Lebensbedingungen, Wohlstand und Beruf der Eltern, Legitimität der Säuglinge sowie das Klima.[133]

Als ein entscheidender Faktor ist sicherlich die Ernährungsweise der Säuglinge anzusehen.

Extensives Stillen ging einher mit niedrigen Sterbeziffern, während Ersatznahrung mit einer hohen Säuglingssterblichkeit verbunden war, da sie das Infektionsrisiko erhöhte, besonders wenn sie mit Milch oder Wasser zubereitet wurde. In den heißen Sommermonaten stieg die Sterblichkeit der Säuglinge dramatisch an. Vor allem bei Ernährung mit Tiermilch, für die es keine geeigneten kühlen Aufbewahrungsmöglichkeiten gab, traten verstärkt gastro-intestinale Erkrankungen[134] auf, die mit Durchfall und Exicose einhergingen. Der damit verbundene Flüssigkeitsverlust, der heute durch Infusionen und parenterale Ernährung ausgeglichen wird, führte häufig zum Tode. Die Mortalität der gestillten Säuglinge dagegen erhöhte sich während dieser Zeit nur minimal.[135]

Nicht zu unterschätzen in der Bedeutsamkeit für den Rückgang der Säuglingssterblichkeit war der schnelle Geburtenrückgang, der zwar Befürchtungen

---

131 Vgl. Statistisches Jahrbuch der Stadt Berlin 34 (1920), S. 161; Stöckel, Säuglingsfürsorge..., 1996, S. 8
132 Vgl. Statistisches Jahrbuch der Stadt Berlin 16/17 (1889/90), S. 85, 100
133 Vgl. Vögele, Gesundheitsverhältnisse..., in: Noack/Fangerau/Vögele, 2007, S. 85 f
134 Dieser Sammelbegriff umfasst die damals noch sehr undifferenzierten Diagnosen Verstopfung, Durchfall, Bauchkrämpfe usw., vgl. Imhof, Verlorene Welten, 1985, S. 208
135 Vgl. Stöckel, Bekämpfung..., 1992, S. 20; Vögele, Sozialgeschichte..., 2001, S. 153–161; Vögele, Gesundheitsverhältnisse..., in: Noack/Fangerau/Vögele, 2007, S. 85–87

54   Entwicklung Berlins im 19. und frühen 20. Jahrhundert

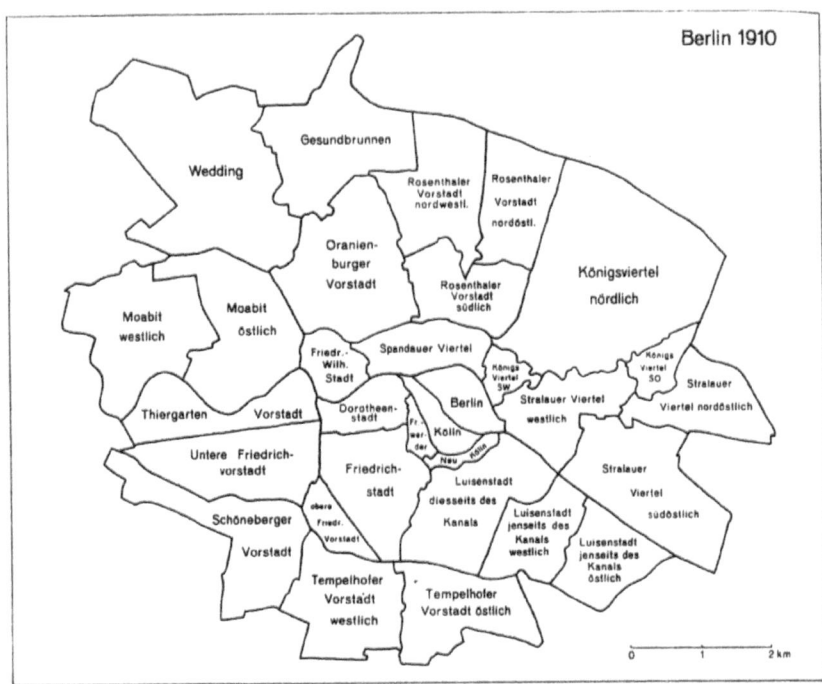

Abbildung 5: Übersichtsplan Berlin 1910
Quelle: Stöchel, Sigrid: Bekämpfung..., 1992, S. 312

hinsichtlich der militärischen und ökonomischen Zukunft der Nation auslöste, die Überlebenschancen der Geborenen aber erhöhte.[136]

5.3 Lebensbedingungen und Wohnverhältnisse

Der enorme Bevölkerungsanstieg führte zur Veränderung der städtebaulichen Struktur Berlins, zur Erhöhung der Einwohnerdichte und Verschlechterung der Wohnverhältnisse mit bedenklichen hygienischen Zuständen, die nicht ohne Auswirkung auf die Gesundheit der Einwohner blieben. Der Wohnungsmarkt

---

136 Vgl. Stöckel, Säuglingssterblichkeit..., in Ribbe, Berlin-Forschungen I, 1986, S. 264

Durchschnittliche Anzahl Bewohner pro

	1875	1885	1900	1910
bewohnter Wohnung	4,4	4,3	3,9	3,6
Kellerwohnung	4,4	4,2	3,8	3,3
Wohnung mit beheizbarem Zimmer	3,9	3,7	3,4	k.A.

Abbildung 6: Die Entwicklung der Belegungsdichte in Berlin zwischen 1875 und 1910
Quelle: Eigene Berechnung nach: Vögele, J. Sozialgeschichte städtischer Gesundheitsverhältnisse während der Urbanisierung, Schriften zur Wirtschafts- und Sozialgeschichte Band 69; 2001; S. 227

Durchschnittliche Anzahl von Personen pro Wohnung

	1875	1900
bewohntem Gebäude	57,9	77,0
Wohnung	4,4	3,9

Abbildung 7: Die Wohndichte in Berlin zwischen 1875 und 1900
Quelle: Eigene Berechnung nach: Vögele, J. Sozialgeschichte städtischer Gesundheitsverhältnisse während der Urbanisierung, Schriften zur Wirtschafts- und Sozialgeschichte Band 69; 2001; S. 227

konnte mit dem Wachstum der Bevölkerung nicht Schritt halten, weshalb sich die Probleme der Wohnverhältnisse verschärften.

Die mit der Bevölkerungsexplosion einhergehende massive bauliche Verdichtung schlug sich nieder in einer immer stärkeren Belegung der Grundstücke und Häuser sowie einer zunehmenden Verteuerung des Grund und Bodens mit der Konsequenz einer ständigen Mieterhöhung.[137] Somit bestimmte die wirtschaftliche Lage weitgehend die Wohnverhältnisse.

Die Nachfrage nach preiswerten kleinen Wohnungen durch Arbeiter und andere Teile der städtischen Bevölkerung mit niedrigem Einkommen war groß. Die durch den Mangel an Wohnungen bedingten relativ hohen Mieten führten zur Überbelegung und zur Nutzung aller nur denkbaren Unterkünfte wie Kellerräumen, Dachböden und noch nicht getrockneten Neubauten.

1861 wohnten in Berlin ca. 10% der Einwohner in Kellerwohnungen und ca. 50% der Bewohner verfügten über nur ein heizbares Zimmer, das im Durchschnitt von 4,3 Personen bewohnt wurde. Arbeiter zahlten bis zu einem Drittel

---

137 Vgl. Boberg u.a. (Hrsg.): Exerzierfeld der Moderne, 1984, S. 100 f.

56   Entwicklung Berlins im 19. und frühen 20. Jahrhundert

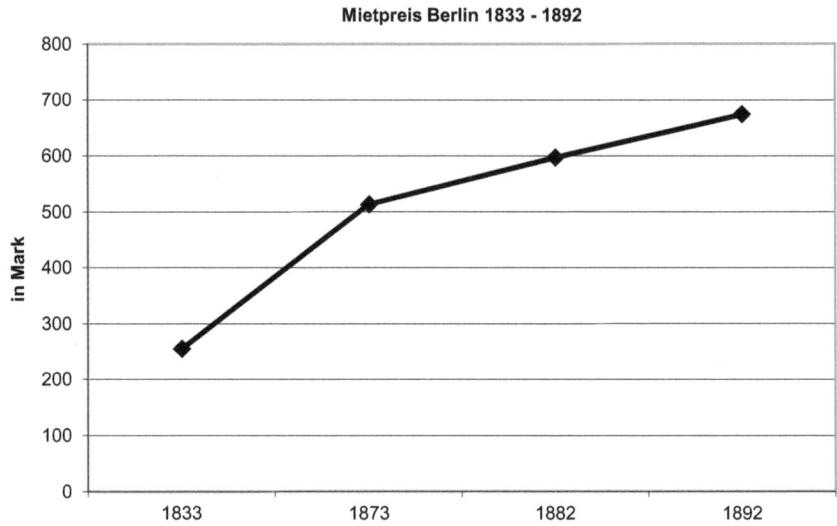

Abbildung 8: Mietpreis Berlin 1833–1892
Quelle: Rodenstein, Marianne, Mehr Licht, mehr Luft in Gesundheitskonzepte im Städtebau seit 1750, Frankfurt / New York 1988, S. 106

ihres meist unbeständigen Einkommens als Miete, während bei den höheren Klassen, dem Schwabeschen Gesetz folgend, die Ausgaben für die Wohnungen verhältnismäßig geringer wurden und sich zwischen einem Fünftel und einem Zehntel des häufig beständigen Einkommens bewegten.[138]

Der durchschnittliche Mietpreis einer Wohnung lag in Berlin 1833 bei 255 Mark, 1873 bei 513 Mark, 1882 bei 597 Mark und 1892 bei 674 Mark.[139][140]

Die großen Mietshäuser boten Wohnungen in unterschiedlichen Größen und Lagen an, weshalb viele Quartiere eine Bevölkerungsmischung aufwiesen. Dennoch lässt sich auch für Berlin eine Zuordnung der Stadtviertel nach dominanten sozialen Gruppen vornehmen.[141]

---

138 Vgl. Rodenstein, 1988, S. 106 f.; Fuchs, S. 1098.
139 Vgl. Rodenstein, 1988, S. 106; Fuchs, S. 1110.
140 Vgl. Anhang: Abbildung 125: Mietpreis in Berlin zwischen 1833 und 1892 (in Mark)
141 Vgl. Bergler, 2011, S. 49.

Nach der Eingemeindung von 1861 befanden sich die bevorzugten Wohnsitze der Unterschichten in der Luisenstadt (dem heutigen Kreuzberg), im Stralauer Viertel, in der Oranienburger und Rosentaler Vorstadt sowie im Wedding und in Moabit, wo die Industriestandorte lagen. Zu diesem Zeitpunkt existierten Industrieballungsgebiete und Wohnviertel noch immer nebeneinander, was die Wohnqualität dort zusätzlich verminderte.[142]

Die Trennung von Arbeit und Wohnen vollzog sich für die Berliner Arbeiterschaft besonders seit den 1870er Jahren, verstärkt durch die rasche Erschließung des Umlandes als Arbeiterwohngebiete sowie die Randwanderung von Großbetrieben wie Borsig, Siemens und AEG seit den 1890er Jahren.[143]

Zu Beginn der 1870er Jahre verschärfte sich infolge der ökonomischen Entwicklung das Wohnungsproblem weiter, denn die bauliche Entwicklung des Wohnungsmarkts konnte dem rapiden Bevölkerungswachstum nicht folgen.

Die für Berlin typische „Lösung" des Wohnungsproblems bestand in dem seit den 1860er Jahren betriebenen Bau vielgeschossiger Mietskasernen mit Quer- und Seitengebäuden sowie Hinterhöfen. Je nach Tiefe des Grundstücks bestimmte sich die Anzahl der Höfe und Hinterhäuser. Mit dieser gewinnträchtigen Bauform, die eng mit dem Hobrecht-Plan verbunden war[144], erlangte Berlin eine Führungsrolle in Europa. Sie prägte das Erscheinungsbild der Arbeiterwohngebiete von Moabit im Westen bis zum Stralauer Viertel und zur Luisenstadt, dem heutigen Kreuzberg, im Südosten der Stadt.[145]

Kritikpunkte, die den Mietskasernen entgegengebracht wurden, bezogen sich zum einen auf die Überteuerung und dadurch bedingte Überfüllung der Wohnungen und zum anderen auf deren Gesundheitsgefährdung.

Für einkommensschwache Familien waren die Wohnungen zu teuer, weshalb sie zur Aufstockung des Budgets häufig gezwungen waren, an familienfremde Personen unterzuvermieten. Die Weitervermietung an Chambregardisten oder die Aufnahme sog. Schlafgänger – das waren meist alleinstehende Männer, die

---

142 Vgl. Wietog, Der Wohnungsstandard der Unterschichten in Berlin, in: Conze/Engelhard (Hrsg.), 1981, S. 128.
143 Vgl. Boberg u.a. (Hrsg.): Exerzierfeld der Moderne..., 1984, S. 252.
144 Der in den Jahren 1858 bis 1862 entworfene Berliner Straßenplan war sehr von James Hobrecht (1825–1902, preuß. Stadtplaner) bestimmt. Er sah weite Straßen und große Blocktiefen vor und bildete in Verbindung mit der 1853 erlassenen Baupolizeiordnung die Grundlage für die Mietskasernenbauweise.
145 Vgl. Boberg u.a. (Hrsg.): Exerzierfeld der Moderne, 1984, S. 252; Rodenstein, 1988, S. 111; Wietog, Der Wohnungsstandard in Berlin... in: Conze/Engelhard(Hrsg.), 1981, S. 130f.

ein Bett oder Sofa zur nächtlichen Benutzung gemietet hatten – stellten eine notwendige zusätzliche Einnahmequelle dar.[146] Die Zahl der Schlafleute stieg von 77.962 im Jahre 1871 auf 104.081 im Jahre 1905.[147] In einigen Fällen wurden die Betten tagsüber vermietet, während der Hauptbeleger bei der Arbeit war.

Aufgrund des knapp bemessenen und damit teuren Wohnraums wurde die kleinstmögliche Wohnung, nämlich die Ein-Zimmer-Wohnung, zur typischen Wohnung von Arbeitern, kleinen Handwerkern, kleinen Angestellten und unteren Beamten.

Um 1900 lebten in Kreuzberg ca. 47% aller Familien in einer solchen Ein-Zimmer-Wohnung und in ganz Berlin waren es 43%.[148]

In der Überfüllung der Wohnungen, der Vermietung feuchter Keller und der in besonderem Maße der Witterung ausgesetzten Mansardenwohnungen sowie in der dichten Bebauung der Grundstücke sah man auch eine Gesundheitsgefährdung für die Bewohner. Die hohe Wohndichte begünstigte zumindest die schnelle und weite Diffusion von Infektionskrankheiten.[149] Den Wohnungen in Quer- und Seitengebäuden der vier- bis fünfstöckigen Häuser, die sich um enge Höfe gruppierten, mangelte es an Licht und Sonne und ihre Belüftungsmöglichkeiten wurden als nicht ausreichend empfunden. 1905 wohnten 46% der Einwohner Berlins in Hinterhäusern.[150]

Erschwerend hinzu kam die wegen der räumlichen Enge notwendige „multifunktionale" Nutzung der Zimmer. Ein Raum war häufig Wohn- und Schlafstätte zugleich und wurde darüber hinaus zusätzlich noch als Küche und im Falle von Heimarbeit, wie etwa im Textilgewerbe, als Arbeitsplatz genutzt. Um die Jahrhundertwende (19./20. Jahrhundert) übten in 20.000 Wohnungen 9.919 Männer und 11.749 Frauen Heimarbeit aus. Die Nacht verbrachten oft fünf, sechs oder mehr Personen in einem Raum, zusammen mit Schlafgängern und Kranken. Nicht selten teilten sich insbesondere Kinder in den Arbeiterhaushalten zu zweit oder dritt ein Bett oder mussten gar mit zusammengeschobenen Sesseln oder Stühlen vorliebnehmen.[151]

---

146 Vgl. Boberg u.a. (Hrsg.), Exerzierfeld der Moderne, 1984, S. 253; Rodenstein, 1988, S. 106, 112, 146; Wietog, Der Wohnungsstandard der Unterschichten in Berlin... in, Conze/Engelhard (Hrsg.), 1981, S. 136.
147 Vgl. Tennstedt, Sozialgeschichte... 1981, S. 159.
148 Vgl. Boberg u.a. (Hrsg.), Exerzierfeld der Moderne, 1984, S. 253.
149 Vgl. Vögele, Sozialgeschichte..., 2001, S. 403.
150 Vgl. Tennstedt, Sozialgeschichte..., 1981, S. 159.
151 Vgl. Vögele, Sozialgeschichte..., 2001, S. 253; Rodenstein, 1988, S. 112; Vögele, Sozialgeschichte..., 2001, S. 232; Wietog, in: Conze/Engelhard (Hrsg.), 1981, S. 129, 133.

Als eine besonders gesundheitsschädliche Form des Wohnens ist das sogenannte Trockenwohnen anzusehen. Dabei wurden neue Wohnungen bis zum tatsächlichen Trockensein für eine kurze Zeitspanne relativ günstig vermietet. Danach konnten nach einer Erhöhung des Mietzinses andere finanzkräftigere Bewohner als Mieter gewonnen werden.[152]

Die hygienischen Einrichtungen der Wohnungen gaben ebenfalls Anlass zur Kritik, denn die sanitäre Versorgung gestaltete sich mangelhaft. 1880 verfügten lediglich 3,6% aller Berliner Wohnungen über Bäder, 1910 waren es 13,7%. Der Prozentsatz der wohnungseigenen Wasserklosetts erhöhte sich während dieses Zeitraums dagegen von 14,4 auf 52,2. Ansonsten lagen die Toiletten außerhalb der Wohnungen auf dem Treppenpodest oder auf dem Hof und mussten von verschiedenen Haushalten benutzt werden.[153]

Einen umfassenden Einblick in die Wohnverhältnisse gewähren die Erhebungen der Krankenkassen. Von 1901 bis 1920 führte die Allgemeine Ortskrankenkasse Berlin[154] ausführliche Untersuchungen der Wohnverhältnisse ihrer erkrankten Mitglieder durch, um statistische Zusammenhänge zwischen Krankheit und Wohnsituation herzustellen und daraus die Forderung nach Maßnahmen zur Verbesserung der Wohnungsbeschaffenheit zu begründen.[155] Die Fotografien der Mieter in ihren von Enge, Dunkelheit und Feuchtigkeit gekennzeichneten Unterkünften dokumentieren eindrucksvoll das Elend der damaligen Wohnverhältnisse.

Der Lebensstandard des Einzelnen war weitgehend abhängig vom Einkommen und den zur Verfügung stehenden Mitteln.

Trotz unterschiedlicher Lohnschätzungen[156] sind die Löhne während des Untersuchungszeitraums in allen Lohn- und Berufsgruppen der Arbeiterschaft nach einem Abfall in den 1850er Jahren von etwa 1860 an kontinuierlich gestiegen. Eine Unterbrechung finden die Lohnsteigerungen allerdings in der zweiten

---

152 Vgl. Vögele, Sozialgeschichte…, 2001, S. 233.
153 Vgl. Boberg u.a. (Hrsg.), Exerzierfeld der Moderne, 1984, S. 262; Vögele, Sozialgeschichte…, 2001, S. 233 f.
154 Bis 1913 Ortskrankenkasse der Kaufleute, Handelsleute und Apotheker
155 Vgl. Asmus, Missstände…., in: Asmus (Hrsg.): Hinterhof…, 1982, S. 33.
156 Vgl. Desai, A.V.: Real Wages in Germany 1871–1913. 1968, S. 36; Kuczynski, J.: Darstellung der Lage der Arbeiter in Deutschland von 1789 bis 1849, Berlin 1961, S. 245 f.; derselbe, Darstellung der Arbeiter in Deutschland von 1849 bis 1870, Berlin 1962, S. 145 f.

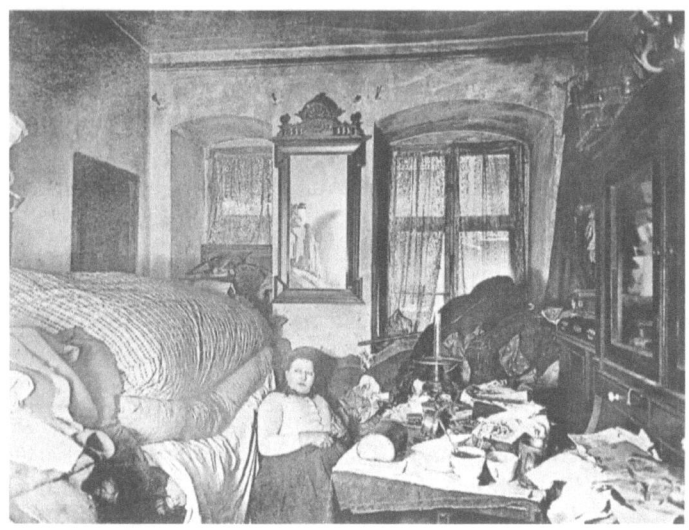

Abbildung 9: Wohnungs-Enquete der AOK Berlin Thaerstraße 4, Wohngebäude, Erdgeschoss, Stube, 1903
Quelle: akg-images; AKG62020

Hälfte der 1870er Jahre als Folge der Wirtschaftskrise. Seit dem Jahre 1900 verlangsamten die Löhne ihr Wachstum.[157]

Die Tabellen im Anhang[158,159,160,161] verdeutlichen, dass sich innerhalb der zwei Jahrzehnte zwischen 1845 und 1867 der Wochenlohn in den meisten Berliner Berufen erhöht, teilweise sogar verdoppelt hat.

---

157 Vgl. Conze, Sozialgeschichte…, in: Aubin/Zorn, Band 2, 1976, S. 620 f.; Baar, 1966, S. 185.
158 Vgl. Anhang Abbildung 126: Wochenlöhne in der Berliner Maschinenbau- und Metallindustrie 1845–1864 (in Mark)
159 Vgl. Anhang Abbildung 127: Wochenlöhne in der Berliner Textilindustrie 1845–1870 (in Mark)
160 Vgl. Anhang Abbildung 128: Wochenlöhne im Berliner Baugewerbe 1845–1869 (in Mark)
161 Vgl. Anhang Abbildung 129: Wochenlöhne verschiedener Berliner Berufsgruppen 1845–1864 (in Mark)

Lebensbedingungen und Wohnverhältnisse 61

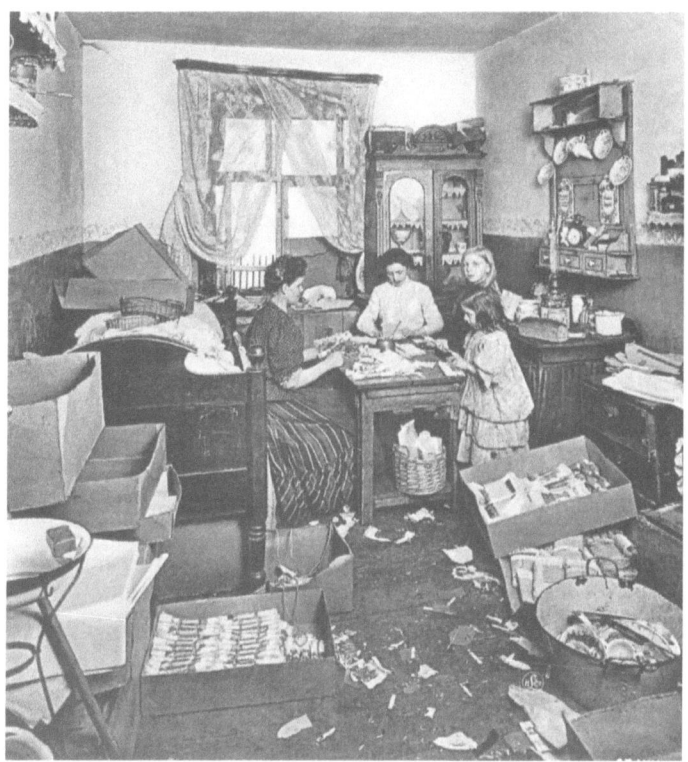

Abbildung 10: Wohnungs-Enquete der AOK Berlin Manteuffelstraße 64, Küche, Anfertigung von Knallbonbons in Heimarbeit, 1910
Quelle: akg-images; AKG61915

Zu beachten ist jedoch die erhebliche Differenz, die zwischen den Löhnen der einzelnen Berufsgruppen bestand.[162]

Die relativ hohen Löhne im Baugewerbe stiegen von Mitte bis Ende der 1860er Jahre weiter an auf 18 Mark wöchentlich und wiesen damit innerhalb von knapp 25 Jahren eine dreifache Steigerung auf.[163] Während der Gründerperiode zu Beginn der 1870er Jahre betrugen die Lohnerhöhungen in diesem

---

162 Vgl. Anhang Abbildung 130: Berliner Wochenlöhne im Jahre 1853 (in Mark und Pfennigen)*
163 Vgl. Baar, 1969, S. 187.

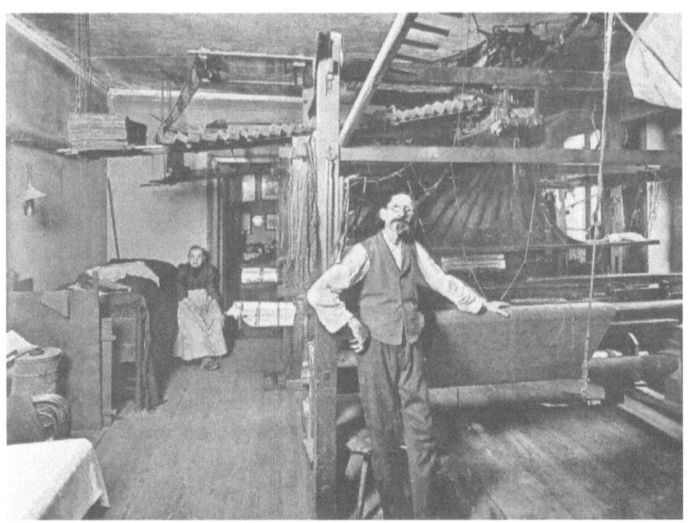

Abbildung 11: Wohnungs-Enquete der AOK Berlin Heinersdorfterstraße, drei Treppen, Stube, die einem Weber als Arbeitsraum und Schlafraum dient, 1910
Quelle: akg-images; AKG61924

Bereich innerhalb von zwei Jahren (1871/1872) 80 Prozent.[164] Einen herausragenden Platz bei der Entlohnung nahmen die hoch spezialisierten Fachkräfte in der Maschinenbau- und Metallindustrie ein. Sie litten kaum unter Arbeitsausfall und wurden weit überdurchschnittlich bezahlt. Die Löhne Berliner Maschinenbauarbeiter betrugen 1864 12 Mark und im Akkord 21 bis 24 bzw. 36 bis 39 Mark in der Woche.[165]

Am unteren Ende der Lohnskala standen die Beschäftigten in der Konfektion und hier insbesondere die weiblichen Arbeitskräfte. Im Jahre 1853 verdienten Näherinnen in der Damenkonfektion lediglich zwischen 4,50 und 7,50 Mark wöchentlich.[166] Selbst in den 1890er Jahren lag der Wochenlohn solcher Näherinnen zwischen 9 und 15 Mark.[167]

---

164 Vgl. Kutzsch, Hinter den Fassaden…., in: Hoffmann-Axthelm/Oschilewski (Hrsg.), 1971, S. 18.
165 Vgl. Baar. 1969, S. 189.
166 Vgl. Baar.1969, S. 192.
167 Vgl. Kutzsch a.a.O., S. 21.

Lebensbedingungen und Wohnverhältnisse 63

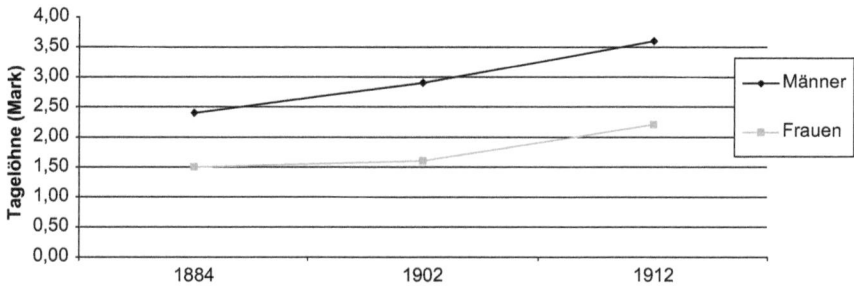

Abbildung 12: Die Entwicklung der durchschnittlichen ortüblichen Tagelöhne für Frauen und Männer über 16 Jahren in Berlin zwischen 1884 und 1912
Quelle: Eigene Berechnung nach Statistischem Jahrbuch deutscher Städte 19 (1913), S 826–92. s.a. Vögele, J. Sozialgeschichte städtischer Gesundheitsverhältnisse während der Urbanisierung Schriften zur Wirtschafts- und Sozialgeschichte Band 69 (2001) S. 210

Die durchschnittlichen Tagelöhne in Berlin entwickelten sich wie folgt: Im Jahre 1884 erhielten die Männer 2,40 Mark und die Frauen 1,50 Mark. 1902 waren es 2,90 für die Männer und 1,60 Mark für die Frauen und schließlich 1912 3,60 Mark für die männlichen und 2,20 Mark für die weiblichen Arbeitskräfte.[168,169]

Trotz der stetigen Lohnverbesserungen konnte meist ein einzelner Verdienst einer Familie ein auskömmliches Dasein selbst auf niedrigem Niveau nicht ermöglichen. Der Zuerwerb der Ehefrau war deshalb in der Arbeiterschaft durchaus üblich und selbstverständlich. Eine Einnahmequelle stellte dabei das bereits erwähnte Schlafgängerwesen dar. Vielfach wurde durch Heimarbeit[170] hinzuverdient und selbst die Kinder leisteten einen Beitrag zum Familienbudget durch Tätigkeiten wie Brot- und Zeitungsaustragen.[171]

---

168 Vgl. Statistisches Jahrbuch deutscher Städte 19 (1913), S. 826 f.; Vögele, Sozialgeschichte...... 2001, S. 210f.
169 Vgl. Anhang Statistik: Abbildung 131: Die Entwicklung der durchschnittlichen ortüblichen Tagelöhne für Frauen und Männer über 16 Jahren in Berlin zwischen 1884 und 1912 (in Mark)
170 1905 war in Berlin mindestens jede vierte erwerbstätige Ehefrau hausindustriell beschäftigt, vgl.: Beier, Leben in der Mietskaserne..., in: Asmus (Hrsg.): Hinterhof..., 1982, S. 254.
171 Vgl. Conze, Sozialgeschichte..., in: Aubin/Zorn, Band 2, 1976, S. 621; Beier, Leben in der Mietskaserne..., in: Asmus (Hrsg.): Hinterhof..., 1982, S. 245 f.

All diese Einnahmen waren jedoch nicht immer regelmäßig und durch Krankheit, Arbeitslosigkeit, Invalidität oder Kurzarbeit konnte die Familie schnell an den Rand des Existenzminimums gelangen. Dies war auch nach Einführung der Sozialversicherungen der Fall. Die Krankenversicherung basierte auf dem „Ernährerprinzip" und war ausgerichtet auf den Mann als Ernährer. „Nicht berufstätige" Ehefrauen und Kinder waren zunächst nicht mitversichert und bis 1914 profitierte nur ein kleiner Kreis der arbeitenden Bevölkerung von der Krankenversicherung.[172]

Durch die permanente Verteuerung des Wohnraums musste in den niederen und unteren mittleren Einkommensschichten weiterhin der größte Teil der Einnahmen für die Miete aufgewandt werden. Entsprechend minderte sich das Budget für Ernährung, Kleidung und andere Grundbedürfnisse.

Über die Lebenshaltung der Berliner Arbeiterschaft um die Jahrhundertwende liegen nur wenige empirische Daten vor. Exemplarisch sei hier das Haushaltsbudget eines „Straßenreinigungs-Vorarbeiters" aufgeführt, das E. Hirschberg in einer 1897 erschienenen Studie[173] veröffentlichte. Neben den zwölf anderen dort beschriebenen Haushaltsbudgets von Arbeiterfamilien aus dem Jahre 1896 enthielt dieses Budget als einziges eine detaillierte Auflistung auch der Lebensmittel.

Der 4-Personen-Haushalt (Mann, Frau, eine 13jährige Tochter und ein Pflegekind) bewohnte eine aus „Stube, Küche und Korridor" bestehende Wohnung in einem Hinterhaus im Norden Berlins. Zusätzlich war ein Schlafgänger aufgenommen worden. Das jährliche Einkommen betrug 1.541,-- Mark und es wurden davon folgende Ausgaben bestritten:

---

172 Vgl. Beier, wie vor, S. 255.
173 Vgl. Hirschberg, Ernst: Die sociale Lage der arbeitenden Klasse in Berlin, Berlin 1897, S. 292 ff.

Jahreskosten einer Arbeiterfamilie um 1900
(in Mark)

Miete	234,00
Heizung und Licht	48,00
Essen und Trinken	596,00
Kleidung und Wäsche	178,00
Wirtshausbesuch	98,00
Zigarren und Tabak	49,00
Arzt und Medizin	43,00
Beiträge für Kranken- und Invalidenversicherung	70,00
Beiträge für Vereine und Sammlungen	15,00
Steuern	18,00
Sonstige Ausgaben	189,00
Summe der Ausgaben	1535,00

Abbildung 13: Jahreskosten einer Arbeiterfamilie um 1900 (in Mark)
Quelle: Beier, Rosemarie: Arbeiterhaushalt um 1900, in: Boberg/ Fichter/ Gillen: Exerzierfeld der Moderne. München 1984, S. 255

Es zeigt sich, dass das Jahreseinkommen bis auf einen unbedeutenden Rest ausgegeben worden ist. Dabei fallen mit knapp 900,-- Mark fast 60 Prozent des Jahresverdienstes auf die Positionen Miete und Ernährung.[174] Wie bereits angedeutet, ist dieser hohe Anteil typisch für die soziale Lage der Arbeiterschaft und steht in unmittelbarem Zusammenhang mit den niedrigen Gesamteinnahmen.

Während sich die jährlichen Mietausgaben in Höhe von 234,-- Mark im durchschnittlichen Bereich für eine Wohnung dieser Größe bewegen[175], liegen die Ausgaben der Familie für Ernährung mit knapp 39 Prozent unter dem Durchschnitt der Arbeiterschaft.[176]

---

174 Nach einer reichsweiten Erhebung des Kaiserlichen Statistischen Amtes aus dem Jahre 1909 betrugen die Kosten für Wohnen und Ernährung im Durchschnitt der 850 befragten Familien sogar fast 68 Prozent der Ausgaben, vgl. Beier, a.a.O., S. 255.
175 Vgl. Ascher, Siegfried, Die Wohnungsmieten in Berlin von 1880-1910, Berlin 1918, S. 108, Tab. 3.
176 Eine Untersuchung des Berliner Statistischen Amtes beziffert diesen Anteil auf knapp 50 Prozent, vgl.: Lohnermittelungen und Haushaltsrechnungen der minder bemittelten Bevölkerung im Jahre 1903, Berlin 1904, S. 54.

Dies kann allerdings damit zusammenhängen, dass zum einen ein 4-Personen-Haushalt für den damaligen Zeitraum ein eher kleiner Haushalt war und zum anderen die vorliegende Haushaltführung als sehr wirtschaftlich und sparsam anzusehen ist, wofür die exakten schriftlichen Ausführungen im Haushaltsbuch sprechen.

Die im einzelnen aufgelisteten Jahresausgaben für den Speisezettel verdeutlichen, wie wenig abwechslungsreich die Ernährung ist.

Jahresausgaben für Nahrungsmittel einer Arbeiterfamilie um 1900 (in Mark)

Brot	59,95
Semmel	80,80
Fleisch	127,85
Speck	6,75
Wurst	39,75
Schmalz	23,15
Butter	64,60
Honig	11,80
Milch, Käse, Eier	67,97
Kartoffeln	12,20
Mehl	6,80
Kaffee, Tee, Kakao	28,40
Zucker, Salz, Gewürze	14,60
Reis und Hülsenfrüchte	6,55
Gemüse	5,40
Obst	24,28
Hering	1,80
Bier	13,80
Summe	596,45

Abbildung 14: Jahresausgaben für Nahrungsmittel einer Arbeiterfamilie um 1900 (in Mark)

Quelle: Beier, Rosemarie: Arbeiterhaushalt um 1900, in: Boberg/ Fichter/ Gillen: Exerzierfeld der Moderne. München 1984, S. 255

Brot und Kartoffeln waren die quantitativ vorherrschenden Nahrungsmittel. Für Obst wurden immerhin noch 4 Prozent der Gesamtausgaben veranschlagt, Gemüse dagegen spielte mit weniger als einem Prozent der Ausgaben eine untergeordnete Rolle.

Mit zunehmender Haushaltsgröße veränderte sich jedoch durch die zusätzlich anfallenden Kosten (Miete/Heizkosten/Ernährung) die Ausgabenstruktur und brachte den betreffenden Haushalt damit an die Grenzen der Belastbarkeit. In der vorerwähnten Untersuchung aus dem Jahre 1903[177] wies das Budget für etwas mehr als die Hälfte der 900 befragten Familien ein durchschnittliches Defizit von 79,-- Mark auf.

Insgesamt gesehen lässt sich sagen, dass trotz der Steigerung des durchschnittlichen Lebensstandards in der zweiten Hälfte des 19. Jahrhunderts und insbesondere zu Beginn des 20. Jahrhunderts die Lebensverhältnisse der unteren Einkommensschichten, und hier nicht nur der Arbeiter, sondern auch des Kleinbürgertums, dürftig blieben. Die Wohnbedingungen in den Kleinwohnungen gestalteten sich nach wie vor schwierig. Die Ernährungslage war weiterhin einseitig und die auch nach damaligen Gesichtspunkten unzureichende Kost führte häufig zur Unterernährung und zu Mangelerscheinungen, was nicht ohne Auswirkung auf den Gesundheitszustand bleiben konnte.[178]

5.4 Assanierung (Sanitäre Infrastruktur: Wasserversorgung/ Kanalisation/ Müllentsorgung)

Der rasante Anstieg der Einwohnerzahlen führte in Berlin, wie auch in anderen Großstädten, zu einer Verschärfung der Hygieneprobleme.

Die Wasserversorgung der Bevölkerung erfolgte bis mindestens Mitte des 19. Jahrhunderts überwiegend noch aus den zahlreichen öffentlichen und privaten Brunnen. Die Niederschlags- und Hausabwässer wurden durch den „Rinnstein" auf die Straße, allenfalls von dort in Flüsse und Bäche abgeleitet. Für flüssige und feste Abfälle wurden Gruben eingerichtet, die jedoch zur Verschmutzung des umliegenden Erdreichs und damit zur Verseuchung des Grund- und Trinkwassers führten. Diese Grundwasserbelastungen verschärften sich durch die zunehmende Industrialisierung massiv. Nicht regelmäßig entsorgter Hausmüll lagerte – bei entsprechender Geruchsbelästigung – in den Hinterhöfen und häufig landeten Abfälle, Asche und Tierkadaver einfach in den Gossen.[179]

---

177 Vgl. Lohnermittelungen und Haushaltsrechnungen der minder bemittelten Bevölkerung im Jahre 1903, a.a.O., S. 51.
178 Vgl. Conze, Sozialgeschichte..., in: Aubin/Zorn, Band 2, 1976, S. 639; Kiegelmann, 2003, S. 151; Thienel, Städtewachstum, S. 128; Vögele, Sozialgeschichte... 2001, S. 208.
179 Vgl. Münch, Peter: Stadthygiene im 19. und 20. Jahrhundert...., Göttingen 1990, S. 32 f.; Schwarz, Karl (Hrsg.): Berlin: Von der Residenzstadt zur Industriemetropole....., Band III, Berlin 1981, S. 75; Wehler, Deutsche Gesellschaftsgeschichte, Band 3, S. 29, 524.

Diese katastrophalen Umwelt- und Lebensbedingungen stellten eine permanente Gesundheitsbedrohung dar und leisteten Infektionskrankheiten und Seuchen Vorschub.

Die Choleraepidemien des 19. Jahrhunderts, die Berlin besonders in den Jahren 1831/32 und 1866 heimsuchten, lenkten den Fokus auf die städtehygienische Situation, obwohl die Ursachen und Übertragungswege der Seuche zunächst vehement umstritten blieben.

Nach englischem Vorbild etablierte sich in der zweiten Hälfte des 19. Jahrhunderts eine Stadthygiene-Bewegung, die die Umsetzung stadthygienischer Konzepte in Gang setzte. Organisatorisch im Deutschen Verein für öffentliche Gesundheitspflege zusammengefasst, entwarfen Mediziner, Techniker und Kommunalbeamte eine stadthygienische und städtetechnische Strategie, die sich im Kampf gegen Krankheiten wie Cholera, Typhus u.a. bewähren sollte. Dabei waren sich die Beteiligten in der Diskussion über die seuchenverursachenden Faktoren darüber uneinig, ob die Luft oder das Wasser als übertragendes Medium anzusehen waren.[180]

Die in diesem Zusammenhang von Max von Pettenkofer entwickelte lokalistische Theorie („Bodentheorie")[181], mit der er zum Begründer der wissenschaftlichen Hygiene avancierte, erwies sich zwar als unzutreffend, leitete jedoch in der gesundheitspolitischen Praxis mit dem Programm der Städteassanierung[182] den

---

180 Vgl. Petzold, Maria: Die Cholera in Berlin.............., S. 68, 71; Stürzbecher: Stadthygiene..., in: Boberg u.a. (Hrsg.): Exerzierfeld der Moderne, 1984, S. 161, 173; Witzler, Beate: Großstadt und Hygiene... 1995, S. 69.

181 Max von Pettenkofer (1818 – 1901): Die von ihm in den 1850er Jahren entwickelte „Bodentheorie" ging vom Einfluss örtlicher, jahreszeitlicher und witterungsbedingter Faktoren für die Ausbreitung von Choleraepidemien aus. Seiner Überzeugung nach stand die Verbreitung in engem Zusammenhang mit Bodenbeschaffenheit und Grundwasserpegel. Die vordringlichste Aufgabe sah er demnach in der Reinhaltung des Bodens. Obwohl er dem Wasser als Krankheiten übertragendes Medium eine geringere Bedeutung als dem Boden und der Luft beimaß, forderte er die Versorgung der Bevölkerung mit sauberem Wasser über eine zentral gesteuerte Anlage. Vgl. Münch, Peter: Stadthygiene...., S. 128 f.; Stippak, Marcus: Beharrliche Provisorien..., S. 42; Witzler, Beate: Großstadt und Hygiene...., S. 42.

182 Die zeitgenössische Definition des Begriffs „Assanierung" am Ende des 19. Jahrhunderts umfasste sämtliche infrastrukturellen Maßnahmen, die eine Verbesserung der hygienischen Zustände zum Ziel hatten. Dazu zählten neben der zentralen Trinkwasserversorgung die Abwasser- und Müllbeseitigung, die Straßenreinigung, die Errichtung von Schlachthöfen und Desinfektionsanstalten, die Nahrungsmittelkontrolle sowie später die kommunale Wohnungsfürsorge. Selbst die Reduzierung städtischen Lärms wurde unter diesen Begriff subsumiert. Vgl.: Vögele, Jörg: Sozialgeschichte...... 2001, S. 251.

richtigen Weg ein, noch bevor sich anhand bakteriologischer Forschungen[183] in den 1880er Jahren mit Sicherheit feststellen ließ, dass Cholera und Typhus durch kontaminiertes Trinkwasser verbreitet werden.

Als erste Maßnahme der Assanierung wurde in Berlin im Jahre 1852 mit dem Ausbau einer zentralen Wasserversorgung begonnen, die 1856 in Betrieb ging. Der Anschluss erfolgte aber nicht gleichmäßig verteilt über die Bezirke, in erster Linie waren die wohlhabenderen Bezirke Nutznießer. So waren im Jahre 1873 erst 54% der Grundstücke und 50% der Bevölkerung versorgt. Die eigentliche Ausbauphase erfolgte in den späten 1870er und 1880er Jahren. Dabei erwies sich der mehrstöckige Wohnungsbau als problematisch. Die Verlegung der Wasserleitung bis in die oberen Stockwerke war keineswegs selbstverständlich und selbst dort, wo dies der Fall war, blieb der Wasserdruck, insbesondere in der Frühphase, häufig so schwach, dass nur die unteren Stockwerke versorgt werden konnten, während die oberen Etagen ohne Wasser auskommen mussten.[184]

Infolge der zentralen Wasserversorgung stiegen der Verbrauch und der Bedarf an Wasser. In den privaten Haushalten resultierte aus der zunehmenden Einführung von Wasserklosetts ein erhöhter Abwasseranfall, der wiederum entsorgt werden musste.[185]

Ab 1873 begann man mit der Errichtung der Kanalisation im Radialsystem[186] nach den Plänen von James Hobrecht, die bis zum Beginn des 20. Jahrhunderts schrittweise ausgebaut wurde.

Seit Beginn der 1890er Jahre waren die Trinkwasserversorgung und die Abwasserbeseitigung für praktisch alle Häuser nach modernen Kriterien gewährleistet.[187] Damit war Berlin mit dem damals modernsten Stadtentwässerungssystem flächendeckend ausgestattet, was zur hygienischen und ästhetischen

---

183 Robert Koch (1843 – 1910) wies mit seinen bakteriologischen Forschungen 1883 den Cholerabazillus und damit die Verbreitung der Krankheit durch übertragbare Mikroorganismen nach. Vgl.: Münch, Peter: Stadthygiene..., S. 29; Witzler, Beate: Großstadt und Hygiene..., S. 43.
184 Vgl. Vögele, Sozialgeschichte......, S. 254, 261 f.
185 Vgl. Witzler, Beate: Großstadt und Hygiene..., S. 45, 81.
186 Kanalisation und Abwasserbeseitigung durch Berieselung der Felder außerhalb der Stadt, vgl.: Stöckel, Bekämpfung..., 1992, S. 15; Stürzbecher, Stadthygiene..., in: Boberg u.a. (Hrsg.): Exerzierfeld der Moderne, 1984, S. 161, 169.
187 Vgl. Bergler, Andrea: Von Armenpflegern und Fürsorgeschwestern... 2011, S. 61; Reich, Emmy: Der Wohnungsmarkt in Berlin von 1840 bis 1910, München/Leipzig 1912, S. 123.

Verbesserung der Situation des Straßenbildes beitrug und Berlin den Ruf einbrachte, die sauberste Stadt Deutschlands zu sein.[188]

Infektionskrankheiten, die durch das Trinkwasser übertragen wurden, traten seltener auf, was sich auch in einer günstigeren Sterblichkeitsentwicklung niederschlug. Die Assanierung wurde dabei – ihre adäquate Ausführung vorausgesetzt – als besonders relevant für den Typhus und die Cholera erkannt. Insbesondere bestand eine ersichtliche Korrelation zwischen dem Anschluss an die Wasserleitung und dem Rückgang der Typhus-Erkrankungen.[189] Die auf andere Erkrankungen der Verdauungsorgane zurückzuführenden Sterberaten und dadurch auch die Säuglingssterblichkeit wurden durch die sanitären Reformen positiv beeinflusst.[190] Eine unzureichende Ausgestaltung dieser Infrastrukturmaßnahmen hingegen erhöhte das Krankheitsrisiko[191]

Die zentralen Wasserversorgungseinrichtungen und Kanalisationsanlagen können als umfassendste Komponenten der Assanierung angesehen werden.

Andere Teilbereiche der sanitären Reformen wie die Abfallbeseitigung, die Straßenreinigung, die Errichtung des städtischen Vieh- und Schlachthofs (Einführung des „Schlachthofzwangs" in Berlin 1883), die Errichtung von Desinfektionsanstalten (1885/86 und 1886/87), die Förderung eines modernen Markthallensystems, Lebensmittelhygiene und Nahrungsmittelkontrolle sowie die städtische Milchversorgung leisteten ebenfalls einen Beitrag zur Besserung der Gesundheitsverhältnisse.

Auch wenn die hygienischen Erfolge der Assanierungsmaßnahmen sicherlich unterstützt wurden durch die neu geschaffenen Einrichtungen der sozialen Fürsorge (hier sind neben der Einführung der Sozialversicherungen beispielsweise auch die Errichtung städtischer Bäder und der Bau von Krankenhäusern zu erwähnen), können ihre Auswirkungen auf die Gesundheitsverhältnisse

---

188 Vgl. Münch, Ragnhild: Gesundheitswesen...., 1995, S. 224; Stimmann, Hans: Stadttechnik, in: Boberg u.a. (Hrsg.): Exerzierfeld der Moderne, 1984, S. 174.
189 Vgl. Hahn/Langbein: 50 Jahre Berliner Stadtentwässerung....., S. 37; Witzler, Beate: Großstadt und Hygiene...1995, S. 90.
190 Vgl. Vögele: Sozialgeschichte...2001, S. 321, 406.
191 In Hamburg beispielsweise wurde das Trinkwasser nicht gefiltert, so dass sich Krankheitserreger besonders leicht durch die zentrale Wasserversorgung über das gesamte Stadtgebiet ausbreiten konnten, weshalb die Stadt in den 1890er Jahren als einzige Großstadt von der letzten westeuropäischen Choleraepidemie heimgesucht wurde, vgl.: Vögele, Jörg: Gesundheitsverhältnisse..., in: Noack u.a.: Querschnitt Geschichte, Theorie und Ethik der Medizin, 2007, S. 85.

im Wesentlichen positiv eingeschätzt werden und ihr maßgeblicher Anteil am Rückgang der Sterbeziffern ist nicht zu übersehen.[192]

Das Programm der Städteassanierung ebnete den Weg in eine prophylaktisch ausgerichtete Politik zur Epidemiebekämpfung, die die bis dahin auf Abwehr eingerichteten Strategien der traditionell-polizeilichen Maßnahmen, wie die Errichtung eines Seuchenkordons, die Isolierung und die Quarantäne ablösten. Die Ergebnisse der Kochschen Forschungen brachten später im Rahmen der Choleravorsorge und –bekämpfung u.a. eine Rückkehr zur Isolierung von Erkrankten und potentiellen Keimträgern mit sich.[193]

5.5 Todesursachen/ Krankheiten

Wie in Kapitel 5.1. ausgeführt, setzte bereits im späten 18. Jahrhundert in Deutschland ein Rückgang der durchschnittlichen Sterblichkeit ein, der sich – von kurzfristigen Schwankungen abgesehen (in Berlin während der Cholera-Epidemien 1831/37, im Revolutionsjahr 1849 sowie im Cholera- und Kriegsjahr 1866) – bis über die Mitte des 19. Jahrhunderts hinweg fortsetzte (siehe Abbildung 2).

Die städtischen Sterberaten erreichten in der zweiten Hälfte des 19. Jahrhunderts ihren Höhepunkt und gingen danach bis zum Ersten Weltkrieg zurück. Mit diesem Trend verbunden war ein grundlegender Wandel des Todesursachenpanoramas.[194] [195]

---

192 Vgl. Münch, Peter: Stadthygiene…., S. 38, 141; Stürzbecher: Stadthygiene, in: Boberg u.a. (Hrsg.): Exerzierfeld der Moderne, 1984, S. 166, 169; Stürzbecher: Moabit und die Entwicklung…, in: Schwarz, Karl (Hrsg.): Berlin: Von der Residenzstadt ….Band I, S. 343-352; Vögele, Jörg: Gesundheitsverhältnisse…., in: Noack u.a.: Querschnitt Geschichte, Theorie und Ethik der Medizin, 2007, S. 85.; Vögele: Sozialgeschichte…2001, S. 252, 321f, 406.
193 Vgl. Münch, Peter: Stadthygiene……., S. 29 f.; Witzler, Großstadt und Hygiene…………, S. 91.
194 Zahlreiche Krankheiten sind aus den Industrienationen verschwunden, andere haben ihren Charakter verändert oder sind beherrschbar geworden während sich andere wiederum auf dem Vormarsch befinden. Dieser Entwicklungsprozess und seine Ursachen werden unter dem Begriff der „epidemiologischen Transition" subsumiert, vgl. u.a. Vögele, Jörg: Gesundheitsverhältnisse…………, S. 79 ff.
195 Bei der Betrachtung historischer Medizinalstatistiken ist zu berücksichtigen, dass sich in diesen nicht nur die Krankheitsbezeichnungen im Vergleich zu heute häufig änderten, sondern dahinter auch mehrfache grundlegende Veränderungen der medizinischen Krankheitstheorien stehen, vgl. Spree, Reinhard: Der Rückzug des Todes…1992, S. 26; Vögele, Jörg: Gesundheitsverhältnisse…, in: Noack u.a. Querschnitt Geschichte, Theorie und Ethik der Medizin, 2007, S. 82.

Spätestens seit den beiden Cholera-Epidemien während der Jahre 1831/1832 und 1837 löste die Phase zwei des Epidemiologischen Übergangs[196] im größten Teil Deutschlands das „Zeitalter der Seuchen und Hungersnöte" endgültig ab. „Grosse Seuchen" in einem überregionalen Ausmaß blieben aus und die stärker hervortretenden epidemischen Infektionskrankheiten (Masern, Scharlach, Keuchhusten usw.) wandelten sich in wachsendem Maße zu typischen Kinderkrankheiten, die primär Säuglinge und Kleinkinder bedrohten. Die Sterblichkeit an Pocken sank und auch die Sterblichkeit an Typhus und Tuberkulose ging zurück.[197]

Zu den Haupttodesursachen gehörten nun vor allem gastrointestinale Infektionen, Erkrankungen der Atmungsorgane (einschließlich Tuberkulose) und die klassischen – meist im Kindesalter auftretenden – Infektionskrankheiten, wobei sich sowohl alters- und geschlechtsspezifische als auch regionale Unterschiede zeigten.

Die gastrointestinalen Infektionen und die Erkrankungen der Atmungsorgane waren es auch, die sich verantwortlich zeigten für die städtische Übersterblichkeit.[198]

Die folgenden Abbildungen veranschaulichen anhand der Haupttodesursachen die Veränderungstendenzen in Preußen und Berlin.[199,200]

---

196 Der Beginn der Phase drei (der Bevölkerungsaufbau wird durch einen wachsenden Anteil älterer Menschen geprägt, der das Vordringen degenerativer und gesellschaftsbedingter Krankheiten begünstigt) kann datiert werden auf die 1920er/1930er Jahre, vgl. Spree, Reinhard: Veränderungen des Todesursachenpanoramas…, in: Gäfgen, Gerard: Ökonomie des Gesundheitswesens…1986, S. 76.
197 Vgl. Spree, Reinhard: Der Rückzug des Todes…1992, S. 17 ff.; Spree, Reinhard: Veränderungen des Todesursachenpanoramas……, in: Gäfgen Gerard: Ökonomie des Gesundheitswesens….1986, S. 78.).
198 Vgl. Vögele: Sozialgeschichte………….2001, S. 400.
199 Die offizielle Todesursachen-Nomenklatur in der Todesursachen-Statistik Preußens, die im folgenden überwiegend herangezogen wird, erfuhr 1875 eine starke Modifizierung der Todesursachen-Klassifikation und wurde 1903 durch ein den Erkenntnissen der Medizin stärker Rechnung tragendes neues Verzeichnis ersetzt.
200 Vgl. Anhang: Abbildung 140: Der Wandel des Todesursachenpanoramas 1877–1907

Todesursachen/ Krankheiten

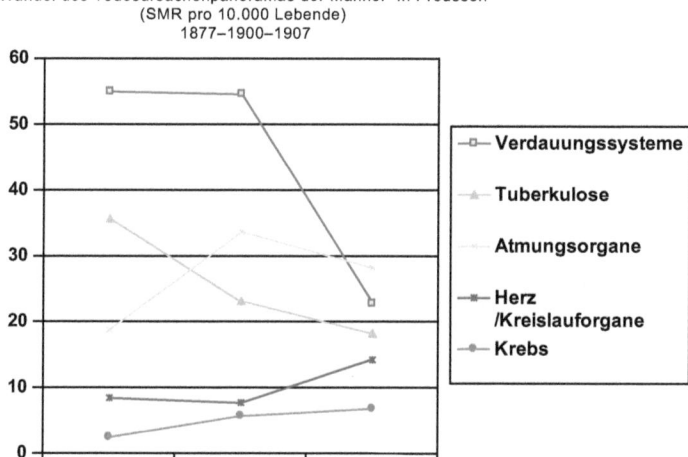

Abbildung 15: Der Wandel des Todesursachenpanoramas in Preußen und Berlin, 1877–1907 Männer
Quelle: Vögele: Sozialgeschichte…..2001, S. 129; 483 ff.

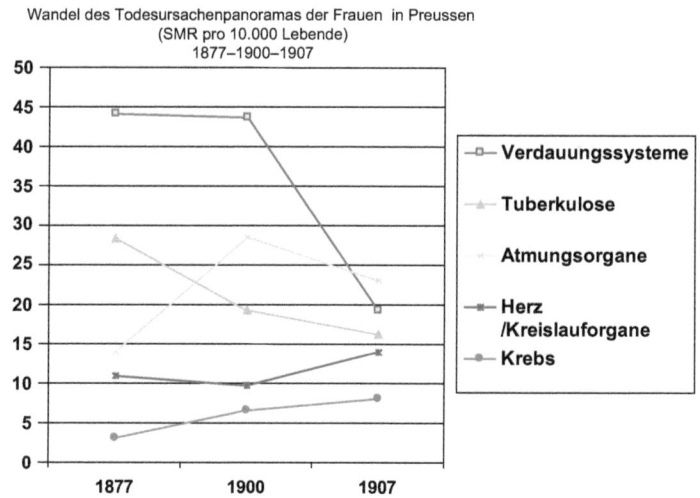

Abbildung 16: Der Wandel des Todesursachenpanoramas in Preußen und Berlin, 1877–1907 Frauen
Quelle: Vögele: Sozialgeschichte…..2001, S. 129; 483 ff.

Die Erkrankungen des Verdauungssystems gingen in Preußen zwischen 1877 und 1907 erheblich zurück, nämlich von ca. 49,5 auf ca. 21. In Berlin sank die Sterberate in diesem Zeitraum von extrem hohen 92,2 im Jahre 1877 auf 32,7 im Jahre 1907 (siehe Kapitel 5.1.).

Die Bedrohlichkeit von Tuberkulose war in Preußen zwischen 1877 und 1907 von ca. 32,1 auf ca. 17,2 zurückgegangen. In Berlin nahm die Sterblichkeit an Tuberkulose ebenfalls ab, nämlich von 34,6 auf 21,0.

Die sonstigen Erkrankungen der Atmungsorgane dagegen legten in Preußen zu, von ca. 15,9 im Jahre 1877 auf ca. 25,6 im Jahre 1907. In Berlin nahmen diese Erkrankungen zwar ab, blieben aber mit 29,3 auf hohem Niveau (1877: 35,9).

Sie stellten insgesamt die wichtigste Todesursache im Bevölkerungsdurchschnitt dar, in allen Altersklassen vom Beginn des Erwerbsalters an und in allen Regionen.[201]

Die Sterblichkeit an Diphtherie/Krupp war im betreffenden Zeitraum sowohl in Preußen als auch in Berlin deutlich rückgängig. Der relativ hohe Wert von 14,9 für Berlin (im Vergleich zu den zehn bevölkerungsreichsten Städten Deutschlands) im Jahre 1877 sank bis 1907 auf 3,4. Hier dürfte sich die seit Ende der 1890er Jahre einsetzende Serumtherapie positiv ausgewirkt haben.[202]

Die anderen als besonders gefährlich erachteten Infektionskrankheiten Scharlach, Masern und Röteln sowie Keuchhusten spielten bereits während des späten 19. Jahrhunderts eine erstaunlich unbedeutende Rolle und erscheinen statistisch als vernachlässigbare Größe.[203]

Deutlich zeichnet sich seit Ende des 19.Jahrhunderts/Beginn des 20. Jahrhunderts der Anstieg der degenerativen Erkrankungen (Herz-Kreislauf-Erkrankungen/Krebs) ab. In beiden Fällen gestalten sich die Zahlen für Berlin im Jahre 1907 mit 19,8 bzw. 12,9 negativer als der preussische Durchschnitt (ca. 14,1 bzw. ca. 7,4).

Hiervon betroffen war das mittlere und höhere Erwachsenenalter. Diese Erkrankungen können Folge von Erwerbsarbeit unter anhaltender physischer und/oder psychischer Belastung sein und treten deshalb erst mit höherem Alter als Todesursachen auf.[204]

---

201 Vgl. Spree, Reinhard: Zu den Veränderungen der Volksgesundheit....., in: Conze/Engelhardt: Arbeiterexistenz im 19. Jahrhundert....1981, S. 267.
202 Vgl. Vögele, Jörg: Sozialgeschichte...2001, S. 488.
203 Vgl. Spree, Reinhard: Zu den Veränderungen der Volksgesundheit...,in: Conze/Engelhardt: Arbeiterexistenz im 19. Jahrhundert..... 1981, S. 252, 254.
204 Vgl. ebd., S. 255, 267f.

Insgesamt gesehen verbesserten sich die Gesundheitsverhältnisse in Berlin, was sich in der Halbierung der Sterblichkeitsrate zwischen ca. 1871 und dem Beginn des Ersten Weltkriegs niederschlug. Sie sank in dieser Zeit von 32,7 Promille der Bevölkerung auf 14,7 Promille der Bevölkerung (siehe Kap. 5.1.).

Am Rückgang der durchschnittlichen Sterblichkeit hatten mindestens seit Mitte der 1880er Jahre, abgesehen von den Säuglingen, alle Altersklassen Anteil, wenn auch in unterschiedlichem Umfang.

Zunächst profitierten in stärkerem Maße Erwachsene von dieser Entwicklung, mit geringem zeitlichen Abstand dann auch Kinder und Jugendliche. Erst mit zwei bis drei Jahrzehnten Verzögerung folgten die Säuglinge.[205,206]

Die höhere Belastung durch Tuberkulose blieb bei den Männern durchgängig bestehen. Der Rückgang der Tuberkulose betraf zunächst die ganz jungen und die ganz alten Männer, während das Erkrankungsrisiko für die mittlere männliche Altersgruppe fast stabil blieb bzw. leicht anstieg. Mit Beginn des 20. Jahrhundert nahm die Sterblichkeit an dieser Erkrankung bei den männlichen höheren Altersgruppen stärker ab. Bei den Frauen betraf der Rückgang hauptsächlich die höheren Altersgruppen.[207]

Die Sterbefälle an Sonstigen Erkrankungen der Atmungsorgane stiegen bei den Männern der mittleren und höheren Altersgruppe zunächst noch an, während diese Todesursache bei den Frauen zurückging. Nach der Jahrhundertwende sank die Sterblichkeit an dieser Erkrankung bei den Männern nur leicht, bei den Frauen stiegen die relativ niedrigen Raten minimal an.[208]

Der Anstieg der degenerativen Erkrankungen setzte bei den Frauen später ein, stieg aber bei beiden Geschlechtern an.[209]

Vom Rückgang der gastro-intestinalen Störungen profitierten ab Beginn des 20. Jahrhunderts die Säuglinge beiderlei Geschlechts, wobei die Übersterblichkeit der männlichen Säuglinge zunächst erhalten blieb, später jedoch stärker sank.[210]

---

205 Die detaillierten Entwicklungslinien ergeben sich aus dem geschlechts- und altersspezifisch ausdifferenzierten Todesursachen-Panorama in den Abbildungen 132 bis 139 im Anhang.
206 Spree, Reinhard: Zu den Veränderungen der Volksgesundheit..., in: Conze/Engelhardt: Arbeiterexistenz im 19. Jahrhundert....1981, S. 246.
207 Vögele, Jörg: Sozialgeschichte....2001, S. 125.
208 Vgl. ebd., S. 125.
209 Vgl. ebd., S. 125.
210 Vgl. ebd., S. 125 f.

Insgesamt gesehen blieb die Sterblichkeit des männlichen Geschlechts auf höherem Niveau, obwohl die Sterberaten der Männer in den ersten Jahren des 20. Jahrhunderts wesentlich stärker zurückgingen als die der Frauen.[211]

Zusammenfassend ist durchgängiges Merkmal des Untersuchungszeitraums der starke Sterblichkeitsrückgang. Dabei lag die Sterblichkeit in Großstädten – und somit auch in Berlin – 1876 noch über dem preussischen Durchschnitt, während sie bis 1901 überwiegend darunter sank.[212]

Der Geschlechtsunterschied wird durch die Übersterblichkeit der Männer bestimmt, die am ausgeprägtesten in den Städten war.[213] Die Sterblichkeit der Frauen war 1877 in allen Altersgruppen niedriger als die der Männer, Ausnahmen bildeten (natürlich) die Sterberaten an Kindbettfieber und an Altersschwäche. Letztere kann aus der höheren Lebenserwartung der Frauen resultieren.[214]

Der Epidemiologische Übergang begünstigt damit bereits in seiner Phase zwei die Frauen und um so mehr je stärker die Lebenswelt städtisch-industriell geprägt war.[215] Die deutlich erhöhten Sterblichkeitsraten an Tuberkulose und Sonstigen Erkrankungen der Atmungsorgane sind Indiz für die überhöhten Gesundheitsrisiken, denen die Männer durch die Struktur des Arbeitsmarktes ausgesetzt waren.[216]

Die dominierenden Todesursachen sind Folge übermäßiger Arbeitsbelastung und langfristigen körperlichen Verschleißes (Tuberkulose, Herz-Kreislauf-Erkrankungen) sowie gesundheitsschädlicher Auswirkungen bestimmter Arbeitsplätze (Sonstige Erkrankungen der Atmungsorgane, Unfälle).[217]

Daher rührt auch der geringer ausgeprägte Geschlechtsunterschied im gesamtpreussischen Todesursachenpanorama, wenngleich dort ebenfalls ein offensichtlich höheres Risiko für die männliche Bevölkerung bestand.[218]

---

211 Vgl. ebd., S. 125 f.
212 Vgl. Spree, Reinhard: Veränderungen des Todesursachenpanoramas.........., in: Gäfgen, Gerard: Ökonomie des Gesundheitswesens.......1986, S. 79.
213 Vgl. ebd., S. 79.
214 Vgl. Vögele, Jörg: Sozialgeschichte.......2001, S. 124.
215 Vgl. ebd., S. 124.
216 Vgl. Spree, Reinhard: Veränderungen des Todesursachenpanoramas.........., in: Gäfgen, Gerard: Ökonomie des Gesundheitswesens.......1986, S. 88; Vögele, Jörg: Sozialgeschichte.....2001, S. 124.
217 Vgl. Spree, Reinhard: Veränderungen des Todesursachenpanoramas.........., in: Gäfgen, Gerard: Ökonomie des Gesundheitswesens.......1986, S. 88.
218 Vgl. Vögele, Jörg: Sozialgeschichte..........2001, S. 124.

Der eigentliche Charakter der Phase zwei des Epidemiologischen Übergangs wurde jedoch durch die deutliche Senkung an Akuten Infekten und an gastro-intestinalen Erkrankungen geprägt.[219]
Die wahrscheinlichen Ursachen des säkularen Sterblichkeitsrückgangs werden nach wie vor kontrovers diskutiert.
Traditionell wurde diese Entwicklung von den Anhängern des „Medizinischen Modells" den Fortschritten in der medizinischen Technologie zugeschrieben. Historiker standen der Rolle der Medizin in diesem Prozess allerdings weitaus skeptischer gegenüber und maßen ihr eine wesentlich geringere Bedeutung zu. Die Arbeiten von Thomas McKeown aus den 1950er und 1960er Jahren, der den Sterblichkeitswandel vornehmlich am englischen Beispiel analysierte, beeinflussten diese Positionen. Seines Erachtens ist primär der steigende Lebensstandard und die damit verbundene quantitativ wie qualitativ verbesserte Ernährungssituation dafür verantwortlich, dass zahlreiche Todesursachen bereits entscheidend zurückgingen, bevor spezifische medizinische Therapien zur Verfügung standen. Des Weiteren betont er die positiven Auswirkungen der sanitären Reformen, die eine Abnahme der mit Fieber einhergehenden Krankheiten zur Folge hatten, und verweist auf Veränderungen in der Virulenz bestimmter Krankheiten. Medizinische Interventionen dagegen haben seines Erachtens nur eine marginale Rolle beim Sterblichkeitsrückgang gespielt (hier nennt er die Kuhpockenimpfung und die Serum-Therapie gegen Diphtherie).[220]
McKeowns Ansatz erfährt aber nach wie vor Kritik, weil er beispielsweise den Beitrag der Medizin auf kurative Interventionsstrategien reduziert, ohne Aspekte der öffentlichen Gesundheitsvorsorge zu berücksichtigen. Ein weiterer Kritikpunkt bezieht sich auf die Ausblendung regionaler Unterschiede und differenzieller Entwicklungen in den Städten und auf dem Land.[221]
Neuere Arbeiten betonen deshalb die Wechselbeziehungen zwischen Urbanisierung und Bevölkerungsentwicklung und richten den Blick mehr auf die Auswirkungen von Maßnahmen aus dem Bereich der öffentlichen

---

219 Vgl. Spree, Reinhard: Veränderungen des Todesursachenpanoramas......., in: Gäfgen, Gerard: Ökonomie des Gesundheitswesens....1986, S. 86.
220 Vgl. Spree, Reinhard: Der Rückzug des Todes......1992, S. 46 f.; Vögele, Jörg: Gesundheitsverhältnisse...., in: Noack u.a.: Querschnitt Geschichte, Theorie und Ethik der Medizin, 2007, S. 84.; Vögele, Jörg: Sozialgeschichte.... 2001, S. 397 f.
221 Vgl. Spree, Reinhard: Der Rückzug des Todes....1992, S. 48.

Gesundheitsfürsorge auf den säkularen städtischen Mortalitätsrückgang.[222] Danach hat der gestiegene Lebensstandard bedeutenden Einfluss auf den säkularen Sterblichkeitswandel erlangt, denn es zeigt sich ein klarer Zusammenhang zwischen Einkommen und Sterblichkeit.

Auch den Assanierungsmaßnahmen wird ein starker positiver Effekt auf die Senkung der Sterblichkeit zugeschrieben (s. Kapitel 5.4). Diese Arbeiten sprechen der Medizin im Sinne kurativen Wirkens dagegen an der Senkung der Sterblichkeit keine nennenswerte Beteiligung zu, sondern sehen deren Beitrag im wissenschaftlichen Bereich mehr in einer Beratungstätigkeit (Beratung und Förderung der Infrastrukturpolitik, Mitwirkung an sozialpolitischen und Fürsorge-Maßnahmen, Propagierung bzw. Anleitung und Überwachung der Umwelt-, Gewerbe-, Wohnungs-, Lebensmittel- und Individualhygiene).[223]

5.6 Medizinische Versorgung / Krankenversorgung

Die Geschichte der Krankenversorgung in Berlin beginnt bereits im hohen Mittelalter. Urkundlich erwähnt sind erstmals 1272 das Heilig-Geist-Hospital und das St. Georgen-Hospital. Bei diesen Einrichtungen handelte es sich jedoch nicht um Krankenhäuser im heutigen Sinne, sondern die Hospitäler dienten vor allem der Aufnahme und Versorgung der Armen, Alten, Gebrechlichen und Waisen der Stadt Berlin. Sie waren also Gasthäuser im Sinne von Armen- und Waisenhäusern, in deren Zentrum die geistliche Betreuung der Hospitaliten stand, während die Krankenpflege nur ein Teil ihrer Aufgabe war.

Hinzu kamen im 15. Jahrhundert u.a. das Gertrauts-Hospital auf dem Spittelmarkt, 1674 das Dorotheen-Hospital und 1680 das Jerusalems-Hospital. Das 1702 eröffnete Große-Friedrichs-Hospital fungierte zunächst als Hospital, Irren- und Waisenhaus, diente später aber nur als Waisenhaus. Erwähnung finden sollte noch das zum selben Zeitpunkt für die Hugenotten-Gemeinde gegründete „Hotel de Refuge" und das Invalidenhaus des preußischen Militärs von 1730.

---

222 Vgl. Vögele, Jörg: Gesundheitsverhältnisse ...., in: Noack u.a.: Querschnitt Geschichte, Theorie und Ethik der Medizin, 2007, S. 84.; Vögele, Jörg: Sozialgeschichte....2001, S. 399.

223 Vgl. Spree, Reinhard: Veränderungen des Todesursachenpanoramas......., in: Gäfgen, Gerard: Ökonomie des Gesundheitswesens.............1986, S. 89.; Spree, Reinhard: Zu den Veränderungen der Volksgesundheit....., in: Conze/Engelhardt: Arbeiterexistenz im 19. Jahrhundert.....1981, S. 270.; Vögele, Jörg: Gesundheitsverhältnisse...., in: Noack u.a.: Querschnitt Geschichte, Theorie und Ethik der Medizin, 2007, S. 84 f.; Vögele, Jörg: Sozialgeschichte......2001, S. 401, 402, 404, 406–408.

Medizinische Versorgung / Krankenversorgung

In allen diesen Einrichtungen bestand bis zum Ende des 17. Jahrhunderts kein geregelter ärztlicher Dienst.[224]

In Erwartung einer Pestepidemie wurde 1710 auf Veranlassung des Königs Friedrich I. von Preußen außerhalb der Stadtmauern Berlins ein Pesthaus errichtet. Nachdem die Pest die Stadt verschonte, wurde das Haus der Verwaltung der Berliner Armendirektion unterstellt und als Arbeits- und Armenhaus sowie als Garnisonslazarett genutzt. Im Jahre 1727 umgewandelt in ein Bürgerhospital, erhielt es durch den König seinen bis heute gültigen Namen „Charité", blieb als Ausbildungsstätte für Militärärzte jedoch weiterhin unter dem Einfluss des preußischen Militärs. Es entstand eine Medizinschule für die theoretische und praktische Ausbildung von überwiegend Militärärzten, darunter hauptsächlich Chirurgen.

Daneben wurden vor allem die unteren Bevölkerungsschichten sowie die Soldaten des Königs behandelt. Aber auch Bettler, Waisen und „liederliche Weiber" wurden aufgenommen, letztere in der Absicht, sie moralisch zu läutern, was vor allem durch äußerst strenge Regeln erreicht werden sollte.

Bis in die späten 1830er Jahre war die „Charité" die bedeutendste und größte Einrichtung für die Versorgung armer Kranker, in der insbesondere nach der Erweiterung des Krankenhauses im Jahre 1835 eine Vielzahl von Patienten aufgenommen werden konnte.

Allerdings hatte die „Charité" gemäß dem Stiftungsauftrag eine Doppelfunktion inne: sie war Armenkrankenhaus und Ausbildungsstätte zugleich. Demzufolge konnte die Stadt Berlin das Haus keineswegs uneingeschränkt nutzen. Durch Kabinettsordre vom 6. Juni 1835 war eine Beschränkung auf 100.000 freie Verpflegungstage[225] für die Versorgung von Armen und Kranken pro Jahr festgelegt.[226] Dies garantierte der Stadt umgerechnet etwa 300 Betten pro Jahr, die aber keinesfalls ausreichen, um dem gestiegenen (tatsächlichen) Bedarf an einer stationären Versorgung gerecht zu werden. Alle darüber hinausgehende Krankenpflege musste bezahlt werden.

---

224 Weitere Hospitäler waren das Dom-Hospital (1752), das Juden-Hospital in der Großen Hamburger Straße (1756) und das Hospital der Parochialkirche (1769), vgl.: Brandenburg 1974, S. 13ff.
 Im Jahre 1851 zählte man in Berlin neunzehn Hospitäler, von denen aber nur sechs ärztliches Personal aufwiesen. Noch immer waren diese Einrichtungen Institute der Armenpflege, vgl.: Kazimirski 1994, S. 7.
225 Freie Verpflegungstage = von der Stadt übernommene Kosten für die stationäre Versorgung eines armen Patienten pro Tag.
226 Der Streit um die Nutzungsrechte der Charite zog sich bis ins 20. Jahrhundert hinein.

Außer in der Charité fanden arme Kranke auch unentgeltliche Behandlung und Verpflegung in den poliklinischen Instituten der 1810 gegründeten Universität und der zu der Universität gehörenden Heilanstalt in der Ziegelstraße.

Neben dem chirurgisch-klinischen Institut der Universität war die „Kranken-Anstalt zur Aufnahme für zahlenden Kranke aus den höheren Ständen" in der Ziegelstraße die einzige Anstalt Berlins, in der Patienten höheren Standes, die sich nicht einer Behandlung in der Charité unterziehen wollten, ihre Krankheit unter ständiger ärztlicher Aufsicht und bei angemessener Verpflegung kurieren konnten.[227]

Des Weiteren existiert noch das 1756 von der jüdischen Gemeinde gegründete Jüdische Krankenhaus in der Oranienburger Straße, das aber nur über eine geringe Aufnahmekapazität verfügt.

Bis zur Einführung von Versicherungen konnten sich nur Kranke, die über entsprechende finanzielle Mittel verfügten, ärztliche Hilfe leisten.[228]

Durchaus üblich war, dass Kranke von ihren Angehörigen zu Hause versorgt wurden. Nur eine Minderheit, die es sich finanziell leisten konnte, zog einen Arzt oder eine andere Person ihres Vertrauens, die sich mit Heilmitteln auskannte, hinzu.[229]

Selbst die wenigen Operationen wurden bei vermögenden Patienten zu Hause unter Assistenz der Angehörigen oder im Hotel durchgeführt.[230]

Neben finanziellen Erwägungen sorgten zudem unterschiedliche Krankheitsvorstellungen und ein traditionell bestimmtes Gesundheitsverhalten bei den Angehörigen der Unterschicht für Misstrauen und Distanz gegenüber studierten Ärzten.[231]

Durch die veränderten Gesellschaftsstrukturen im Zuge der Industrialisierung und Urbanisierung gingen die häuslichen Versorgungsstrukturen jedoch immer mehr verloren. Viele Menschen konnten im Krankheitsfall deshalb nicht auf familiäre oder nachbarschaftliche Hilfe zurückgreifen und da sie im Regelfall über keine nennenswerten Ersparnisse verfügten, waren sie nicht in der Lage, sich beispielsweise Unterkunft und Pflege bis zur Heilung einer Krankheit zu kaufen. Für diese Menschen bestand ein erhebliches Risiko, durch Erkrankung,

---

227 Vgl. Wollheim.....1844, S. 228.
228 Vgl. Vögele....., in: Noack u.a......, S. 90.
229 Vgl. Vögele, wie vor, S. 90.
230 Vgl. Gatz, Caritas und soziale Dienste...1997, S. 113.
231 Vgl. Huerkamp, 1985, S. 157.

Medizinische Versorgung / Krankenversorgung 81

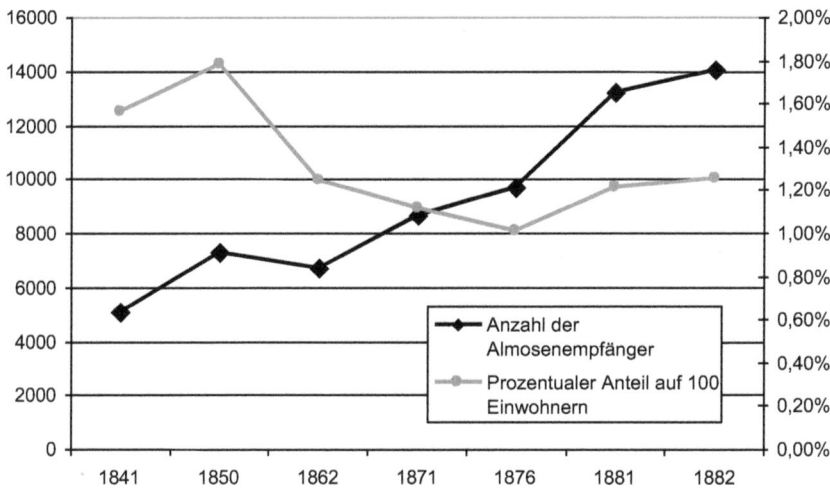

Abbildung 17: Anzahl der Almosenempfänger zwischen 1841–1882

Quelle: Eigene Berechnung nach: Landesarchiv Berlin. *Bericht über die Verwaltung der Stadt Berlin in den Jahren 1829 bis 1885*, Hrsg. Städtische Behörden Berlin, erschienen in den Jahren 1842, 1863, 1880 und 1889

die Arbeitsunfähigkeit zur Folge hatte, unmittelbar in Armut zu geraten und damit auf die Unterstützung der Armenpflege angewiesen zu sein.

Nach Auflösung des Königlichen Armendirektoriums war ab dem 1. Januar 1820 das Armenwesen der Stadt Berlin der Verwaltung der Kommune übertragen worden. Die gesamte öffentliche Armenpflege der Stadt Berlin stand unter Leitung und Aufsicht der Armendirektion, die dem Magistrat untergeordnet war. Die unmittelbare Ausübung der offenen Armenpflege lag bei den über die ganze Stadt verteilten Armenkommissionen, die ihrerseits der Leitung und Oberaufsicht der Armendirektion als deren Organe untergeordnet waren.[232]

In der ersten Hälfte des 19. Jahrhunderts stieg die Anzahl der auf Unterstützung angewiesenen Armen erheblich an (siehe Abbildung 17).[233][234] Der prozentuale Anteil nahm in der zweiten Hälfte des 19. Jahrhunderts etwas ab und stabilisierte sich bei etwas unter 1,2%. Gleichzeitig vermehrte sich auch die Zahl

---

232 Vgl. Schwabe: Das Armenwesen in Berlin. In: Emminghaus: Das Armenwesen und die Armengesetzgebung in europäischen Staaten. Berlin 1870, S. 70 f.
233 Vgl. Frevert....., S. 116.
234 Vgl. Anhang: Abbildung 141: Anzahl der Almosenempfänger zwischen 1841–1882

derjenigen, die sich, ohne direkt auf Almosen angewiesen zu sein, ständig am Rande des Existenzminimums bewegten und bei jeder individuellen oder allgemeinen Krise in „äußerste Armut" und temporäre Bedürftigkeit fielen.[235,236]
Verschärft wurde die Situation für die Kommunen in Preußen 1842 dann noch durch die Umwandlung der „Heimatgesetzgebung" in den „Unterstützungswohnsitz".[237] Diese Gesetzeslage hatte zur Konsequenz, dass sich die Armenlasten insbesondere der städtischen, gewerbereichen Gemeinden stark erhöhten.

Die Armenkrankenpflege war eng an die allgemeine Organisation des Armenwesens gebunden, ging jedoch in einem wesentlichen Punkt über diese hinaus: während die Armenunterstützung nur den offiziell als bedürftig anerkannten „eingeschriebenen" Armen zustand, wurde die kostenlose medizinische Versorgung meist auch den noch nicht vollkommen Verarmten gewährt.[238]

Im Rahmen der Armenfürsorge kam der medizinischen Versorgung eine bedeutende Stellung zu.[239]

Ein großer Anteil der sog. Extra-Unterstützungen, die die Armenfürsorge leistete, floss in die Armenkrankenpflege,[240] denn die Anzahl der im Rahmen der Armenkrankenpflege behandelten Personen stieg im Vormärz enorm an.[241]

---

235 Vgl. Frevert...., S. 122.
236 Mit der Bedeutung der Krankheit als Verarmungsrisiko verändert sich die Haltung der Gesellschaft gegenüber den armen Kranken und mit ihr das zentrale Anliegen der Armen-Krankenpflege..., vgl. Labisch: Das Allgemeine Krankenhaus..., S. 260.
237 Bis dahin konstituierten Geburt oder Heirat oder Erwerb des Bürgerrechts, verbunden mit entsprechendem Vermögensnachweis und Zahlung eines Geldbetrags „Heimat" und damit im Notfall die Aussicht auf Armenunterstützung. Anstelle dessen trat in Preußen seit 1842 Wohnsitzbegründung durch Aufenthalt von bestimmter Dauer und Erwerbstätigkeit am Ort als Voraussetzung für etwaige Armenunterstützung durch die Aufenthaltsgemeinde. Selbst die Einführung einer einjährigen Karenzzeit als Voraussetzung für den Erwerb des Unterstützungswohnsitzes änderte nichts daran, dass die städtischen Kommunen seit den 1840er Jahren, verstärkt seit den 1850er Jahren, mit der Verpflichtung zur Fürsorge für die am Ort wohnenden Armen kaum nachkommen konnten.
238 Vgl. Frevert...., S. 110.
239 Vgl. Hess: Die Alte Charite..., in: Bleker/Hess (Hg.): Die Charite. Geschichte(n) eines Krankenhauses. Berlin 2010, S. 51.
240 Vgl. Schwabe...., in: Emminghaus...., S. 78.
241 Siehe Anhang: Abbildung 142: Anzahl der in ihren Wohnungen behandelten Armen-Kranken zwischen 1830 und 1893 und der Anteil an Krankenhauseinweisungen zwischen 1861 und 1893

Medizinische Versorgung / Krankenversorgung 83

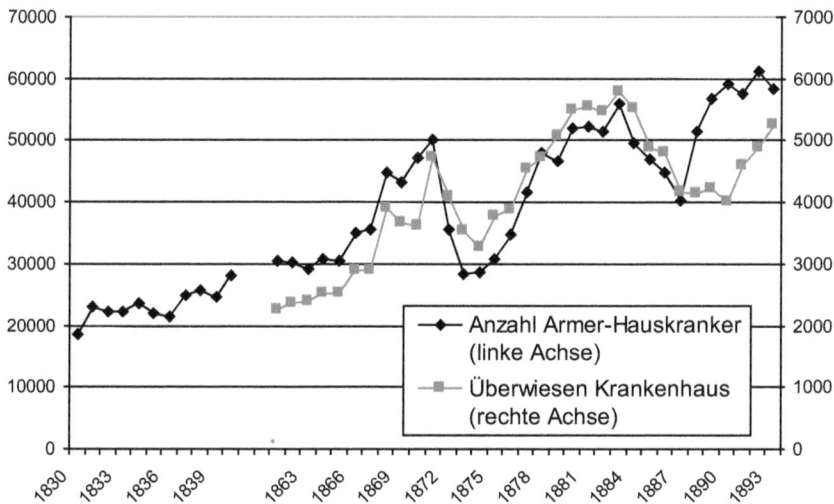

Abbildung 18: Anzahl der in ihren Wohnungen behandelten Armen-Kranken zwischen 1830 und 1893 und der Anteil an Krankenhauseinweisungen zwischen 1861 und 1893
Quelle: Eigene Berechnung nach: Landesarchiv Berlin. Bericht über die Verwaltung der Stadt Berlin in den Jahren 1829 bis 1885, Hrsg. Städtische Behörden Berlin, erschienen in den Jahren 1842, 1863, 1880, 1889

Während sich die Menge der Almosenempfänger zwischen 1822 und 1845 knapp verdoppelte, erhöhte sich die Zahl der in ihren Wohnungen behandelten armen Kranken von 18.623 im Jahre 1830 auf 28.194 im Jahre 1840.[242] In den Folgejahren stieg die Anzahl weiterhin an und zwar bis 1852 auf 51.537 Kranke und hatte demnach eine Steigerung um 80 Prozent erfahren. Somit kamen auf 100 Einwohner 12,16 „arme Hauskranke".[243] Angesichts dieser explosionsartigen Entwicklung gerieten die Medizinaleinrichtungen der städtischen Armenverwaltung an die Grenzen ihrer Kapazitäten.

Die 1823 im Zuge der „Einführung einer verbesserten Armen-Krankenpflege" insgesamt zwölf Ärzte, ebenso viele Wundärzte, zwei Augenärzte, ein Geburtshelfer, ein Zahnarzt und ein Orthopäde, die für ihre Dienstleistungen

---

242 Vgl. Frevert, S. 137; Generalbericht über die Verwaltung der Stadt Berlin in den Jahren 1829 bis incl. 1840. Herausgegeben von den städtischen Behörden. Berlin 1842, S. 163.
243 Vgl. Bericht über die Verwaltung der Stadt Berlin in den Jahren 1841 bis incl. 1850. Herausgegeben von dem Magistrat. Berlin 1853, S. 211.

von der Stadt besoldet wurden, wurden im selben Zeitraum nach erneuter Aufteilung der die ganze Stadt umfassenden Medizinalbezirke auf 34 angestellte Armenärzte und 14 Armenwundärzte aufgestockt.[244]Aufgrund ihrer schlechten Bezahlung waren diese allerdings nicht in der Lage, ihre volle Arbeitskraft der Armenkrankenpflege zu widmen.[245]

Die Ausgaben für die Armenkrankenpflege (Ärzte, Arznei, Charité, Diverses) stiegen von 39.900 Rthlr. im Jahre 1841 auf 62.400 Rthlr. im Jahre 1850, damit um 56 Prozent.[246,247]

Die Anzahl der behandelten Armenkranken nahm erst in den 1850er Jahren ab, was u.a. auf die Zunahme von Mitgliedern des Gewerks-Kranken-Vereins zurückgeführt werden kann.[248] Die Anzahl der Armen-Hauskranken stieg zwischen 1864 und 1892 von 30.000 auf nahezu 60.000 an, wobei in den Jahren 1874 und 1887 der Anteil um ca. 1/3 absank, um in den nächsten Jahren wieder anzusteigen. Wie aus der Abbildung 18[249] ersichtlich, verlaufen die Kurven der Anzahl armer Hauskranker und der Anzahl der ins Krankenhaus überwiesenen in der zweiten Hälfte des 19. Jahrhunderts nahezu parallel.

Die wachsende Zahl von Kranken aus finanziell schwachen Schichten, in deren beengten Wohnverhältnissen eine häusliche Krankenpflege fast unmöglich war, war mit Anlass für die Gründung der konfessionellen Krankenhäuser.

5.7 Konfessionelle Verteilung

Bevölkerungswachstum und Mobilität blieben nicht ohne Auswirkung auf die Konfessionsstruktur Berlins.

---

244 Vgl. Bericht über die Verwaltung der Stadt Berlin in den Jahren 1841 bis incl. 1850. Herausgegeben von dem Magistrat. Berlin 1853, S. 211, 213; Frevert, S. 137; Münch: Gesundheitswesen..., S. 169; Nauwerk, S. 710.

245 Vgl Siegmann, Eckart: Salomon Neumann und die Sozialmedizin..... Dortmund 1988, S. 12.

246 Vgl. Bericht über die Verwaltung der Stadt Berlin in den Jahren 1841 bis incl. 1850. Herausgegeben von dem Magistrat. Berlin 1853, S. 212.

247 Berücksichtigt werden muss, dass diese Summen lediglich die kommunalen Aufwendungen beinhalten. Unterstützungsleistungen seitens kirchlicher und anderer wohltätigen Einrichtungen bleiben dabei unberücksichtigt. Die tatsächlich geleisteten Unterstützungen dürften deshalb umfangreicher gewesen sein.

248 Vgl. Bericht über die Verwaltung der Stadt Berlin in den Jahren 1851 bis incl. 1860. Herausgegeben von dem Magistrat. Berlin 1863, S. 67.

249 Auf das Institut des Gewerks-Kranken-Vereins und andere Berliner Krankenversicherungen wird im Rahmen des Kapitels „Krankenhäuser" näher eingegangen.

Konfessionelle Verteilung

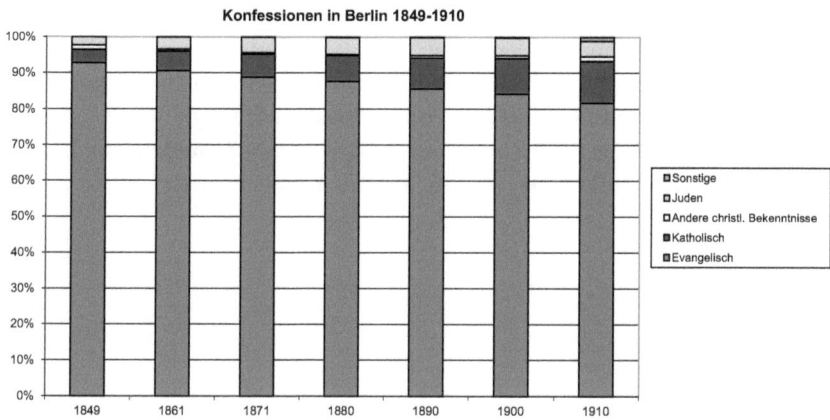

Abbildung 19: Konfessionen in Berlin 1849–1910
Quelle: Mazerath, Horst., Wachstum und Mobilität S. 214. 1849: Tabellen und amtliche Nachrichten über den Preußischen Staat für das Jahr 1849, Bd. l, Berlin 1851, S. 701. 1861: Preußische Statistik, H. 5, S. 146 ff. 1871 – 1900: Statistisches Handbuch für das Deutsche Reich, T. l, Berlin 1907, S. 33 ff. 1910: Statistisches Jahrbuch der Stadt Berlin, 32. Jg. (1913), S. 34*

Die vorstehende Abbildung verdeutlicht, dass sich die Relationen insgesamt nur in begrenztem Umfang verschoben, trotzdem aber spürbare Veränderungen stattfanden.[250]

Bis Mitte des 19. Jahrhunderts war Berlin statistisch nahe an 100% evangelisch. In der Folgezeit sank der evangelische Bevölkerungsanteil kontinuierlich, und zwar von 93 Prozent im Jahre 1849 auf 82 Prozent im Jahre 1910. Der protestantische Charakter der Stadt blieb jedoch erhalten.

In der Phase zwischen 1905 und 1910 vollzog sich eine auffallende Veränderung: Im Zuge einer nur noch langsam wachsenden Bevölkerung nahm die Anzahl der protestantischen Christen ab.

Noch auffälliger verlief die Entwicklung des katholischen Bevölkerungsanteils: Auch wenn er im Jahre 1910 nur knapp zwölf Prozent betrug, hatte sich sein Anteil zwischen 1849 und 1910 verdreifacht. Die Zahl der Katholiken war auf das sechzehnfache angestiegen, was die Seelsorge bereits organisatorisch mit einer völlig neuen Problematik konfrontierte.

---

250 Vgl. Anhang: Abbildung 143: Konfessionen in Berlin 1849 bis 1910

Demgegenüber zeigte die jüdische Bevölkerung eine gleichmäßigere Entwicklung. Nach einem Anstieg in den ersten sechs Jahrzehnten des 19. Jahrhunderts pendelte sich ihr Anteil in den 1870er Jahren zwischen vier und fünf Prozent ein, im Zeitraum zwischen 1905 und 1910 war er sogar rückläufig.[251]

Welche Konsequenzen die Konfessionsstruktur für die Gründung der konfessionellen Krankenhäuser hatte, wird im Kapitel „Krankenhäuser" erörtert.

---

[251] Vgl. Matzerath, Horst: Wachstum und Mobilität…, in: Elm/Loock: Seelsorge und Diakonie in Berlin…, Berlin/New York 1990, S. 214 ff.); Preußische Statistik 1861 und Statistische Jahrbücher der Stadt Berlin 1913

6. Neuorientierungen in der Krankenpflege

Mit den Umbrüchen durch die Reformation und dem daraus resultierenden Wandel der gesellschaftlichen Strukturen gingen in der Zeit ab etwa 1800 auch Veränderungen in der jahrhundertealten Tradition der Krankenpflege einher. Bis zu diesem Zeitpunkt sind Kranke in der Regel in der eigenen Familie, Arme und Fremde teilweise in Hospitälern versorgt worden (siehe Kapitel 4.2.3.2.2 Kirchlich-bruderschaftliche Spitalbildungen).

Im Laufe des 18. Jahrhunderts entstanden vermehrt Krankenanstalten, in denen überwiegend Arme Aufnahme fanden. Zur Pflege der Kranken wurden in den konfessionellen Häusern Ordensangehörige eingesetzt, daneben jedoch, wie in den staatlichen Anstalten, ungelernte Wärterinnen und Wärter.

Die Entstehung großer Krankenhäuser in Städten, vor allem durch die Umwandlung vieler Klöster nach der französischen Revolution, die Überbelegung der Einrichtungen, die nicht ausreichend vorhandene Anzahl an Personal und das Fehlen einer sachgerechten Ausbildung waren Faktoren, die zu erschwerten Pflegebedingungen und schließlich am Ende des 18. Jahrhunderts zu einer Krise in der Krankenpflege führten. Die religiöse Hospitalpflege erreichte ihren Tiefpunkt, eine durch Ordensmitglieder ausgeübte Krankenpflege fehlte in den Einrichtungen fast völlig. Es kam zu einem Missverhältnis zwischen den Anforderungen und den gegebenen Möglichkeiten.[252]

Die Familie blieb zwar zunächst wie im Mittelalter und in der frühen Neuzeit der wichtigste Ort der Krankenpflege, aber teilweise waren die häuslichen Pflegetraditionen und Pflegekenntnisse in der industriellen Kleinfamilie nicht mehr bekannt bzw. konnten aufgrund der veränderten Lebensweise nicht mehr gewährleistet werden. Die außerhäusliche Pflege breitete sich deshalb aus. Fortschritte in der Medizin, und hier insbesondere die Verfeinerung der Untersuchungsmethoden stellten zusätzliche Anforderungen an die Krankenpflege. Derartige Untersuchungen ließen sich nicht mehr im häuslichen Rahmen der Patienten durchführen und erforderten zudem medizinisch geschultes Personal.[253]

---

252 Vgl. Atzl/Weidert, Geschichte der Pflege, in: Atzl (Hg.), Who Cares?, 2011, S. 69 f., S. 77 f.; Wolf/Wolf, 2011, S. 88 f.; Schweikardt, 2008, S. 40 ff.; Seidler, 1993, S. 162.
253 Vgl. Meiwes, Arbeiterinnen, S. 157 f.; Hardy, Anne Irmgard: Ärzte, Ingenieure und städtische Gesundheit. Medizinische Theorien in der Hygienebewegung des 19. Jahrhunderts, Frankfurt am Main u.a. 2005, S. 91.

Zu Beginn des 19. Jahrhunderts wurde die Krankenpflege in den Krankeneinrichtungen hauptsächlich von Lohnwärtern ausgeführt, die jedoch häufig Anlass zur Klage von Seiten der Ärzte gaben. Kritik richtete sich gegen deren Unwissenheit, mangelnde Bildung und fehlende ethische Grundeinstellung, die sich in Trunksucht, Unsittlichkeit, Diebstahl und Unterschlagungen äußerte.[254]

Ernst Horn, langjähriger leitender Arzt der Berliner Charité, beschreibt in seinem Rechenschaftsbericht über seine dortige zwölfjährige Tätigkeit die Situation des Krankenwärterwesens in der Charité, die beispielhaft für die überwiegende Anzahl der Krankeneinrichtungen in Deutschland um 1800 stehen kann. Neben der kaum vorstellbaren Unreinlichkeit und deren Folgen beklagte er weiter die mangelnde Eignung des Lohnwartpersonals:[255]

"...Das Charitékrankenhaus war, solange ich ihm diente, mit schlechten Krankenwärtern und Krankenwärterinnen versehen...Es gab unter 90-100 Krankenwärtern kaum fünf, sechs, die den billigsten Erwartungen entsprachen. Die meisten leisteten nichts, ja, sie leisteten weniger als nichts: sie schadeten".[256],[257]

Die Ursachen für diese Missstände sah Horn, im Gegensatz zu vielen seiner Zeitgenossen, in den schlechten Arbeitsbedingungen der Lohnwärterinnen und Lohnwärter, was ihn veranlasste, mit der Frage:

"Wo sind die Christus-Naturen, die einen Dienst, wobei man sich selbst vergessen und beschwerlichen, zum Teil widerlichen, nicht selten lebensgefährlichen Verrichtungen seine beste Kraft widmen muß, gern übernähmen?",[258]

eine Veränderung in der Pflegearbeit zu fordern.

---

254 Vgl. Kunz, Irene: Grundausbildung und Spezialisierung in der Krankenpflege zwischen 1800 und 1960, München 1984, S. 10.
255 Vgl. Schweikardt 2008, S. 44; Bischoff, Claudia, S. 76 f.; Kunz, Irene, S. 10 f.
256 Horn, Ernst: Öffentliche Rechenschaft über meine zwölfjährige Dienstführung als zweiter Arzt des königlichen Charitékrankenhauses zu Berlin nebst Erfahrungen über Krankenhäuser und Irrenanstalten. Berlin 1818, S. 81 (zitiert nach: Sticker, Anna (Hrsg.): Die Entstehung der neuzeitlichen Krankenpflege. Deutsche Quellenstücke aus der ersten Hälfte des 19. Jahrhunderts. Stuttgart 1960, S. 74)
257 Die Zustände in der Charité verleiteten den Schriftsteller Johannes Daniel Falk 1798 gar zu der Aussage *"die Charité täte mehr für die Dezimierung der Berliner Bevölkerung als die Guillotine in anderen Städten"*, vgl.: Süddeutsche Zeitung Nr. 108 vom 12./13. Mai 2010, S. 24: Bartens, Werner: Das Pesthaus am Rande der Stadt. 300 Jahre Charité: Die Historie des größten Klinikums Europas ist auch eine Geschichte des Mangels und der Not.
258 Horn, 1818, S. 87 (zitiert nach Sticker, 1960, S. 75)

Erste Bestrebungen, die Ausbildung der Krankenwärter zu verbessern, erfolgten bereits im 18. Jahrhundert durch die „Krankenwärterschule" des Mannheimer Arztes und Heidelberger Universitätslehrers *Franz Anton Mai* (1742–1814), die am 30. Juni 1781 in Mannheim ihre Tätigkeit aufnahm. Seinem Unterricht legte Mai das von ihm selbst verfasste Buch „Unterricht für Krankenwärter zum Gebrauch" zugrunde. Trotz der Kritik, die dieser Versuch, die Grundpflege wissenschaftlich zu erweitern und zu unterbauen, insbesondere von Seiten seiner Kollegen in der Medizinalverwaltung erfuhr, fand seine Initiative an vielen anderen Orten Nachahmer.

Zu Beginn des 19. Jahrhunderts wurden vereinzelt weitere Krankenpflegeschulen gegründet, so auf Veranlassung des Berliner Charité-Arztes *Johann Friedrich Dieffenbach* (1792–1847) im Jahre 1832 die Krankenwärterschule im Charité-Neubau. Sein Lehrbuch „Anleitung zur Krankenwartung" fand weite Verbreitung und die sich davon völlig abhebende neue „Anleitung zur Krankenwartung" seines Nachfolgers an der Krankenpflegeschule, *Carl Emil Gedicke* (1797–1867), aus dem Jahre 1836 wurde 1837 vom Ministerium allen Krankenhäusern in Preußen zur Verfügung gestellt mit der Empfehlung, nach seiner Diktion die Ausbildung von Krankenwärtern aufzunehmen. Die Krankenpflegeschule an der Charité stellte den ersten Schritt hin zu einer strukturierten Qualifizierung des Wartepersonals in Preußen dar, ihre Gründung führte jedoch nicht zu einer einheitlichen Gesetzgebung.[259,260]

Einen grundsätzlichen Wandel in der Struktur der Krankenpflege bzw. eine Verbesserung in der Krankenpflegeausbildung konnten diese Initiativen nicht herbeiführen. Die Klagen über Missstände in der Pflege mehrten sich.[261]

Während des 19. Jahrhunderts bildeten sich unterschiedliche Strukturen heraus, um diese Problematik zu beheben. Dabei wurden für die Erneuerung der Krankenpflege vier grundsätzliche Organisationsformen entwickelt bzw. neu gestaltet: die katholische Ordenspflege, die evangelische Diakonie, die weltlichen Mutterhausverbände und die freiberufliche Krankenpflege. Ausschlaggebend für die Entwicklungen in der Pflege waren neben dem Umbruch in der

---

259 Vgl. Atzl/Weidert, in: Atzl (Hrsg.), 2011, S. 70; Lennig, Petra: Die Berliner Charité. Schlaglichter aus 3. Jahrhunderten, 2008, S. 23; Schweikardt, 2008, S. 50 ff.; Seidler 1993, S. 164; Wolf/Wolf, 2011, S. 139, 145.
260 Das Lehrbuch von *Gedicke* wurde beispielsweise auch bei der pflegemethodischen Ausbildung an der Diakonissenanstalt in Kaiserswerth und im Unterricht am 1847 in Berlin eröffneten Zentral-Diakonisssenhaus „Bethanien" eingesetzt. Es bildete den Grundstock für einen ab 1909 verbindlichen Wissenskanon in der Krankenpflege.
261 Vgl. Kunz, Irene, 1984, S. 13.

Medizin und im Gesundheitswesen die Einflüsse von Krieg und Nationalismus, die soziale Frage und die Frauenbewegung.[262]

Schwerpunktmäßig sollen im Folgenden strukturelle Entwicklungen und Grundzüge der konfessionellen Mutterhauskrankenpflege dargestellt werden.[263]

6.1 Katholische Krankenpflege

Erste Einflüsse für die Neugründung von katholischen Pflegekongregationen und -orden, die in Deutschland vor 1800 nicht sehr ausgeprägt waren, kamen aus Frankreich. Dort wurden nach dem Verbot der caritativen Orden durch die Französische Revolution die weiblichen katholischen Pflegegemeinschaften 1807 wieder zugelassen.

Im deutschsprachigen Raum erlangten vor allem drei Gemeinschaften aus der Tradition der Barmherzigen Schwestern Bedeutung: die Borromäerinnen, die Vinzentinerinnen und die Clemensschwestern.

Das Mutterhaus in Nancy entsandte ab 1811 Borromäerinnen in Krankenhäuser des damals unter französischer Verwaltung stehenden Rheinlandes, zunächst nach Trier, 1826 nach Köln und 1838 nach Aachen. Im Jahre 1849 gründete es ein eigenes Provinzialmutterhaus in Trier.

Die Vinzentinerinnen entfalteten ihre Tätigkeit von Straßburg aus zuerst im regionalen Raum, 1805 in Freiburg, später auch im katholischen Bayern. Neben einer Neugründung in München 1832 entstanden selbstständige Niederlassungen an anderen Orten in Deutschland und Österreich, so 1834 in Fulda, 1839 in Innsbruck, 1841 in Paderborn und Graz und 1857 in Hildesheim.

Die erste deutsche Kongregation von Barmherzigen Schwestern, die Clemensschwestern, wurde 1808 in Münster durch den Bischof *Clemens Droste zu Vischering* (1773–1845) gegründet. Die von ihm und der ersten Oberin *Maria Alberti* (1767–1812) gemeinsam entwickelten Satzungen erlangten weit über den eigenen Rahmen der Gemeinschaft der Clemensschwestern hinaus Wirksamkeit.

---

262 Vgl. Bischoff 1992, S. 74; Büsche-Schmid, Gerlind: Die Geschichte der evangelischen Pflegediakonie im 19. und beginnenden 20. Jahrhundert, in: Historia Hospitalium, Heft 19, 1993–1994, S. 165; Seidler 1993, S. 193; Meiwes, Arbeiterinnen, S. 157; Seidler/Leven 2003, S. 209 f.

263 Zur jüdischen Krankenpflege, die ein ganz eigenes und unverwechselbares Berufsprofil aufweist und sich von daher eindeutig von anderen Schwesternschaften unterscheidet, vgl. Steppe, Hilde: „...Den Kranken zum Troste und dem Judenthum zur Ehre...". Zur Geschichte der jüdischen Krankenpflege in Deutschland. Frankfurt a. M., 1997.

Der katholische Zweig der Pflegeerneuerung im deutschsprachigen Raum stand in Verbindung mit dem besonderen Hang zur deutschen Romantik, Traditionen des Mittelalters und deren Ehrfurcht vor der Römisch Katholischen Kirche. Führende Persönlichkeiten der Krankenpflege im deutschen Westen waren unter dem Einfluss der Romantik zum Katholizismus konvertiert, so beispielsweise *Clemens von Brentano* (1778-1832) und die erste Oberin der Clemensschwestern in Münster *Maria Alberti*.

Alle Orden und Kongregationen[264] führten die Tradition der mittelalterlichen Caritas unverändert fort: Religiöser Auftrag, tätige Nächstenliebe und selbstlose Hingabe an den Dienst am Kranken unter Zurückstellung eigener Bedürfnisse prägten den Pflegealltag als christlich ausgerichteten Liebesdienst. Im Einklang mit der Theologie des 19. Jahrhunderts glaubten die Schwestern, mit der Ehelosigkeit die im Vergleich zur Ehe höherwertige katholische Lebensform gewählt zu haben. Das Seelenheil des Kranken spielte eine große Rolle, Glaubensverkündigung und Mission waren wichtiger Bestandteil der Pflege und die Krankenpflegetätigkeit war nicht zu trennen von dem übergeordneten religiösen Auftrag der Heiligung des eigenen Lebens.

Von der Organisation, der Zielsetzung und den Anforderungen an die pflegenden Schwestern stellt die Tätigkeit somit kein eigentliches Reformwerk dar.[265]

Nach den schlechten Erfahrungen mit dem Lohnwärterwesen legten die Gemeinschaften allerdings strenge Aufnahmebedingungen fest: Witwen, geschiedene Frauen, Mädchen aus „niederen Klassen" sowie unvermögende Waisen fanden keinen Zugang.

Die neuen Ordensaktivitäten hatten Vorbildfunktion für mehrere Versuche privater Initiativen, im außerkirchlichen Bereich eine pflegende Tätigkeit zu installieren. Insbesondere aber wurde durch diese Bewegung der gute Ruf der traditionellen Ordenspflege auch unter der protestantischen Bevölkerung weitverbreitet.[266]

---

264 Im Gegensatz zu den Orden räumten die Kongregationen der Tätigkeit Priorität gegenüber der Kontemplation ein, vielmehr, war die Arbeit Teil der religiösen Praxis. Von den Orden unterschieden sich die Kongregationen außerdem durch ihre zentrale Organisation. Vgl. Meiwes... 2008, S. 41.
265 Vgl. Gatz, Krankenpflege, S. 7; Gatz, Geschichte des kirchlichen Lebens, Band VII, S. 199; Meiwes, Arbeiterinnen, S. 311; Schmidt, Jutta, Beruf: Schwester, 1998, S. 28 ff.; Schweikardt, 2008, S. 62 f.
266 Vgl. Seidler/Leven, 2003, S. 210 f.; Wolf/Wolf, 2011, S. 148 ff.

Die pflegenden Ordensfrauen lebten in Gemeinschaft unter der Leitung einer Oberin in Mutterhäusern. Sie erhielten keine persönliche Vergütung, sondern ein Taschengeld, waren aber im Krankheitsfall und Alter über die Gemeinschaft versorgt, was für eine unverheiratete Frau des 19. Jahrhunderts keineswegs eine Selbstverständlichkeit darstellte. Darüber hinaus war die Beschäftigung in der Krankenpflege auch standesgemäß und die Arbeit und Lebensform der Schwestern genoss ein hohes Prestige in der Öffentlichkeit.[267]

Das Mutterhaus schloss so genannte Gestellungsverträge mit den Krankenhäusern ab, die auf diesem Weg ihren Bedarf an Pflegekräften deckten. Die Schwester wurde vom Mutterhaus entsandt und konnte von dort jederzeit abberufen oder versetzt werden. Der Unterricht in der ambulanten und stationären Pflege erfolgte durch ältere, erfahrene Schwestern. Lehrbücher kamen selten zum Einsatz, ärztliche Anleitung gab es in der Regel nicht. Die Schwestern konnten dieses Wissen vertiefen und weitergeben. Die zentrale Organisation und Verwaltung gewährleistete Kontinuität und gleichförmige Qualifikation der Ordensangehörigen. Kontakte zu ähnlich ausgerichteten Gemeinschaften ermöglichten den Austausch krankenpflegerischen Wissens untereinander. Insbesondere die Vinzentinerinnen konnten auf eine bis ins 17. Jahrhundert zurückreichende Pflegetradition zurückgreifen. Gemeinsam mit den Borromäerinnen übten sie den größten Einfluss auf die preußische Krankenpflege aus.[268]

Nachdem die katholischen Mutterhäuser zunächst einige Anlaufschwierigkeiten in Deutschland gehabt hatten, kam es zu einer stetig steigenden Akzeptanz, wozu u.a. die wertvollen Leistungen in der Verwundetenpflege durch katholische Pflegekongregationen beitrugen. Meiwes verzeichnet auch für Preußen einen „Frühling der Frauenkongregationen".[269,270] Der beispiellose Aufstieg der neuen Kongregationen war Ausdruck der Erneuerungsbewegung des

---

267 Vgl. Fleckenstein, Gisela: Von der Mitte des 19. Jahrhunderts bis zu den Kulturkämpfen, in: Gatz, Erwin, Band VII, S. 205 ff.; Meiwes, Arbeiterinnen, S. 171 f.; Sachße/ Tennstedt, Geschichte der Armenfürsorge…, Band 1, S. 235.
268 Vgl. Fleckenstein, Gisela, wie vor, S. 205 ff.; Meiwes, Arbeiterinnen, S. 170 f.; Schweikardt, 2008, S. 63 f.
269 Meiwes, Religiösität, S. 69; vgl. Schmidt, Beruf: Schwester, S. 25, 28, 30.
270 In den deutschsprachigen Gebieten waren die Neugründungen in der ersten Hälfte des 19. Jahrhunderts ausschließlich Frauengemeinschaften. Die Pflege durch männliche Ordensleute trat dagegen an Zahl wie an Bedeutung weit zurück.

19. Jahrhunderts in der katholischen Kirche, in der nicht die Kirchenleitung, sondern private Kreise von Priestern und Laien die organisierte Caritas wieder als eine grundlegende Funktion der Kirche entdeckten und praktizierten. In akuten Notlagen sollte durch materielle und pflegerische Hilfe, die die amtliche Armenpflege nicht oder nicht ausreichend leistete, Abhilfe geschaffen werden.[271] Die teils katastrophalen sozialen Verhältnisse des frühen 19. Jahrhunderts boten hierfür ein weites Betätigungsfeld. Aus ihrer Aktivität entwickelte sich die spezialisierte Krankenpflege als eigener Fachbereich der Armenpflege wieder neu. Die Vielfalt der Frauenkongregationen bildete sich zwischen 1840 und 1850 aus.[272] Während des Kulturkampfes blieben die krankenpflegenden Kongregationen von dem Verbot religiöser Genossenschaften verschont. Aus staatlicher Sicht waren sie unentbehrlich, weil es für sie noch keine Alternative gab und gleichzeitig der Bedarf an qualifizierten Pflegekräften beträchtlich stieg. Zudem gewannen die katholischen Schwestern eine bedeutende Funktion, weil sie für die Krankenpflege auf den Kriegsschauplätzen in den 1860er und 1870er Jahren dringend benötigt wurden. Infolgedessen konnte die verstärkte Hinwendung zur Krankenpflege weiter ausgebaut werden.[273]

---

271 Ausführungen zur Sozialen Frage und zur Christlichen Soziallehre/Sozialethik würden den Rahmen der vorliegenden Arbeit überschreiten.
272 Vgl. Gatz, Krankenpflege, S. 461; Nipperdey, 1800–1866, Bürgerwelt und starker Staat, S. 411; Sachße/Tennstedt: Geschichte der Armenfürsorge...., Band 1, S. 227; Schmidt, Beruf: Schwester, S. 30; Schweikardt, 2008, S. 62.
273 Vgl. Gatz, Krankenpflege, S. 604; Gatz, Geschichte des kirchlichen Lebens, Band VII, S. 251; Meiwes, Arbeiterinnen, S. 294, 298, 308 f.

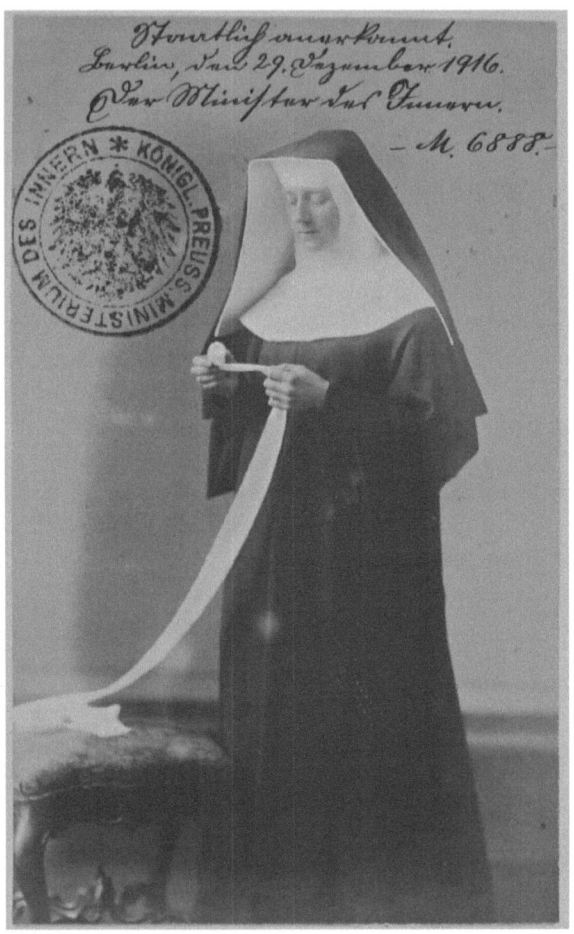

Abbildung 20: Krankenschwester 22 Dezember 1916
Quelle: Bundesarchiv (Fotographie)

6.2 Evangelische Diakonie

Von protestantischer Seite gab es früh Bestrebungen, den katholischen Pflegeorden und -kongregationen mit der Bildung von Krankenpflegeorganisationen im Sinne des altkirchlichen Diakonissenamtes etwas Gleichwertiges entgegenzusetzen.

Evangelische Diakonie 95

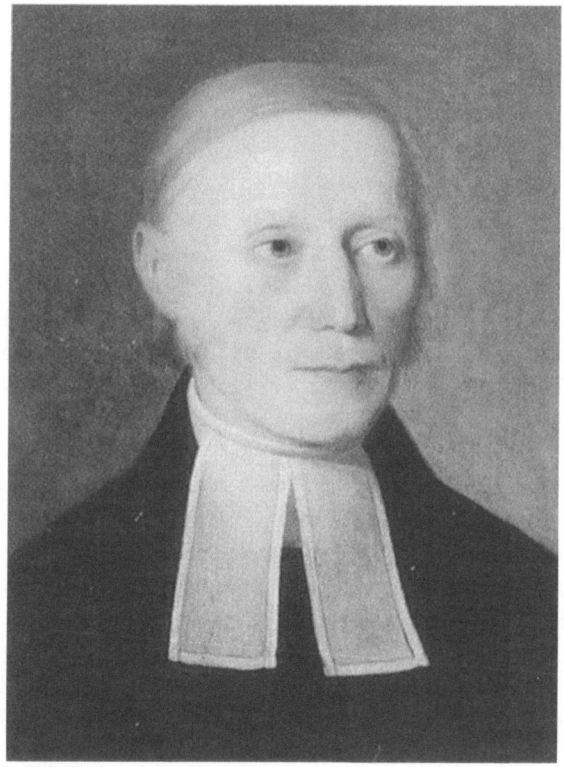

Abbildung 21: Fliedner, Theodor um 1857
Quelle: Röper, U. / Jüllig, C.: Die Macht der Nächstenliebe. Einhundertfünfzig Jahre Diakonie 1848 – 1998. Berlin, S. 139

Nach der Etablierung kleinerer Pflegegemeinschaften, wie etwa jener von Amalie Sieveking (1794–1859) in Hamburg, war es vor allem der Pfarrer Theodor Fliedner (1800–1864), der diese Bestrebungen bündelte.
Er gründete 1836 den evangelischen „Verein für christliche Krankenpflege in Rheinland und Westfalen" und richtete in Kaiserswerth ein Diakonissen-Mutterhaus mit einem eigenen Krankenhaus ausschließlich zu Ausbildungszwecken ein. Dabei ging es Fliedner um die Pflege der Armen unter den Kranken. Diese sollten sowohl in Krankenhäusern als auch zu Hause gepflegt werden durch weibliche Pflegekräfte, die Diakonissen zu sein hatten, also nach dem Vorbild

der frühchristlichen Gemeinden ein kirchliches Amt ausübten.[274] Seiner Vorstellung nach sollten die Diakonissen „Dienerinnen des Herrn Jesus, Dienerinnen der Hilfsbedürftigen aller Art um Jesu willen und Dienerinnen untereinander" sein.[275]

Strukturell orientierte sich Fliedner am Vorbild der Barmherzigen Schwestern und übernahm das Mutterhausprinzip, den Gestellungsvertrag, die Altersversorgung und weitere nützliche Einzelheiten. Anstelle der Generaloberin stand im Diakonissen-Mutterhaus der Pastor an der Spitze. Ihm untergeordnet war die „Hausmutter".[276] Das Mutterhaus in der Form eines patriarchalischen Familienmodells sollte den Schwestern vor allem eine geistliche Heimat bieten. Spiritualität und Arbeit sollten eine untrennbare Einheit bilden. Nach einer hinsichtlich der Voraussetzungen flexibel gehandhabten Ausbildungs- und Probezeit verpflichteten sich die Diakonissen alle fünf Jahre neu dem Mutterhaus und der Keuschheit. Die Ausbildung konnte nicht vor Vollendung des 21. Lebensjahres von „Mädchen" und verwitweten Frauen aufgenommen werden. Im Gegensatz zu den Barmherzigen Schwestern unterstellte Fliedner jedoch von Anfang an die Ausbildung in der „leiblichen Krankenpflege" einem Arzt, der den Diakonissen wöchentlich eine Stunde theoretische und praktische Anleitungen zu geben hatte. Dem Unterricht lagen die Lehrbücher der Ärzte Johann Friedrich Dieffenbach (1792–1847) und Carl Emil Gedicke (1797–1867) zugrunde.[277]

Umgesetzt wurden Fliedners Ideen vor allem von seiner ersten Ehefrau, Friederike Fliedner (1800–1842), der ersten leitenden Vorsteherin in Kaiserswerth. Im Gegensatz zu ihrem Mann stand sie der engen Verbindung von Krankenpflege und Diakonissenamt kritisch gegenüber, weil diese ihres Erachtens der Herausbildung der qualifizierten Krankenpflegerin im Wege stand. Durch ihren frühen Tod setzte sich das theologische Bildungskonzept Fliedners durch. Vom Pietismus hatte er die Vorstellung übernommen, dass das Reich Gottes schon in

---

274 Vgl. Felgentreff, Ruth: Das Diakoniewerk Kaiserswerth 1836–1998, Kaiserswerth 1998, S. 23; Gause/Lissner (Hrsg.), S. 11; Seidler, 1993, S. 197;
275 Vgl. Gause, Ute/Lissner, Cordula (Hrsg.): Kosmos Diakonissenmutterhaus. Geschichte und Gedächtnis einer protestantischen Frauengemeinschaft. Leipzig, 2005, S. 11.
276 In der Frühphase der Diakonissenbewegung gab es allerdings mehrere von Oberinnen, wie Generaloberinnen, geführte Diakonissen-Mutterhäuser, so beispielsweise anfangs Bethanien in Berlin.
277 Vgl. Atzl/Weidert: Geschichte der Pflege, in: Atzl (Hrsg.): Who Cares?, S. 78f; Bischoff, Claudia, S. 28; Gausse/Lissner (Hrsg.), S. 12; Schmidt, Jutta: Beruf: Schwester, S. 95 f.; Seidler, 1993, S. 197 ff.; Weber-Reich, Edeltraud: „Pflegestätten für Leib und Seele" – Krankenschwestern und Emanzipation im 19. Jahrhundert. Berlin 2002, S. 98.

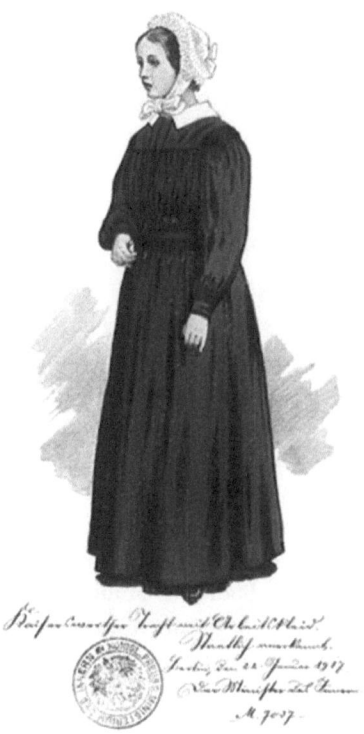

Abbildung 22: Diakonisse um 1917
Quelle: kaiserswerther-Diakonie.de

der Welt verwirklicht sei. Daher sollte die Diakonisse ihren Dienst an den Kranken mit der Missionierung verbinden. Die Seelsorge sah er als zentrales Element der Diakonissenpflege an.[278]

Die Krankenpflege der Kaiserswerther Diakonissen breitete sich schnell aus. Bald nach der Gründung von Kaiserswerth entstanden weitere selbstständige Mutterhäuser und Tochtergründungen in Deutschland: 1844 in Dresden, 1847

---

278 Vgl. Wolf/Wolf, S. 153 ff.

in Berlin (Bethanien), 1850 in Breslau und Königsberg, in denen teilweise von Fliedner in Kaiserswerth ausgebildete Diakonissen eingesetzt wurden.[279,280]

Obwohl Theodor Fliedner sicherlich keine „emanzipatorischen" Anliegen verfolgte, stellte die Einrichtung des Diakonissenwesens mit der Möglichkeit der beruflichen Bildung und der Berufsausübung trotz aller Beschränkungen eine Erweiterung der weiblichen Lebensform im 19. Jahrhundert dar.

6.3 Die Rotkreuzkrankenpflege

Ein weitere Ursache für die Entstehung neuer organisatorischer Pflegeformen waren die zahlreichen Kriege des 19. Jahrhunderts.

Das Rote Kreuz, das 1864 von dem Schweizer Bankier *Henri Dunant* (1828–1910) gegründet wurde, basierte auf der Idee, Pflegerinnen und Pfleger schon zu Friedenszeiten auszubilden, um sie im Kriegsfall für die Versorgung der Verwundeten zur Verfügung zu haben.[281] In diesem Zusammenhang entstanden ab 1864 in Deutschland und verschiedenen anderen europäischen Ländern Rot-Kreuz-Vereine, die zunächst noch unter anderer Bezeichnung fungierten und zumeist reine Männergesellschaften waren.

Eine Ausnahme bildete der Badische Frauenverein, der 1859 gegründet wurde, um die Ausbildung von Pflegerinnen zu verbessern. Er wurde 1866 als erste nationale Rotkreuzorganisation anerkannt. Aus den Pflegerinnen wurden damit Rotkreuz-Schwestern, die wie ihre konfessionellen „Kolleginnen" im Mutterhaussystem organisiert waren.

Es folgten weitere lokale Gründungen Vaterländischer Frauenvereine, die wiederum Vorläufer der Frauenvereine des Roten Kreuzes waren. In den meisten

---

279 Eine weitere, über lokale Begrenzung hinausreichende evangelische Initiative stellte der 1894 von dem Theologen *Friedrich Zimmer* (1855–1919) gegründete „Evangelische Diakonieverein zur Sicherstellung von Dienstleistungen in der Diakonie", später „Zehlendorfer Diakonieverein" genannt, dar. Eine bürgerlich-weltliche Alternative zu den Diakonissen. Vgl. u.a. Rübenstahl, Magdalene: „Wilde Schwestern". Krankenpflegereform um 1900, Frankfurt am Main, 1994, S. 28; Schweikardt, 2008, S. 149; Seidler/Leven, 2003, S. 225.
280 Die Leitung über das Pflegepersonal in der Berliner Charité hatten seit 1843 auch Diakonissen aus Kaiserswerth inne. Da diese Schwestern ihrem Mutterhaus unterstanden, gab es hinsichtlich der Weisungsbefugnis der Ärzte immer wieder Schwierigkeiten. So wurde schließlich 1907 die „Schwesternschaft der Königlichen Charité" gegründet, an der nur Frauen mit höherer Schulbildung aufgenommen wurden. Ihnen unterstanden die Pflegerinnen, die sogenannten Fräuleins. Vgl. Lennig, Petra, Die Berliner Charité…., 2008, S. 23.
281 Vgl. Bischoff, Claudia, S. 29.

deutschen Staaten standen diese unter dem Protektorat der Ehefrauen der regierenden Fürsten, was ihnen gesellschaftliches Ansehen verschaffte. Die Zahl der Rotkreuz-Schwesternschaften stieg schnell an. Sie beriefen sich auf caritative Ideale, standen aber allen Konfessionen offen und wurden öffentlich unterstützt.

Die folgenden Kriege trugen wesentlich zur Verbreitung der Rotkreuz-Bewegung bei.[282] Bis 1900 wurden von den Frauenvereinen bereits 25 Ausbildungskrankenhäuser in deutschen Städten betrieben.

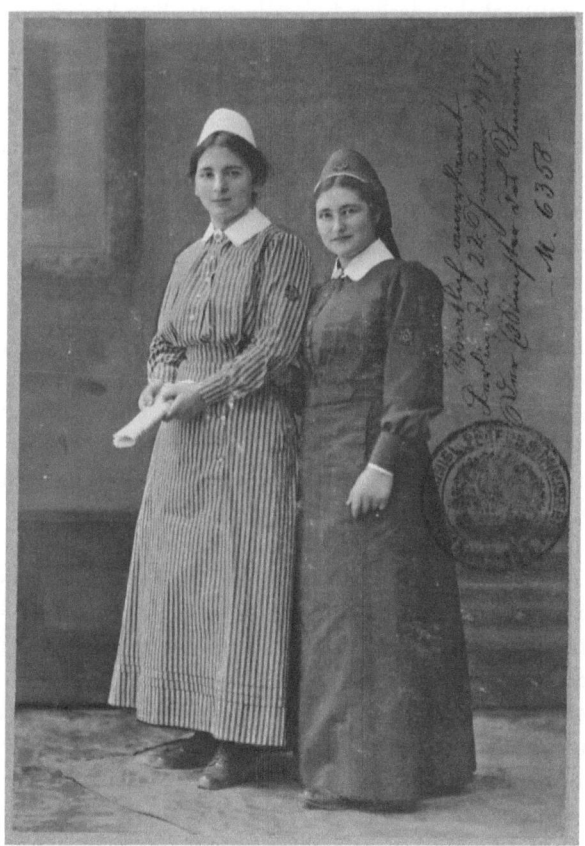

Abbildung 23: Rot-Kreuz-Schwester und Jüdische-Schwester 22.Januar 1917
Quelle: Bundesarchiv R 1501/113779 (Fotographie)

---

282 Im Kriegsfall organisierte das Rote Kreuz eine Zusammenfassung aller deutschen Pflegekräfte, auch der katholischen und evangelischen Pflegeverbände.

Die Ausbildung war ethisch geprägt und pflegetechnisch auf chirurgische Assistenz angelegt. Theoretische Inhalte wurden nur in geringem Umfange vermittelt. Hauptaufgabe war nun nicht mehr nur die Vorsorge für den Krieg, sondern grundsätzlich die Krankenpflege als öffentliche Aufgabe im Rahmen der öffentlichen Gesundheitspflege.[283]

6.4 Weltliche und freiberufliche Krankenpflege

Zu Beginn des 19. Jahrhunderts gab es zahlreiche Krankenwärterinnen und -wärter, die in den entstehenden Krankenhäusern ohne pflegerische Ausbildung Dienst taten. Ihre Arbeitsbedingungen waren bis ins frühe 20. Jahrhundert katastrophal, ihr Ansehen war gering. Die Zahl der freien Pflegerinnen (auch „wilde" Schwestern genannt), die die Tätigkeit nicht im Rahmen eines Mutterhauses ausübten, stieg im Laufe des 19. Jahrhunderts zwar an, da aber noch kein allgemein verpflichtendes Ausbildungskonzept existierte, befanden sich unter ihnen viele schlecht oder gar nicht ausgebildete Frauen, deren mangelnde Qualifikation den gesamten Stand in Verruf zu bringen drohte.

Obwohl die Krankenpflege vom Zwang zur Finanzierung des Lebensunterhalts oder einer Berufung abgesehen, kaum einen Anreiz bot, sich dieser Tätigkeit zu widmen, kam es neben den Schwesternschaften des Roten Kreuzes zu weiteren Neugründungen von Schwesternschaften und Verbänden, die vor allem bürgerliche Frauen ansprachen. So etwa die 1881/1882 unter dem Protektorat der preußischen Kronprinzessin Viktoria (1840–1901) gegründete Viktoria-Schwesternschaft in Berlin.

Eine der Frauenbewegung nahestehende Bewegung „freier Schwestern" schloss sich, unterstützt durch die allgemeinen sozialpolitischen Tendenzen der Zeit und den neuerlichen Aufschwung der Frauenbewegung, 1903 in Berlin zur „Berufsorganisation der Krankenpflegerinnen Deutschlands" (B.O.K.D.) zusammen. Unter der Vorsitzenden *Agnes Karll* (1868–1927) verfolgte der Verband das Ziel, die Krankenpflege zu einem freien, interkonfessionellen, gesellschaftlich geachteten und finanziell gesicherten Frauenberuf mit staatlich geregelter Ausbildung zu entwickeln. In ihm organisierten sich die professionellen, nicht-konfessionellen, nicht-gewerkschaftlichen freien Schwestern.

Agnes Karll erwarb sich mit ihrem Engagement große Verdienste für die erst 1907 in Preußen erlassenen landesrechtlichen Vorschriften über die staatliche

---

283 Vgl. Atzl/Weidert, in: Atzl (Hrsg.), S. 79 ff; Bischoff, Claudia, S. 29; Seidler/Leven, 2003, S. 220 ff; Wolf/Wolf, S. 155 ff.

Prüfung von Krankenpflegepersonen. Die von ihr geforderte dreijährige Ausbildung konnte jedoch weder in diesem Gesetz, das eine einjährige Ausbildungszeit vorschrieb, noch in dem ersten reichseinheitlichen Gesetz von 1938 durchgesetzt werden. Diese wurde erst 1957 verwirklicht.

Für seine Mitglieder konnte der Verband wesentliche Verbesserungen erreichen und trug dazu bei, die öffentliche Aufmerksamkeit auf die Verhältnisse in der Krankenpflege zu lenken. Es gelang ihm jedoch nicht, die Krankenpflege tatsächlich aus ihrem religiös-caritativen Zusammenhang zu lösen.

Hinzu traten städtische Schwesternschaften.[284]

Insgesamt gesehen blieb die Krankenpflege trotz aller Bemühungen um die Etablierung einer nicht-religiös gebundenen Krankenpflege konfessionell dominiert wie die unten stehende Abbildung veranschaulicht.[285]

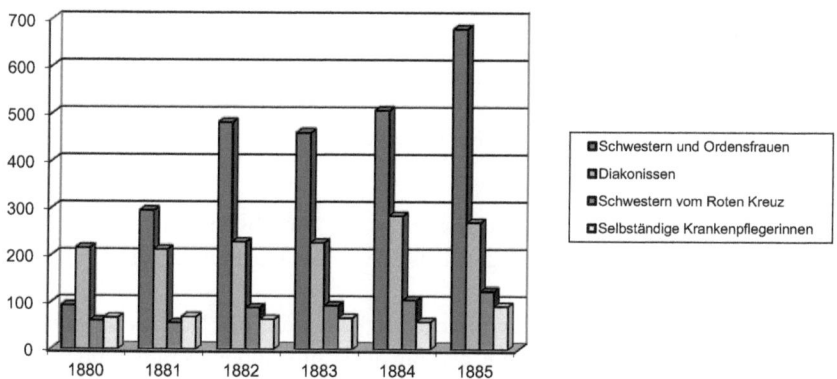

Abbildung 24: Zahl der ausgebildeten Krankenpflegerinnen in Preußen 1880–1885
Quelle: Meiwes, Relinde: Arbeiterinnen des Herrn.., 2000, S. 177

Bei einem katholischen Bevölkerungsanteil von etwa einem Drittel in Preußen bildeten die katholischen Kongregationen und Orden im Jahre 1885 58% aller Krankenpflegerinnen aus. Auf die Diakonissenanstalten entfielen 23%, während von der nicht-religiösen Krankenpflege gut 18% gestellt wurden.

---

284 Vgl. Hähner-Rombach, Sylvelyn: Alltag in der Krankenpflege: Geschichte und Gegenwart. Stuttgart 2009, S. 215 ff.; Rübenstahl, Magdalene, S. 35; Schweikardt, 2008, S. 126 f.; Seidler/Leven, 2003, S. 225.
285 Vgl. Anhang: Abbildung 144: Zahl der ausgebildeten Krankenpflegerinnen in Preußen 1880–1885

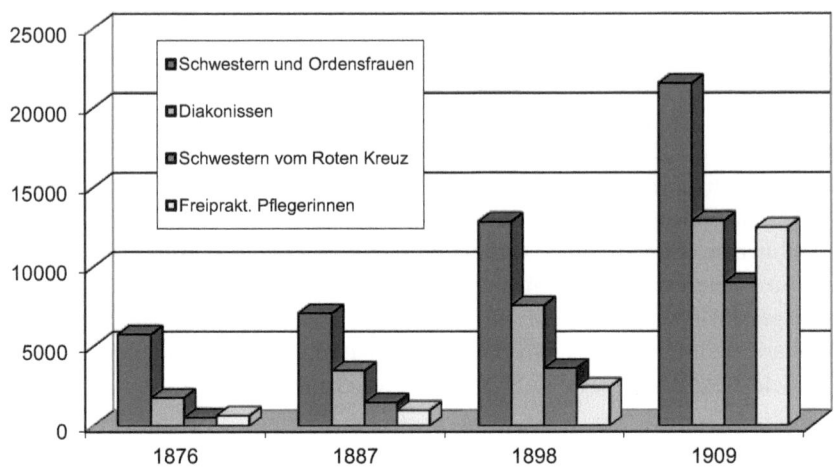

Abbildung 25: Zahl der „berufsmäßigen" Krankenpflegerinnen im Deutschen Reich 1876–1909
Quelle: Meiwes, Relinde: Arbeiterinnen des Herrn..., 2000, S. 178

Bei allen statistischen Ungenauigkeiten ist ein Umschwung in Richtung einer Säkularisierung des Krankenpflegeberufs erst ab der Jahrhundertwende erkennbar.[286]

Zu einer Zeit, in der die Krankenpflegetätigkeit noch ohne Nachweis fachlicher Kenntnis ausgeübt werden konnte, brachte die konfessionelle Krankenpflege, die durch den seelsorgerischen Auftrag einen eigenen Legitimationsanspruch formulierte, mit dem Mutterhaussystem eine prägende Organisationsform auf den Weg. Bis weit ins 20. Jahrhundert hinein stellte sie einen Großteil des geschulten Pflegepersonals und wurde Referenzmodell für weltliche Pflegekonzepte.

Dabei waren die katholischen und evangelischen Schwestern nicht nur „Dienerinnen des Herrn", sondern bewiesen vielfach „Managementqualitäten" in verantwortungsvollen, leitenden Positionen der konfessionellen Krankenhäuser und der Mutterhäuser, die viel Fachkompetenz, Organisationsvermögen, Verhandlungsgeschick und Durchsetzungsfähigkeit verlangten. Derartige qualifizierte Tätigkeiten wären ihnen außerhalb der Kongregationen und Diakonissen-Mutterhäuser als Frau im 19. Jahrhundert verwehrt gewesen.

---

286 Abbildung 145: Zahl der „berufsmäßigen" Krankenpflegerinnen im Deutschen Reich 1876–1909

7. Katholische Krankenhäuser

7.1 St. Hedwig-Krankenhaus

Das St. Hedwig-Krankenhaus soll in der vorliegenden Arbeit ausführlicher beschrieben werden, weil es in seiner vielfältigen Gestaltung bald durchaus repräsentativen Charakter bekam für die sich seit der Mitte des 19. Jahrhunderts entwickelnden katholischen Krankenhäuser. Darüber hinaus stellt es ein typisches Beispiel für die von einer katholischen Kongregation betriebenen Wohlfahrtsinstitution dieser Zeit dar. Zudem ist dieses Haus auch vor dem Hintergrund der großen evangelischen Krankenanstalten in Berlin sowie in Konkurrenz zu diesen Einrichtungen zu betrachten. Und nicht zuletzt verhalf ihm die medizinische Bedeutung zu einer exponierten Stellung innerhalb des Krankenhauswesens in Berlin.

7.1.1 Gründung

Erst nach längeren, mühevollen Verhandlungen[287] gab König Friedrich Wilhelm IV. (1795–1861) der vom Kirchenkollegium der kleinen katholischen Hedwig-Gemeinde (der ersten katholischen Gemeinde in Berlin nach der Reformation) unter dem Vorsitzenden Propst Anton Brinkmann (1796–1856) gestellten und von Berlins Dezernenten für das Armenwesen und Mitglied des Kirchenkollegiums, dem einflussreichen Fürsten Radziwill (1809–1873), eifrig protegierten Immediateingabe[288] statt, und erteilte die Genehmigung zur Errichtung eines katholischen Krankenhauses. Die staatliche Genehmigung erfolgte am 11. März 1844.[289] Dieses Krankenhaus sollte die seit langem überforderte Charité entlasten[290] und die Patienten sollten neben der ärztlichen Betreuung auch

---

287 Vgl. Hille, 1896, S. 22–23; Auch die Chronik des Krankenhauses schildert die mühevollen Verhandlungen, s. Chronik des SHK 1846–1895, maschinenschriftliches Manuskript, unveröffentlicht, ohne durchgehende Nummerierung. Die Verfasserinnen der Chronik blieben anonym, die einzelnen Teile wurden zum Teil rückwirkend erstellt und später in eine maschinenschriftliche Fassung übertragen.
288 Der Antrag vom 29. Mai 1843 an Staatsminister Eichhorn befindet sich in Akte Hauptabteilung I, Rep. 89, Nr. 24328 Blatt 6–8 im Geheimen Staatsarchiv; vgl. auch Hille 1896, S. 22.
289 Vgl. Hille, 1896, S. 93.
290 Auch das 1703 gegründete Krankenhaus der jüdischen Gemeinde und das 1837 gegründete Elisabeth-Krankenhaus in der Potsdamer Straße (s. Kap. 8.1.) verfügten über keine ausreichende Bettenkapazität.

seelsorgerisch nach ihrer Religionszugehörigkeit betreut werden können.[291]. Das preußische Credo „jeder möge nach seiner Facon selig werden" und klares wirtschaftliches Kalkül gingen hier eine Allianz ein. Nach Auflage des Preußischen Staates hatte das Krankenhaus, wie schon die Gemeinde, den Namen der heiligen Hedwig[292] zu führen. Das St. Hedwig-Krankenhaus wurde damit zum ersten katholischen Krankenhaus in der deutschsprachigen Diaspora.[293]

Mit der Führung des Krankenhauses wurden die Ordensschwestern der im lothringischen Nancy gegründeten und dort ansässigen Kongregation der Barmherzigen Schwestern vom heiligen Karl Borromäus, in Deutschland Borromäerinnen genannt, beauftragt. Die Kongregation, aus einer Wohlfahrtsstiftung hervorgegangen, widmete sich als wichtigstem Tätigkeitsfeld der Krankenpflege. Mit der Eröffnung einer ersten deutschen Dependance 1811 in Trier, das nach dem Wiener Kongress 1815 in der Rheinprovinz aufging, hatte der Orden einen Standort im protestantischen Preußen erhalten. Die Kongregation in Trier, inzwischen Provinzialhaus für alle deutschen Niederlassungen, wurde auf Betreiben Preußens durch päpstlichen Erlass 1872 von Nancy gelöst, für eigenständig erklärt und zum Generalmutterhaus erhoben.[294]

Die Ankunft der ersten vier Ordensschwestern in Begleitung ihrer Generaloberin aus dem Mutterhaus in Nancy am 14. September 1846 erregte großes Aufsehen. Die Schwestern, unter Führung von *Xaveria Rudler* (1811–1886), der ersten Oberin des Krankenhauses[295], boten in ihrer Tracht, in lange schwarze Gewänder gekleidet und mit weit ausladenden Hauben auf dem Kopf, einen ungewohnten Anblick im Berliner Straßenbild. Erstmals seit der Reformation ließen sich wieder Ordensschwestern in der preußischen Hauptstadt nieder.[296]

Seitdem gilt der 14. September 1846 als Geburtstag des St. Hedwig – Krankenhauses. Die katholische Gemeinde gründete jedoch schon im Jahre 1780 ein

---

291 Vgl. Brinkmann, Anton: Bericht über das katholische Krankenhaus. Berlin 1848, S. 9; Murken, Axel Hinrich: 150 Jahre St. Hedwig-Krankenhaus in Berlin 1846–1996. Der Weg vom Armenhospital zum Akademischen Lehrkrankenhaus. Herzogenrath 1996, S. 20.
292 Die Heilige Hedwig war die Schutzpatronin Schlesiens. Berlin gehörte damals zum Erzbistum Breslau.
293 Vgl. Feyerabend/Raschke/Stiller, 2004, S. 62.
294 Vgl. ebd., S. 62, 63; Liedtke/Rieden, in: Elm u.a.: Seelsorge und Diakonie in Berlin..., Berlin u.a. 1990, S. 541.
295 Schwester Xaveria Rudler stand dem St. Hedwig-Krankenhaus nur zwei Jahre lang als Oberin vor, dann wurde sie an das neu gegründete, von Nancy getrennte, selbständige Mutterhaus in Trier berufen.
296 Vgl. Feyerabend/Raschke/Stiller, 2004, S. 32; Liedtke/Rieden a.a.O., S. 540; Wehry, Katrin: Studien zum Hedwig-Krankenhaus 1844–1854. Architektur als politische

katholisches Hospital in der Gipsstraße 3 als Altenpflegeheim, in dem anfangs acht Personen, ab 1822 16 Männer und Frauen Aufnahme fanden. In Erkrankungsfällen mussten diese zur Charité verbracht werden. Bereits 1845 war als Provisorium das Haus Kaiserstraße 29 vom „Verein für Pflege und Erziehung katholischer Waisenkinder" angemietet worden. Da der Waisenverein die Räumlichkeiten nicht dringend benötigte, ergab sich dort die Möglichkeit zur Eröffnung einer vorläufigen und bescheidenen Krankenanstalt.

Im September 1846 wurde eine Apotheke eröffnet und im Dezember konnte der erste Patient aufgenommen werden. Den Tag der Eröffnung und die Aufnahme des ersten Patienten kommentierte Propst Brinkmann folgendermaßen:

„Freilich war die Einrichtung nicht reich und brillant zu nennen, wie man sie sonst wohl findet, sie trug vielmehr im Ganzen das Ansehen großer Bescheidenheit, selbst fast der Dürftigkeit an sich, allein sie war zweckmäßig und für den Anfang hinreichend. Der dritte Dezember 1846 endlich war der denkwürdige Tag, an welchem der erste Kranke – ein Protestant – aufgenommen und somit das Krankenhaus thatsächlich eröffnet wurde."[297]

Man verfügte zunächst über drei Betten, zu Beginn des Jahres 1847 standen 35 Betten zur Verfügung und Ende 1847 waren es über fünfzig. Die ärztliche Betreuung übernahm der an der Berliner Universität ausgebildete Sanitätsrat Dr. med. Anton Ernst Schupke, im ersten Jahr noch unentgeltlich. Die Chirurgische Station unterstand seit Dezember 1846 dem Medikus Johann Georg Fieber, Wundarzt I. Klasse. Gemäß dem damaligen Stand der Medizin ist davon auszugehen, dass überwiegend internistische Patienten behandelt wurden. Die Zahl der täglich verpflegten Patienten war von neun im Dezember 1846 auf 17 im Januar und 18 im Februar 1847 angestiegen. Diese 35 Patienten, davon 19 Männer und 16 Frauen, wurden in der Inneren Abteilung von Dr. Schupke betreut. 14 von ihnen konnten als geheilt entlassen werden, vier verstarben und 17 Patienten sind in Pflege geblieben. Insgesamt haben sie während dieses Zeitraums 837 Verpflegungstage im Krankenhaus verbracht. Über die Hälfte der Patienten, nämlich 17, wurde kostenlos versorgt. Bis auf einen Patienten, der in eine höhere Pflegeklasse kam, zahlten die übrigen den täglichen Pflegesatz von 0,75 Mark.[298]

In den Tagen der Märzrevolution von 1848 erwarben sich die Borromäerinnen Ansehen und Respekt bei der Berliner Bevölkerung, indem sie verwundete

---

Manifestation des katholischen Selbstbewusstseins im protestantischen Berlin. Unveröffentlichte Magisterarbeit, TU Berlin, 2000, S. 21.
297 Brinkmann, Anton: Bericht über das katholische Krankenhaus zu Berlin. Berlin 1848, S. 18, 19.
298 Vgl. Murken, Axel Hinrich: Vom Armenhospital zum Allgemeinen Krankenhaus. Zur Geschichte des St. Hedwig-Krankenhauses von den ersten Anfängen 1846 bis zur

Revolutionäre ohne Ansehen ihrer politischen Überzeugung aufnahmen. Als das angemietete Haus in der Kaiserstraße gestürmt wurde und die Schwestern befragt wurden, mit wem sie es halten, erklärte die Oberin Xaveria Rudler: „Wir halten es mit den Armen und Kranken – wir pflegen Eure Brüder und Schwestern". Daraufhin erhielt das Haus eine revolutionäre Ehrenwache und viele Verwundete aus den Kämpfen wurden zur Behandlung dorthin gebracht.[299] Diese Episode wird eindringlich in einer Gedenkinschrift an der Ecke Krausnickstraße/Große Hamburger Straße geschildert. Am 18. und 19. März 1848 war das Haus mit 35 Schussverletzen belegt, von denen 15 starben.

Nach der Niederschlagung des Aufstandes ließ die Stadt Berlin dem St- Hedwig-Krankenhaus für dessen Verdienste um die Kranken und Verwundeten eine großzügige finanzielle Entschädigung zukommen. Die wirtschaftliche Lage des Hauses stabilisierte sich außerdem durch die zunehmende Stiftung von Freibetten seitens caritativer Gesellschaften sowie durch einen auf drei Jahre gewährten staatlichen Zuschuss von jährlich 1.500 Mark. Da der vorhandene Platz für die wachsende Anzahl der Patienten schon bald nicht mehr ausreichte, entstand der Plan eines großzügigen Neubaus.[300]

Das Krankenhaus-Comité[301] begann sich bereits 1847 nach einem Grundstück für den Neubau des Krankenhauses umzusehen.[302] Ein geeignetes

---

Nachkriegszeit, in: Murken, Axel Hinrich (Hrsg.): 150 Jahre St. Hedwig-Krankenhaus in Berlin. 1846 – 1996. Der Weg vom Armenhospital zum Akademischen Lehrkrankenhaus. Herzogenrath 1996, S. 17–40 (24); Thomas, Sylvia: Die Entwicklung der Inneren Medizin am St. Hedwig-Krankenhaus in Berlin von 1846 – 1946, in: Murken, 150 Jahre St. Hedwig-Krankenhaus, S. 97–103 (97).

299 Vgl. Feyerabend/Raschke/Stiller, 2004, S. 32; Liedtke/Rieden, a.a.O., S. 544.
300 Vgl. Feyerabend/Raschke/Stiller, 2004, S. 32; Hille, 1896, S. 56; Murken, 150 Jahre…, S. 24, 25: Thomas, in: Murken, 150 Jahre…, S. 97; Wehry, Katrin a.a.O., S. 20.
301 Das Comité hatte sich 1844 mit der königlichen Genehmigung zur Errichtung des Krankenhauses gegründet und regelte die Angelegenheiten des ersten Hauses und später auch den Neubau der zweiten Niederlassung. Die Mitglieder kamen aus verschiedenen gesellschaftlichen Bereichen, wie der katholischen Gemeinde, der Ärzteschaft (diese wurde von Dr. Anton Ernst Schupke vertreten) und aus weiteren politischen und wirtschaftlichen Kreisen. Ständiges Mitglied war der jeweilige Propst der St. Hedwig-Gemeinde. In beratender Funktion stand dem Comité der Koblenzer Stadtrat Hermann Joseph Dietz zur Seite. Die Beteiligung einflussreicher, katholischer Persönlichkeiten an der Planung und Ausführung des Krankenhauses verdeutlicht die Relevanz des Projektes. Die Zusammenarbeit dieser Personen und ihre politischen und finanziellen Kompetenzen ermöglichten in relativ kurzer Zeit die Gründung des Krankenhauses und später die Errichtung des groß angelegten Neubaus. Vgl. Hille, 1896, S. 35.
302 Vgl. Hille, 1896, S. 91 f., 97 f.

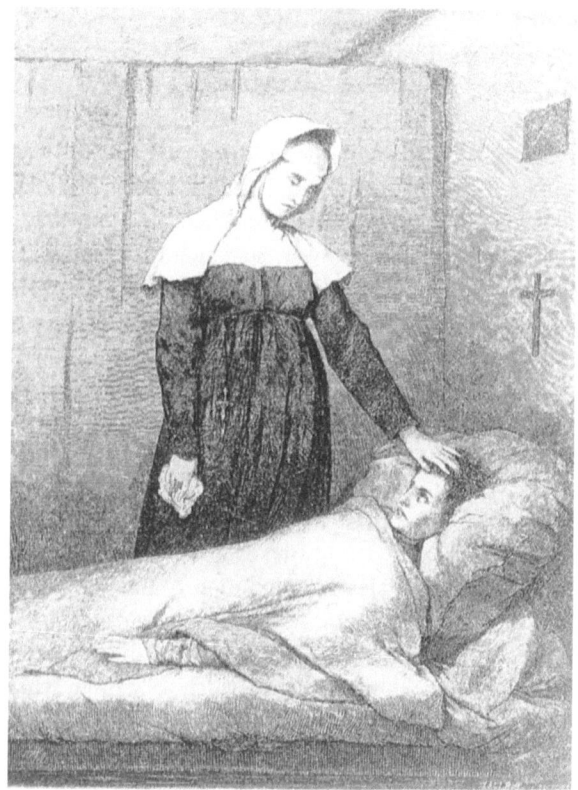

Abbildung 26: Eine Barmherzige Schwester am Bett eines Kranken.
Quelle: SHK-Archiv; Murken, Axel Hinrich: 150 Jahre St. Hedwig-Krankenhaus in Berlin S. 24

Grundstück fand sich im selben Jahr in der Großen Hamburger Straße 10. Da der Fonds zum Krankenhausbau die erforderliche Summe von 60.000 Mark zu diesem Zeitpunkt noch nicht hergab, fand der Ankauf erst am 7. Januar 1850 statt. Das Grundstück bot genügend Platz, um das Krankenhaus und die notwendigen Grünflächen für den Gartenbau und Erholungsbereich der Patienten unterzubringen. Die Umgebung war zum damaligen Zeitpunkt relativ gering bebaut, die Luftqualität stellte ein weiteres Kriterium für die Errichtung des Krankenhauses an dieser Stelle dar. Außerdem wohnten in diesem

Teil Berlins die meisten und die ärmsten Katholiken der Stadt. Mussten diese für den Kirchbesuch bis dahin den Weg bis zur Hedwigkathedrale antreten, würden sie dann die Gottesdienste in der Kapelle des Krankenhauses wahrnehmen können.[303]

Der für die Finanzierung erforderliche Mindestbetrag für den Neubau, den die Verantwortlichen der Gemeinde zu Beginn des Jahres 1850 errechneten, betrug 240.000 Mark.[304] Wie hoch die letztendlich für die Errichtung des Neubaus verwendete Summe tatsächlich war, lässt sich heute nicht mehr nachvollziehen. Wie aus den Verhandlungen des Krankenhaus-Comités hervorgeht, lag sie aber wesentlich über der anfangs bezifferten Summe.[305] Nach einem „*Hülferuf zur Errichtung eines Katholischen Krankenhauses in Berlin*"[306], den der Nachfolger von Probst Brinkmann in der Hedwig-Gemeinde, Wilhelm Emmanuel Freiherr von Ketteler (1811–1877), im Jahre 1850 als Flugschrift an die Nichtkatholiken Berlins sowie an die Katholiken von ganz Deutschland richtete,[307] und nach Rundschreiben an die katholischen Gemeinden, „Hilferufen" an den katholischen Adel und Bittschreiben an mehrere Herrschaftshäuser, kam ungefähr die Hälfte der für den Ankauf des Grundstückes und die Errichtung des Gebäudes benötigten Gelder aus privater Hand zusammen.[308] Ein im Anhang abgebildeter Auszug (siehe Anhang: Abbildung 146) aus dem eindrucksvollen „Hülferuf" dokumentiert den in knappem Stil gehaltenen öffentlichen Appell sowohl an die bürgerlichen Tugenden der Hilfeleistung als auch an den Geschäftssinn, sowie an die Verwirklichung einer christlichen Ökumene.[309] Die Geldgeber erhielten zur Bestätigung ihrer Spende einen Schuldschein, für den theoretisch die Möglichkeit einer späteren Rückzahlung durch die Gemeinde bestand. Anfang

---

303 Vgl. Wehry, Katrin, a.a.O., S. 24.
304 Vgl. Hille, 1896, S. 97–105.
305 Vgl. Wehry, Katrin, a.a.O., S. 24.
306 Hülferuf zur Errichtung eines Katholischen Krankenhauses in Berlin. Berlin 1850.
307 Mit diesem Aufruf machte Propst von Ketteler auf die seelsorglichen Probleme und Notstände in der Armen- und Krankenpflege und auf die besonderen Bedürfnisse der in Berlin lebenden Katholiken weit über die Grenzen Preußens hinaus aufmerksam, vgl. Liedtke/Rieden a.a.O., S. 526.
308 Geheimes Staatsarchiv Preußischer Kulturbesitz, Hauptabteilung I, Rep. 76, VIII B, Nr. 1777, Blatt 1–9 (Spendenaufruf in Abschrift).
309 Siehe Anhang: Abbildung 146: Hülferuf zur Errichtung eines katholischen Krankenhauses in Berlin, Berlin 1850, SHK-Archiv.

1851 belief sich die Summe der privaten Spenden auf 150.000 Mark.[310] Der Staat genehmigte der Gemeinde ein Darlehen von 150.000 Mark, auf welches 4% Zinsen anfielen. Friedrich Wilhelm IV. übergab aus seinem persönlichen Besitz eine Spende von 4.000 Talern.[311] [312]

7.1.2 Der Neubau Große Hamburger Straße

1854 zogen die damals acht Borromäerinnen und das medizinische Personal der chirurgischen und inneren Abteilung mit ihren Pfleglingen (60 Patienten, 100 alte Leute und 40 Waisenkinder) in den Neubau in der Großen Hamburger Straße.[313]

Auf Empfehlung von August Reichensperger (1808–1895), der das Comité bei der Auswahl des Architekten beriet[314], hatte die St. Hedwig-Gemeinde im Jahre 1851 den Kölner Dombaumeister Vinzenz Statz (1819–1898) mit dem Neubau des Krankenhauses beauftragt, der sich bis dahin vor allem durch den Bau neugotischer Kirchen im Rheinland einen Namen gemacht hatte. Die Bauausführungen in den Jahren 1851 bis 1854 leitete der Berliner Baumeister Albert Kinel (1825–1911).

Vinzenz Statz Aufgabe bestand darin, eine Gestaltung zu finden, die einerseits den Anforderungen eines gut funktionierenden Krankenhauses gerecht wurde und sich andererseits an der gotischen Bauweise im deutschen Raum orientierte. Der katholische Geist der Einrichtung sollte bereits anhand der Architektur ablesbar sein und sich von den Berliner Bauten, denen andere historische Konzepte zugrunde lagen, und die für die Katholiken zwangsläufig eine

---

310 Eine vollständige Auflistung der einzelnen Spender enthält die Chronik des Krankenhauses, die neben den Namen wohlhabender Katholiken auch viele Namen gering verdienender, katholischer Bürger und Arbeiter aufführt. Außerdem stifteten Anhänger anderer Konfessionen ebenfalls Beiträge.
311 Geheimes Staatsarchiv, Hauptabteilung I, Rep. 89, Nr. 24328, Blatt 24, 25. (Der Wert eines Talers entsprach dem von drei Mark, die Summe von 4.000 Talern ergäbe also umgerechnet 12.000 Mark.)
312 Vgl. Liedtke/Rieden a.a.O., S. 525 f., 545.
313 Vgl. Feyerabend/Raschke/Stiller, 2004, S. 32.
314 Boguslaw von Radziwill und ein anderes Comitémitglied kannten August Reichensperger, eine der führenden Persönlichkeiten des politischen Katholizismus und Vorkämpfer der katholischen Laienbewegung, der in seinen Schriften immer wieder den christlichen und nationalen Charakter der Gotik betonte und die Neogotik als einzig vertretbaren Stil proklamierte, von verschiedenen katholischen Vereinen, vgl. Hille, 1896, S. 105–107.

protestantische Tradition zeigten, abgrenzen. Seine ausgezeichneten Kenntnisse über schon bestehende Krankenhäuser in Aachen, Brüssel und Köln sowie sein Streben nach einer „katholischen Kunst" bei dem Neubau von Kirchen und Krankenhäusern boten ideale Voraussetzungen für seine Beauftragung.

Am 20. Oktober 1851 erfolgte die Grundsteinlegung durch den neuen Propst der St. Hedwig-Gemeinde Leopold Pellgram. Nach dreijähriger Bauzeit wurde das Krankenhaus, das insgesamt für 250 Betten angelegt worden war und dabei über mehrere Freibetten für arme Patienten verfügte, am 28. August 1854 eröffnet. Das Gebäude war im neogotischen Stil, der nach 1815 im Kirchenbau dominierte, als dreigeschossiger Klinkerverblendbau errichtet worden. Mit den neogotischen Formen wollte man an das christlich geprägte Mittelalter erinnern, in dem die Krankenpflege von christlichen Gemeinschaften begründet wurde. Das Krankenhaus bestand aus zwei länglichen Flügeln, die an den äußeren Enden miteinander verbunden waren und eine auch von außen zugängliche Kapelle als krönenden Abschluss vorgesetzt bekamen. Figuren des Heiligen Borromäus, des Namenspatrons der Borromäerinnen, und der heiligen Hedwig, der Schutzpatronin des Krankenhauses, schmückten (und schmücken bis heute) das Portal.

Die Chronik des Krankenhauses schreibt dem Grundriss des Gebäudekomplexes einen religiösen Charakter zu und deutet die Grundrissform als einarmiges Kreuz. Diese Interpretation wurde von den Autoren der Festschriften übernommen.[315] Ob der Architekt mit der gewählten Grundrissform tatsächlich die religiöse Gesinnung des Krankenhauses unterstreichen wollte oder ob er diese lediglich den vorgegebenen Flächen ideal angepasst hat, lässt sich nicht nachweisen.[316]

Der von Statz entworfene Grundriss teilte die Freiflächen, die das Gebäude umgaben, in einen öffentlichen und einen privaten Bereich. Den Besucher, der von der Großen Hamburger Straße kam, empfing eine repräsentative Vorderseite, bestehend aus der Kapellenansicht und dem Eingangsbereich. Im rückwärtigen Teil des Gebäudekomplexes nahm ein offener Hof den Garten auf, in dem sich die Patienten erholen konnten, ohne dass sie den alltäglichen Betrieb des Krankenhauses wahrnahmen. Um von dem öffentlichen in den privaten Bereich zu gelangen, konnte der Besucher entweder auf der Nordseite das Krankenhaus umgehen oder das Gebäude betreten, um dann über eine Tür auf der Westseite in den Garten zu gelangen.

---

315 Vgl. u.a. Hille, 1896, 123; Murken, 150 Jahre..., S. 27.
316 Die Originalpläne von Statz sind nicht mehr erhalten. Spätere Grund- und Aufrisse befinden sich größtenteils im Archiv des St. Hedwig-Krankenhauses. Eventuelle Veränderungen durch den Bauleiter Albert Kinel lassen sich deshalb nicht mehr nachvollziehen.

An der Spitze des mit dunkelroten Backsteinen verkleideten Gebäudes lag der Chor der repräsentativen Kapelle, die über die Krankenseelsorge hinaus auch als katholische Kirche für die Spandauer Vorstadt dienen sollte. Das Haus umfasste 46 Zimmer für die Krankenpflege, die Wärter und für die administrativen Einrichtungen und verfügte außerdem über separate Wohn-, Schlaf- und Essräume sowie eine Klausur für die Barmherzigen Schwestern. In den ersten Jahren bot das Haus Platz für 60 Kranke, 100 Hospitaliten und 40 Waisenkinder.

Der Fassade des Gebäudes gab Statz im Rahmen der zur Verfügung stehenden finanziellen Mittel eine repräsentative Gestalt. Mit Hilfe der Fassadengestaltung differenzierte er die einzelnen Bereiche des Gesamtkomplexes. Der Eingangsbereich und die Kapelle, hervorgehoben durch Schmuckelemente, bildeten eine Schauseite, die dem Besucher den Eindruck eines aufwändig gestalteten Gebäudes vermittelte. Diese Schauseite kennzeichnete vor allem der asymmetrische Grundgedanke, mit dem sich Statz von der in anderen zeitgenössischen Krankenhäusern vorherrschenden Symmetrie distanzierte.[317] Indem er die Fassade der Kapelle eindeutig von den anderen Wandflächen unterschied, trat sie als eigenständiger Teil aus dem gesamten Komplex hervor, was ihre Funktion und Bedeutung unterstrich. Die Fassaden des Gebäudes, die seltener betrachtet wurden, erhielten zu Gunsten der Schauseite im Osten eine sparsamere Ausführung. Dies ließ sich vor allem an der Nordseite des Hauses ablesen.[318]

Der innere Aufbau des Hauses war im Quergebäude von einem Korridor in der Mitte geprägt, an dessen beiden Seiten die Krankenzimmer lagen: im Seitenflügel befand sich der Korridor an der Nordseite und die Zimmer waren nach Süden zur Gartenanlage ausgerichtet, was eine gute Belichtung und Belüftung der Räume garantierte. Zwischen Flur und Krankenzimmern lagen Toiletten.[319] Auf jeder Etage gab es zwei Badezimmer und eine Teeküche. Im gesamten Haus standen auf drei Stockwerke verteilt 250 Betten zur Verfügung, in Ein-, Drei- bis 16-Bett-Zimmer aufgeteilt[320], die zentral beheizt wurden. Das Krankenhaus verfügte über eine chirurgische und eine internistische Abteilung unter ärztlicher

---

317 Der symmetrische Grundriss findet sich in nahezu allen Krankenhäusern der Zeit beispielsweise auch im Diakonissenhaus Bethanien in Berlin (s. Kap. 8.2.).
318 Vgl. Wehry, 2000, S. 48 f.
319 Eine Notiz in der Chronik des Krankenhauses gibt Auskunft über das Rohrsystem der Toilettenableitungen. Die Chronik erwähnt den Antrag des Krankenhauses, die Ableitungsrohre über das benachbarte Städtische Wasch- und Badehaus entleeren zu dürfen, dem auch stattgegeben wurde.
320 In den kleinen Räumen haben Einzel- und Doppelzimmer für wohlhabende Patienten gelegen.

112　　　　　　　　Katholische Krankenhäuser

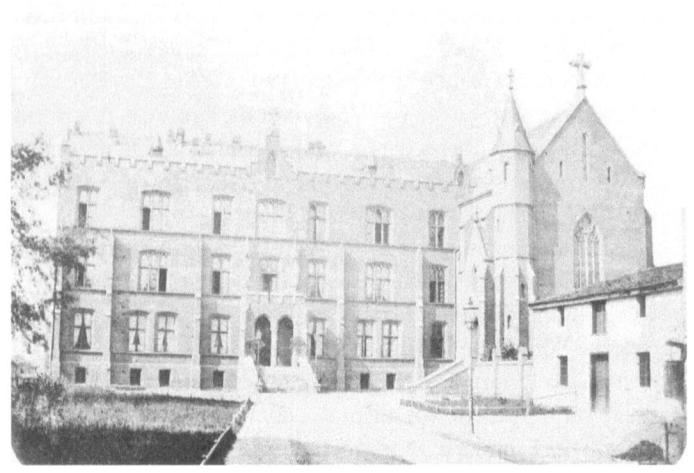

Abbildung 27: Haupthaus des St. Hedwig-Krankenhauses um 1860
Quelle: SHK-Archiv; Murken, Axel Hinrich: 150 Jahre St. Hedwig-Krankenhaus in Berlin S. 25

Leitung, die beide von Sanitätsrat Dr. med. Anton Ernst Schupke betreut wurden. Die eigene Apotheke befand sich im Hochparterre.

Mit dieser Aufteilung folgte Statz dem Typus des mittlerweile traditionell angewandten Korridorsystems, Neuerungen fügte er nicht hinzu.[321,322]

---

321 Im Verlaufe des Planungsprozesses hatten Studienreisen das Comité nach Brüssel (Krankenhaus St. Jean), Aachen (Mariahilf-Hospital, erbaut 1848–1854), Bonn (St. Johannis-Hospital, erbaut 1845–1846) und in das von Hermann Joseph Dietz neu eingerichtete Bürgerhospital nach Koblenz geführt. Die Grundrisslösungen der Krankenhäuser in Aachen, Bonn und Koblenz (die beiden letzten stellten eher kleinere Einrichtungen dar), die allesamt unter der Leitung von Barmherzigen Schwestern standen, gaben Anregungen für das etablierte Korridorsystem, das dann auch im St. Hedwig-Krankenhaus verwirklicht wurde. Dagegen diente das in den Jahren 1845–1847 in Berlin errichtete Diakonissenhaus Bethanien (siehe Kap. 8.2.) nicht als Vorbild. Vgl. Wehry, Katrin, S. 53, 55.

322 Vgl. Albertshofer, Elisabeth: Gartendenkmalpflegerische Untersuchung der Freiflächen am St. Hedwig-Krankenhaus Berlin-Mitte. Diplomarbeit an der Technischen Fachhochschule Berlin, Fachbereich 11-Landespflege. Berlin 1995, S. 80 (unveröffentlicht); Kretschmer, Sabine Johanna: Sozialstadt Berlin. Beispiele aus drei Jahrhunderten. Berlin 1987, S. 111–131 (hier: S. 124); Liedtke/Rieden a.a.O., S. 528, 538

7.1.2.1 Erweiterungsbauten

In den nächsten Jahren wurde die Anstalt fortlaufend erweitert, um dem erhöhten Patientenaufkommen sowie dem technischen und medizinischen Fortschritt gerecht zu werden. Einen Ausbau hatte man wohl schon von Anfang an in Betracht gezogen, da sich hierfür der Statzsche Entwurf besonders eignete.

In den Jahren 1855 und 1856 wurde der hintere Teil des Grundstücks mit Wirtschaftsgebäuden und Ställen bebaut. In den nächsten Jahren erfolgte der Ankauf von Wohnhäusern an der Großen Hamburger Straße und von Gartengrundstücken an der Auguststraße 21 und 22.

1879 bis 1881 wurde zur Aufstockung der Bettenkapazität an der Straßenfront der Grossen Hamburger Straße ein viergeschossiger Bau mit 140 Betten für die Innere Frauenabteilung errichtet, der durch einen überdachten Gang mit dem Haupthaus verbunden war. Der Entwurf zu diesem Erweiterungsbau stammte noch von dem inzwischen verstorbenen Vinzenz Statz. Sein ebenfalls als Architekt tätiger Sohn Franz Statz hatte die weitere Bauausführung übernommen. Das Gebäude entsprach mit seinen neugotischen Architekturformen und den Klinkerblendfassaden dem Hauptgebäude.

Dieser Neubau hatte im Gegensatz zu den bisherigen Krankenhausbauten aus ökonomischen Gründen einen in der Mitte verlaufenden Flur, der aber durch helle bis zur Straßenseite geöffnete Aufenthaltszonen ausreichend belichtet und belüftet war. Die Krankenzimmer lagen beidseits des Flures. Dieses „Vorderhaus" verfügte neben zwei Treppen bereits über einen Personenaufzug. Neben der Inneren Frauenabteilung richtete man hier im dritten Geschoss auch Wohnungen für das Personal ein. Eine eigene kleine Kapelle war der hl. Anna gewidmet. So hatte man eine selbstständige Krankenhauseinheit geschaffen.

Zwischen 1886 und 1887 entstand auf dem Grundstück in der Auguststraße 22 nach den Entwürfen von Franz Statz ein eigenes Haus für achtzig verwaiste und pflegebedürftige Kinder. Diese Kinderabteilung bestand bis 1918[323] und wurde dann in eine Klinik für tuberkulöse Männer umgewandelt. Im Souterrain des Kinderhauses befand sich eine für die damalige Zeit bedeutsame

---

f; Murken, Axel Hinrich: Vom Armenhospital zum Großklinikum..., 1991, S. 113; Murken, Axel Hinrich: 150 Jahre St. Hedwig-Krankenhaus in Berlin..., 1996, S. 24 f., 28 ff., 97; Murken, Axel Hinrich/Thomas, Sylvia: Selig die Barmherzigen..., 1996, S. 28 ff; Wehry, Katrin, 2000, S. 25, 29, 38, 48 ff., 69.; Hille, Philipp: Erinnerungsblätter aus der Geschichte des katholischen St. Hedwig-Krankenhauses zu Berlin. 1846–1896.

323 Das Waisenhaus zog dann in den Wedding.

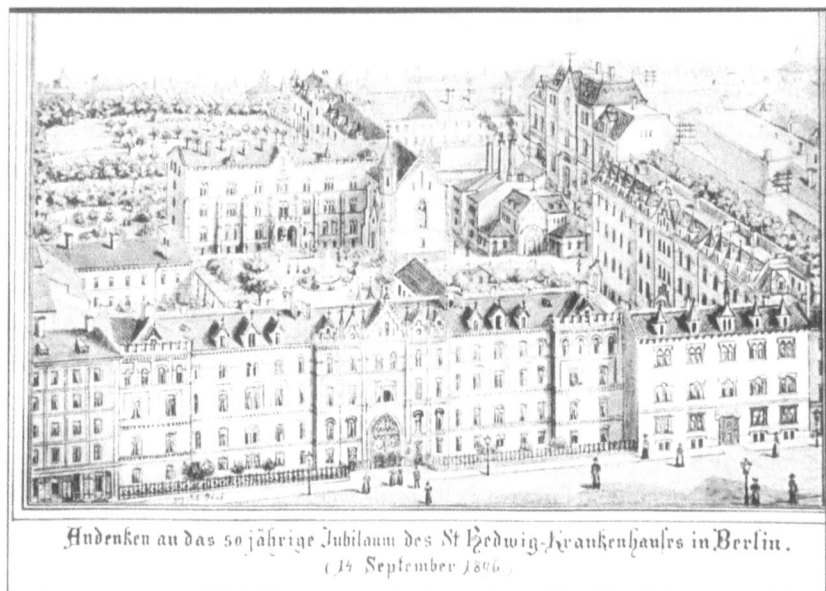

Abbildung 28: Gesamtanlage des St. Hedwig-Krankenhauses 1896
Quelle: SHK-Archiv; Murken, Axel Hinrich: 150 Jahre St. Hedwig-Krankenhaus in Berlin S. 27

medizintechnische Errungenschaft, ein Gerät zur Sterilisation von Verbandsstoffen bei gesättigtem Wasserdampf.

Ein nächster Erweiterungsschritt erfolgte 1888 bis 1889 mit dem Bau eines vollständig neuen Hospitals, des St. Elisabeth-Hauses, nach den Plänen des Architekten Max Hasak. Der Bautradition des Krankenhauses folgend, verwandte der Architekt neugotische Bauformen und verblendete die Fassade mit roten Klinkern. In diesem dreigeschossigen Gebäude, dessen Zimmer alle nach Süden ausgerichtet waren, und das heute noch die innere Gartenanlage auf der Ostseite begrenzt, konnten 150 Pfründner (Hospitaliten) untergebracht werden. Zudem wurde im Elisabeth-Haus eine große Anlage zur Desinfektion der Krankenbetten, die komplett in die Apparatur geschoben werden konnten, installiert.[324]

---

324 Das Elisabeth-Haus beherbergte zusätzlich eine Schuster- und Schneiderwerkstatt.

St. Hedwig-Krankenhaus 115

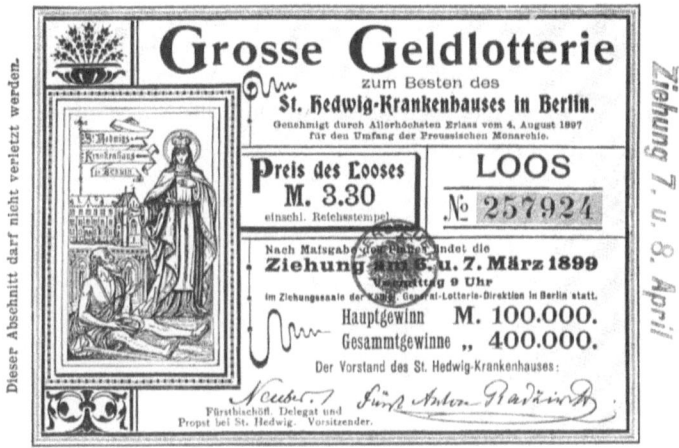

Abbildung 29: Lotterieschein – St. Hedwig-Krankenhaus
Quelle: SHK-Archiv; Murken / Thomas: Selig die Barmherzigen..., Buchumschlag Rückseite

Eine entscheidende Modernisierung erfuhr das St. Hedwig-Krankenhaus im Jahre 1900, als das alte Hauptgebäude nach einem Entwurf des Berliner Architekten August Menken durch den Anbau eines großzügigen Trakts zu einer dreiflügeligen Anlage erweitert wurde. Der Neubau wurde architektonisch an das bestehende Hauptgebäude angepasst, wies allerdings deutlich auf den Historismus Ende des 19. Jahrhunderts hin.

Die erforderlichen Gelder für diesen Bau hatte man durch eine von Kaiser Wilhelm II. genehmigte Lotterie gewonnen.[325]

In dem sehr funktional durchstrukturierten Gebäudetrakt befanden sich im Erdgeschoss die erweiterte Apotheke, Schwesternräume und die neue Telefonanlage. In der ersten Etage errichtete man nach Norden einen antiseptischen und aseptischen Operationssaal, mit dem ein keimfreies Operieren besser gewährleistet wurde. Gleichzeitig schuf man ausreichende Vorbereitungs- und Aufwachräume für die operierten Patienten. Über den Operationssälen im zweiten

---

325 Die Gattin des Fürsten Radziwill, Fürstin Marie Radziwill, veranlasste zur Finanzierung des lang geplanten Neubaus eine Lotterie, die von Kaiser Wilhelm II. durch einen „Allerhöchsten Erlaß" genehmigt wurde. Die Lotterie erbrachte während der Ziehungen mit 550.000 Losen in ganz Deutschland am 7. und 8. April 1899 und im Juni 1901 insgesamt 540.000 Mark! Vgl. Murken/Thomas: Selig die Barmherzigen. 150 Jahre St. Hedwig-Krankenhaus. Herzogenrath 1996, Einbanddeckel.

Stock lagen neun Krankenzimmer für alle drei Verpflegungsklassen mit großen Veranden nach Süden. In der dritten Etage konnten in einem „medico-mechanischem" Übungsraum Rehabilitationen bei Gelenkversteifungen durchgeführt werden. Zudem standen hier auch Apparaturen für die Kuren mit Rotlicht und ultravioletten Strahlen zur Verfügung.

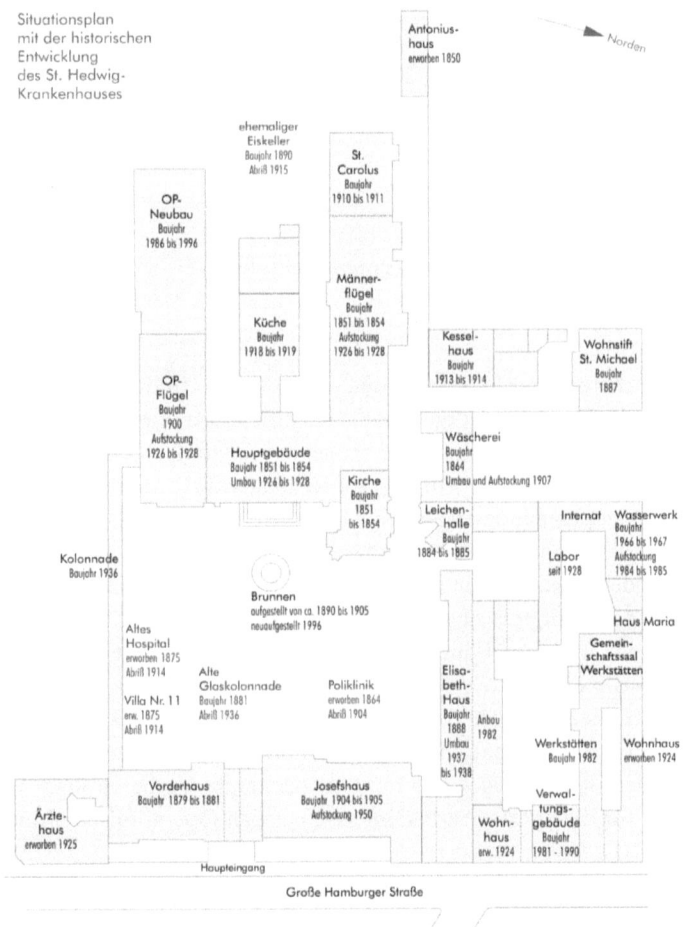

Abbildung 30: Situationsplan – St. Hedwig-Krankenhaus
Quelle: SHK-Archiv; Murken / Thomas: Selig die Barmherzigen..., S. 90

Da der Bedarf an zusätzlichen Räumlichkeiten anstieg, erwarb das Krankenhaus weitere Grundstücke in der Großen Hamburger Straße. Die Entwürfe für das hier errichtete sogenannte „Josefshaus" stammten vom Kölner Architekten Carl Moritz. Die Fassadengestaltung dieses Gebäudes weist eine Synthese von neugotischen Formen und Formen der Frühen Moderne auf. Im dreigeschossigen „Josefshaus" wurden neben Krankenzimmern der 1. und 2. Klasse die Lungenstation für Frauen in östlicher Verlängerung des Vorderhauses untergebracht. Die Wohnung für den Krankenhausgeistlichen und das Ärztekasino wurden hier ebenfalls integriert.

In den Jahren 1910 und 1911 wurde westlich an das Hauptgebäude der sogenannte „Karolusbau" mit Tagesräumen und Liegehallen angefügt. Diese Liegehallen waren an der Westseite des Hauses angebracht und mit sehr großen Fenstern ausgestattet. Man brachte die Kranken in ihren Betten in diese Räume, wo sie vor Witterungseinflüssen geschützt, die Sonne genießen konnten, was den damaligen Erfahrungen mit dem therapeutischen Einsatz von Luft und Sonne Rechnung trug.

Umfassende Bauerweiterungen und Veränderungen der ursprünglichen Form erfuhr das Hauptgebäude mitsamt den Anbauten durch Anbau und Aufstockung im Zeitraum von 1925 bis 1928. Nach den Plänen des Architekten Wilhelm Fahlbusch wurde die gesamte Gebäudeanlage um ein Geschoss erhöht und

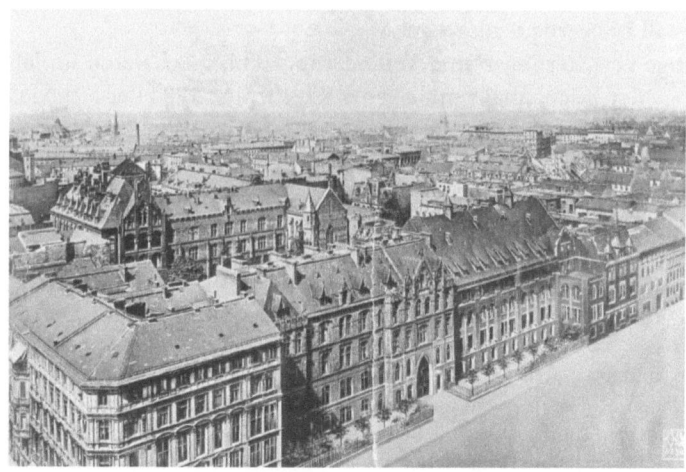

Abbildung 31: Gesamtansicht des St. Hedwig-Krankenhauses 1913
Quelle: SHK-Archiv; Murken, Axel Hinrich: 150 Jahre St. Hedwig-Krankenhaus in Berlin S. 29

dem Haupteingang eine dreischiffige Vorhalle vorgesetzt. Die Umgestaltungen betrafen außerdem das Hausinnere, wo die Eingangshalle, die Flure und das Treppenhaus verändert wurden.[326] Mit seiner neugotisch-expressiven Gestaltung gelang es dem Architekten gleichzeitig den historischen Gebäudecharakter zu bewahren.[327]

7.1.2.2 Versorgungseinrichtungen/Technische Einrichtungen/ Betriebseinrichtungen

Die Vergrößerung des Krankenhauses war begleitet von einer ständigen Verbesserung der Infrastruktur und der (medizin-)technischen Einrichtungen.

Die Borromäerinnen verbanden das Krankenhaus mit zahlreichen wirtschaftlichen Betrieben, um möglichst viel von dem, was für die Krankenpflege, die Verpflegung der Hospitaliten und anfangs noch der Waisenkinder, für den Unterhalt der Mitarbeiter und für die Instandhaltung und Erweiterung des Anwesens benötigt wurde, in Eigenregie und durch eigene Arbeit bzw. durch Angestellte leisten zu können.

Bis 1870 entwickelte sich so das Krankenhaus um das Hauptgebäude herum zu einer regelrechten Stadt mit eigener Bäckerei, eigenen Werkstätten für die verschiedenen Handwerke (Schuster, Schneider, Tischler und Schreiner, Schlosser, Klempner, Anstreicher und Maler), eigener Fleischerei, Wäscherei und Wasserpumpenwerk. Bereits 1856 wurde ein Kuhstall gebaut, dem später ein Schweinestall angeschlossen war. Nach einer Erweiterung im Jahre 1881 wurde der Kuhstall 1903 erneut ausgebaut.[328]

Wichtige Erweiterungen und Veränderungen bis 1921 waren im Jahre 1866 der Umbau der Leichenhalle mit eigener Kapelle und 1884 der Neubau der Leichenhalle.

---

326 Viele Zimmer und Flure sind noch heute mit den originalen Villeroy & Boch-Fliesen gekachelt und die farbigen Mosaikfenster sind teilweise ebenfalls erhalten.
327 Vgl. Albrechtshofer, 1995, S. 83–87; Brinkschulte/Knuth: Das medizinische Berlin. 2010, S. 118–125 (hier: S. 119); Murken, Axel Hinrich: 150 Jahre St. Hedwig-Krankenhaus…, 1996, S. 28–32; Murken, Axel Hinrich: Vom Armenhospital zum Großklinikum…, 1991, S. 113; Murken, Axel Hinrich: Die bauliche Entwicklung des deutschen Allgemeinen Krankenhauses im 19. Jahrhundert. Göttingen 1979, S. 170, 171; Murken/Thomas: Selig die Barmherzigen…, 1996, S. 45–51; Wehry, 2000, S. 36.; Hille, Philipp: Erinnerungsblätter aus der Geschichte des katholischen St. Hedwig-Krankenhauses zu Berlin. 1846–1896.
328 Vgl. Feyerabend/Raschke/Stiller, S. 64; Hille, 1896, S. 129; Liedtke/Rieden a.a.O., S. 548.

1868 erfolgte der Bau eines gesonderten Waschhauses, um mit dem Einsatz entsprechender Dampfmaschinen die allgemeine Krankenhaushygiene anzuheben. 1891 erweiterte man dieses Gebäude, das an der Rückseite des Haupthauses gelegen war, für die Aufstellung einer Desinfektionsanlage. 1907 wurde das Waschhaus umfangreichen Umbauten unterzogen und den zunehmenden hygienischen Anforderungen der Zeit angepasst.

Zwischen 1912 und 1916 wurde die Bäckerei umgebaut und ein großer Keller zur Aufbewahrung von Lebensmitteln eingerichtet, 1918 dann die Küche modernisiert.[329] Das St. Hedwig-Krankenhaus besaß seit seiner Gründung eine eigene Wasserversorgung und konnte 1880 an die städtische Wasserleitung angeschlossen werden. Im gleichen Jahr wurden auch die gesamten Abwässer an die städtische Kanalisation angeschlossen und damit eine Verbesserung der Krankenhaushygiene erreicht. Seit 1888 bezog man das Nutz- und Brauchwasser direkt vom städtischen Wasserwerk.

Die 1888 für die Beleuchtung im gesamten Gebäudekomplex installierten Gaslampen ersetzten die ursprünglichen Petroleumlampen. Die Gasbeleuchtung wurde 1912 durch die vollständige Elektrifizierung der Gebäudeanlagen ersetzt. Bei dieser Maßnahme installierte man auch neue Fahrstühle in allen Gebäuden.[330]

Bereits 1888 wurde eine Telefonzentrale eingerichtet, die 1900 erneuert und 1920 zur Förderung der Kommunikation im Krankenhausbetrieb auf 32 Neben- und fünf Außenanschlüsse erweitert wurde.

Die bereits erwähnten Desinfektionsanlagen für Verbandsstoffe im Souterrain des Kinderhauses und für Krankenbetten im Elisabeth-Haus trugen seit 1887 zum hohen medizin-technischen Standard des Krankenhauses bei.[331] [332]

---

329 Zur besseren Nahrungsversorgung verlagerte man den Küchenbetrieb aus dem Souterrain des Hauptgebäudes in einen neu errichteten Flachbau zwischen dem westlichen und östlichen Flügel des Hauptgebäudes.
330 Das „Vorderhaus" war bereits 1881 mit einem Aufzug ausgerüstet worden.
331 Vgl. Albertshofer, S. 79; Liedtke/Rieden a.a.O., S. 549 f.; Murken, 150 Jahre..., S. 29–36, 122 f.; Hille, Philipp: Erinnerungsblätter aus der Geschichte des katholischen St. Hedwig-Krankenhauses zu Berlin. 1846–1896; Bock, Franz: 75 Jahre St. Hedwig-Krankenhaus. Berlin 1921.
332 Vgl. Anhang: Abbildung 147: Lageplan des St. Hedwig-Krankenhauses, unmaßstäblich, 1896

7.1.3 Medizinische Abteilungen

7.1.3.1 Innere Abteilung

Wie bereits erwähnt, wurden die Innere und die Chirurgische Abteilung des St. Hedwig-Krankenhauses zunächst unter der Leitung von Sanitätsrat Dr. med. Anton Ernst Schupke gemeinsam geführt. Zwei eigenständige Hauptabteilungen für Innere Medizin und Chirurgie bildeten sich erst im Jahre 1867 heraus.

Mit dem Umzug in den Neubau in die Große Hamburger Straße 1854 wurde Dr. Kops als dirigierender Arzt angestellt. Mit ihm arbeiteten zwei Assistenzärzte. Nach seinem Ausscheiden wurde eine Interimslösung mit einem konsultierenden Arzt, Dr. Ulrich, geschaffen, die aber bald wieder aufgegeben wurde. 1867 übernahm Dr. Alexius Volmer, der bereits von Mitte Dezember 1857 bis April 1862 als Assistenzarzt in der Abteilung gearbeitet hatte, die Leitung der Abteilung. Er galt zu dieser Zeit als ausgewiesener Spezialist im Bereich der inneren Krankheiten. 1862 wurde ihm die Funktion des dirigierenden Arztes für das gesamte Haus übertragen. Die neue Frauenabteilung mit 140 Betten, die 1881 im Vorderhaus eingerichtet worden war, leitete der neu eingestellte Oberarzt Dr. med. Köllen. Mit seiner Einstellung war eine dritte Assistenzarztstelle verbunden. Geheimrat Dr. Volmer, der sich in der Berliner Bevölkerung einer außerordentlichen Beliebtheit erfreute, leitete seine Abteilung 34 Jahre lang, bevor er 1896 aus Altersgründen zurücktrat. Unter ihm wurden 33 Assistenzärzte ausgebildet. Von 1896 bis 1898 übernahm Dr. med. Köllen die gesamte Medizinische Abteilung. Nach dessen Tod wurde Geheimrat Dr. med. Eduard Wirsing, ein Spezialist und anerkannter Arzt auf dem Gebiet der Stoffwechselerkrankungen, Chefarzt der Inneren Medizin. Zu diesem Zeitpunkt verfügte die Abteilung über 316 Betten, die von vier Assistenzärzten und mehreren Volontärärzten betreut wurde. Daneben gab es noch eine Infektionsstation und eine eigene Tuberkulosestation. Der Hauptanteil der zur Aufnahme kommenden Stationen wurde auf die internistischen Stationen gelegt. Mit seinen wissenschaftlichen Veröffentlichungen, Vorträgen und Fortbildungsveranstaltungen für die Berliner Ärzteschaft verdeutlichte Wirsing auch das wissenschaftliche Niveau der medizinischen Tätigkeit und Entwicklung am St. Hedwig-Krankenhaus. Mit einer Unterbrechung während des 1. Weltkrieges, als er zum Militärdienst eingezogen war, leitete Wirsing die Abteilung bis 1927.

Seine Nachfolge trat Prof. Dr. med. Paul Martini (1889–1964) an, ein international anerkannter Spezialist auf dem Gebiet der Herzerkrankungen. Er führte die Medizinische Abteilung bis zu seiner Berufung auf den Lehrstuhl

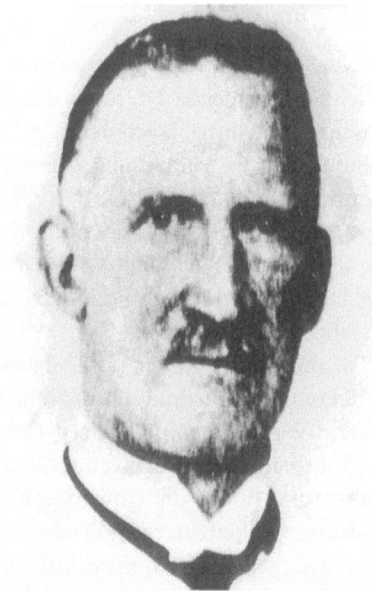

Dr. med. Eduard Wirsing, Chefarzt der Inneren Abteilung des St. Hedwig-Krankenhauses von 1898 bis 1927.

Abbildung 32: Dr. med. Wirsing (gest. 1927) – St. Hedwig-Krankenhaus Berlin
Quelle: SHK-Archiv; Murken, Axel Hinrich: 150 Jahre St. Hedwig-Krankenhaus in Berlin S. 101

für Innere Medizin der Universität Bonn im Jahre 1932. Ab dann leitete Prof. Dr. med. Adam Maria Brogsitter (1891–1960) die Abteilung, dessen besondere Forschungsgebiete die Stoffwechsel- und Blutkrankheiten sowie die Gelenkerkrankungen waren. Unter seiner Ägide erfolgten die Modernisierung der Laboratorien für chemische und klinisch-diagnostische Untersuchungen, die Einrichtung von Untersuchungszimmern auf verschiedenen Stationen und die Einrichtung einer Infektionsstation im Elisabeth-Haus, die allen modernen und medizinischen Ansprüchen der damaligen Zeit gerecht wurde. Brogsitter blieb bis 1960 Chefarzt der Abteilung für Innere Medizin.[333]

---

333 Vgl. Archivordner SHK „Mappe II. Das St. Hedwig-Krankenhaus. Die Funktionsabteilungen von 1854–1994." Hier: Die Entwicklung der Medizinischen Abteilung.; Bock, 1921, S. 57; Murken, Axel Hinrich, 150 Jahre..., S. 17 ff.; S. 97 ff.;

7.1.3.2 Chirurgische Abteilung

In den Anfangsjahren des Krankenhauses betreute der Chirurg Dr. med. Fieber, unterstützt durch den Regimentsarzt Dr. Kops, die chirurgischen Patienten innerhalb der Medizinischen Abteilung. Nach dem Umzug in die Grosse Hamburger Straße 1854 standen für die Versorgung dieser Patienten zwei Operations- und Verbandszimmer zur Verfügung. Am 1. Oktober 1867 übernahm der Geheime Sanitätsrat Dr. med. Heinrich Schmidt, der bereits seit 1864 als Assistenzarzt im Hause tätig war, als leitender Oberarzt die nun selbstständige Chirurgische Abteilung. Dieses Amt hatte er bis zu seinem Rücktritt aus gesundheitlichen Gründen im Jahre 1890 inne.

Die Nachfolge trat Dr. med. Josef Rotter (1857–1924) an, der als leitender Oberarzt mit drei Assistenten die Abteilung übernahm. Als Assistenzarzt hatte er unter anderem bei Ernst von Bergmann, der seit 1882 an der Berliner Universität wirkte, gearbeitet. Er galt als hervorragender Bauchchirurg und Pionier der Blinddarmoperationen und führte die Chirurgische Abteilung des Hauses im Bereich der Bauchchirurgie zu bedeutenden Erfolgen. Darüber hinaus wurde er durch neue, von ihm entwickelte Operationstechniken im Bereich der Brustchirurgie bekannt.[334] Durch zahlreiche wissenschaftliche Veröffentlichungen in Fachzeitschriften und Büchern erlangte Rotter, der 1896 zum Professor ernannt wurde, einen Namen in der medizinischen Fachwelt. Viele seiner ehemaligen Schüler haben später leitende Funktionen an anderen Krankenhäusern übernommen.

Durch den Anbau des neuen Operationstraktes an der linken Seite des Hauptgebäudes im Jahre 1900 waren großzügige Operationsräume, die dem damaligen aktuellen Stand der medizinischen Wissenschaft entsprachen, eingerichtet worden. Neue medizintechnische Apparate und Methoden, für die im St. Hedwig-Krankenhaus seit 1888 alle medizin-technischen Voraussetzungen gegeben waren, ermöglichten Operationen unter aseptischen Bedingungen und Narkosemittel ließen schmerzfreie Eingriffe auch über einen längeren Zeitraum zu. Jetzt konnten komplikationsärmer die früher so gefürchteten Blinddarm- und Gallenblasenerkrankungen oder sogar Magenkarzinome erfolgreich behandelt werden. Damit begann im St. Hedwig-Krankenhaus eine neue Ära der Chirurgie.[335]

---

334 Ab 1921 fand im St. Hedwig-Krankenhaus der Ausbau der Radikaloperationen bei Mamma-Karzinom statt (Operation nach Rotter-Halsted).
335 Im Gegensatz zu heute fanden bei den Operationen Hauben und Mundschutz keine Anwendung.

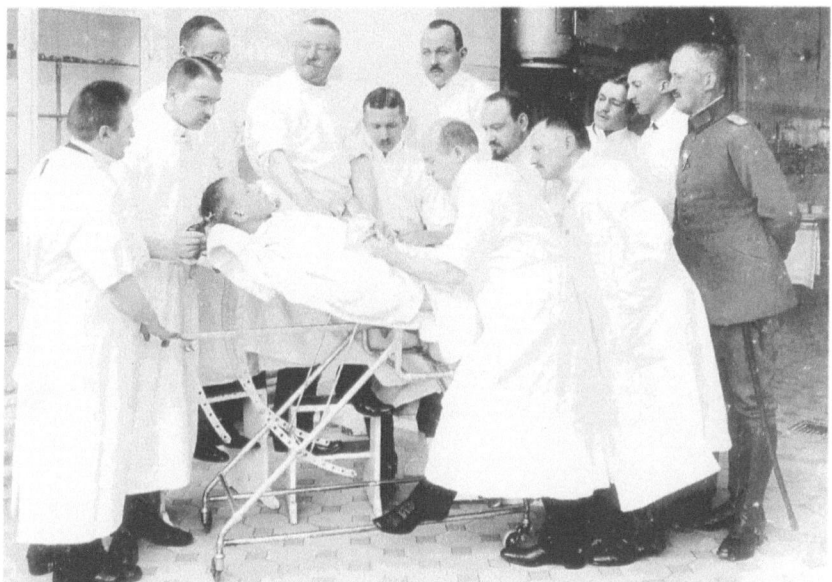

Professor Dr. med. Josef Rotter, Chefarzt der Chirurgischen Abteilung des St. Hedwig-Krankenhauses von 1890–1922 bei einem operativen Eingriff (4. von links). Fotografie um 1900.

Abbildung 33: St. Hedwig-Krankenhaus Berlin, Prof. Dr. Rotter bei einer Operation um 1900

Quelle: SHK-Archiv; Murken, Axel Hinrich: 150 Jahre St. Hedwig-Krankenhaus in Berlin, S. 123

In den nächsten beiden Jahrzehnten erfuhr die Chirurgische Abteilung eine bedeutende Erweiterung. Die Bettenzahl erhöhte sich innerhalb dieses Zeitraums von 150 auf 340 Betten und die ausgeführten Operationen stiegen von 506 Operationen im Jahre 1896, über 1.421 im Jahre 1906, 1.970 im Jahre 1910 auf 2.543 im Jahre 1920.[336]

Mit einer Unterbrechung aufgrund seiner Militärzeit während des Ersten Weltkriegs blieb Professor Rotter bis zu seiner schweren Erkrankung im Jahre 1922 im Amt.[337]

Am 1. Oktober 1922 übernahm Dr. med. Johannes Petermann (1878–1951), Rotters langjähriger Schüler von 1902–1910, die Leitung der Chirurgischen

---

336 Vgl. Anhang, Abbildung 154.
337 Im Jahre 1924 verstarb er. Sein Grab befindet sich auf dem Hedwig-Friedhof in der Luisenstraße, auf dem auch viele Borromäerinnen beerdigt sind.

124   Katholische Krankenhäuser

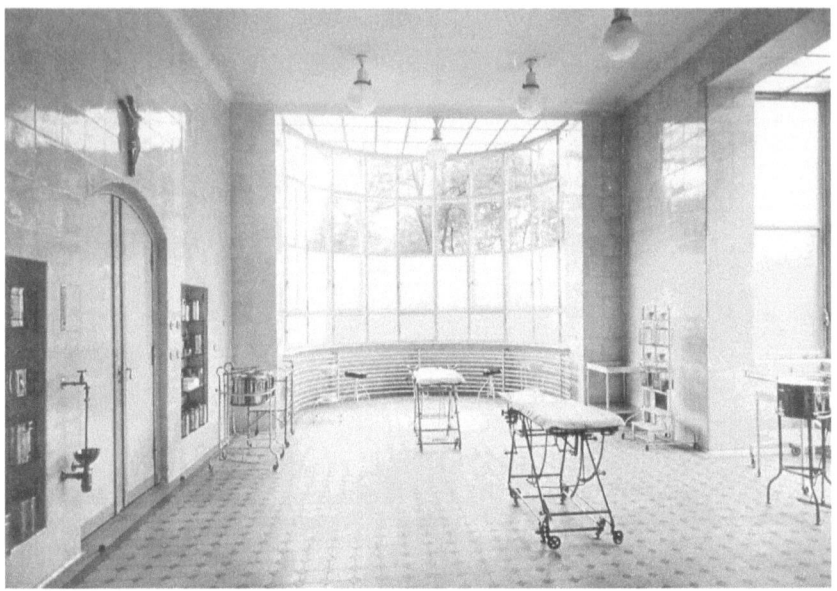

Abbildung 34: Operationssaal im St. Hedwig-Krankenhaus 1910
Quelle: SHK-Archiv; Murken, Axel Hinrich: 150 Jahre St. Hedwig-Krankenhaus in Berlin, S. 31

Abteilung.[338] Auch er widmete sich schwerpunktmäßig dem großen Gebiet der Bauchchirurgie. Neben Veröffentlichungen in einem chirurgischen Standardwerk beschäftigten sich viele seiner weiteren wissenschaftlichen Arbeiten mit Problemen der Anästhesiologie sowie mit Einzelfragen der Abdominal- und Kriegschirurgie, wobei er seine Erfahrungen aus dem Ersten Weltkrieg auswerten konnte.

Die Erfahrungen der Kriegschirurgen und die Zunahme der Verletzungen bei Betriebs- und Verkehrsunfällen führten zum Ausbau des unfallchirurgischen Spektrums im St. Hedwig-Krankenhaus.[339] Die wachsende Bedeutung

---

338 Von 1910 bis 1922 war Petermann Chefarzt der Chirurgischen Abteilung des Franziskus-Hospitals in Bielefeld.
339 Diese Entwicklung ist auch im Zusammenhang mit dem Unfallversicherungsgesetz vom 6. Juli 1884 zu sehen. Versichert waren zunächst allerdings nur Beschäftigte aus sog. „gefährlichen" Betrieben (zu denen eine Vielzahl der Berliner Industriebetriebe zählten). Zwar wurde diese Definition in den folgenden Jahren ständig ausgeweitet, der Versicherungsschutz für alle Arbeitnehmer kam jedoch erst 1942. In den 1920er

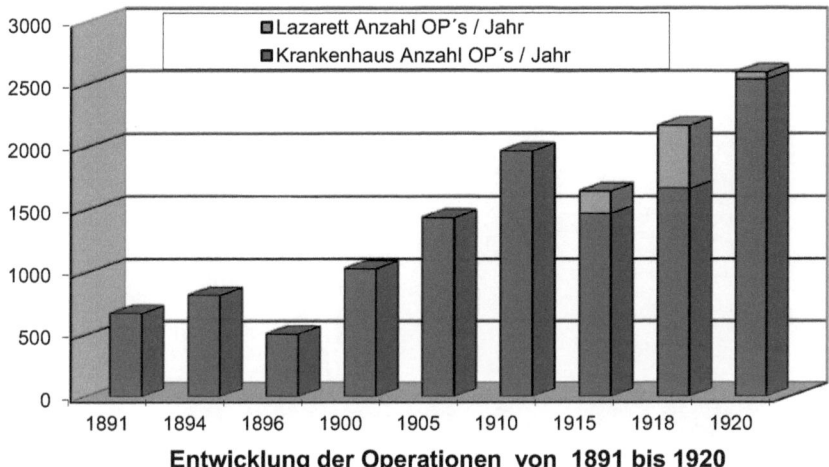

Abbildung 35: Entwicklung der Operationen in der chirurgischen Abteilung 1891 bis 1920 im St. Hedwig-Krankenhaus
Quelle: Eigene Berechnung nach: Rotter, J.Festschrift zum Goldenen Jubiläum (1896) S. 3. Bock, Franz: 75 Jahre St. Hedwig-Krankenhaus S. 58

dieses Bereichs berücksichtigend, organisierte Petermann einen planmäßigen Assistentenaustausch mit den Knappschaftskrankenhäusern in Bochum und Gelsenkirchen-Buer, die als Zentralen der Unfallchirurgie des Ruhrgebietes führend waren.

1928 übernahm Petermann in der Nachfolge von Geheimrat Wirsing die Leitung der Krankenpflegeschule. Chefarzt der Chirurgischen Abteilung blieb er bis 1949.[340]

7.1.3.3 Radiologische Abteilung

Bereits 1910, nur 15 Jahre nach Entdeckung der Röntgenstrahlen, erhielt das St. Hedwig-Krankenhaus als eines der ersten Krankenhäuser in Deutschland eine eigenständige Radiologische Abteilung und war damit Vorreiterin der neuen

---

Jahren wurde die Unfallversicherung erstmals auf Berufserkrankungen ausgedehnt, 1925 die Wegeunfälle mit einbezogen.
340 Vgl. Archivordner „Mappe II. Das St. Hedwig-Krankenhaus. Die Funktionsabteilungen von 1854–1994." Hier: Die Abteilung für Chirurgie.; Murken, Axel Hinrich, 150 Jahre---, S. 121 ff.; Murken/Thomas: Selig..., S. 47, 60, 61.;

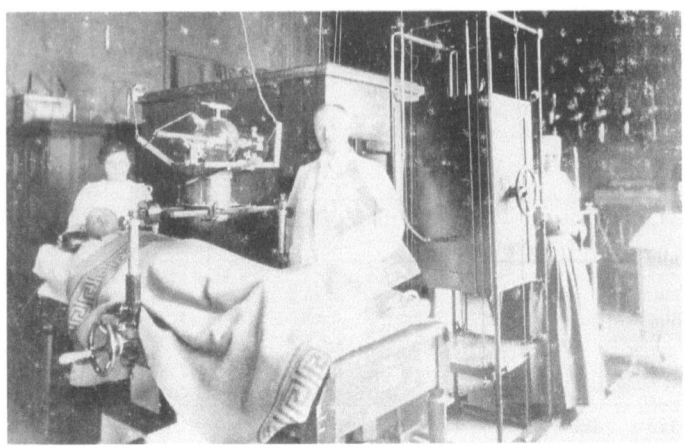

Abbildung 36: St. Hedwig-Krankenhaus Berlin, Röntgenabteilung um 1910
Quelle: SHK-Archiv; Murken, Axel Hinrich: 150 Jahre St. Hedwig-Krankenhaus in Berlin, S. 155

medizinischen Disziplin in Deutschland. Geleitet wurde die Abteilung von Dr. med. Werner Rave, einem Hautarzt und Röntgenologen. Eine Borromäerin und eine Gehilfin (später eine ausgebildete Röntgenschwester) unterstützten ihn bei seiner Arbeit. Im Vergleich zu heutigen Verhältnissen war die Ausstattung der Röntgenabteilung sehr spartanisch: es gab lediglich einen Röntgentisch.

Hier wurden Röntgenaufnahmen angefertigt und verschiedene Hautkrankheiten strahlentherapeutisch behandelt. Mit der Aufstellung neuester Röntgengeräte erfolgte 1911 die erste Erweiterung der Abteilung. Die nachfolgende statistische Aufstellung gibt einen kurzen Überblick über die Tätigkeit der Röntgenabteilung in den ersten Jahren ihres Bestehens.[341]

Eine umfassende Modernisierung erlebte die Röntgenabteilung 1925. Sie wurde ausgebaut und die technische Ausrüstung dem damaligen Stand der wissenschaftlichen Entwicklung angepasst, womit sich die Leistungsfähigkeit der Abteilung weiter erhöhte. Neben Chefarzt Rave gehörten jetzt zwei Assistenzärzte zum Mitarbeiterstab, Dres. Valentin Hormuth und Werner Dreyer, sowie weitere Röntgenschwestern und Gehilfinnen. Zu diesem Zeitpunkt praktizierten die Mitarbeiter bereits die Kontakttherapie mit Hilfe von Radiumeinlagen zur Bekämpfung von Krebserkrankungen. Ein gewaltiger Fortschritt

---

341 Bock, Franz: 75 Jahre St. Hedwig-Krankenhaus, Berlin 1921, S. 58.

Röntgenaufnahmen		
a) im Krankenhaus		b) im Lazarett
1910	2170	
1911	2191	
1912	2177	
1913	2630	
1914	3044	900
1915	2275	1610
1916	2957	1999
1917	2780	1277
1918	3175	1764
1919	2799	315
1920	2680	104
1921	1320	

Abbildung 37: Röntgenaufnahmen 1910–1921 – St. Hedwig Krankenhaus
Quelle: Murken, Axel Hinrich: 150 Jahre St. Hedwig-Krankenhaus in Berlin, S. 154

für die urologische Röntgendiagnostik bedeutete die Entwicklung des ersten Kontrastmittels zur röntgen-diagnostischen Darstellung der Nieren und der harnableitenden Wege durch die Urologen Lichtenberg und Swick des St. Hedwig-Krankenhauses (siehe Kapitel über die Urologische Abteilung). Einen Großteil der Röntgenuntersuchungen nahmen dann auch diese Kontrastmitteluntersuchungen ein. Rave ging 1946 in den Ruhestand.[342]

7.1.3.4 Urologische Abteilung

Medizinhistorisch bedeutsam ist vor allem die Entwicklung der urologischen Abteilung. Ab 1906 war Rudolf Jahr (1876–1965) als beratender Facharzt in der Chirurgischen Abteilung des Hauses tätig. Basierend auf seiner fundierten fachlichen Ausbildung diagnostizierte und therapierte er jährlich etwa 1.000 Patienten mit urologischen Krankheiten, eine für die damalige Zeit sehr große

---

342 Archivordner „Mappe II. Das St. Hedwig-Krankenhaus. Die Funktionsabteilungen von 1854–1994." Hier: Die Abteilung für Röntgenologie.; Murken, Axel Hinrich: 150 Jahre..., S. 154 ff.; Murken/Thomas: Selig..., S. 52.; Bock, Franz: 75 Jahre St. Hedwig-Krankenhaus, Berlin 1921.

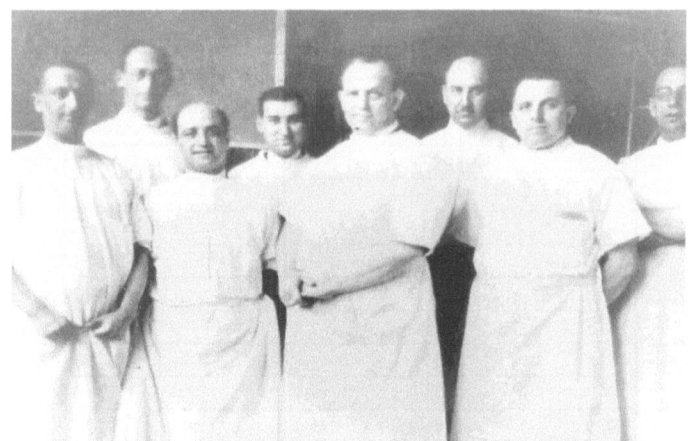

Abbildung 38: Professor Dr. med. Alexander von Lichtenberg (5. von links) im Kreise seiner Mitarbeiter. Fotografie um 1930 – St. Hedwig Krankenhaus
Quelle: SHK-Archiv; Murken, Axel Hinrich: 150 Jahre St. Hedwig-Krankenhaus in Berlin, S. 137

Patientenzahl. Damit erwarb sich das Haus den Ruf einer „guten Adresse" bei Erkrankungen der Nieren und Harnwege. Im Jahre 1922 folgte ihm, zunächst auch beratend, Alexander von Lichtenberg (1880–1949)[343], unter dessen Leitung 1924 als eine der ersten Abteilungen dieser Disziplin überhaupt eine eigene urologische Abteilung mit 13 Betten und einem technischem Behandlungsraum, eröffnet wurde, die unter Mitarbeit der Oberärzte und Assistenten schnell auf bis zu 200 Betten anwuchs.

Um die steigende Anzahl der Patienten optimal betreuen zu können, wurden gegen Ende der 1920er Jahre die eigenständigen urologischen Operationsräume sowie eine Privatstation eingerichtet – die größte und bedeutendste Einrichtung dieser Art in Europa.[344] Die hohen Patientenzahlen ermöglichen

---

343 Lichtenberg hatte sich 1912 im Fach Chirurgie und Orthopädie habilitiert, da es zum damaligen Zeitpunkt in Deutschland noch keinen Lehrstuhl für Urologie gab. Acht Jahre später wurde er zum Professor für Chirurgie an der Medizinischen Fakultät in Berlin ernannt. Er zählte zu den Mitbegründern der Urologie als eigenständigem Fach in Deutschland. Nach Entzug der Lehrerlaubnis (aufgrund seines jüdischen Glaubens) wanderte er 1936 zunächst nach Budapest und drei Jahre später nach Mexiko aus, wo er 1949 verstarb.
344 SHK-Archiv, Archivordner, Berliner Stadtblatt vom 8. Juli 1927.

auch eine ausgedehnte Forschungstätigkeit an der Abteilung. Eine bahnbrechende Entdeckung gelang Lichtenberg in Zusammenarbeit mit Moses Swick (1900–1985)[345] bei der Entwicklung des ersten Kontrastmittels zur röntgendiagnostischen Darstellung der Nieren und der harnableitenden Wege. Die Abteilung entwickelte sich zu einer der ersten, modernsten und größten urologischen Bildungseinrichtungen in Europa und erlangte internationales Ansehen. Die Aufnahmebücher im Archiv des St. Hedwig-Krankenhauses verzeichnen in diesen Jahren Patienten aus aller Welt.[346] In Erinnerungen wird Lichtenberg als energischer Chef beschrieben, der hohe Ansprüche an seine Mitarbeiter stellte.[347] Einige seiner ärztlichen Mitarbeiter übernahmen in späteren Jahren leitende Funktionen in entsprechenden Fachabteilungen großer Krankenhäuser und/oder erhielten Lehrstühle. Neben seiner umfassenden praktischen Kliniktätigkeit war Lichtenberg Mitglied in zahlreichen nationalen und internationalen Fachgremien und Verfasser eines mehrbändigen Lehrbuchs zur Urologie. Regelmäßige Publikationen in Fachzeitschriften sowie die Verbesserung und Neuentwicklung von fachspezifischen Instrumenten gehörten ebenfalls zum Schaffen (Repertoire) dieses in Theorie und Praxis gleichermaßen engagierten Urologen.[348]

---

345 Moses Swick, ein amerikanischer Arzt, entwickelte während seines Studienaufenthalts in Berlin das Kontrastmittel „Uroselectan", dessen Erprobung unter Lichtenbergs Aufsicht im St. Hedwig-Krankenhaus erfolgte.
346 Aus datenschutzrechtlichen Gründen ist eine Ablichtung aus den entsprechenden Aufnahmebüchern nicht möglich.
347 Die Arbeitszeit in der Abteilung war von 7.30 Uhr bis 14.00 Uhr und von 16.00 Uhr bis 21.00 Uhr.
348 Vgl. Archivordner „Mappe II. Das St. Hedwig-Krankenhaus. Die Funktionsabteilungen von 1854–1994." Hier: Die Abteilung für Urologie.; Brinkschulte/Knuth: Das medizinische Berlin, S. 122; Dietrich, Holger: Die Entwicklung der Abteilung für Urologie, in: Murken, Axel Hinrich: 150 Jahre…, S. 135–143 (hier S. 135–138); Murken/Thomas: Selig die Barmherzigen, S. 70; Ordensgemeinschaft der Alexianerbrüder, Stiftung der Alexianerbrüder (Hrsg.): Alexianer. 800 Jahre Leidenschaft. Die Geschichte der Alexianer von den Anfängen bis zur Gegenwart, ohne Ort 2015, S. 150–153; Wenske, Slatomir: Die Herausbildung urologischer Krankenabteilungen in Berlin. Ein Beitrag zur Berliner Medizingeschichte. Berlin 2009, S. 141–144.

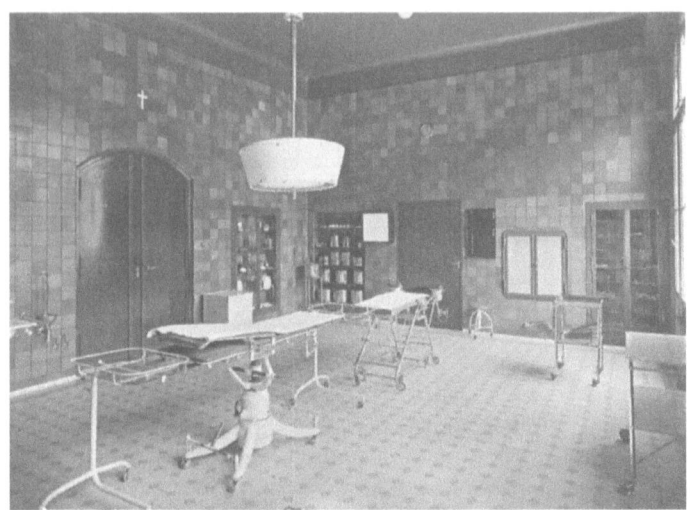

Abbildung 39: Urologischer Operationssaal im Jahr 1926 – St. Hedwig Krankenhaus
Quelle: SHK-Archiv; Murken, Axel Hinrich/ Thomas, Sylvia: 150 Jahre St. Hedwig-Krankenhaus, S. 72

7.1.3.5 Weitere medizinische Abteilungen

Ferner besaß das St. Hedwig-Krankenhaus eine Abteilung für Augenkrankheiten, für Hals-Nasen-Ohrenkrankheiten, eine Anatomisch-pathologische Abteilung, eine Gynäkologische Abteilung und eine Chirurgische Poliklinik.

7.1.3.5.1 Abteilung für Augenheilkunde

Im Jahre 1882 wurde im St. Hedwig-Krankenhaus der erste Augenarzt, Dr. med. Baumeister, eingestellt. Ihm folgte 1885 Dr. med. Dickschen, der bis 1908 im Hause blieb. Über die Tätigkeit dieser beiden Augenärzte liegen keine Unterlagen vor.

Mit Aufnahme der augenärztlichen Tätigkeit durch Professor Dr. med. Josef Helbron im Jahre 1908 erfuhr die Augenheilkunde im Haus eine deutliche Weiterentwicklung. Die Abteilung wurde als Belegabteilung geführt. Für seine Operationen stand Helbron der aseptische Operationsraum der Chirurgischen Abteilung zur Verfügung. Die Pflege seiner Patienten übernahm der chirurgische Stationsbereich. Da Helbron als Konsiliararzt tätig war, liegt keine Statistik über seine operativen Eingriffe vor. Im Rahmen der Lazarettfunktion des Krankenhauses während des Ersten Weltkriegs ergab sich für ihn eine erhöhte Operationstätigkeit, die sich insbesondere auf plastische Operationen bei den

St. Hedwig-Krankenhaus 131

Kriegsverletzten erstreckte und an die technische Fertigkeit in plastischer Hinsicht erhöhte Anforderungen stellte. Helbron war bis zu seinem Tode 1945 für das Haus tätig.[349]

7.1.3.5.2 Abteilung für Hals-Nasen-Ohren-Heilkunde

Die Abteilung für Hals-Nasen-Ohren-Heilkunde (HNO) des St. Hedwig-Krankenhauses kann als eine der ältesten HNO-Abteilungen im Raum Berlin angesehen werden. Die einzelnen Zweige der Hals-Nasen-Ohrenheilkunde[350] waren zwar schon Ende des 19. Jahrhunderts als Spezialfächer etabliert, ihre Verbindung zu einem einheitlichen Fach „Hals-Nasen-Ohren-Heilkunde" erfolgte in vielen Kliniken Deutschlands jedoch erst zwischen 1900 und 1920. Der erste Lehrstuhl für das vereinigte Fach wurde in den 1920er Jahren besetzt. Die großen städtischen Krankenhäuser Berlins erhielten zwischen 1905 und 1920 HNO-Hauptabteilungen.

Aus den Aufzeichnungen des Krankenhauses[351] geht hervor, dass es im St. Hedwig-Krankenhaus bereits ab ca. 1896 eine eigenständige Belegstation für Hals-Nasen-Ohrenkranke gab. Die in der Darstellung aufgeführten Spezialisten Dres. Hugo Beckmanns und Franz Bartels müssen zwischen 1896 und 1912 im Krankenhaus tätig gewesen sein. Unterlagen über diese beiden Ärzte sind nicht vorhanden.

1912 übernahm dann Dr. med. Alexander Tichy als verantwortlicher Belegarzt die HNO-Abteilung. Ihm standen 14 Betten zur Verfügung, die in den pflegerischen Bereich der Chirurgischen Abteilung einbezogen waren. Die Behandlungsräume befanden sich zunächst in der zweiten Etage des Hauptgebäudes, ab 1926/27 im Souterrain des Josefshauses. Die folgende Aufstellung verdeutlicht den Tätigkeitsbereich von Tichy, der 1947 aus Altersgründen zurücktrat, während der Jahre 1914–1921.

---

349 Archivordner „Mappe II. Das St. Hedwig-Krankenhaus. Die Funktionsabteilungen von 1854–1994". Hier: Die Abteilung für Augenheilkunde.; Bock, Franz: 75 Jahre St. Hedwig-Krankenhaus, Berlin 1921.
350 Rhinologie, Laryngologie und Otologie
351 Vgl. Bock, 75 Jahre St. Hedwig-Krankenhaus, S. 30.

Ohren-Erkrankungen			Nasen-Erkrankungen			Hals-Erkrankungen			Sonstiges	
									Karzinome	Lues
1914	169	4 OP	76	5	OP	130	Struma	34 OP	3	5
1915	157	6 OP	61	3	OP	120	Struma	29 OP	1	3
1916	154	13 OP	82	8	OP	96	Struma	28 OP	.	4
1917	129	8 OP	51	2	OP	98	Struma	26 OP	2	7
1918	145	5 OP	68	6	OP	90	Struma	25 OP	-	9
1919	157	5 OP	82	9	OP	97	Struma	26 OP	1	9
1920	143	12 OP	96	11	OP	112	Struma	34 OP	2	10
1921	76	3 OP	49	2	OP	65	Struma	16 OP	-	3

Abbildung 40: Operative Tätigkeit der HNO Abteilung 1914–1921 – St. Hedwig Krankenhaus
Quelle: Murken, Axel Hinrich: 150 Jahre St. Hedwig Krankenhaus in Berlin, S. 152

7.1.3.5.3 Anatomisch-Pathologische Abteilung

1864 wurde mit dem Bau des Waschhauses auch eine Leichenhalle errichtet. Nach deren Erweiterung 1866 entstand 1880 neben einem großen kapellenartigen Raum für die Aufbahrungen bei Beerdigungen ein Sectionsraum. Eine eigenständige Pathologie errichtete man 1910 unter der Leitung des Prosektors Dr. Hubert Josef Rheindorff. Die Abteilung mit zwei Untersuchungsräumen für Prosektor und Assistenten lagen im Erdgeschoss des Josefshauses. Rheindorff führte die Sectionen mit zwei Assistenten und einem Laboratoriumsdiener durch. Für die histologischen, bakteriologischen und klinischen Untersuchungen standen drei Laborantinnen zur Verfügung. Bedingt durch den Militäreinsatz des Prosektors musste die Pathologie in den Jahren 1917 und 1918 geschlossen werden. Nach seiner Rückkehr aus dem Krieg arbeitete Rheindorff weiterhin mit zwei Assistenten und einem Sectionsgehilfen. Über die praktische Tätigkeit der Abteilung in den Jahren 1910 bis 1920 gibt die folgende Aufstellung Auskunft.

	Sektionen	mikroskop. Untersuchungen	bakteriolog. Untersuchungen
1910:	306	230	79
1911:	254	389	137
1912:	217	408	82
1913:	248	426	49
1914:	185	329	9
1915:	55	214	
1916:	32	140	
1919:	110	300	
1920:	126	278	
	1533	**2714**	**356**

Abbildung 41: Statistische Aufzeichnung der anatomisch-pathologische Abteilung 1910–1920 – St. Hedwig Krankenhaus
Quelle: Bock, Franz: 75 Jahre St. Hedwig Krankenhaus…, S. 59

Daneben gingen zahlreiche wissenschaftliche Arbeiten aus der Anatomisch-Pathologischen Abteilung hervor.

1928 übernahm Professor Busch von der Militärakademie die Leitung der Pathologie. Zu diesem Zeitpunkt wurden neben dem Sectionsraum der Leichenhalle sechs Kühlzellen mit insgesamt 12 Tragen eingebaut. In den 1930er Jahren war die Abteilung durch das sogenannte Schnellschnittverfahren in der Lage, histologische Präparate innerhalb weniger Minuten auf Malignität zu untersuchen, was für den gesamten chirurgischen Bereich von immenser Wichtigkeit war.[352][353]

7.1.3.5.4 Chirurgische Poliklinik

1890 richtete man eine Chirurgische Poliklinik mit verschiedenen Laboratorien ein, die damals in dem dicht besiedelten Gebiet der Stadtmitte von Berlin als dringend erforderlich erschien. Dieses „Ambulatorium" wurde jedoch nach

---

[352] Busch verstarb 1939, sein Nachfolger Prof. Dr. Schürmann von der Militärakademie wurde alsbald zum Militärdienst eingezogen. Seit dem Zweiten Weltkrieg besitzt das St. Hedwig-Krankenhaus keine eigene Pathologische Abteilung mehr.
[353] Vgl. Archivordner „Mappe II. Das St. Hedwig-Krankenhaus. Die Funktionsabteilungen von 1854–1994". Hier: Die Anatomisch-Pathologische Abteilung.; Bock, Franz: 75 Jahre St. Hedwig-Krankenhaus, Berlin 1921.

1896 wieder aufgegeben, nicht zuletzt wohl wegen der Konkurrenz der nahen Universitätspoliklinik an der Ziegelstraße.[354]

7.1.3.5.5 Gynäkologische Abteilung

Am 1. Januar 1932 wurde unter der Leitung des Gynäkologen Dr. med. Otto Ecarius eine gynäkologisch-geburtshilfliche Station mit 27 Frauenbetten und 35 Kinderbetten eingerichtet.[355] Auf der geburtshilflichen Station arbeiteten neben einer Ordensschwester drei Hebammen und zwei weltliche Schwestern. Diese wurden zusätzlich von zwei älteren Hausangestellten unterstützt. Mit der Pflege der Neugeborenen waren zwei weltliche Schwestern und zwei Schülerinnen beauftragt. Einmal in der Woche fand die Schwangerenberatung statt.

Der Grund für die späte Einrichtung einer Entbindungsabteilung ist darin zu sehen, dass es Ordensschwestern bis weit nach dem Ersten Weltkrieg von der katholischen Kirche untersagt war, in ihren Krankenanstalten Schwangere und Wöchnerinnen zu pflegen bzw. bei der Geburt anwesend zu sein. Nach § 11 der Hausordnung für den inneren Dienst des Krankenhauses von 1846 waren Schwangere deshalb von der Aufnahme ins St. Hedwig-Krankenhaus ausgenommen.[356] Erst 1922 ließ die Bischofskonferenz unter bestimmten Umständen Ausnahmen zu, wenn nämlich gesonderte Räume bereitgestellt wurden, die geburtshilflichen Verrichtungen von einem Arzt oder einer Hebamme vorgenommen wurden und die übrige Pflege einer gereiften Schwester übertragen wurde.[357]

7.1.4 Krankenhausapotheke

Am 20. November 1846 zeigte das Comité des St. Hedwig-Krankenhauses dem Königlichen Polizeipräsidium an, dass man beabsichtige, im Krankenhaus eine Dispensieranstalt für die den Kranken zu verabreichenden Arzneien einzurichten, das Dispensieren aber unter Aufsicht und Leitung des Sanitätsrates

---

354 Archivordner „Mappe II. Das St. Hedwig-Krankenhaus. Die Funktionsabteilungen von 1854–1994". Hier: Die Ambulanz des St. Hedwig-Krankenhauses.; Murken, Axel Hinrich: 150 Jahre…, S. 30; Murken, Axel Hinrich, 1979, S. 171.; Murken/Thomas,: Selig…, S. 46.; Bock, Franz: 75 Jahre St. Hedwig-Krankenhaus, Berlin 1921.
355 Diese Abteilung bestand nur bis 1939.
356 SHK-Archiv, Archivordner, Hausordnung für den inneren Dienst des Krankenhauses 1846.
357 Vgl. Murken/Thomas: Selig…, S. 73; Reimer, Marion: Die Geschichte des St. Franziskus-Hospitals in Köln-Ehrenfeld…, S. 142.; Bock, Franz: 75 Jahre St. Hedwig-Krankenhaus, Berlin 1921.

Dr. Schupke der damaligen Oberin der Anstalt, Schwester Xaveria Rudler, die bereits mehrere Jahre im Krankenhaus zu Saarlouis als Apothekerin fungiert habe, übertragen zu wollen. Dem Antrag wurde stattgegeben und nach einer Apothekenrevision im März 1847 der Apotheke bescheinigt, dass sie „in einem solchen Zustand befunden worden war, dass der Benutzung derselben in medicinal-polizeilicher Hinsicht nichts entgegensteht".[358,359]

Die Borromäerinnen, die inzwischen auf eine fast 200jährige Geschichte ihrer Kongregation zurückblickten, hatten im Mutterhaus von Nancy seit Beginn ihrer Gründung die Herstellung von Heilkräutern, Salben und Verbandmaterial für die Behandlung der Kranken als „wesentlichen Teil ihrer Berufstätigkeit" praktiziert.

In Preußen galt seit 1853 ein Ministerialerlass, der in konfessionellen Krankenhäusern die Zubereitung und Abgabe von Arzneimitteln durch ausgebildete Ordensschwestern gestattete, die in einer staatlichen Prüfung ihre Kenntnisse nachgewiesen hatten. Diese „Dispensierschwestern" (synonym auch Apothekerinnen; nicht identisch mit heutigen approbierten Apothekern) wurden von Ärzten oder Apothekern ausgebildet und nach erfolgreich bestandenem Examen unter Aufsicht eines Arztes in den Dispensieranstalten der Krankenhäuser (synonym auch Hausapotheken) eingesetzt.

Mit dem Umzug in den Neubau in der Grossen Hamburger Straße 1854 erhielt die bereits in der Kaiserstraße bestandene Apotheke großzügigere Räume. Im Hochparterre des Haupthauses befanden sich nun Offizin und Rezeptur, ein eigenes Labor sowie eine Materialkammer. Da auch der Apotheke in der Tradition der Borromäerinnen eine sozial-caritative Aufgabe zufiel, versorgte sie neben den Patienten des Krankenhauses auch Bedürftige und Arme aus der Stadt unentgeltlich mit wichtigen Medikamenten. Die Leitung der Apotheke unterstand nach der Abberufung von Oberin Xaveria Rudler der ausgebildeten, examinierten Borromäerin Emanuela von Biegeleben[360,361]

---

358 Murken, Axel Hinrich: 150 Jahre St. Hedwig-Krankenhaus in Berlin 1846–1996, S. 164.
359 LAB: A Rep. 000-02-01 Nr. 1958 ohne Paginierung
360 Schwester Emanuela von Biegeleben bekleidete von 1884 bis 1887 das Amt der Oberin am St. Hedwig-Krankenhaus.
361 Murken, Axel Hinrich; Thomas, Sylvia: Selig die Barmherzigen. Herzogenrath 1996. S. 53.

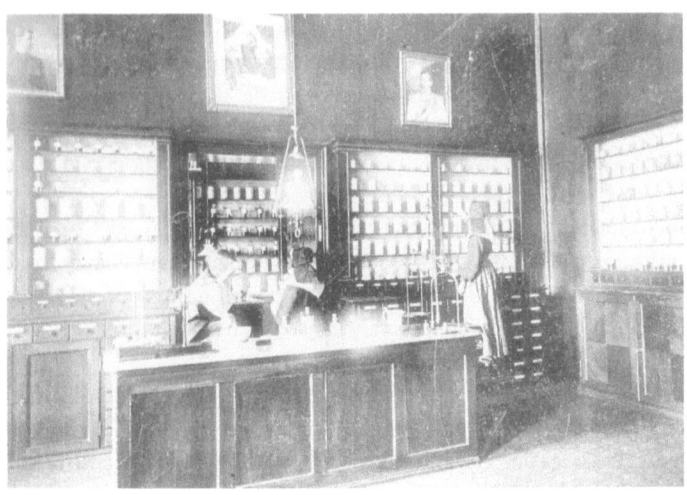

Abbildung 42: Apotheke um 1890 – St. Hedwig Krankenhaus
Quelle: SHK-Archiv; Murken, Axel Hinrich: 150 Jahre St. Hedwig-Krankenhaus, S. 165

1862 übernahm Dr. Volmer als Leiter der Internistischen Abteilung auch die Aufsicht über die Apotheke. Über die Arbeit in diesem Bereich während der ersten fünfzig Jahre sind keine Einzelheiten überliefert. Lediglich die Protokolle der regelmäßig stattfindenden Apothekenrevisionen des Königlichen Polizeipräsidiums bis 1918 und danach die Protokolle des Polizeipräsidenten bescheinigten der Apotheke einen vorzüglichen Zustand.[362]

1899 übernahm Schwester Carola Silvertrop[363], eine gebürtige Engländerin, die Leitung der Apotheke, später unterstützt von weiblichen Angestellten und einer Apothekengehilfin. Als Ausbildungsschwester für angehende Dispensierschwestern war sie maßgeblich daran beteiligt, dass fast in jedem Jahr eine oder mehrere Schwestern das staatliche Examen bestanden.[364]

---

362 LAB: A Rep. 000-02-01 Nr. 1958 ohne Paginierung
363 Schwester Carola Silvertrop blieb bis zu ihrem Tode im Jahre 1953 für 54 Jahre im St. Hedwig-Krankenhaus und war neben ihrer Apothekentätigkeit noch als Organistin im Haus tätig. Im Zuge der Weiterentwicklung der Pharmakologie übernahm allerdings 1937 Schwester Philippa Stahl als approbierte Apothekerin die Apotheke im St. Hedwig-Krankenhaus, die sie ab da selbständig leitete.
364 Vgl. Archivordner „Mappe II. Das St. Hedwig-Krankenhaus. Die Funktionsabteilungen von 1854–1994". Hier: Die Apotheke des St. Hedwig-Krankenhauses von 1910–1993.; Murken, Axel Hinrich: 150 Jahre…, S. 164 ff.; Murken/Thomas: Selig…, S. 53.;

7.1.5 Krankenpflegeschule

Bereits unmittelbar nach dem Erlass der preußischen Regierung über die Ausbildung und Prüfung von Krankenpflegepersonen und deren staatliche Berufsanerkennung, wurde 1907 die Krankenpflegeschule am St. Hedwig-Krankenhaus eröffnet und erhielt die Lehrerlaubnis als medizinische Ausbildungsanstalt. Sie gehört damit zu den ältesten Ausbildungsstätten der beruflichen Krankenpflegeausbildung in Berlin.

Die staatlich anerkannte Ausbildung dauerte ein Jahr, das Zugangsalter war auf 21 Jahre festgesetzt, und zum Abschluss der Ausbildung musste eine theoretische und praktische Prüfung stattfinden. Die Prüfungskommission hatte aus drei Ärzten zu bestehen. Zum Inhalt des theoretischen und praktischen Unterrichts und zur Stundenzahl gab es keine Festlegungen in der Verordnung. Nach bestandener Prüfung erhielten die Absolventen den „Ausweis über die Erlaubnis zur berufsmäßigen Ausübung der Krankenpflege".[365] Damit wurden bestehende Ausbildungsstrukturen innerhalb der Ordensgemeinschaft durch staatliche Rahmenbedingungen verändert oder abgebaut.

Bis zu diesem Zeitpunkt erhielten die Ordensschwestern ihre fachliche Befähigung zur Ausübung der Krankenpflege in einer systematischen Ausbildung im vierjährigen Noviziat. Die Schwestern wurden in Sprachen, in Hauswirtschaft und für den Dienst im Hospital, insbesondere in der Beobachtung Kranker, deren ordentlicher Versorgung sowie in der Herstellung von Arznei und Tees ausgebildet. Für die gesamte geistliche und fachliche Ausbildung war die Novizenmeisterin verantwortlich.[366] Um 1890 übten im St. Hedwig-Krankenhaus 48 ausgebildete Ordensschwestern die Krankenpflege aus, denen 16 weltliche Schwestern und 13 Pfleger zur Seite standen (siehe Abbildung 44). Diese wohnten überwiegend im Haus, ihre Anleitung und Ausbildung erfolgte durch die Ordensschwestern.[367]

Erster Schulleiter im St. Hedwig-Krankenhaus war der damalige Leiter der Medizinischen Abteilung, Geheimrat Dr. Wirsing. Von Anfang an war hier die Ausbildung allerdings so organisiert, dass neben dem jeweiligen Arzt auch eine Ordensschwester für die Heranbildung der jungen Schwestern verantwortlich

---

Bock, Franz: 75 Jahre St. Hedwig-Krankenhaus, Berlin 1921., LAB: A Rep. 000-02-01 Nr. 1958 ohne Paginierung
365 Vgl. Althoff, Ruth/Moers, Martin: Analyse der Ausbildungssituation in den Berliner Krankenpflegeschulen. Berlin 1990, S. 35.
366 Vgl. Juris, Otto: „Das Haus im Krahnen zu Trier". 100 Jahre Mutterhaus der Trierer Borromäerinnen. Trier 1949, S. 23 ff.
367 LAB: A Rep. 000-02-01 Nr. 1958 ohne Paginierung

war. Die theoretischen Unterrichtsstunden, über deren Anzahl nichts überliefert ist, erteilten die Oberärzte der Inneren und Chirurgischen Abteilung. Die Kapazität der Schule war anfangs auf 15 Schülerinnen festgelegt, die alle im Schülerinnenwohnheim wohnten.

Verglichen mit heutigen Verhältnissen stellte die Ausbildung an die Schülerinnen hohe physische Anforderungen und war nicht kostenlos. Die Arbeitszeit betrug 60 Stunden wöchentlich. Täglich wurden zwei Stunden freigegeben. Dabei war der Dienst in der Regel geteilt, Freizeit gab es also zwischen den Dienstzeiten, wenn kein Unterricht stattfand. Für einen Sonntagsdienst erhielten die Schülerinnen einen freien Nachmittag in der Woche. An Schuldgeld und Pension wurden halbjährlich 50,-- Mark erhoben und 50,-- Mark Gebühren entfielen für die staatliche Prüfung. Mitte der 1920er Jahre hatte sich die Zahl der Absolventinnen bereits auf durchschnittlich 30 erhöht.

1928 traten auch für die Krankenpflegeschulen konfessioneller Häuser die „umgestalteten Vorschriften über die staatliche Prüfung von Krankenpflegepersonen mit Ausführungsanweisung" in Kraft.[368] Danach verlängerte sich die Ausbildungszeit auf zwei Jahre. Mindestens 200 theoretische Unterrichtsstunden mussten über die Lehrgangszeit verteilt nach einem Lehrplan unterrichtet werden. Nach dieser Verordnung wurde es erstmals möglich, dass „in Ausnahmefällen der Unterricht über beschränkte Teilgebiete auch von nicht ärztlichen Personen erteilt werden kann".

Die Aufgaben der Umstrukturierung der Ausbildung übernahm der Chefarzt der Chirurgischen Abteilung, Professor Johannes Petermann, der seit 1927 die Krankenpflegeschule leitete. In Zusammenarbeit mit der leitenden Lehrschwester wurden einige schulorganisatorische Veränderungen vorgenommen. Aufnahmetermine waren nun der 1. April und der 1. Oktober, dementsprechend mussten auch zweimal im Jahr Examina abgelegt werden. Die Aufnahmekapazität wurde auf 20 Schülerinnen festgelegt. Damit waren bei einer zweijährigen Ausbildung ständig ca. 40 Schülerinnen im Haus tätig. Von einer Lehrschwester (Borromäerin) wurden vor allem Gebiete wie Verbandslehre, Herrichten des Patientenbettes sowie das Verhalten und Hilfeleistungen am Patienten unterrichtet. Die Fächer „Gesetzeskunde" und „Berufskunde" unterrichtete seit 1929 die spätere Krankenhausfürsorgerin. Der klinische Unterricht wurde von Ärzten erteilt.

---

368 Von diesen bereits 1921 verfügten Vorschriften waren die konfessionellen Einrichtungen bis dahin ausgenommen.

Das neue Schülerinnenwohnheim von 1928 bot Unterkunft für 40 Schülerinnen und 30 freie Schwestern. Dort wurde dem Gemeinschaftsleben aus der Ordenstradition heraus große Aufmerksamkeit gewidmet. Eine Ordensschwester war ausdrücklich dafür zuständig, sich um die Belange der Schülerinnen zu kümmern und darüber hinaus für Ordnung und einen geregelten Ablauf des Internatslebens zu sorgen.

Unter der langjährigen Tätigkeit der leitenden Lehrschwester M. Ildefonsa Ehlers entwickelte sich die Krankenpflegeschule des St. Hedwig-Krankenhauses zu einer anerkannten Ausbildungsstätte für Krankenschwestern.[369]

7.1.6 Laboreinrichtungen

Dem Fortschritt der theoretischen Medizin in den 1880er Jahren durch die Bakteriologie und physiologische Chemie begegnete man im St. Hedwig-Krankenhaus bereits 1890 mit der Einrichtung eines klinischen Laboratoriums mit zwei Räumen für mikroskopische und bakteriologische Untersuchungen. 1904 wurden die Laborräume gemeinsam mit dem Anatomisch-Pathologischen Labor in das Souterrain des neu errichteten St. Josefshauses verlegt, wo sie bis 1928 verblieben. Während der Zeit im St. Josefshaus erweiterte sich die Zahl der Laborantinnen zunächst auf drei, später auf fünf, weil die Grundumsatzbestimmungen und das Elektrokardiogramm in den Arbeitsbereich einbezogen wurden. 1928 erfolgte der Umzug des Klinischen und des Pathologischen Labors in das Erdgeschoss des neuen Schülerinnenheims, die Zahl der Mitarbeiterinnen hatte sich zwischenzeitlich auf neun Laborantinnen erhöht. Im gleichen Jahr erhielt die unter Leitung von Professor Alexander von Lichtenberg eröffnete Urologische Abteilung ein eigenes Labor mit einer selbstständig arbeitenden Medizinisch-Technischen-Assistentin. 1932 wurden unter der Leitung von Professor Adam Maria Brogsitter auf den Stoffwechselstationen Stationslabore eingerichtet. Junge Ärzte und Krankenpflegeschülerinnen denen die Beherrschung von Harnuntersuchungen auf Eiweiß, Zucker und Gallenfarbstoff abverlangt wurde, erhielten auf den Stationen der Inneren Medizin die Möglichkeit, sich in Harn- und Blutuntersuchungen einzuüben. Dazu besaß jede Station auch ein Mikroskop.[370]

---

369 Archivordner „Mappe II. Das St. Hedwig-Krankenhaus. Die Funktionsabteilungen von 1854–1994". Hier: 75 Jahre Schwesternausbildung im St. Hedwig-Krankenhaus.; Murken, Axel Hinrich: 150 Jahre..., S. 174 ff., 195 ff.; Murken/Thomas: Selig..., S. 30.
370 Archivordner „Mappe II. Das St. Hedwig-Krankenhaus. Die Funktionsabteilungen von 1854–1994". Hier: Das Klinische Labor.; Murken, Axel Hinrich: 150 Jahre..., S. 30, 34, 98, 161; Murken/Thomas: Selig..., S. 30,31:

7.1.7 Therapeutische Einrichtungen

Nach dem Ausbau des alten Hauptgebäudes im Jahre 1900 richtete man dort in der dritten Etage einen „medico-mechanischen" Übungsraum zur Durchführung von Rehabilitationen bei Gelenkversteifungen und weiterer krankengymnastischer Übungen ein. Hier standen auch die Apparaturen für Kuren mit Rotlicht und ultravioletten Strahlen. 1928 wurde im Erdgeschoss des St. Josefshaus erstmalig eine Bäderabteilung[371] eröffnet, in der sich neben Wannen für die medizinischen Bäder auch ein sogenanntes Sudabad[372] befand. Gleichzeitig schuf man hier die Voraussetzungen für eine eigene klinische Abteilung für Balneo- und Hydrotherapie.[373]

7.1.8 Organisationsstrukturen

7.1.8.1 Trägerschaft/Rechtsform/Finanzierung

Eigentümerin des St. Hedwig-Krankenhauses war zunächst die katholische Gemeinde St. Hedwig. Durch Allerhöchsten Erlaß vom 5. Oktober 1887 wurde das Krankenhaus zu einer selbstständigen Wohltätigkeitsanstalt[374] der katholischen Kirche erhoben und dem „St. Hedwig-Krankenhaus zu Berlin", so dann die offizielle Bezeichnung, die Rechte einer juristischen Person verliehen.[375] Damit löste sich das Krankenhaus formal und betriebswirtschaftlich von der katholischen Gemeinde. Die Verwaltung und Vertretung nach außen hatte nach dem Statut der Anstalt das „Comité des St. Hedwig-Krankenhauses" inne, dessen Vorsitzender der jeweilige Propst von St. Hedwig war. Die übrigen Mitglieder des Comités wurden „vom Vorstande aus den zu einer der katholischen Pfarreien zu Berlin gehörigen großjährigen Männern gewählt", die vom Fürstbischof von Breslau, dem die kirchliche Aufsicht oblag, bestätigt werden mussten.[376]

---

371 Bereits seit Mitte des 19. Jahrhunderts bildeten die Einrichtungen für die Physikalische Therapie, vielfach unter der Bezeichnung „Bäder- und Massage-Abteilung", einen regelmäßigen Bestandteil der Allgemeinen Krankenhäuser.
372 Subaquales Darmbad
373 Vgl. Murken, Axel Hinrich: 150 Jahre..., S. 32, 34, 159; Murken/Thomas: Selig..., S. 32, 46;
374 1835 erhielten die christlichen Kirchen das Recht, eigene Wohltätigkeitsanstalten zu gründen, was diese auch zur Gründung konfessioneller Krankenhäuser nutzten.
375 Vgl. dazu Hohn, Wilhelm: Die Nancy-Trierer Borromäerinnen in Deutschland 1810–1899. Ein Beitrag zur Statistik und Geschichte der barmherzigen Schwestern, ihres wohlthätigen und sozialen Wirkens. Trier 1899, S. 35 f.; Hille, 1896, S. 133 ff.
376 Vgl. § 3 des Statuts, abgedruckt in: Hille, 1896, S. 133 ff.

Die Sitzungen des Comités, zu denen der dirigierende Arzt und die Oberin hinzugezogen wurden (beide hatten nur eine beratende Stimme), fanden regelmäßig einmal im Monat statt. Der Vorstand des Comités regelte die Verwaltung des Krankenhauses durch eine Hausordnung und stellte jährlich einen Jahres-Etat auf.[377] Er ernannte den Rendanten, wählte den dirigierenden Arzt und die anderen Oberärzte der Anstalt und entschied auf Vorschlag des dirigierenden Arztes über die Einstellung der Assistenzärzte.[378,379]

Nach § 7 des Statuts lag die Leitung des St. Hedwig-Krankenhauses weiterhin bei den Borromäerinnen.[380] Diese umfasste die gesamte Leitung des Büros, der Kasse, der Wirtschaft und der Apotheke[381], insbesondere aber die Pflege der Kranken.[382]

Die Finanzierung des St. Hedwig-Krankenhauses, allein die Anlagekosten beliefen sich bis zum Jahre 1900 auf zwei Millionen Mark,[383] basierte auf zwei Voraussetzungen: auf der unentgeltlichen Arbeit und der günstigen Wirtschaftsführung der Borromäerinnen und auf den Spenden und Zuwendungen, die das Haus erhielt. Wenn sich auch das Krankenhaus wirtschaftlich überwiegend selbst tragen konnte,[384] so sind der Ausbau und die Verbesserung der Einrichtung vielen Privatinitiativen zu verdanken. Diese Spender ermöglichten

---

377 Das Krankenhaus und das Hospital wurden betriebswirtschaftlich als zwei selbständige Einheiten geführt. Die Belange des Hospitals finden in der vorliegenden Arbeit keine Berücksichtigung.
378 Vgl. §§ 3, 5, 7, 8, 9 und 10 des Statuts des St. Hedwig-Krankenhauses zu Berlin vom 13. April 1887, abgedruckt bei Hille, 1896, S. 134/135.
379 Vgl. Anhang:
380 Die Kongregation der Borromäerinnen hatte einen Grundsatz, der auf den hl. Franziskus von Assisi zurückgeht: Sie übernahm kein Haus als Eigentum, falls nicht dringende Gründe eine Ausnahme erforderten. In diesem Grundsatz erblickte die Kongregation einen Schutz vor dem Geiste der Gewinnsucht und der persönlichen Interessen. Sie folgte mit ihm der Erkenntnis, dass Besitzlosigkeit die übernatürliche selbstlose Gesinnung bei der Ausübung der Liebeswerke erhält und fördert. Aus diesem Grund hielt sie auch an der Bestimmung fest, auf jeden Anteil am Ertrag und Erwerb der von den Schwestern geleiteten Anstalten zu verzichten und keine Legate für die Schwestern, sondern nur solche für die Armen und Kranken ihrer Häuser anzunehmen. Vgl. Hohn, 1899, S. 20 f.
381 Die Leitung der Apotheke unterstand nur den Schwestern, die das Apotheker-Examen absolviert hatten.
382 Vgl. Bock, 1896, S. 12.
383 Vgl. Hohn, 1899, S. 42.
384 Vgl. Die Liebe überwindet alles. Hedwigkrankenhaus Berlin 1946. Berlin 1946, S. 37. In der Festschrift von 1921 findet sich der Hinweis, dass das Krankenhaus der Stadt Neukölln in Buckow (700 Betten) schon vor dem Ersten Weltkrieg ein Defizit von

auch in zunehmendem Maße die medizinische/pflegerische Behandlung und andere Wohltätigkeitsleistungen für unbemittelte Volksschichten. Gleichzeitig halfen sie, wirtschaftlich schwierige Zeiten und Krisen zu überwinden.[385] Der von Marianne Saaling 1846 ins Leben gerufene Weihnachtsbasar erbrachte jährlich eine stattliche Summe zugunsten der Anstalt, in den 1880er Jahren betrug der Reingewinn jeweils rund 20.000 bis 25.000 Mark. Die Mittel für die um die Jahrhundertwende errichteten Erweiterungsbauten kamen durch zwei Geldlotterien zusammen, die 1899 und 1901 mit staatlicher Genehmigung in ganz Deutschland durchgeführt werden konnten. Spenden und Geschenke flossen aus dem preußisch-deutschen Herrscherhaus, von Mitgliedern nichtpreußischer deutscher und ausländischer Adelshäuser, von katholischen Vereinen und Personen, die ungenannt bleiben wollten. Die Errichtung von „Stiftungsbetten", die den Namen des Stifters trugen, ermöglichte es, stets einer Anzahl verschämter Armen die Krankenhauspflege und die Behandlung unentgeltlich zu gewähren. In den ersten Jahrzehnten kostete ein Stiftungsbett 6.000 Mark, seit 1886 dann 9.000 Mark. Im Jahre 1921 gab es 34 solcher Stiftungsbetten im Haus.[386]

Bedingt durch die verminderte Kaufkraft des Geldes arbeitete das St. Hedwig-Krankenhaus Anfang der 1920er Jahre mit einem Defizit. Aus diesem Grunde wandte es sich an den Caritasverband mit der Bitte um Bewilligung eines Zuschusses zur „Begleichung der außerordentlich hohen Betriebskosten für Lebensmittel, Kohlen, Medikamente, ärztliches und sonstiges Personal u.s.w.".[387] Da man davon ausging, dass aufgrund der hohen Zahl der Antragsteller die Beträge, die der Caritasverband den einzelnen ihm unterstehenden Anstalten zuwenden konnte, gering ausfallen würden, stellte man im November 1922 einen Antrag an das Reichsministerium des Innern auf Gewährung einer entsprechenden Sonderbeihilfe. Neben der enormen Steigerung der Betriebskosten gab man zur Begründung den Rückgang der Einnahmen aus Pflegegeldern und Spenden an.[388]

---

jährlich 830.000 Mark aufwies. Dem ist hinzugefügt: „Wenn wir so wirtschafteten, müßten wir nächstes Jahr unsere Tore schließen." Festschrift zum 75jährigen Jubiläum des St. Hedwig-Krankenhauses zu Berlin. 1846–1921. Berlin 1921, S. 8,9.

385 Spenden aus Holland und den Vereinigten Staaten trugen beispielsweise dazu bei, die wirtschaftlich schwierige Situation während der Inflationszeit nach dem Ersten Weltkrieg zu bewältigen. Vgl. Die Liebe überwindet alles, 1946, S. 36.
386 Vgl. Bock, 1896, S. 162; Liedtke/Rieden a.a.O., S. 555, 556.
387 BArch, R 1501, 109417, Bl. 315.
388 Wegen der hohen Verpflegungskosten verzeichnete auch das St. Hedwig-Krankenhaus einen Rückgang an Patienten und die finanziellen Möglichkeiten der Spender gestalteten sich zeitbedingt ebenfalls sehr schwierig.

Der Antrag wurde abschlägig beschieden, weil eine „Reichsbeihilfe" nur für „Reichsanstalten" in Betracht kam.[389]

7.1.8.2 Ärzte/Personal

Bereits mit Eröffnung des Krankenhauses im Jahre 1846 war ein Arzt für die Krankenversorgung im Hause tätig, zu Beginn des Jahres 1847 kam ein weiterer Arzt zur Behandlung der chirurgischen Patienten hinzu.

Wie die nachfolgende Abbildung 43 zeigt, nahm die Anzahl der Ärzte pro Bett von 1854 bis 1921 kontinuierlich zu nämlich von 3 Ärzten 1854 über 10 Ärzte 1896 bis zu 21 Ärzten 1921. Damit betreute bei vollständiger Auslastung 1854 ein Arzt 83 Patienten, 1896 ein Arzt 48 Patienten und 1921 ein Arzt 30 Patienten. Die überproportional hohe Quote innerhalb des ersten Jahres (1846) hängt mit der geringen Bettenzahl in diesem Jahr zusammen.[390]

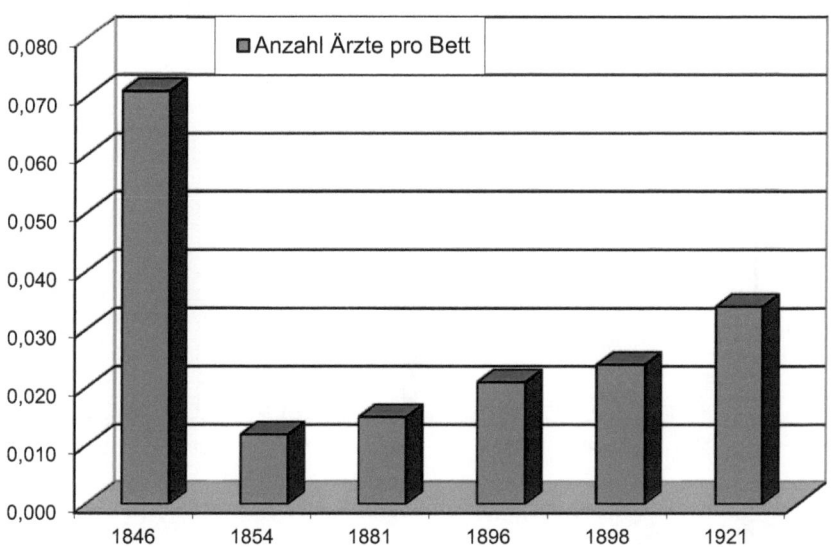

Abbildung 43: Entwicklung der Anzahl der Ärzte im Bezug zur Bettenzahl 1846 bis 1921 im St. Hedwig Krankenhaus

Quelle: Eigene Berechnung nach: Bock, Franz: Die Entwicklung und Thätigkeit des St.Hedwig-Krankenhauses zu Berlin. S. 8. Murken, Axel Hinrich:150 Jahre St. Hedwig-Krankenhaus in Berlin, S. 33–36

---

389 BArch, R 1501, 109417, Bl. 317.
390 Vgl. Anhang: Abbildung 156: Entwicklung der Anzahl der Ärzte im Bezug zur Bettenzahl 1846 bis 1921 im St. Hedwig-Krankenhaus

Die Zuordnung der Ärzte zu den unterschiedlichen Bereichen ist den Kapiteln über die medizinischen Abteilungen zu entnehmen.

Ab 1896 wurden zusätzlich zu den Schwestern auch Wärter und Wärterinnen eingestellt sowie ab 1907 Schwesternschülerinnen (siehe Abbildung 44)[391]. Die Anzahl der Borromäerinnen verdoppelte sich innerhalb der ersten zehn Jahre, von 4 auf 8 Schwestern. Innerhalb der ersten fünfzig Jahre bis 1896 verzehnfachte sich die Zahl der Schwestern auf 46. Bis zum Jahre 1921 stieg sie auf 60 Ordensschwestern an.

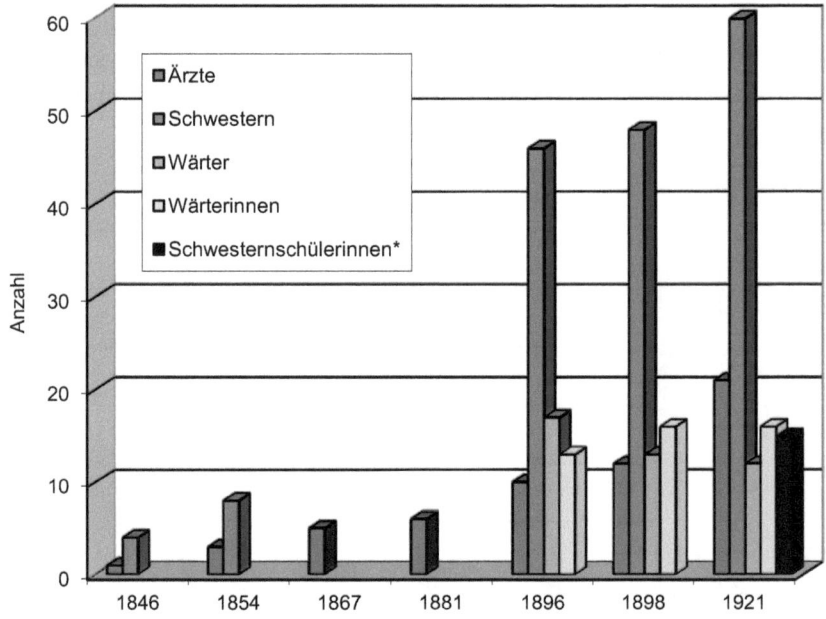

Abbildung 44: Entwicklung der Anzahl der Ärzte und Schwestern von 1846 bis 1921 im St. Hedwig Krankenhaus

Quelle Eigene Berechnung nach: Bock, Franz: Die Entwicklung und Thätigkeit des St.Hedwig-Krankenhauses zu Berlin. S. 8. Murken, Axel Hinrich:150 Jahre St. Hedwig-Krankenhaus in Berlin, S. 33–36 Krankenpflegeschule seit 1907

---

[391] Siehe Anhang: Abbildung 157: Entwicklung der Anzahl der Ärzte und Schwestern von 1846 bis 1921 im St. Hedwig-Krankenhaus

1896 waren 13 Wärterinnen und 17 Wärter für die Krankenversorgung tätig. Während sich bis 1921 der Anteil der Wärterinnen leicht erhöhte (16), sank der Anteil der Wärter auf 12. Im Jahre 1896 kam danach eine Pflegekraft auf 6,3 Betten, was deutlich über dem Durchschnitt des Deutschen Reiches lag. Dort betrug dieses Verhältnis durchschnittlich 1:9.[392] Im Jahr 1921 standen für die Krankenversorgung, die Schwesternschülerinnen mitgerechnet, neben 21 Ärzten 103 Pflegekräfte zur Verfügung. Damit kam eine Pflegekraft auf ca. 6 Betten.

Darüber hinaus waren zur Betreibung des Krankenhauses nach den Aufzeichnungen im Jahre 1896 60 weibliche Angestellte, 10 Handwerker und ein Seelsorger tätig. 1921 bestand dieser Mitarbeiterstab aus 74 Hausangestellten, 10 Handwerkern und zwei Seelsorgern.[393]

7.1.9 Patienten

7.1.9.1 Entwicklung der Patientenzahl

Die Anzahl der aufgestellten Betten richtete sich nach Angebot und Nachfrage und wurde von daher sukzessive von 14 Betten im Jahre 1846 auf 813 Betten im Jahre 1934 erhöht. Parallel zu der Aufstellung der Betten nahm auch die Anzahl der Patienten von 635 Fällen pro Jahr im Jahr 1848 auf über 9.000 Patienten im Jahr 1934 zu. Wie die nachfolgende Abbildung 45[394] zeigt, ergibt sich eine deutliche Steigerung zwischen 1854 und 1858 sowie zwischen 1924 und 1934 (von 5.000 zu 9.000 Fällen pro Jahr).

Aufgrund der nahezu konstanten durchschnittlichen Verweildauer nahm auch die Anzahl der Verpflegungstage massiv zu. Die durchschnittliche Verweildauer betrug innerhalb der ersten 60 Jahre nahezu konstant 30 bis 32 Tage. Zwischen 1914 und 1924 stieg die Verweildauer über 34,7 auf 40,2 Tage an. Danach kam es zu einer deutlichen Reduktion auf 24,2 Tage im Jahr 1934.[395]

Für die Versorgung der Patienten wurden vermehrt Schwestern und Ärzte eingestellt (siehe Kapitel 7.1.8.2 Ärzte/Personal).

---

392 Goerke, in: Schadewaldt (1976), S. 66.
393 Vgl. Bock, 1921, S. 30; Murken/Thomas: Selig…, S. 29, 31.
394 Siehe Anhang: Abbildung 158: Entwicklung der Fallzahlen von 1848 bis 1934 im St. Hedwig-Krankenhaus
395 Vgl. Anhang: Abbildung 159: Entwicklung der durchschnittlichen Verweildauer von 1850 bis 1934 (und im Vergleich zu Heute (2013 in Deutschland))

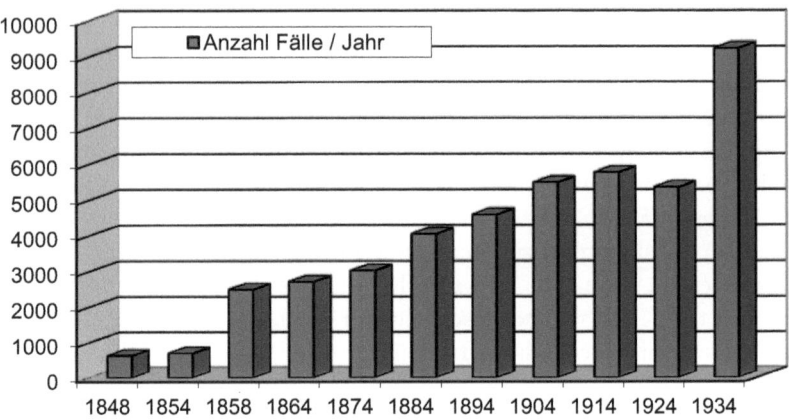

Abbildung 45: Entwicklung der Fallzahlen von 1848 bis 1934 im St. Hedwig Krankenhaus

Quelle Eigene Berechnung nach: Bock, Franz: Die Entwicklung und Thätigkeit des St. Hedwig-Krankenhauses zu Berlin. S. 19. Murken, Axel Hinrich:150 Jahre St. Hedwig-Krankenhaus in Berlin, S. 241

7.1.9.2 Patientengut

Aus den noch vorhandenen Aufnahmebüchern des St. Hedwig-Krankenhauses lässt sich die Sozialstruktur der Patienten gut nachvollziehen. Die unten stehende Abbildung 47[396] zeigt, dass in den ersten fünfzig Jahren des Krankenhauses die Patientenstruktur männlich/weiblich 2/3 zu 1/3 betrug, während das Verhältnis um die Jahrhundertwende nahezu ausgeglichen war. Ab 1910 wurden mehr Frauen als Männer stationär behandelt (Ausnahme: Kriegszeit Erster Weltkrieg Lazarett). Diese Entwicklung trat hier tendenziell etwas früher ein als auf Reichsebene.

Im Krankenhaus wurden entsprechend der Bevölkerung Berlins in den ersten Jahren weit über 90% evangelische Patienten und nur ca. 5% katholische Patienten aufgenommen. Dieses Verhältnis hat sich bis zum Jahre 1910 verändert. Danach machten die Protestanten etwas mehr als 80% der Patienten aus, der Anteil der Katholiken lag über 10% und etwa 5% der Patienten waren Juden, der Rest verteilte sich auf andere Religionen und Dissidenten (siehe Abbildung 48).

---

[396] Vgl. Anhang: Abbildung 160: Entwicklung der Fallzahlen von 1848 bis 1946, Aufteilung nach Geschlecht und Abbildung 161: Behandlung von Kindern in Bezug auf die Behandlung aller Patienten 1846-1896.

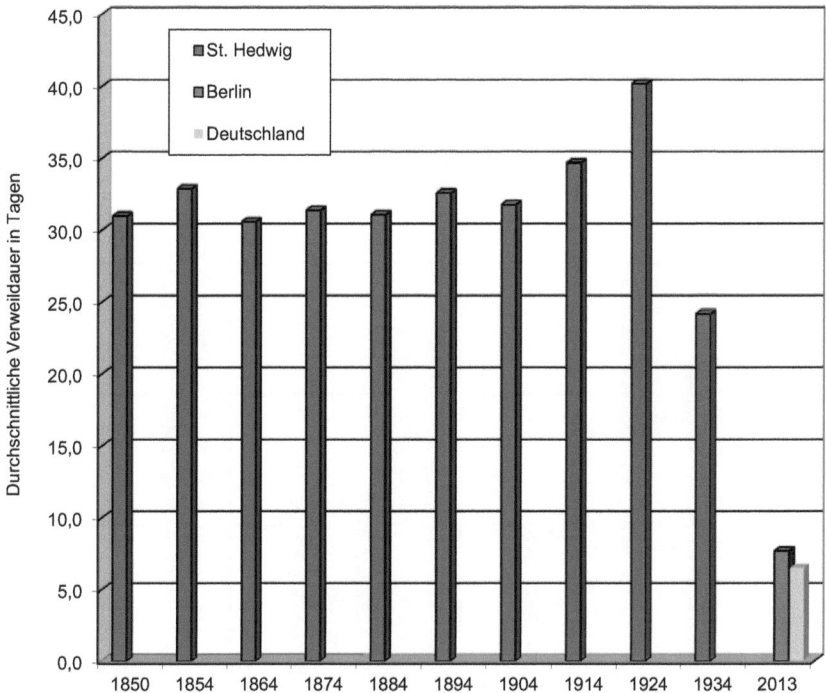

Abbildung 46: Entwicklung der durchschnittlichen Verweildauer von 1850 bis 1934 (und im Vergleich zu Heute (2013 in Deutschland) – St. Hedwig Krankenhaus

Quelle: *Eigene Berechnung nach: Bock, Franz: Die Entwicklung und Thätigkeit des St. Hedwig-Krankenhauses zu Berlin. S. 21. Murken, Axel Hinrich:150 Jahre St. Hedwig-Krankenhaus in Berlin, S. 243. Statistisches Bundesamt: Fachserie 12 Reihe 6.4 (2014) S. 13. Statistischer Bericht AIV 3 – j/13 Krankenhäuser im Land Berlin 2013*

Bei der Berufsstruktur müssen Männer und Frauen getrennt bewertet werden, da bei den Männern innerhalb der ersten fünfzig Jahre die Berufe sehr viel dezidierter aufgeführt wurden als bei den Frauen. Insgesamt sind bei den Männern unter den zehn häufigsten Berufen besonders hervorzuheben die Arbeiter mit 15%, die Bäcker mit 7,4%, gefolgt von Kaufmännern, Schlächtern und Tischlern mit ca. 4%.

Des weiteren folgen mit ca. 3% Maurer, Schlosser, Schneider, Hausdiener, Schuhmacher, Lehrlinge und Knaben.

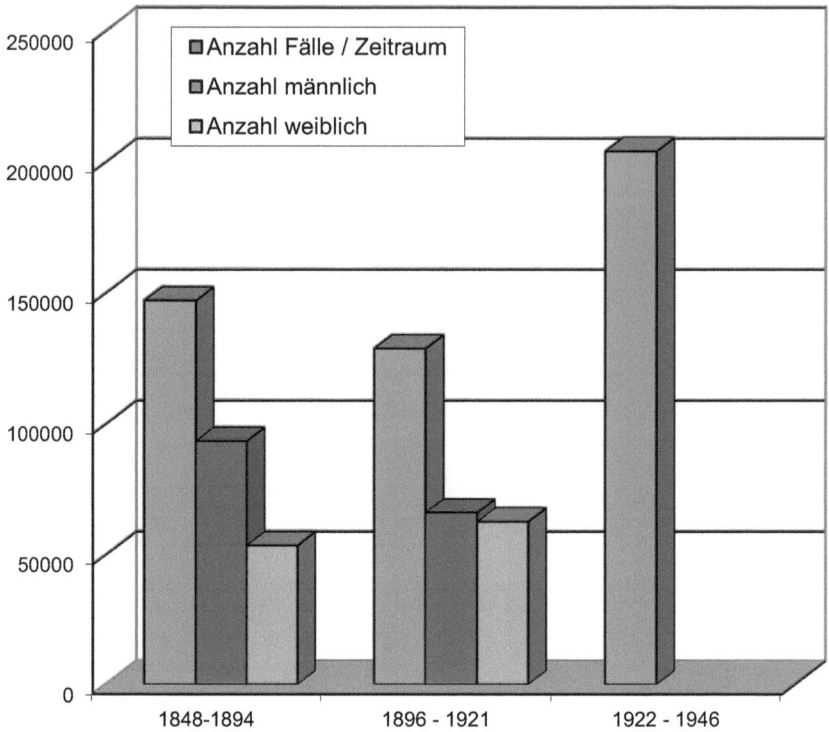

Abbildung 47: Entwicklung der Fallzahlen von 1848 bis 1946, Aufteilung nach Geschlecht – St. Hedwig Krankenhaus

Quelle: Eigene Berechnung nach: Bock, Franz: Die Entwicklung und Thätigkeit des St.Hedwig-Krankenhauses zu Berlin. S. 99/149. Bock, Franz: 75 Jahre St. Hedwig-Krankenhaus. S. 3. Die Liebe überwindet alles: St. Hedwig-Krankenhaus Berlin 1946. S. 53

Bei den Frauen überwiegt der Beruf der Dienstbotin (51%), gefolgt von den Patientinnen, deren Angabe „Frau" lautet (14,7%). Arbeiterin (6,7%), Witwe und Fräulein mit jeweils 6% und Kind (weiblich) mit 5% gaben die weiteren Patientinnen an. 3,1% waren Schneiderinnen, 1,3% Verkäuferinnen und 1,0% Kellnerin.[397,398]

---

397 Vgl. Anhang: Abbildung 162: Entwicklung der Patienten in Bezug auf ihre Berufe 1846–1896, Männer

398 Vgl. Anhang: Abbildung 163: Entwicklung der Patienten in Bezug auf ihre Berufe 1846–1896, Frauen

Religionszugehörigkeit der behandelten Patienten

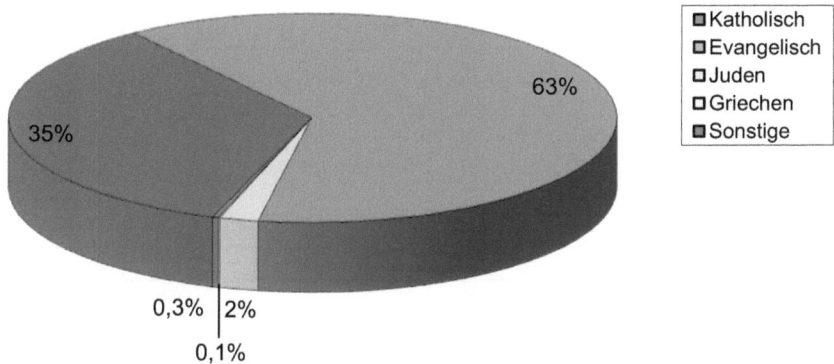

Abbildung 48: Religionszugehörigkeit der Patienten von 1848 bis 1921 – St. Hedwig-Krankenhaus
Quelle: Eigene Berechnung nach: Bock, Franz: 75 Jahre St. Hedwig-Krankenhaus. S. 3

Laut den Aufnahmebüchern erweiterten sich in den letzten fünfzehn Jahren des 19. Jh. die weiblichen Berufsgruppen. So wurden jetzt auch häufiger Patientinnen mit neuen Berufstätigkeiten verzeichnet, z.b. Buchhalterin, Comptoiristin, Directrice, Fernsprechgehülfin, Inspectrice, Kassiererin, Prokuristin, Schreiberin, Sekretärin). Diese Tendenz hält auch in den nächsten Jahrzehnten unvermindert an.

7.1.9.3 Krankheitsstatistik

Innerhalb der ersten fünfzig Jahre des St. Hedwig-Krankenhauses waren die Krankheiten der Atmungsorgane mit über 21%, gefolgt von Infektionskrankheiten mit 17,5% und den Krankheiten der Verdauungsorgane mit 16,5% der häufigste Grund für die stationäre Behandlung. Dies deckt sich mit den in den Rahmenbedingungen gemachten Angaben über das Krankheitsspektrum in Berlin zum damaligen Zeitpunkt, wenn man berücksichtigt, dass Säuglinge und Kleinkinder von der Aufnahme ausgeschlossen waren und deshalb die Erkrankungen der Verdauungsorgane seltener auftraten.

Die weiteren Erkrankungen wie Verletzungen, Krankheiten der Haut und des Zellgewebes und des Bewegungsapparates betrugen jeweils 6 bis 7%, während Erkrankungen des Nervensystems, Ernährungsstörungen, Krankheiten des Blutgefäßsystems, Frauenkrankheiten und Krankheiten des Harnapparates zwischen ca. 2 und 5% lagen.

1.	Krankheiten der Atmungsorgane	37325	(21,3 %)
2.	Infectionskrankheiten	30513	(17,5 %)
3.	Krankheiten der Verdauungsorgane	28603	(16,5 %)
4.	Verletzungen	13476	(7,7%)
5.	Krankheiten der Haut und des Zellgewebes	13059	(7,5 %)
6.	Krankheiten des Bewegungsapparates	11587	(6,6 %)
7.	Krankheiten des Nervensystems und der Sinnesorgane	9273	(5,3 %)
8.	Ernährungsstörungen	7722	(4,4 %)
9.	Krankheiten des Blutgefäßsystems	6123	(3,5 %)
10.	Frauenkrankheiten	4579	(2,6 %)
11.	Krankheiten des Harnapparates	3609	(2,1 %)
12.	Vergiftungen	3046	(1,7 %)
13.	Unklare Krankheiten	2429	(1,5 %)
14.	Neubildungen	2161	(1,2 %)
15.	Männerkrankheiten	741	(0,4%)
16.	Wurmkrankheiten	354	(0,2 %)

Abbildung 49: Übersicht über die 16 häufigsten Diagnosen der ersten fünf Jahrzehnte. 1848 – 1898 – St. Hedwig Krankenhaus
Quelle: Murken, Axel Hinrich: 150 Jahre St. Hedwig-Krankenhaus in Berlin, S. 34

Durch die Modernisierung und Neuausrichtung des Krankenhauses nahm der Anteil der Frauenkrankheiten und der urologischen Patienten deutlich zu.

Auf die detaillierte Krankheitsstatistik einzugehen, ist im Rahmen dieser Arbeit nicht möglich. Hier sollen nur einige Entwicklungstendenzen dargestellt werden. Vom Bestehen des Krankenhauses bis zum Jahre 1874 wies die Malaria bei einem geringeren Krankenbestand in jedem einzelnen Jahr mehr Fälle auf als in den 25 Jahren von 1896 bis 1921 zusammen (dieser Rückgang ist sicherlich u. a. auf die Assanierungsmaßnahmen in Berlin zurückzuführen). Deutlich sprangen die Influenza-Epidemien der Jahre 1899/1900, 1906/07, 1911, 1918/19 und 1920 hervor mit hoher Sterbezahl bei den beiden letzten Epidemien.

Die schweren Straßenkämpfe in Berlin nach der Revolution, besonders in den März-April-Tagen des Jahres 1919,[399] fanden ihren Niederschlag in der hohen Anzahl der Verwundungen und Todesfälle (über 150 Verwundungen von Zivilisten und Militärs).

In den Jahren 1896 bis 1921 machte die Tuberkulose mit 12.982 Krankheitsfällen

---

399 Besonders 5. März, 8. April und 17. April 1919.

(etwa der zehnte Teil aller Erkrankungen) den höchsten Anteil der Erkrankungen aus, gefolgt von der Blinddarmentzündung mit 10.882 Fällen, die steigend mit den Jahren eine außerordentliche Höhe aufwies.[400] 5.561 Fälle konnten unter Karzinom und bösartige Neubildungen eingeordnet werden. Tuberkulose (26,9%) und Karzinom (15,4%) waren die Ursache für 42% aller Todesfälle. Auffallend war auch die Zahl der Hernienbrüche mit 3.322 im Vergleich zu 616 in den Jahren 1846 bis 1896, ein Zeichen für die Weiterentwicklung der Chirurgie[401,402]

Von 1846 bis 1861 betrug die Sterblichkeit im St. Hedwig-Krankenhaus 13,8% und lag dabei zwischen der der Charité mit 11,7% und der des Krankenhauses Bethanien mit 15%. Eine deutlich höhere Sterblichkeit verzeichnete das Elisabeth-Krankenhaus mit 22,45%, was allerdings mit unterschiedlichen Aufnahmeerkrankungen dort in Zusammenhang zu sehen ist.

Während sich seit 1863 eine bedeutende Senkung der Sterblichkeit verzeichnen lässt (6%), steigt die Sterblichkeit in den Folgejahren wieder an. Nur 1906 fällt sie noch einmal auf 9,5%. Bis 1920 ist sie auf 15% gestiegen, es liegt also eine erhebliche Steigerung der Sterblichkeit über Verdoppelung vor. Der Hauptgrund für diese auffallende Steigerung dürfte in der Mehraufnahme der schweren Fälle, insbesondere Tuberkulose- und Krebskranker, liegen.

Die Sterblichkeit der Patienten nahm zu Beginn des 20. Jahrhunderts zu, wobei sie bei den Männern um jeweils ca. 2–3% höher lag als der der Frauen. Nur im Jahr 1915 lag der Anteil der Männer mit über 21% nahezu 10% über der Sterblichkeit der Frauen. Dies dürfte auch auf die schweren kriegsbedingten Verletzungen der Männer zurückzuführen sein.

7.1.9.4 Verweildauer

Die durchschnittliche Verweildauer der Kranken betrug von 1850 bis 1904 im Wesentlichen gleichbleibend ca. 30 Tage. Sie stieg bis 1924 auf bis zu 40 Tage an, während sie 1934 bei nur noch 24,2 Tagen lag (siehe Abbildung 159 im Anhang). Diese Verweildauer im Krankenhaus war sicherlich auch der Versorgung der Patienten geschuldet. Viele Erkrankungen wurden symptomatisch behandelt. Berücksichtigt man die häuslichen Verhältnisse und Möglichkeiten eines Großteils der Patienten, bedeutete allein die Unterbringung, Pflege und Verköstigung im Krankenhaus „Luxus". Im Vergleich zu heute zeigt sich, dass die Pflege einen Großteil der

---

400 Siehe hierzu Kapitel 7.1.3.2 Chirurgische Abteilung
401 Viele Kranke suchten jetzt zur Operation des Bruches Aufnahme.
402 Vgl. Bock, 1921, S. 62

stationären Behandlung ausmachte. So beträgt die durchschnittliche Verweildauer der Patienten in Berlin im Jahre 2013 7,7 und im Bundesdurchschnitt 6,5 Tage.

7.1.9.5 Pflegesätze/Versorgung

Im Jahre 1847/1848 wurde über die Hälfte der damals 35 Patienten im St. Hedwig-Krankenhaus kostenlos versorgt. Die übrigen zahlten den täglichen Pflegesatz von 0,75 Mark. Lediglich ein Patient war einer höheren Pflegeklasse, die bis zu 2,50 Mark täglich kosten konnte, zugeordnet.[403] 1854, nach dem Umzug in den Neubau, betrugen die Pflegesätze je nach Klasse 8, 4 oder 2 Mark pro Tag, für Kinder 1,50 Mark täglich. Die Verpflegungskosten waren bei der Aufnahme für einen Monat[404] im Voraus zu entrichten. Bei medizinisch indizierter frühzeitiger Entlassung erfolgte eine entsprechende Rückerstattung. Im Jahre 1871 standen 30 gestiftete Freibetten zur Verfügung, mittels derer armen Kranken geholfen werden konnte. Der Pflegesatz für die dritte Klasse betrug weiterhin 2 Mark.

1910 hatten sich die Verpflegungskosten für die erste Klasse auf 10 Mark, für die zweite Klasse auf 5 und 6 Mark und für die dritte Klasse auf 3 Mark täglich erhöht.[405] Zeitweilige Überlegungen (1915), die Zimmer der ersten und zweiten Klasse aufzugeben, wurden aus wirtschaftlichen Gründen wieder verworfen. Das Haus musste als sogenannte Privatanstalt[406] weiter existieren können.

"Wir müssen als Privatanstalt existieren können, und jeder Kenner der Verhältnisse wird gestehen, dazu bedürfen wir unbedingt der 1. und 2. Klasse. Wir werden nie die Unterschiede von reich und arm aus der Welt schaffen. Wir rechnen nicht mit Phantasien und Träumen, sondern mit realen Tatsachen, und so lassen wir den Unterschied der Klassen

---

403 Archivordner „Mappe II. Das St. Hedwig-Krankenhaus. Die Funktionsabteilungen 1854–1994". Hier: Die Medizinische Abteilung.; Murken, Axel Hinrich: 150 Jahre…, S 24;
404 30 Tage = mittlere Verweildauer der Patienten.
405 Vgl. Die Wohlfahrtseinrichtungen von Groß-Berlin…Ein Auskunfts- und Handbuch herausgegeben von der Zentrale für private Fürsorge. Berlin 1910, S. 195 (LAB 0791/1910).
406 In der Statistik wurden die sogenannten frei-gemeinnützigen Anstalten (die der geistlichen und weltlichen Orden, Genossenschaften usw.) bis zu einer Revision im Jahre 1931 zu den öffentlichen Krankenanstalten gerechnet. Erst ab dann wurden sie gesondert ausgewiesen, zu den privaten Anstalten allerdings nach wie vor nicht gerechnet. Es ist daher davon auszugehen, dass der statistische Ausweis aufgrund dieser unklaren Definition nicht immer korrekt erfolgte. Vgl. Spree, Reinhard: Quantitative Entwicklung des Krankenhauswesens im 19. und 20. Jahrhundert…, in: Labisch/Spree (Hg.): „Einem jeden Kranken in einem Hospitale sein eigenes Bett"…1996, S. 51–88 (hier: S. 54).

bestehen, den wir doch nicht abschaffen können, lassen aber diese Klassen ordentlich bezahlen, so daß wir den weniger Bemittelten für einen mäßigen Satz eine gute Beköstigung und eine gediegene Behandlung angedeihen lassen können. Die Gesamtheit hat den Nutzen davon."[407]

Im Jahre 1927 wurde für die dritte Klasse ein Pflegesatz von 5,70 Mark pro Tag erhoben.[408]

Die städtische Armenverwaltung entrichtete für die auf ihre Rechnung untergebrachten Armenkranken dem St. Hedwig-Krankenhaus[409] 1855 folgende Pflegebeträge: für Kinder bis zum vollendeten siebten Lebensjahr 0,60 Mark, für Kinder bis zum vollendeten neunten Lebensjahr 0,84 Mark und für Patienten, die das neunte Lebensjahr überschritten hatten, 0,96 Mark pro Tag. Aufgrund der deutlichen allgemeinen Preissteigerung wurde im Jahre 1871 einem Antrag auf Erhöhung der Kur- und Verpflegungskosten seitens des Magistrats stattgegeben. Auch, weil anderen Berliner Krankenanstalten[410] bereits seit längerem höhere Pflegebeträge gewährt worden waren. Danach erhöhte sich der Pflegesatz für Kinder unter acht Jahren auf 1,20 Mark, für Kinder von acht bis vierzehn Jahren auf 1,50 Mark und für Kranke über 14 Jahren auf 1,80 Mark täglich.[411]

Ab 1896 wurden in den Aufnahmebüchern des St. Hedwig-Krankenhauses folgende unterschiedliche Kostenträger ausgewiesen: Selbstzahler, Kostenträger Stadt/Gemeinde, Kasse, Selbstzahler Stadt/Gemeinde, Kasse Stadt/Gemeinde, Kasse Selbstzahler, Selbstzahler Freibett, Freibett Stadt und Freibett.

Wie aus der nachfolgenden Abbildung 50[412] ersichtlich, wurde der überwiegende Anteil der Pflegetage bereits über die Krankenkasse abgerechnet (über 80%). Der Anteil der Selbstzahler nahm etwas zu, der Anteil der Freibetten ging dagegen ab 1916 deutlich zurück, während der Anteil der Patienten, deren Kostenträger die Stadt/Gemeinde war, nahezu konstant blieb.

---

407 Festschrift zum 75jährigen Bestehen des St. Hedwig-Krankenhauses Berlin. 1846–1921. Berlin 1921, S. 9.
408 Wohlfahrtseinrichtungen in der Stadtgemeinde Berlin. Berlin, 1927.
409 Ins St. Hedwig-Krankenhaus wurde alle Armenkranken katholischen Glaubens, die ausdrücklich ihre Überweisung in dieses Krankenhaus verlangten, eingewiesen (mit Ausnahme der von den dortigen Statuen ausgeschlossenen Erkrankungen). Vgl. LAB, A Rep. 000-02-01 Nr. 1964 ohne Paginierung.
410 Charité und Bethanien.
411 LAB, A Rep. 000-02-01 Nr. 1958 ohne Paginierung.
412 Zur besseren Übersicht wurden die Jahrgänge 1896 bis 1921 von mir in fünf Zeiteinheiten zusammengefasst.

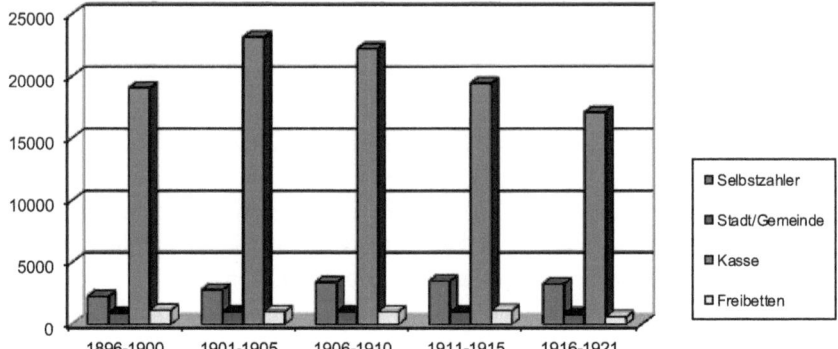

Abbildung 50: Entwicklung der Kostenträger 1896 bis 1921, im St. Hedwig-Krankenhaus Berlin (Art der Tragung der Verpflegungskosten/pro Patient)
Quelle: Eigene Berechnung nach: Bock, Franz: 75 Jahre St. Hedwig-Krankenhaus. S. 37

7.1.10 Die Ordensschwestern (Borromäerinnen)

Die Kongregation der Barmherzigen Schwestern vom heiligen Karl Borromäus ist aus einer Wohlfahrtsstiftung hervorgegangen, die in Nancy am 18. Juni 1652 von Emanuel Chauvenel gegründet wurde. Der heilige Karl, der Namenspatron der Borromäerinnen, wurde für sie zum Leitbild, besonders in der Krankenpflege. Seit 1810 eröffnete die Kongregation der Borromäerinnen in Deutschland erste Niederlassungen, 1810 in Saarlouis, 1811 in Trier und 1826 in Koblenz. In der Gründungsphase des St. Hedwig-Krankenhauses wandte sich der damalige Propst der St. Hedwig-Kirche in Berlin, Anton Brinkmann, an das Mutterhaus in Nancy und äußerte den Wunsch, wenigstens vier Barmherzige Schwestern, die der deutschen Sprache mächtig waren, zu entsenden, um in Berlin das erste katholische wohltätige Krankenhaus zu errichten. Diesem Wunsch wurde entsprochen und vier Ordensschwestern traten im Jahre 1846 ihren Dienst im Krankenhaus an. Das Mutterhaus entsandte und rief die Schwestern nach eigener Erwägung der Generaloberin ab. Sie ernannte auch die Oberin des Krankenhauses.

Das Krankenhaus im ausgehenden 19. und beginnenden 20. Jahrhundert hatte die Aufgabe, medizinisch effizient, aber so sparsam wie möglich, „…die Labouring Poor im Krankheitsfall für den Arbeitsmarkt wiederherzustellen."[413]

---

413 Spree, Reinhard: Quantitative Aspekte der Entwicklung des Krankenhauswesens im 19. und 20. Jahrhundert: „Ein Bild innerer und äußerer Verhältnisse", in: Labisch/Spree (Hg.): „Einem jeden Kranken in einem Hospitale sein eigenes Bett". Zur

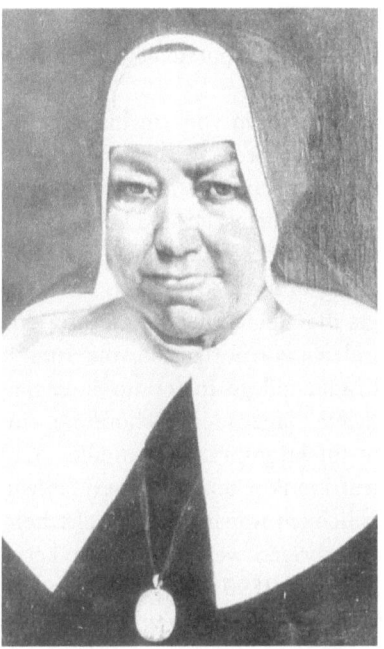

Abbildung 51: Sr. Xaveria Rudler. Erste Oberin des St. Hedwig-Krankenhauses Berlin von 1846–1849
Quelle: SHK-Archiv; Murken, Axel Hinrich: 150 Jahre St. Hedwig-Krankenhaus in Berlin, S. 42

Dem Sparsamkeitsgebot kam es sehr entgegen, dass sich das Pflegepersonal während dieses Zeitraums in den deutschen Krankenhäusern vor allem aus religiös gebundenen Schwestern rekrutierte.[414] Diese Krankenpflegerinnen sparten Lohnkosten, indem sie neben der Pflegetätigkeit nicht nur die gesamten Haus-, Garten-, und Reinigungsarbeiten in den Krankenanstalten übernahmen, sondern auch die Instandhaltung und Herstellung von Gebrauchsgegenständen. Darüber hinaus verwalteten sie das Krankenhaus und hatten (häufig) auch die ökonomische Verantwortung.[415]

Sozialgeschichte des Allgemeinen Krankenhauses in Deutschland im 19. Jahrhundert. Frankfurt u.a. 1996, S. 51 ff. (hier: S. 70).
414 1904 wurden beispielsweise im Städtischen Krankenhaus Moabit die männlichen Wärter durch Schwestern ersetzt, mit der Folge einer erheblichen Kostensenkung.
415 Vgl. Bischoff, 1994, S. 734, 737; Reimer, Marion: Die Geschichte des St. Franziskus-Hospitals in Köln-Ehrenfeld..., S. 95 f.

1908 betrug die tägliche Arbeitszeit einer Ordensfrau 11 bis 14 Stunden, mit den anschließenden Nachtwachen mussten sie teilweise bis zu 40 Stunden hintereinander arbeiten.[416]

Bis auf die jährlichen Exerzitien von ein bis zwei Wochen hatten Ordensschwestern weder Urlaub noch Freizeit. Bei langen Arbeitszeiten und zahlreichen Nachtwachen litten die Schwestern häufig unter Schlafmangel. Zudem wurde ihre Gesundheit durch die asketische Lebensweise mit strengen Fasten- und Abstinenzvorschriften, die beschränkten Wohnverhältnisse, die teils unangemessene Arbeitskleidung und die körperlich schwere Arbeit beeinträchtigt. Außerdem bestand stets die Gefahr der Infizierung durch die Patienten. Die Folge war eine „im Vergleich zur übrigen Bevölkerung hohe Morbiditäts- und Mortalitätsrate in der Krankenpflege, in der durch die physische und psychische Überforderung verursachte dauernde Erschöpfung einerseits eine geringere Widerstandskraft gegen Infektionskrankheiten aller Art bewirkte, andererseits dadurch bestimmte Berufskrankheiten hervorgerufen wurden."[417]

Die Tuberkulosesterblichkeit war in den katholischen Orden zwei- bis dreimal so hoch wie in der übrigen weiblichen Bevölkerung. Der Berliner Arzt Georg Cornet belegte in seiner 1890 veröffentlichten Studie, dass die Tuberkulose in den zurückliegenden 25 Jahren die mit Abstand häufigste Todesursache der katholischen Schwestern war.[418,419] Etwa 56% der Ordensschwestern, die im Alter unter 50 Jahren starben, waren tuberkulosekrank. „Die Barmherzige Schwester findet ihren Tod in der Aufopferung."[420]

Die Chronik und die Festschriften verzeichnen die verstorbenen Ordensschwestern aus den Jahren 1846 bis 1921. In diesem Zeitraum verstarben 40

---

416 Vgl. Most, Otto: Städtische Krankenanstalten im Lichte vergleichender Finanzstatistik, in: Zeitschrift für soziale Medizin, Säuglingsfürsorge und Krankenhauswesen. Berlin 1910, S. 213.
417 Berg, Max: Allgemeine Grundlagen der Krankenpflege. Berlin 1918, S. 208.
418 Vgl. Cornet, Georg: Ueber Tuberculose. Die Verbreitung der Tubercelbacillen ausserhalb des Körpers. Die Sterblichkeitsverhältnisse der Krankenpflegeorden. Leipzig 1890, S. 164, 175, 192.
419 Die geringere Sterblichkeit der Diakonissen führte Cornet auf den Umstand zurück, dass diese der Gemeinschaft häufig nicht ein Leben lang angehörten und eine spätere Erkrankung deshalb nicht erfasst würde. Darüber hinaus verließen viele Diakonissen aus Gesundheitsgründen das Mutterhaus, weshalb sich ihre Lebenswege nicht bis zum Ende weiterverfolgen ließen. Ebd., S. 193, 194.
420 Lindheim, Alfred von: Saluti aegrotum – Aufgabe und Bedeutung der modernen Krankenpflege im Staat. Eine sozial-statistische Untersuchung. Leipzig 1905, S. 229.

Schwestern im Dienste des Krankenhauses, viele davon an Tuberkulose oder sonstigen übertragbaren Krankheiten.[421]

Wichtige Arbeitsschutzbestimmungen, wie z.b. das Nachtarbeitsverbot für Frauen und das Arbeitszeitgesetz von 1919, fanden keine Anwendung in der Krankenpflege. Gegen Arbeitszeitverkürzungen, insbesondere für Ordensschwestern, wandte sich die „Freie Vereinigung der katholischen Krankenhausvorstände" 1916 in einer polemischen Denkschrift[422] und auch von ärztlicher Seite wurden sie vehement abgelehnt. Im Arbeitszeitgesetz von 1924 wurden krankenpflegende Personen mit der 60-Stunden-Woche und dem 10-Stunden-Tag deutlich schlechter gestellt als Industriearbeiter.[423] Die Ordensmitglieder blieben von dieser Regelung ausgenommen.

Wie die Arbeits- und Freizeit für die Ordensschwestern im St. Hedwig-Krankenhaus konkret geregelt war, geht aus den Archivunterlagen nicht hervor. Da den Borromäerinnen die Leitung des Krankenhauses oblag, sie es wirtschaftlich verwalteten und die ökonomische Verantwortung trugen, ist davon auszugehen, dass die (freiwillige) Ausbeutung ihrer Arbeitskraft erheblich war.

Neben der rund um die Uhr zu leistenden Krankenpflege, deren Qualität während des gesamten 19. Jahrhunderts und auch darüber hinaus für die Chancen auf Gesundung der Kranken ausschlaggebend war, waren die Ordensschwestern in allen Bereichen des Krankenhauses tätig, von der Verwaltung über die Betriebseinrichtungen bis zum Garten. Entsprechend ihrer Auffassung von einer ganzheitlichen körperlich-seelischen Heilkunde kümmerten sie sich auch um die seelsorgerischen Belange der Patienten. Zudem lag die gesamte Leitung des Büros, der Kasse, der Wirtschaft und der Apotheke in ihren Händen.[424] Das bedeutete insbesondere für die jeweilige Oberin eine hohe Verantwortung und erforderte Organisations- und Dispositionsfähigkeit, Führungsstärke, umsichtiges Handeln, Durchsetzungsvermögen und Entscheidungssicherheit. Die

---

421 Vgl. Bock, 1896, S. 13; Bock, Franz: 75 Jahre St. Hedwig-Krankenhaus. Berlin 1921, S. 29.
422 Vgl. Thielemann: Caritative und gewerbsmäßige Krankenpflege und die gesetzliche Regelung des Krankenpflegedienstes. Grundsätzliche Erwägungen namens des Vorstandes der „Freien Vereinigung der katholischen Krankenhaus-Vorstände. Freiburg 1916, Manuskript ohne Seitenzahl, in: Archivordner Mappe II St. Hedwig-Krankenhaus.
423 Vgl. Steppe, Hilde: Krankenpflege im Nationalsozialismus. Frankfurt 1996, S. 45. Im übrigen galt diese Arbeitszeitbestimmung bis 1994!
424 Vgl. Bock, 1896, S. 12; Detaillierte Angaben zu den einzelnen Aufgabenbereichen sind im Archiv des Krankenhauses nicht vorhanden.

Oberin stand an der Spitze der Schwestern, vertrat das Krankenhaus-Comité nach innen, hatte die Oberleitung und Ordnung sämtlicher Hausangelegenheiten und ihr oblag die Anstellung des Wärter- und Dienstpersonals sowie der Handwerker. Bei der Einstellung der Assistenzärzte hatte sie ein Anhörungsrecht.[425]

Das die von den Mutterhäusern (zunächst in Nancy, später in Trier) für das St. Hedwig-Krankenhaus ausgewählten Oberinnen über besondere Qualitäten verfügten, geht aus der Tatsache hervor, dass Berlin für einige der Schwestern, nur eine Übergangsstation war. Nachdem sie das Krankenhaus eine Zeitlang erfolgreich geleitet hatten, übernahmen sie umfassendere verantwortungsvollere Positionen für den gesamten Orden. Die erste Oberin, Xaveria Rudler, blieb lediglich bis 1849 in Berlin, bis sie zunächst als Oberin und Novizenmeisterin ins erste deutsche Provinzialmutterhaus nach Trier abberufen wurde, um dort später die Funktion der Generaloberin zu übernehmen. Nach ihr sollten aus dem Untersuchungszeitraum noch drei weitere Oberinnen des St. Hedwig-Krankenhauses diese „Ordenskarriere" durchlaufen.[426]

Alle leitenden Schwesternpositionen im medizinisch-pflegerischen Bereich und in der Apotheke waren mit Borromäerinnen besetzt, einschließlich der der leitenden Lehrschwester in der Krankenpflegeschule. Der Küche, der hauseigenen Wäscherei und der Schneiderei, die mit bis zu zehn angestellten Näherinnen für die Berufskleidung der Angestellten und die Bettwäsche des Krankenhauses sorgte, standen ebenfalls Ordensschwestern vor.[427] Für ihre Tätigkeiten erhielten die Schwestern freie Wohnung und Verpflegung sowie ein sogenanntes „Nadelgeld", das für ihre Kleidung bestimmt war. Sie arbeiteten also für „Gotteslohn".[428] Nur aufgrund dieses selbstlosen Einsatzes der Schwestern und der äußersten Sparsamkeit in der Bewirtschaftung konnte das St. Hedwig-Krankenhaus (für die anderen konfessionellen Krankenhäuser trifft dies in ähnlicher Weise zu) ausgebaut und erhalten werden.

---

425 Vgl. Bock 1896, S. 12, 14.
426 Vgl. Die Liebe überwindet alles. Hedwigkrankenhaus Berlin 1946. Berlin 1946, S. 26 f.; Neises, Gudrun: Die Trierer Borromäerinnen als Wegbereiter der missionarischen Krankenpflege (1811–1889). Köln 1990, S. 45;
427 Murken, Axel Hinrich; Thomas, Sylvia: Selig die Barmherzigen. Herzogenrath 1996, S. 64 f.
428 Festschrift zum 75jährigen Bestehen des St. Hedwig-Krankenhauses Berlin. 1846–1921, S. 12.

Während der Kriege 1864, 1866 und 1870/71 und während des Ersten Weltkriegs pflegten auch Borromäerinnen aus dem St. Hedwig-Krankenhaus Verwundete in den Lazaretten auf den Kriegsschauplätzen.[429]
Der Berufsauffassung der Borromäerinnen lag „Der Geist der acht Seligkeiten" zugrunde. Dieser sowie insbesondere die in der Bergpredigt enthaltene Seligpreisung: „Selig sind die Barmherzigen, denn sie werden Barmherzigkeit erlangen" und die in der Rede vom Weltgericht formulierte Aussage: „Was ihr dem Geringsten meiner Brüder thut, habt ihr mir getan", (sie ist bis auf den heutigen Tag auf den Eingangstüren zur ersten Etage des Vorderhauses zu lesen) bildet die religiös-sozialen Kraft, aus der die Borromäerinnen das St. Hedwig-Krankenhaus leiteten.[430,431]

Die Kulturkampfgesetzgebung[432] wirkte sich auch auf das St. Hedwig-Krankenhaus aus. Während allerorts Klöster aufgelöst oder vom Staate beschlagnahmt wurden und Priestern und Ordensleuten die Ausweisung drohte, durften die Borromäerinnen, wie andere Kongregationen auch, weiterhin die Kranken pflegen. Das St. Hedwig-Krankenhaus wurde allerdings unter Polizeiaufsicht gestellt. Erst im Kriegsjahr 1915 wurde diese Anordnung aufgehoben.[433]

---

429 Vgl. Bock, 1896, S. 12.
430 Vgl. wie vor, S. 11; Kretschmer, Sabine Johanna: Sozialstadt Berlin. Beispiele aus Jahrhunderten. Berlin 1987, S. 119, 120.
431 In der genannten Festschrift werden die acht Seligkeiten als selbstgewähltes „Programm" näher erläutert und auf das Wirken der Barmherzigen Schwestern bezogen. Das darin zum Ausdruck gebrachte Selbstverständnis sei hier in wenigen Grundsätzen vorgestellt. Die Schwester, die für „Gotteslohn" und ohne „irdisches Eigeninteresse" arbeiteten, machten es sich zur Aufgabe, dem hohen Ideal der acht Seligkeiten nachzustreben: Sanftmut und Geduld sollten den Umgang mit den Kranken und untereinander bestimmen; ihr Mitgefühl mit den Kranken umfasste Freude über die Genesenden, Mitleiden mit den Schwerkranken, Trauern mit den Witwen und Waisen eines Verstorbenen; den Kranken in „gerechter Liebe" zu begegnen, hieß, dieselbe Sorgfalt in der Behandlung der Patienten 1. und 3. Klasse zu verwenden; sie wollten Wohltätigkeit üben; die „Ehre des Hauses" niemals „beflecken"; „sozialen Frieden" zwischen Patienten unterschiedlicher sozialer und nationaler Herkunft „herstellen"; „großes Unrecht" wurde „still und klaglos" ertragen. Alle Zitate: Festschrift zum 75jährigen Jubiläum..., S. 11–16; vgl. auch: Liedtke, Rieden a.a.O., S. 553,554.
432 Der von Otto von Bismarck gesteuerte Kulturkampf richtete sich gegen sämtliche kirchliche Einrichtungen besonders auf sozialem Gebiet. Der soziale Bereich sollte ausschließlich in staatlicher Hand liegen und die Kirche als Konkurrentin ausgeschaltet werden. Noch kurz bevor der Kulturkampf der Ausbreitung des Ordens zeitweiligen Einhalt gebot, wurde 1872 das St. Josef-Krankenhaus in Potsdam gegründet und von Borromäerinnen übernommen.
433 Vgl. Liedtke/Rieden a.a.O., S. 553.

7.1.11 Krankenseelsorge

Die Sorge für Kranke und Sterbende gehörte schon immer zu den wesentlichen Aufgaben der christlichen Gemeinden und der Kirche insgesamt. Was in Berlin fehlte, konstatierte Propst Brinkmann in der Gründungsphase des St. Hedwig-Krankenhauses als „*das eigenthümliche, im Geiste der Kirche leitende und erziehende Element, welches die leibliche Krankheit zu einem religiös-sittlichen Läuterungs- und Stärkungsmittel für den Kranken macht... Krankenpflege im christlichen Geiste...die geistige, durch die leibliche vermittelte Gesundung desselben begeistert die frommen Pflegerinnen zu jeglicher Hilfeleistung christlicher Barmherzigkeit.*"[434]. Die enge Verknüpfung der „Leib-Sorge" mit der „Seel-Sorge" war für die Gründer des St. Hedwig-Krankenhauses eine auf dem Glauben basierende Voraussetzung. Neben der besseren Krankenpflege sollte mit der Gründung der Anstalt eine stärkere Glaubensverbreitung gewährleistet werden.

Die erste Kapelle in der Kaiserstraße befand sich in einem umgebauten Pferdestall. Im Neubau in der Großen Hamburger Straße war sie dem Haupthaus als krönender Abschluss vorgesetzt und bot Platz für 300 bis 400 Personen. Beheizbare, mit dem Gotteshaus in Verbindung stehende Logen ermöglichten den Kranken die Teilnahme am Gottesdienst von den Stationen aus. Die Kapelle war für jedermann geöffnet und nicht nur Gebetsstätte für die Ordensfrauen. Von der Bevölkerung der umliegenden Stadtbezirke wurden die Gottesdienste rege besucht.[435]

Bevor das Krankenhaus einen eigenen Hausgeistlichen hatte, „*widmeten die Geistlichen der St. Hedwig-Kirche, ohne Opfer und Mühe zu scheuen, ihre Dienste auch dem Krankenhaus.*"[436] Katholische Barmherzigkeit bedeutete von Anfang an Aufnahme aller Kranken, ohne Ansehen ihrer Konfession, Religion oder Überzeugung. Ab dem Jahre 1854 gab es einen hauptamtlichen, ab 1885 zusätzlich nebenamtliche Krankenhaus-Seelsorger. Über die Art und Weise wie die einzelnen Krankenseelsorger ihre Aufgabe aufgefasst und praktiziert haben, geben die Unterlagen keine Auskunft. Zum damaligen Zeitpunkt bedeutete Krankenseelsorge in erster Linie Verkündigung des christlichen Glaubens, Bekehrung der

---

434 Brinkmann, Anton: Bericht über das katholische Krankenhaus zu Berlin. Berlin 1848, S. 32 f.
435 Vgl. Die Liebe überwindet alles. Hedwigkrankenhaus Berlin 1946. Berlin 1946, S. 48; Murken, Axel Hinrich: 150 Jahre..., S. 76 ff.; 250 ff.; Neises, Gudrun: Die Trier Borromäerinnen..., S. 44, 67.
436 Hille, 1896, S. 56.

Kranken, Feier der Liturgie und rechtzeitige Spendung der Krankensakramente. Den „schönsten Erfolg" des Hauses fasst eine Festschrift so zusammen: *„Als katholische Anstalt gegründet, wollte es ohne Zweifel an erster Stelle den vielen Katholiken, die immer zahlreicher nach Berlin zogen, eine Heilstätte bereiten. Die Berechtigung der konfessionellen Anstalten steht außer allem Zweifel...Die katholischen Kranken sollen hier im Hause katholische Luft atmen und ihren kirchlichen Pflichten getreu und leicht nachkommen können. Deshalb wurde an das Krankenhaus eine Kapelle gebaut und ein Geistlicher für die Katholiken angestellt...Viele, gar viele, die durch unsere Pforte kamen, waren krank am Leib und ebenso oder noch mehr krank an der Seele...und wären sie nicht in ihrer Krankheit zu uns gekommen, sie wären in ihren Sünden dahingestorben. Fast kein einziger Katholik, der bei uns starb, starb ohne die hl. Sakramente. Wir konnten sie alle mit Gott versöhnen. Darum wagen wir die Behauptung: in keinem Hause Berlins werden so viele Seelen gerettet als im St. Hedwig-Krankenhause. Dies ist unser schönster Erfolg."*[437]

Da ein Großteil der Patienten des St. Hedwig-Krankenhauses protestantisch war, übernahmen die Gemeindepfarrer der benachbarten evangelischen Sophiengemeinde deren Seelsorge.

Vorbehalte gegen die konfessionellen Krankenhäuser, die in weiten Bevölkerungskreisen trotz der erwiesenermaßen guten Pflege aus weltanschaulichen Gründen bestanden (Angst vor einer Kombination der stationären Krankenpflege mit religiösen Missionierungsversuchen), trafen das St. Hedwig-Krankenhaus im Gegensatz zu Bethanien nicht. Es konnten bei weitem nicht alle Patienten berücksichtigt werden, die Aufnahme begehrten.[438]

7.1.12 Das Krankenhaus als Wohltätigkeitsanstalt (soziale Institution)

Die soziale und caritative Tätigkeit des St. Hedwig-Krankenhauses umfasste neben der unentgeltlichen Pflege und Behandlung von Armen die kostenlose Abgabe von Medikamenten durch die Hausapotheke an Bedürftige und Arme der Stadt sowie die Verteilung von Kleidung und Speisen an bedürftige Familien und Einzelpersonen. Der Küchenbetrieb des Hauses versorgte über viele Jahre

---

437 Festschrift zum 75jährigen Jubiläum....1921, S. 17 f.
438 Vgl. Stürzbecher, Manfred: Allgemeine und Spezialkrankenhäuser, insbesondere Privatkrankenanstalten im 19. Jahrhundert in Berlin, in: Schadewaldt, Hans: Studien zur Krankenhausgeschichte im 19. Jahrhundert im Hinblick auf die Entwicklung in Deutschland. Göttingen 1976, S. 105–120 (hier: S. 110 f.).

hinweg bis zu 600 Bedürftige aus der Stadt. Um die Mittagszeit standen jeden Tag Hunderte von Menschen vor dem Krankenhaus, um sich ein warmes Essen abzuholen. Die meisten kamen aus der näheren Umgebung der Spandauer Vorstadt und des Scheunenviertels. Daneben existierte ein Freitisch für bedürftige Studenten, der eine warme Mahlzeit bot. Im Jahre 1896 war dieser ausgerichtet für 40 Studenten, in der Inflationszeit nach dem Ersten Weltkrieg wurde die Zahl der Freitischteilnehmer auf Betreiben von Carl Sonnenschein[439] auf über 100 Personen erhöht. Die unzähligen Einzelgaben, die Notleidenden gespendet wurden, fanden keine Berücksichtigung in den Unterlagen.[440,441]

7.1.13 Vereinslazarett im 1. Weltkrieg

In dem von Preußen und Österreich 1864 geführten Krieg gegen Dänemark fungierte das St. Hedwig-Krankenhaus erstmals als Lazarett. Für ihre Hilfsbereitschaft und Verdienste erhielten die Ordensschwestern vom österreichischen und preußischen Herrscherhaus großzügige Geschenke und hohe Auszeichnungen. Während des deutsch-französischen Krieges 1870/71 verpflichtete sich das Krankenhaus gegenüber dem Malteserritter-Orden gegen eine Vergütung von 1,25 Mark Verpflegungskosten pro Tag und Mann 100 Betten für verwundete Soldaten bereit zu stellen.[442]

Im Ersten Weltkrieg wurde das St. Hedwig-Krankenhaus größtenteils in ein Lazarett, Vereinslazarett genannt, umgewandelt. Für das Militär standen 800 Betten und für die Zivilbevölkerung lediglich noch 60 Betten zur Verfügung. Am 24. August 1914 nahm das Vereinslazarett, das dem preußischen Militärsanitätsdienst unterstand, mit 111 verwundeten Soldaten seinen Betrieb auf. Die

---

439 Carl Sonnenschein (1876–1929), Studenten- und Großstadtseelsorger, führte eine „soziale" Kartei, in der nicht nur die Hilfsbedürftigen, sondern auch die potentiellen Helfer erfasst wurden. Seine besondere Fürsorge galt der Nachkriegsnot des akademischen Proletariats.
440 Vgl. Bock, Franz: 75 Jahre St. Hedwig-Krankenhaus…1921, S. 80; Hille, 1896, S. 139 f.; Die Liebe überwindet alles. St. Hedwigkrankenhaus Berlin 1946, S. 51; SHK-Archiv, Chronik, S. 5, 13:
441 Es ist davon auszugehen, dass die „Freitischler", die ihre Mahlzeit in einem extra für sie hergerichteten Raum einnahmen, auch missioniert wurden. Denn eine Festschrift vermerkt nicht ohne Stolz, dass *„aus der Schar dieser Studenten bereits mehrere fromme Priester hervorgegangen sind."*, Hille, 1896, S. 140.
442 Vgl. Hille, 1896, S. 143, 144.

gesamte pflegerische Betreuung übernahmen die Ordensschwestern. Unterstützt wurden sie dabei von freiwilligen Pflegerinnen, die sich auch dem Pflegerinnenexamen unterzogen. Die ärztliche Behandlung oblag den angestellten Ärzten des Krankenhauses. Sanitätsoffiziere oder vertraglich verpflichtete Zivilärzte waren nicht tätig. Bis 1916 erledigten die Schwestern auch die Verwaltungsarbeiten, danach wurde ein militärischer Rechnungsführer eingesetzt. Die von den Soldaten mitgebrachte Kleidung wurde sofort nach Ankunft in einem eigens hergerichteten Raum chemisch gereinigt. Neben der Station für Offiziere bestanden für Soldaten die Abteilungen der Inneren Medizin, der Chirurgie und eine Augenstation. Während des gesamten Krieges wurden ca. 9.577 Militärpersonen im Lazarett des Krankenhauses aufgenommen und behandelt, von denen 288 verstarben. Genesende Patienten konnten vorübergehend in den krankenhauseigenen Werkstätten gegen Bezahlung arbeiten. Zur Unterhaltung der Kranken gab es in regelmäßigen Abständen Konzerte oder Vorträge.[443]

Laut der Krankenstatistik der Lazarettzeit wurden 94 Ohrenkrankheiten, 1.039 schwere Augenerkrankungen, 241 Quetschungen, 751 Knochenbrüche und 2.943 nicht näher definierte übrige Wunderkrankungen behandelt. Dazu kamen insgesamt 9.689 Erkrankungen aus dem Bereich der Inneren Medizin. Die mittlere Liegedauer der Militärpersonen war aufgrund der Schwere der Verletzungen mit 67 bis 97 Tagen weit höher als die der Zivilbevölkerung, deren Verweildauer im Durchschnitt 32 Tage betrug.[444,445]

Das St. Hedwig-Krankenhaus besteht heute noch. Seit 2014 als Alexianer St. Hedwig Kliniken Berlin GmbH. Aktuell sind noch 6 Borromäerinnen im Hause, die sich allerdings aus Altersgründen hauptsächlich nur noch um die Seelsorge kümmern.

---

443 Vgl. Bock, 1921, S. 28, 56; Festschrift zum 75jährigen Jubiläum..., S. 9,16;
444 Vgl. Bock, 1921, S. 62; Murken/Thomas: Selig...1996, S. 56, 57, 58.
445 In der Festschrift zum 75jährigen Jubiläum wird die Zeit des Vereinslazaretts im Ersten Weltkrieg folgendermaßen beschrieben: „...Es war eine harte Zeit, aber auch eine glorreiche und segensreiche Zeit – die Zeit des Krieges", siehe dort, S. 9f.

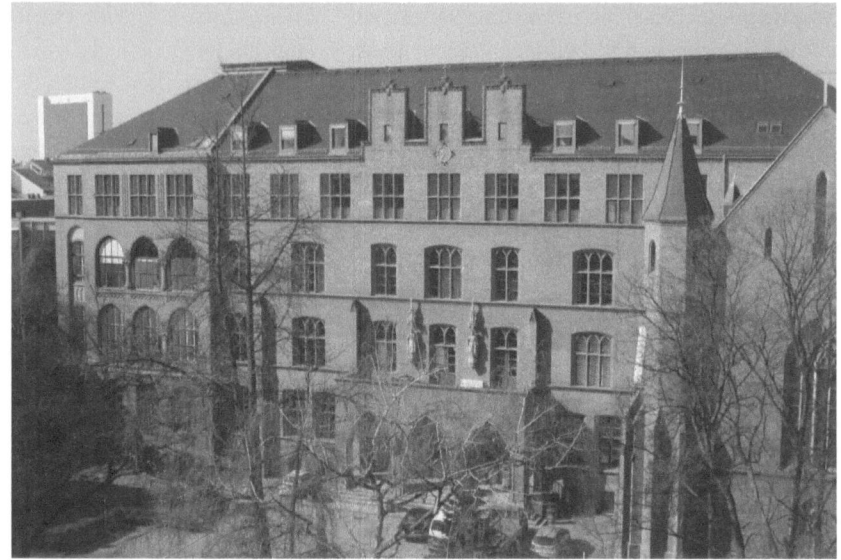

Abbildung 52: St. Hedwig-Krankenhaus 2014 (Das ehemalige Hauptgebäude)
Quelle: St. Hedwig Archiv

7.2 Maria-Viktoria Krankenhaus

Die Quellenlage für das St. Maria-Viktoria-Krankenhaus gestaltet sich sehr schwierig. Das Archiv des Mutterhauses der Dominikanerinnen Arenberg über Koblenz übersandte mir aus seinen Beständen auf postalischem Weg lediglich eine Publikation über die Kongregationsgeschichte, die ein kurzes Kapitel über das Krankenhaus enthält, und ein Exemplar des Heisterblatts mit einer kurzen Überblicksdarstellung zum Krankenhaus. Eine Recherche im Archiv selbst ist nicht gewährt worden.

Im Jahre 1889 übernahmen Dominikanerinnen vom Mutterhaus in Arenberg bei Koblenz mit drei Ordensschwestern in einem Gebäudekomplex in der Reinhardtstraße (damals Karlstraße), den Fürst Carl zu Löwenstein-Wertheim-Rosenberg (1834–1916) dem Orden zur Verfügung gestellt hatte, das „St. Maria-Viktoria-Krankenhaus", das sowohl in der Krankenversorgung als auch in der Armenversorgung tätig wurde.

Vorausgegangen war dieser Institution mit Genehmigung des Polizeipräsidiums vom Juli 1887 eine Heilanstalt für auswärtige Kranke, die von Tertiarinnen vom Orden des hl. Dominikus im Rahmen des Vereins St. Maria Viktoria betrieben

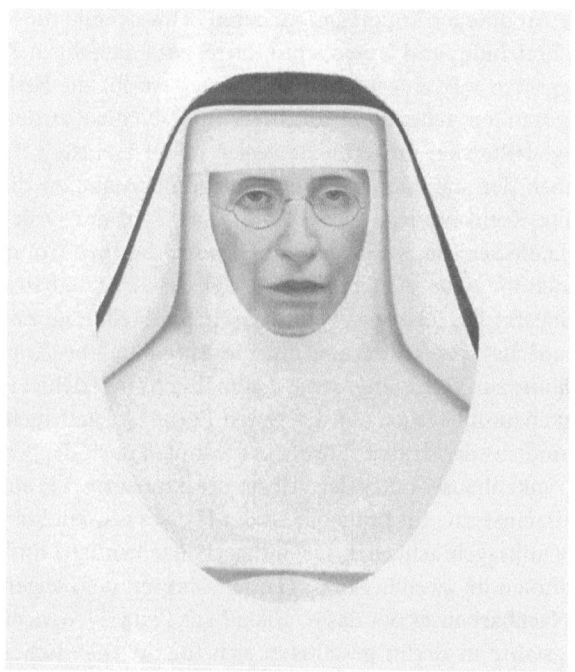

Abbildung 53: Mutter Cherubine Willimann – Maria-Viktoria Krankenhaus
Quelle: Gladel,N: Caritas vom Arenberge. Umschlagseite 1

worden war. Die fürstbischofliche Genehmigung zur Gründung einer eigenen religiösen Genossenschaft, Voraussetzung für die erfolgreiche Betreibung einer solchen Einrichtung, wurde den Tertiarinnen nicht erteilt. Stattdesssen erfolgte der Verweis auf den Anschluss bzw. die Übertragung an eine schon bestehende preussische Genossenschaft. Nach längeren Verhandlungen, in denen sich die Generalpriorin des Mutterhauses in Arenberg, Cherubine Willimann, zunächst skeptisch zeigte und auch bischöflicherseits Bedenken hinsichtlich der finanziellen Belastung der Dominikanerinnen geäußert wurden, erfolgte die Einverständniserklärung des zuständigen Trierer Bischofs für den Anschluss der Berliner Tertiarinnen an die Arenberger Kongregation. Nach der fürstbischöflichen Genehmigung aus Breslau wurde am 10. August 1889 nach einer sehr eingehenden Revision die staatliche Erlaubnis für die Krankenanstalt erteilt.[446]

---

446 Vgl. Gladel, N.: Caritas vom Arenberge. Geschichte der deutschen Kongregation der Schwestern von der hl. Katharina von Siena. Trier 1936, S. 67, 68, 69, 70.

Obwohl die Arenberger Kongregation, deren Schwerpunkt die Kranken- und Armenpflege, Erziehung und Unterricht bildete, zum damaligen Zeitpunkt erst im Werden begriffen war und nur wenige Schwestern für die Berliner Aufgabe zur Verfügung standen, scheute sie vor dieser Aufgabe nicht zurück, weil „ohne diese werktätige Hilfe viele unsterbliche Seelen in der Weltstadt Berlin verloren gingen".[447] Neben der stationären Krankenpflege übernahmen die Schwestern auch ambulante Krankenpflege in der Stadt. Die Zahl der Ordensschwestern hatte sich im Laufe des Jahres 1889 auf fünf erhöht, daneben wohnten noch sieben Tertiarinnen im Haus. Als ärztlicher Leiter des Krankenhauses wurde der Geheime Sanitätsrat Dr. Johannes Peter Alesch angestellt. Die Einrichtung des Hauses war zunächst spartanisch und für die Aufnahme der Kranken standen nur wenige Räume zur Verfügung, die erst allmählich eingerichtet werden konnten. Die Krankenzimmer lagen auf der ersten Etage, wo sich auch die Hauskapelle befand, und auf der dritten Etage, dort wohnten auch die Schwestern. Die Leitung des Krankenhauses oblag der Priorin des Arenbergs, die eine Stellvertreterin als Oberin einsetzte. Im Erdgeschoss des Hauses war ein Polizeirevier und ein Restaurant untergebracht, der zuständige Polizeileutnant und der Besitzer des Lokals wohnten im zweiten Stock. Gemeinsam mit dem angemieteten Erdgeschoss des Nachbarhauses bot das Krankenhaus Platz für etwa 40 Betten.[448]

Die Anfangsjahre in Berlin gestalteten sich für die rheinischen Schwestern allerdings sehr problematisch. Die Patienten lehnten sie ob ihrer klösterlichen Tracht ab und sahen die Laienschwestern von den Berliner Tertiarinnen als minderwertig an. Obwohl die Genossenschaft diese im Städtischen Krankenhaus Friedrichshain die Krankenpflege erlernen ließ und die Dominikaner im Hause eine große Kapelle für den öffentlichen Gottesdienst errichteten[449], blieb der Stand der Heilanstalt jahrelang gleich bescheiden. Im Jahre 1889 hatte die Zahl der im Hause aufgenommenen Kranken 311 betragen. Die Belegstärke blieb bis 1899 in etwa gleich und stieg dann auf 606, da die Räumlichkeiten des

---

447 Vgl. Mallach, Martin: St. Maria Viktoria Krankenhaus Berlin. 1889–1938, in: 229. Heisterblatt, Winter 2005/2006, S. 5, 6.

448 Vgl. Gladel…1936, S. 70; Mallach, Martin…, in: 229. Heisterblatt, Winter 2005/2006, S. 6.

449 Die Absicht, im Hause eine öffentliche Kapelle zu errichten, war mitbestimmend dafür, dass die Dominikaner in Berlin den Anschluss der Tertiarinnen an die Dominikanerinnen in Arenberg forcierten. Was die Ablehnung der Ordensschwestern ob ihrer Tracht anging, so hegten die Dominikaner Patres bereits Gedanken darüber, diese abzuändern und Hauben, etwa nach dem Muster der Aachener Franziskanerinnen, einzuführen. Vgl. Gladel…1936, S. 71.

früheren Restaurationsbetriebes mit in die Heilanstalt einbezogen wurden. Insgesamt gesehen blieb das Maria-Viktoria-Krankenhaus aber bis zum Ende des 19. Jahrhunderts eher eine Station für ambulante Krankenpflege denn ein wirkliches Krankenhaus. Die Leistungen der Schwestern für die Armen und in der Fürsorge konnten aufgrund von Spenden, die sie bei den Berliner Kaufleuten erbaten, allerdings dauernd ausgeweitet werden. 1892 betrug die Zahl der an Bedürftige ausgeteilten Essen 3.528, im Jahre 1895 schon 7.386, 1897 dann 9.445 Essen und 1901 über 10.000 Portionen. Bei der Weihnachtsbescherung 1891 wurden 50 bedürftige Kinder beschenkt, 1893 waren es 80 Kinder und in späteren Jahren über 250. Wenn diese Wohltätigkeiten auch im Vergleich zu denen älterer, fest etablierter Institutionen (vgl. St. Hedwig-Krankenhaus) verhältnismäßig gering ausfielen, so leistete das Maria-Viktoria-Krankenhaus doch einen respektablen Beitrag zur Linderung der sozialen Not in Berlin.[450]

Die Entwicklung des Hauses zu einem wirklichen Großstadtkrankenhaus erfolgte in den ersten Jahren nach der Jahrhundertwende. Von 1903 an wurde eine jährliche Patientenzahl von etwa 1.200 Patienten erreicht. Schon bald wurden die vorhandenen Gebäude für den Krankenhausbetrieb zu klein.[451] Bis man sich zu einem Neubau durchgerungen hatte, sollten jedoch noch einige Jahre vergehen. Nach Abriss der alten Gebäude ließ der Orden der Dominikanerinnen ein neues Gebäude für das St. Maria-Viktoria-Krankenhaus errichten mit angeschlossener Kirche, das am 11. März 1912 eröffnet wurde. Mit Unterstützung von Carl Fürst zu Löwenstein-Wertheim-Rosenberg war das Neubauprojekt nach dem Entwurf des Düsseldorfer Architekten Casper Clemens Pickel, der bereits häufiger für den Dominikanerorden tätig war, ausgeführt worden.[452]

Die Fassade des Gebäudes war in den Formen der deutschen Renaissance gestaltet. Zwei Relieftafeln über dem Eingangsportal zeigten die Seeschlacht bei Lepanto, bei der 1571 unter dem Schutz der „Maria Viktoria" eine vereinigte spanische, venezianische, maltesische und päpstliche Flotte die Türken aus dem westlichen Mittelmeer vertrieb und das christliche Abendland rettete. Im Unterschied zur Straßenseite erfuhren die Hoffassaden eine vereinfachte Gestaltung.

1913 beherbergte das Krankenhaus bereits 1.300 Patienten. Es verfügte auf vier Stationen über 220 Betten für die 1. bis 3. Klasse. Jede der vier Abteilungen

---

450 Vgl. Gladel..., S. 71–74.
451 Cherubine Willimann, die Generaloberin, nannte das alte Haus gerne „Mausefalle", während es von anderer Seite gar als polizeiwidrig bezeichnet wurde. Vgl. Gladel...1936, S. 75.
452 Vgl. Gladel...1936, S. 75; Mallach, Martin..., in: 229. Heisterblatt, Winter 2005/2006, S. 2.

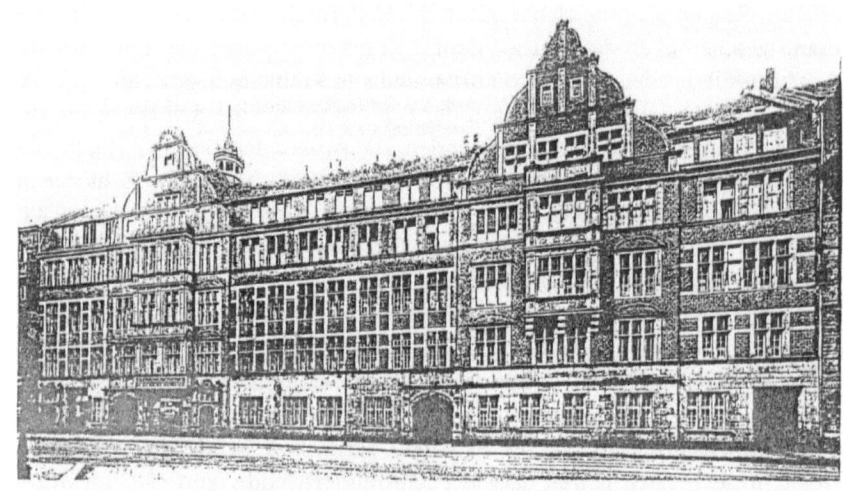

St. Maria-Victoria-Krankenhaus, Berlin NW., Karlstr. 28-30

Abbildung 54: St. Maria-Victoria Krankenhaus um 1912
Quelle: Mallach, Martin: St. Maria Viktoria Krankenhaus 1889-1938,in: 229. Heisterblatt, Winter 2005/2006. S 10

für Innere Medizin, Chirurgie, Augenheilkunde und Hals-Nasen-Ohrenheilkunde war einem leitenden Arzt unterstellt. Ein Röntgen-Kabinett, eine eigene Apotheke, ein hydro-therapeutisches Institut sowie eine Krankenpflegeschule gehörten ebenfalls zur Einrichtung. Im ersten Weltkrieg wurde das Krankenhaus Lazarett mit zunächst 150, später 250 Betten. Im Jahre 1927 verfügte das Haus über mehr als 400 Betten und über 60 Dominikanerinnen waren im Hause tätig.

Neben der Krankenpflege kümmerten sich die Dominikanerinnen weiterhin um die soziale Not der Bevölkerung. Zu diesem Zweck richteten sie eine „Massenspeisung" ein. Allein im letzten Quartal des Jahres 1931 wurden etwa 29.000 Portionen Essen und 54.000 Butterbrote an Bedürftige ausgeteilt. Des Weiteren bestand ein Freitisch für bedürftige Studenten, der für 50-60 Personen ausgerichtet war. Schuhwerk, warme Kleidung und Bettwäsche für Arme wurde

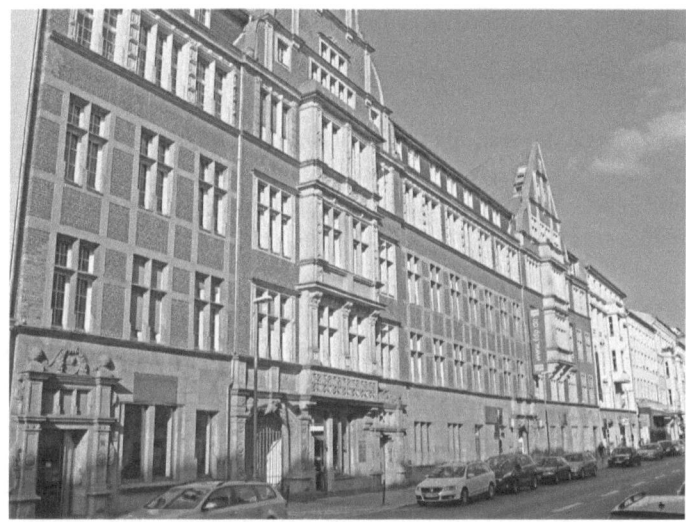

Abbildung 55: St. Maria-Viktoria Krankenhaus 2014
Quelle: Privat

ebenfalls ausgegeben. Im Jahre 1932 hatte sich die Zahl der verteilten Essensportionen auf 104.400 erhöht.[453]

Bereits 1922 hatten sich Risse im Krankenhaus und im Gewölbe der Kirche gezeigt, die auf die Grundwasserabsenkung durch den Bau der neuen innerstädtischen S-U-Bahn zurückzuführen waren. Bis 1935 nahmen die Schäden derartige Ausmaße an, dass umfangreiche Renovierungsarbeiten unausweichlich waren. Diese konnten das Krankhaus vor dem Einsturz retten.[454] Schadensersatzleistungen, die man bei der Reichsbahn geltend gemacht hatte, wurden verwehrt. Die hohen Kosten der Sanierungsmaßnahme brachten die Kongregation in finanzielle Schwierigkeiten und deshalb musste der Krankenhausbetrieb am 30. September 1938 eingestellt werden.[455]

In den weiteren Jahrzehnten erfuhr das Gebäude unterschiedliche Nutzungen. Seit 1999 befindet sich in ihm die Bundesgeschäftsstelle der FDP.

---

[453] Vgl. Füssel-Schaffrath, Susi: Beitrag zur Geschichte der Berliner Krankenhäuser im Zeitraum von 1900–1920. Berlin 1973, S. 112.Gladel…1936, S. 75, 76; Mallach, Martin…, in: 229. Heisterblatt, Winter 2005/2006, S. 7.

[454] Für die Restaurierung der Kirche fehlten den Dominikanerinnen die finanziellen Mittel, sie musste 1938 abgetragen werden.

[455] Vgl. Mallach, Martin…, in: 229. Heisterblatt, S. 2, 7, 8, 9.

7.3 St. Joseph Krankenhaus II (Niederwallstraße)

Im Jahre 1893 eröffneten die Grauen Schwestern in der Niederwallstraße das St. Joseph-Krankenhaus, das in der Stadtmitte unweit der St. Hedwigs-Kirche lag. Zu diesem Zeitpunkt waren die Ordensschwestern bereits seit drei Jahrzehnten in Berlin tätig, insbesondere in der ambulanten Krankenpflege. Einen weiteren Schwerpunkt ihres Wirkens stellte die Krankenpflege in den preußischen Militärkrankenhäusern dar.

7.3.1 Vorgeschichte

1842 gründete Clara Wolff im schlesischen Neisse die Kongregation der Schwestern von der heiligen Elisabeth. Nach dem Vorbild der heiligen Elisabeth von Thüringen hatten sich die Mitglieder vor allem der Krankenpflege verschrieben. Um die durch die sozialen Missstände der Industrialisierung hervorgerufene Not der Bevölkerung zu lindern, pflegten Wolff und ihre Mitstreiterinnen unentgeltlich Kranke und Leidende in ihren Wohnungen, ohne Unterschied des Standes und der Religion. Wegen ihrer volkstümlichen grauen Kleidung wurden sie von der Bevölkerung „Graue Schwestern" genannt.

Nach Erlangung der kirchlichen Anerkennung durch den Breslauer Fürstbischof im Jahre 1859 erweiterte die Kongregation ihren caritativen Einsatz über ihr schlesisches Ursprungsgebiet hinaus und gründete eine Filiale im brandenburgischen Neuzelle. Seitdem entstanden fünfzig Niederlassungen, von denen die Hälfte in Berlin lag.[456]

7.3.2 Die Anfangsjahre in der Niederwallstraße

Auf Anregung des Missionsvikars Eduard Müller, der im katholischen Milieu Berlins in der zweiten Hälfte des 19. Jahrhunderts eine bedeutende Rolle spielte, wurden die Grauen Schwestern für die ambulante Krankenpflege nach Berlin gerufen. In der Niederwallstraße 11 erhielten sie eine kleine Wohnung[457]. Diese

---

456 Vgl. Mertens, Johannes: Geschichte der Kongregation der Schwestern von der heiligen Elisabeth. 1842–1992. Band II. Reinbek 1998, S. 484.
457 Das Haus in der Niederwallstraße 11, das der Missionsvikar Eduard Müller 1859 als Vereinshaus für den Berliner Gesellenverein katholischer Handwerker gekauft hatte, war bis zum Ende des 19. Jahrhunderts der Mittelpunkt des katholischen Vereinslebens und das Zentrum der katholischen Öffentlichkeitsarbeit in Berlin. Es wurde die „Heilige Elf" genannt. Die Räumlichkeiten boten einen Treffpunkt für Katholiken aus allen Teilen Deutschlands, die sich zu privaten Besuchen oder als Zentrumsabgeordnete in Berlin aufhielten. Das Haus beherbergte auch die Redaktion der katholischen Tageszeitung

wurde jedoch bald für die wachsende Gemeinschaft zu klein. Deshalb erwarben die Schwestern zwei Nachbarhäuser, in denen sie ab 1883 zunächst eine ambulante Klinik (Poliklinik) für die notleidende Bevölkerung und eine Apotheke, ab 1886 dann auch eine Krankenstation führten.

Die Poliklinik nahm zwar noch keine Kranken auf, bot aber neben der bisherigen ambulanten Pflege auch eine ärztliche Behandlung. Geheimsanitätsrat Dr. Croner, der Hausarzt der Schwestern, leitete die Klinik unentgeltlich. Dreimal in der Woche hielt er eine Sprechstunde für bedürftige Patienten, die eine ärztliche Behandlung nicht hätten bezahlen können. In den ersten Monaten des Jahres 1883 behandelte die Poliklinik 110 Patienten, unabhängig von ihrer Religionszugehörigkeit. Schwester Maxelenda spezialisierte sich auf das Ziehen von Zähnen. Im Jahre 1884 führte sie 949 Zahnextraktionen durch.[458]

Schwester Macrina absolvierte eine Ausbildung zur Apothekerin. Den theoretischen Unterricht erteilte der Apotheker der Königlichen Schlossapotheke, die praktische Erfahrung sammelte sie bei den Borromäerinnen in der Apotheke des St. Hedwig-Krankenhauses. Am 2. Juli 1883 legte sie ihr Examen ab. Danach richtete sie in der Niederwallstraße eine kleine Apotheke ein, die auch kostenlos Arzneimittel an bedürftige Patienten ausgab. Dies missfiel den benachbarten Apotheken, die sich dadurch in ihrem Geschäft geschädigt sahen. Es erfolgte eine Beschwerde bei der Behörde. Die daraufhin eingeleiteten polizeilichen Ermittlungen wurden allerdings eingestellt und die Beschwerden der Apotheker blieben zukünftig aus.[459]

Wegen der steten Nachfrage nach stationärer Behandlung entschloss man sich im Herbst 1884 ein Kranken-Pensionat einzurichten. Zur Verwirklichung dieses Plans wurde ein Nachbarhaus angemietet und entsprechend umgebaut. Ein Großteil der Baukosten übernahm das Kirchenkollegium von St. Hedwig, nur den kleineren Teil hatten die Schwestern zu tragen. Die Mittel für die Inneneinrichtung wurden durch eine Hauskollekte und durch weitere Spenden aufgebracht.

Am 21. August 1886 wurde die Konzession für die Aufnahme von Kranken erteilt. Die Krankenstation lag im ersten Stock des Seitenflügels und des Quergebäudes der Niederwallstraße 8 und verfügte über acht Krankenzimmer mit 13 Betten. Geheimsanitätsrat Dr. Croner übernahm die Innere Station und Geheimsanitätsrat Dr. Hahn die Station für Äußere Krankheiten. Beide arbeiteten ohne Bezahlung. Angesichts der geringen Bettenzahl und der in der Nähe

---

„Germania". Vgl. Mertens, Johannes: Die Berliner Ordensprovinz der Grauen Schwestern von der heiligen Elisabeth. 1859–1991. Reinbek 1992, S. 174.
458 Vgl. Chronik III, S. 97; Vogt, H.: 1863–1913. Festschrift zum Goldenen Jubiläum der ersten Niederlassung der Grauen Schwestern in Berlin. Berlin 1913, S. 33 (Akte BER 231).
459 Vgl. Chronik III, S. 97.

gelegenen Apotheken wurde dem Haus keine Genehmigung für eine Dispensier-Anstalt erteilt. Die Zahl der Schwestern stieg 1887 auf 33. 1888 kam mit Dr. Max Schultze ein dritter Arzt ins Haus. In der Apotheke wurden zwei weitere Schwestern ausgebildet. Die wenigen Betten deckten den Bedarf an stationärer Behandlung jedoch keineswegs und so entstand der Plan für die Errichtung eines größeren Krankenhauses.[460]

7.3.3 Das Krankenhaus

Nachdem die schwierige Frage der Finanzierung geklärt war, erwarben die Schwestern 1888 das Nachbargrundstück Niederwallstraße 8, um dort ein erweitertes Krankenhaus bauen zu lassen. Für den zu errichtenden Neubau gelang es, ein Darlehen in Höhe von 400.000 Mark von der Zentral-Boden-Aktiengesellschaft von Berlin zu erhalten. Der Architekt Max Hasak (1856–1932) bekam die Auflage, auf dem nicht sehr ausgedehnten Grundstück möglichst viel Raum zu Wohn- und Krankenzimmern herauszubauen. Die Oberleitung des Bauprojekts übernahm Schwester Maxelenda. Ab 1890 entstand das Krankenhaus als Vierflügelanlage im neugotischen Stil. Rotbraune Schmucksteine und –reliefs setzten auf der weißen Klinkerfassade Akzente. Das Haus war mit Gasbeleuchtung ausgestattet und an die Wasserleitung angeschlossen.

7.3.4 Eröffnung des Krankenhauses

Am 27. März 1893 erteilte der Polizeipräsident die Konzession für das neue Krankenhaus, das den Namen „Privat-Kranken-Anstalt der Congregation der Grauen Schwestern von der heiligen Elisabeth" führen musste. Die Anerkennung als „öffentliche Wohlfahrtsanstalt" erfolgte am 23.10.1912.[461] Am 1. Mai 1893 wurde das Krankenhaus eröffnet. Die Schwestern nannten es „St. Joseph-Krankenhaus". In den drei Stockwerken lagen die zum Hofinneren ausgerichteten Krankenzimmer an schmalen Korridoren. Die Reihe der Zimmer war lediglich von den Operationszimmern und der Apotheke unterbrochen. Im Erdgeschoss des Vorderhauses befanden sich das Büro, die Sprechzimmer und die Räume der Poliklinik. Außerdem gab es im Haus eine Kapelle, ein Konferenzzimmer und Wohnraum für die Schwestern. Für die Inneneinrichtung der Zimmer mussten nur mäßige Aufwendungen erbracht werden. Die meisten Möbel stammten aus Nachlässen oder waren Geschenke.[462]

---

460 Chronik III, S. 100; Vgl. Mertens, Die Berliner Ordensprovinz…, S. 192–194.
461 BER 167/1 Berlin-Mitte, Niederwallstraße, Grundstücksakten 1886–1967, unpaginiert.
462 Vgl. Chronik III, S. 112; Vogt, H.: 1863–1913. Festschrift…, S. 44.

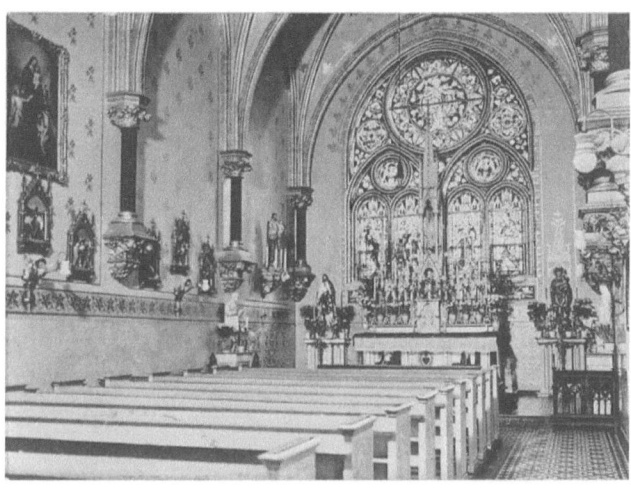

Abbildung 56: St. Joseph Krankenhaus II (Niederwallstraße) Kapelle
Quelle: Provinzarchiv CSSE Archiv der Elisabethschwestern (Fotographie) F214

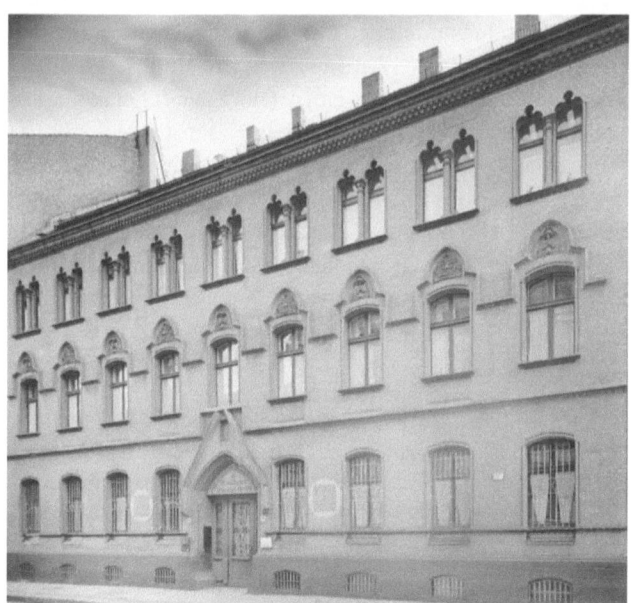

Abbildung 57: St. Joseph Krankenhaus II (Niederwallstraße) um 1900
Quelle: Provinzarchiv CSSV Archiv der Elisabethschwestern (Fotographie) F65

7.3.5 Leitung/Finanzierung

Träger des St. Joseph-Krankenhauses war die Kongregation der Grauen Schwestern. Die rechtliche Vertretung oblag dem geistlichen Kurator gemeinsam mit der Generaloberin der Kongregation. Da für die Tochteranstalt kein besonderes Statut bestand, richtete sich die innere Verwaltung nach dem allgemeinen Statut für das Mutterhaus. Demzufolge vertrat die jeweilige Oberin das Krankenhaus in den laufenden Angelegenheiten.[463]

Das Krankenhaus finanzierte sich über die Pflegegelder der Selbstzahler und später der Kassenpatienten sowie größtenteils über Spenden. Wer unbemittelt war, wurde auf Kosten des Hauses unentgeltlich gepflegt. Zu den Spenden zählten auch gestiftete Freibetten, die bedürftigen Patienten zur Verfügung standen, ohne dass die Schwestern finanziell belastet wurden.[464]

7.3.6 Die innere Entwicklung und Organisation des Hauses

7.3.6.1 Abteilungen und Ärzte

Das Krankenhaus verfügte über Abteilungen für die Bereiche Chirurgie, Innere Medizin, Augenheilkunde, Gynäkologie, Hals-Nasen-Ohrenheilkunde und über eine Unfallstation. Die behandelnden Ärzte waren Geheimer Medizinalrat Professor Dr. Fischer (Chirurgie)[465], Dr. Max Schultze (Innere Medizin), Professor Dr. Fröhlich (Augenheilkunde), Dr. Hugo Glöckner (Gynäkologie), Dr. Cohn (Unfallstation) und Dr. Kurt Demme[466] (Hals-Nasen-Ohrenheilkunde). Professor Dr. Fischer gab aus Altersgründen sein Amt im Jahre 1902 ab. Bis 1903 hatte sich die Zahl der Ärzte auf sieben erhöht.[467] Einzelheiten über die Ausstattung und Ausrichtung der Abteilungen lassen sich den Archivunterlagen nicht entnehmen. Alle genannten Ärzte waren auch in der Poliklinik tätig. Im Jahre 1896 verfügte das Krankenhaus über 75 Betten.

---

463 BER 167/1, Berlin-Mitte, Niederwallstraße, Grundstücksakten 1886–1967; MH 32, Berlin-Mitte, Niederwallstraße, Hypotheken 1870–1896. Beide unpaginiert.

464 In den Jahren 1900, 1901 und 1903 wurden die ersten drei Freibetten gespendet, für die jeweils eine Summe von 10.000 bzw. 6.000 Mark hinterlegt werden musste. Chronik III, S. 122, 123, 125.

465 Geheimsanitätsrat Dr. Hahn, der die Chirurgie zunächst betreut hatte, wurde 1890 Direktor des Städtischen Krankenhauses in Friedrichshain.

466 Ab 1910 findet die Hals-Nasen-Ohrenabteilung keine Erwähnung mehr in den Aufzeichnungen.

467 Chronik III, S. 112, 113.

Die krankenhauseigene Apotheke gab weiterhin auch kostenlose Medikamente an Bedürftige aus. Der Krankenpflegeschule im Haus wurde 1923 die staatliche Anerkennung erteilt.

7.3.6.2 Die Schwestern

Im Jahre 1893 waren in der Niederlassung Niederwallstraße 46 Schwestern tätig, im Jahre 1895 48 Schwestern, von denen 24 in der ambulanten Krankenpflege, 9 im Krankenhaus, 3 in der Apotheke und der Poliklinik und die übrigen in der Haushaltung, in der Verwaltung, in der Küche und anderen Wirtschaftsbereichen beschäftigt waren. Hinweise auf anderweitiges Personal gibt es nicht.[468]

An die Stelle der verstorbenen Oberin Clotilde Biefel trat 1895 die spätere Generaloberin Lamberta Fleischer. Schwester Maxelanda wurde Assistentin der neuen Oberin. Sie sorgte für eine vorbildliche wirtschaftliche Führung des Krankenhauses. Nach der Abberufung von Mater Lamberta Fleischer wurde 1907 Mater Chyrsostoma Volkmer aus dem Mutterhaus in Breslau Oberin. Sie blieb bis 1919 im Amt. Ihr folgte Mater Ewalda Weinrich als Konventsoberin. Sie wurde gleichzeitig auch Provinzoberin. 1923 setzte das Mutterhaus eine eigene Konventsoberin ein, so dass Mater Ewalda sich ganz auf ihre Aufgaben als Provinzoberin konzentrieren konnte.[469]

Das Generalkapitel der Kongregation beschloss am 13. Juni 1905 die Errichtung der Provinz Brandenburg und Pommern mit dem Provinzhaus in der Berliner Niederwallstraße. Am 23. November 1906 wurde die neue Provinz kanonisch errichtet.[470]

7.3.6.3 Patienten

Aufnahme im St. Joseph-Krankenhaus fanden Kranke, auch Kassenkranke, ohne Ansehen der Religion und des Geschlechts. Ausgeschlossen waren lediglich solche Patienten, die an ansteckenden Krankheiten litten, und Geisteskranke. Das Krankenhaus verfügte über die Pflegeklassen 1-3. Der Pflegesatz betrug je nach Klasse 3-8 Mark täglich.[471]

---

468 Chronik III, S. 114; Vogt a.a.O., S. 27.
469 Chronik III, S. 116 f., 130; vgl. Mertens, Die Berliner Ordensprovinz..., S. 196 f.
470 Vgl. Mertens, Geschichte der Kongregation...Band II, S. 487.
471 Vgl. Die Wohlfahrtseinrichtungen Berlins. Ein Auskunftsbuch, herausgegeben von der Auskunftsstelle der Deutschen Gesellschaft für ethische Kultur. Berlin 1896, S. 273.

Über die genauere Sozialstruktur der Patienten lässt sich aus den Archivunterlagen nichts entnehmen, in der Chronik findet sich lediglich der Hinweis: *„die weitaus größere Zahl der Patienten gehören dem ganz armen Stande an".*[472]

Laut der Jahresberichte wurden in den ersten fünf Jahren der Aufzeichnungen (ab 1888) ca. 100 Kranke pro Jahr stationär behandelt. Mit Eröffnung des Krankenhauses im Jahre 1893 stieg die Zahl der behandelten stationären Patienten sprunghaft auf 403 und ein Jahr später bereits auf über 600 Patienten pro Jahr an. Damit erhöhten sich auch die Tagpflegen und Nachtwachen. Bis zum Jahre 1899 stieg die Anzahl der Patienten nochmals gering weiter an (840 Patienten). In den Folgejahren schwankte bis 1913 die Patientenzahl zwischen 744 und 881 Patienten. Ab 1915 lag die jährliche Anzahl der behandelten Patienten erneut zwischen 426 und 852 Patienten. Zwischen 1926 und 1927 kam es nahezu zu einer Verdoppelung der Patientenzahl, so dass die Anzahl der stationären Patienten 1927 1.132 und 1928 1.242 betrug.[473]

Der Rückgang der Patientenzahlen in den Jahren 1906 bis 1909 war wahrscheinlich auf die Störungen, die der Bau der Untergrundbahn für das Krankenhaus verursachte, zurückzuführen.[474] Über die Verweildauer der Patienten und das Krankheitsspektrum gibt es keine Angaben.[475]

In den Jahren 1888 bis 1912 waren von den über 15.000 Patienten knapp ein Viertel katholisch, drei Viertel evangelisch und zwei Prozent jüdischen Glaubens. Die restlichen Religionszugehörigkeiten lagen weit unter einem Prozent.[476]

Im ambulanten Bereich fallen die vielen unentgeltlich behandelten Patienten auf, deren Zahl innerhalb der ersten Jahre rasch bis auf 4.433 Patienten im Jahr 1893 anstieg und dann bis zum Jahre 1904 ständig bei über 3.000 unentgeltlich ambulant behandelter Patienten lag. Der Anteil ging bis 1912 dann auf 1.797 zurück. In der Statistik wurde auch die Anzahl der angelegten Verbände und der Zahnextraktionen aufgeführt. Diese war innerhalb der ersten 25 Jahre des Krankenhauses relativ konstant.[477]

---

472 Chronik III, S. 113.
473 In meiner Berechnung habe ich die Tagpflegen von 1920 bis 1923 ausgenommen, da diese in den Tätigkeitsberichten mehr als das Sechsfache der übrigen Jahre betrugen. Wahrscheinlich wurden dort Verpflegungstage mit einberechnet.
474 Vgl. Chronik III, S. 130; Vogt a.a.O., S. 49
475 Vgl. Anhang: Abbildung 176: Entwicklung der Patienten, Tagpflegen und Nachtwachen im St. Joseph-Krankenhaus II, 1888–1928
476 Vgl. Anhang: Abbildung 177: Religionszugehörigkeit der Patienten von 1888 bis 1912
477 Vgl. Anhang: Abbildung 178: Entwicklung der unentgeltlich ambulant behandelten Patienten im St. Joseph-Krankenhaus II

St. Joseph Krankenhaus II (Niederwallstraße)

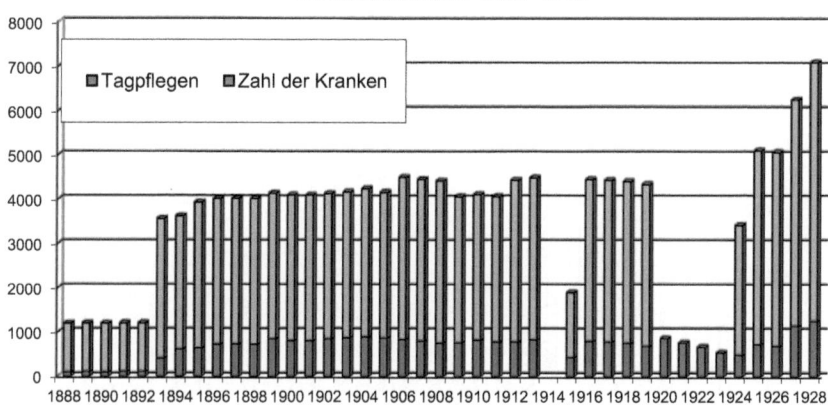

Abbildung 58: Entwicklung der Patienten, Tagpflegen und Nachtwachen im St. Joseph-Krankenhaus II, 1888–1928

Quelle: Eigene Berechnung, Provinzarchiv CSSE Archiv der Elisabethschwestern S. 53

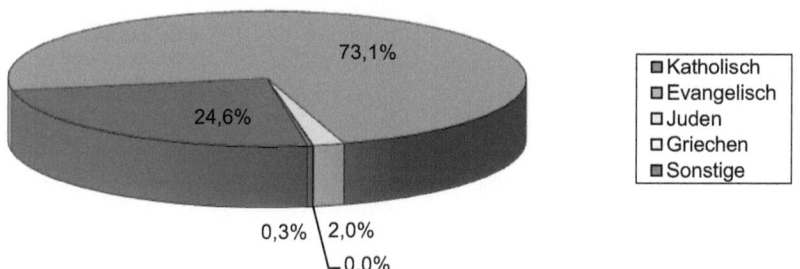

Abbildung 59: Religionszugehörigkeit der Patienten von 1888 bis 1912 – St. Joseph Krankenhaus II

Quelle: Eigene Berechnung nach: Provinzarchiv CSSE Archiv der Elisabethschwestern S. 53

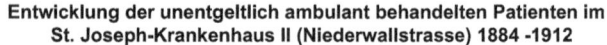

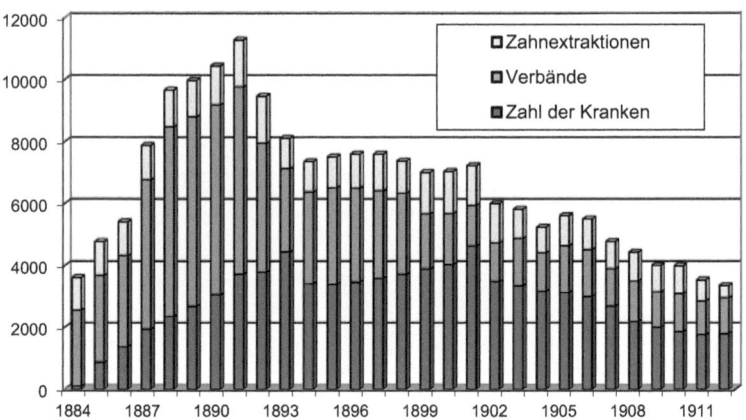

Abbildung 60: Entwicklung der unentgeltlich ambulant behandelten Patienten im St. Joseph-Krankenhaus II
Quelle Eigene Berechnung, Provinzarchiv CSSE Archiv der Elisabethschwestern S. 51

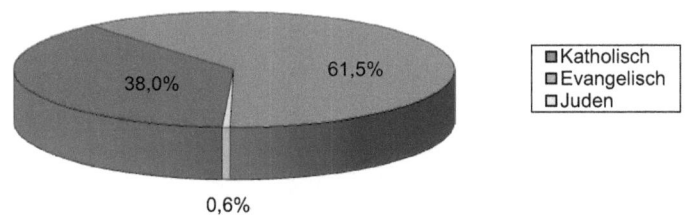

Abbildung 61: Religionszugehörigkeit der unentgeltlich ambulant behandelten Patienten von 1884 bis 1912 im St. Joseph-Krankenhaus II
Quelle Eigene Berechnung, Provinzarchiv CSSE Archiv der Elisabethschwestern S. 51

Die Religionszugehörigkeit der unentgeltlich ambulant behandelten Patienten zwischen 1884 und 1912 zeigt einen deutlich höheren Anteil der Katholiken. Dieser betrug 38% gegenüber 61% evangelischer Patienten. Der Anteil der jüdischen Patienten lag unter einem Prozent.[478]

---

478 Vgl. Anhang: Abbildung 179: Religionszugehörigkeit der unentgeltlich ambulant behandelten Patienten von 1884 bis 1912 im St. Joseph-Krankenhaus

7.3.7 Weitere Aktivitäten der Niederlassung

Neben dem Krankenhaus und der Poliklinik bestand ein Altenheim mit 80 Plätzen. Darüber hinaus fungierte die Filiale weiterhin als Gästehaus[479] für Priester, die als Zentrumsabgeordnete zu den Sitzungen des Reichstages nach Berlin kamen. Auch einige Jesuitenpatres, die zum Studium in Berlin waren, wohnten in der Niederwallstraße und übernahmen die Aufgabe eines Hausgeistlichen.

Außer der unentgeltlichen Pflege und Behandlung für Arme umfasste die Wohltätigkeit der Schwestern eine kostenlose Essens- und Kleiderausgabe sowie Geldspenden für Arme und Bedürftige.[480]

7.3.8 Vereinslazarett im 1. Weltkrieg

Bereits im Krieg gegen Dänemark im Jahre 1864 waren die Grauen Schwestern in der Verwundetenpflege tätig gewesen. Ihr Haus in der Niederwallstraße wandelten sie damals zeitweise in ein Lazarett um, um dort verwundete österreichische Soldaten, die sich auf dem Heimweg befanden, aufzunehmen. Nach dem Kriege wurden der Kongregation der Grauen Schwestern in Neisse am 23. Mai 1864 die Korporationsrechte verliehen.

Auch im Krieg gegen Österreich 1866 beteiligten sich die Grauen Schwestern an der Pflege der Verwundeten. Die Schwestern waren sowohl im Lazarett der Ulanenkaserne in Moabit tätig als auch im Königlichen Garnisonslazarett in der Scharnhorststraße, wo ihnen seit Kriegsbeginn die Pflege und Verwaltung übertragen worden war. 1878 kam das II. Garnisonlazarett in Tempelhof dazu.

Im deutsch-französischen Krieg 1870/71 waren von den 25 Schwestern der Niederlassung in der Niederwallstraße 20 in den Lazaretten Berlins in der Verwundetenpflege eingesetzt.[481,482]

Im Ersten Weltkrieg wurde das St. Joseph-Krankenhaus „Vereinslazarett". Alle verfügbaren Räume richtete man für verwundete Soldaten her. Einige Schwestern gingen zur Pflege in die Kriegslazarette, die anderen verbleiben in der Niederwallstraße.

---

479 Eugenio Pacelli, der spätere Papst Pius XII., war mehrfach bei den Schwestern zu Gast.
480 In manchen Jahren betrug die Zahl der Armen, die im Krankenhaus kostenlos ihr Mittag- oder Abendessen erhielten, über 20.000, vgl. Vogt a.a.O., S. 21.
481 Chronik III, 22, 24, 27, 38 f.; Vogt a.a.O., S. 6–8, 12.
482 1871 wurde die Genossenschaft der Grauen Schwestern zu einer kirchlichen Kongregation erhoben.

Auch während des Krieges behielt die Klinik die öffentlichen Sprechstunden bei. Die ambulante Pflege konnten die verbliebenen Schwestern allerdings nur in geringem Umfang fortführen.[483]

7.3.9 Weitere Entwicklung des Krankenhauses

Bereits vor Beginn der 1920er Jahre zeigte sich, dass das Krankenhaus den neuzeitlichen Anforderungen nicht mehr genügte und dringend einer Erweiterung und Verbesserung bedurfte. Wegen der geringen Zahl von nur 70 Betten mussten immer wieder Kranke abgewiesen werden. Schwestern und Ärzte arbeiteten unter schwierigsten Bedingungen.

Für das Provinzhaus, das Noviziat und die Krankenpflegeschule standen ebenfalls nur unzureichende Räume zur Verfügung. Aufgrund der beengten Raumverhältnisse konnten nicht alle Bewerberinnen aufgenommen werden.

Auch die zunächst sehr günstige Lage im Stadtzentrum hatte sich durch die innerstädtische Entwicklung schon seit längerem zum Nachteil des Hauses verändert. 1906 war die Untergrundbahn gebaut worden, unter der das Krankenhaus sehr zu leiden hatte. Alle drei Minuten fuhren Züge unter dem Gebäude her und versetzten die Krankenbetten in Vibration. Die Wände des Hauses wurden dermaßen erschüttert, dass sich Risse im Mauerwerk zeigten. In unmittelbarer Nachbarschaft hatte sich Industrie angesiedelt. Ein Fabrikschornstein stieß solche Mengen an Rauch und Ruß aus, dass man vormittags kein Fenster öffnen konnte. Auf dem Nachbargrundstück befand sich eine Schule mit 800 Kindern, die zeitweise erheblichen Lärm verursachten. Überdies waren die Räume der Schwestern dunkel. Der Mangel an Licht und Luft sowie die Belästigung durch Lärm, Erschütterungen und Rauch führten zu gesundheitlichen Schäden. Besucher bezeichneten das Haus sogar als „Mörderbude".

Da das Grundstück in der Niederwallstraße räumlich sehr begrenzt war, ließ es eine Erweiterung des Krankenhauses nicht zu. Deshalb entschloss sich die Provinz, in Tempelhof ein neues Krankenhaus zu bauen, das zugleich als Provinzhaus dienen sollte. Es wurde 1928 fertig gestellt und erhielt den Namen „St. Joseph-Krankenhaus I", während man das alte Haus in der Niederwallstraße nun als „St. Joseph-Krankenhaus II" bezeichnete.

1929 wurde das Provinzhaus, das Noviziat und die Krankenpflegeschule in das neue Haus nach Tempelhof verlegt.

---

483 Vgl. Mertens, Die Berliner Ordensprovinz…, S. 198 f.

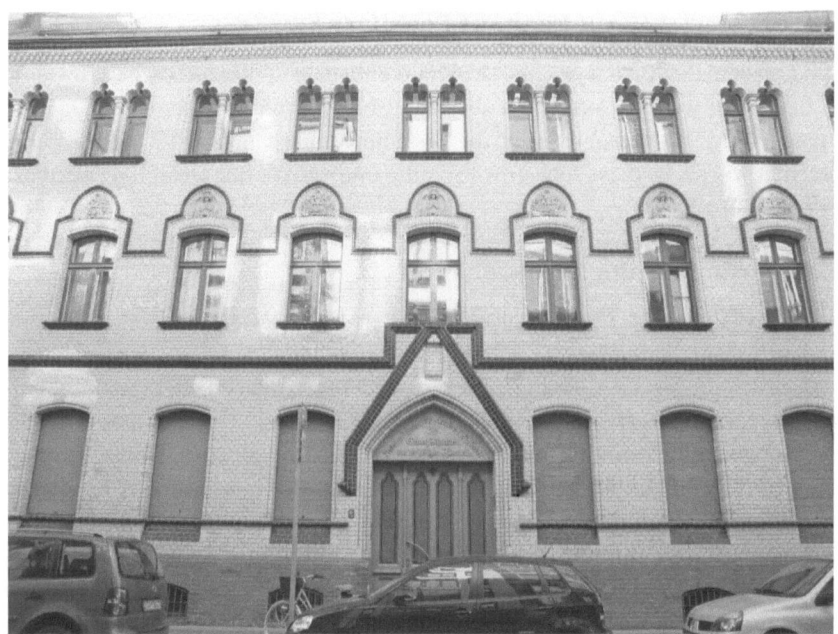

Abbildung 62: St. Joseph Krankenhaus II (Niederwallstraße), 2015
Quelle: Privat

Von 46 Schwestern blieben noch 31 in der Niederwallstraße zurück, die anderen wurden nach Tempelhof versetzt. Die ambulante Pflege in der Niederwallstraße wurde eingestellt. Das Krankenhaus verfügte jetzt über 80 Betten. Als neue Chefärzte kamen Dr. Scherer und Dr. Wieland, und die bisher tätigen Ärzte Dr. Kaufmann und Dr. Bange gingen nach Tempelhof.[484]

Im Jahre 1993 mussten die Grauen Schwestern den Krankenhausbetrieb in der Niederwallstraße aufgeben. Heute befindet sich in dem denkmalgeschützten Gebäude das Erzbischöfliche Ordinariat.

---

484 BER 390: Geschichte und das Wirken der Grauen Schwestern in der Niederwallstraße in Berlin, S. 274 a; Chronik II, S. 1 f.; Chronik III, S. 129 ff.; vgl. Mertens, Die Berliner Ordensprovinz…, S. 200f.; Vogt a.a.O., S. 49.

7.4 St. Marien-Krankenhaus Lausitzer Straße

Die Quellenlage für das St. Marien-Krankenhaus gestaltet sich sehr schwierig. Es liegen nur wenige Unterlagen über den Untersuchungszeitraum vor. Da nach Aussage der Provinzoberin auf die Erstellung einer Chronik im Hause wenig geachtet wurde, ist diese sehr unvollständig und enthält nur wenige verwertbare Informationen.

7.4.1 Gründung des Krankenhauses

Seit dem Jahre 1888 waren Marienschwestern[485] in der St. Michael-Gemeinde in Berlin-Mitte in vielen Bereichen der Caritas tätig.[486] Als ein weiterer Gottesdienstraum für die Gläubigen der ausgedehnten Pfarrei in Kreuzberg eingerichtet werden sollte, bewog der damalige Gemeindepfarrer Johannes Faika die Kongregation, eine ehemalige Gaststätte in der Lausitzer Straße 41 nahe dem Görlitzer Bahnhof zu kaufen. Die Schwestern fanden in den ärmlichen und beengten Verhältnissen dieses Stadtteils ein reiches Betätigungsfeld. Am 2. November 1895 begannen fünf Marienschwestern ihre Arbeit in der neuen Filiale, darunter die spätere Generaloberin Schwester M. Cäcilia Golly. Obwohl die Krankenpflege nicht zum Haupaufgabengebiet der Marienschwestern zählte, stellten sie sich den Anforderungen der Zeit. Bereits vor 1900 richteten einige Ärzte im Vorderhaus eine Poliklinik ein. Die Schwestern assistierten in ihrem Haus den Ärzten und gingen der ambulanten Krankenpflege nach. Wegen des akuten Bettenmangels im Südosten Berlins fasste man den Plan, das Haus zu einem Krankenhaus umzubauen.[487]

---

485 Der Ursprung der Kongregation der Marienschwestern liegt in Breslau. Sie ging hervor aus einem von Pfarrer Johannes Schneider gegründeten Verein, „St. Marienverein", zur Betreuung sozial gefährdeter Dienstmädchen. 1891 bestätigte der Bischof von Breslau die Konstitutionen und die Gemeinschaft nannte sich von da an „Kongregation der Marienschwestern". 1897 gewährte Papst Leo XIII. das Decretum laudis, die endgültige Anerkennung erfolgte 1932 durch Papst Pius XI. Vgl. Mertens, Geschichte der Kongregation der Marienschwestern..., Band I.

486 Die Marienschwestern betätigten sich in den Bereichen der Säuglings-, Kinder- und Altenpflege und Betreuung sowie der ambulanten Krankenpflege, der Mütterberatung und der Fürsorge für weibliche Dienstboten. Außerdem unterhielten sie eine Haushaltungsschule und eine Essensausgabe für Bedürftige.

487 AB 161 Chronik des St. Marien-Krankenhauses Lausitzer Strasse, unpaginiert.; vgl. Mertens, Johannes: Geschichte der Kongregation der Marienschwestern von der Unbefleckten Empfängnis. 1945–1999. Band II. Berlin 2000, S. 434.

7.4.2 Das Krankenhaus

Nachdem die Kongregation das Haus ausgebaut hatte, eröffnete sie am 12. September 1901 in der früheren Gaststätte im Hinterhaus der Lausitzer Straße 41 das St. Marien-Krankenhaus mit 30 Betten, die sich auf die Abteilungen Innere Medizin, Chirurgie und Gynäkologie verteilten. Chefarzt der Inneren Abteilung war Dr. Reichmann, die Chirurgie leitete Dr. Scheuer und der Gynäkologie stand Dr. Moralla vor. Seit 1907 war Professor Paul Lazarus Chefarzt des Krankenhauses. Die Leitung oblag der Kongregation der Marienschwestern. Hausoberinnen des St. Marien-Krankenhauses waren während des Untersuchungszeitraums: Schwester M. Caecilia Golly, Schwester M. Agnes Winkler, Schwester M. Eduarda Ledwoch, Schwester M. Coelestina Schunert, Schwester Bernadetta Schmalz und Schwester M. Hedwig Scholz.[488]

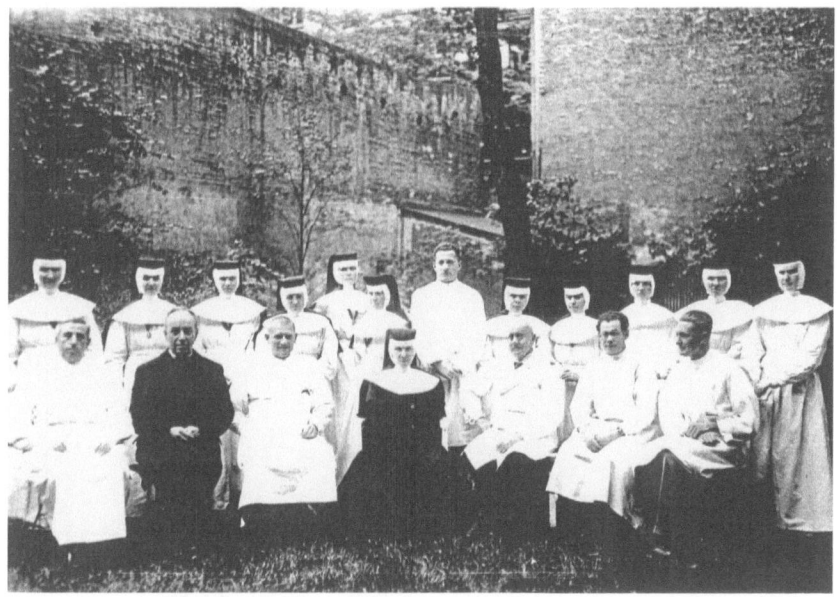

Abbildung 63: St. Marien-Krankenhaus, Lausitzer Strasse Schwesternkonvent von 1933 mit gesamtem Ärztekollegium
Quelle: Archiv St. Marien – Krankenhaus, Lausitzer Strasse F 52

---

488 AB 161 Chronik des St. Marien-Krankenhauses Lausitzer Strasse, unpaginiert.

Das Haus war ausschließlich mit privaten Mitteln und Spenden finanziert worden. Zur Erhaltung und Erweiterung des Hauses organisierte man verschiedene Wohltätigkeitsveranstaltungen.

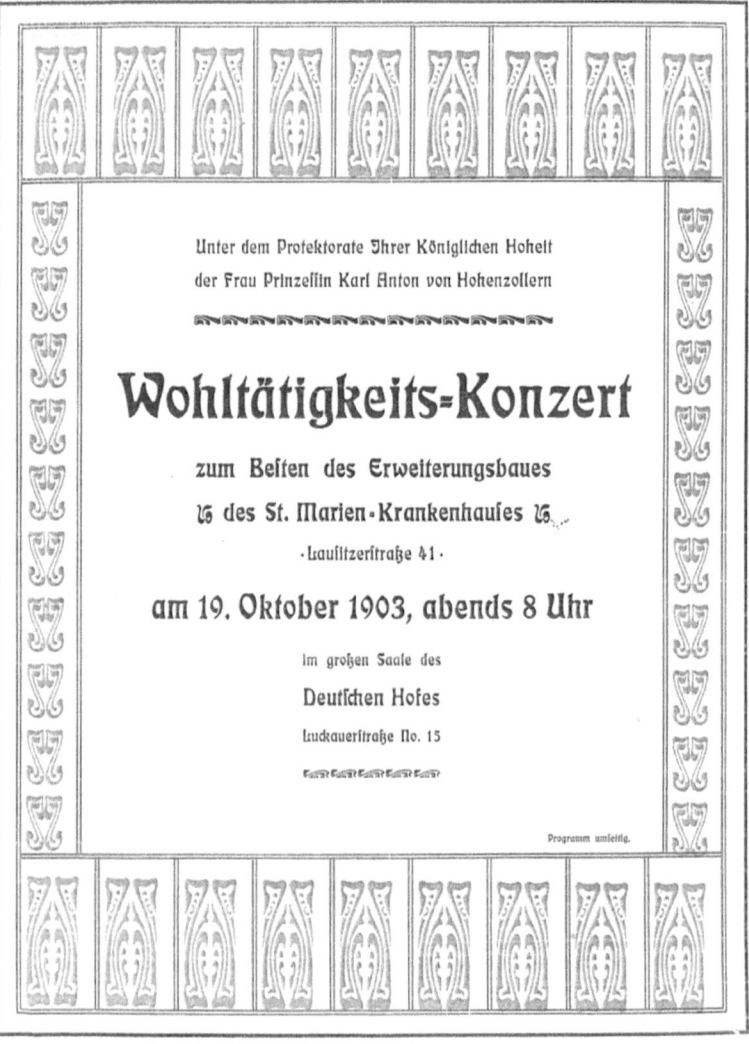

Abbildung 64: St. Marien-Krankenhaus, Lausitzerstraße, Wohltätigkeitskonzert, 19.10.1903

Quelle: Chronik des St. Marien-Krankenhauses, Lausitzerstraße, unpaginiert

Im Vorderhaus befanden sich weiterhin Mietwohnungen. Bereits seit 1908 besaß das Marien-Krankenhaus eine staatlich anerkannte Krankenpflegeschule.[489] Die weltlichen Schülerinnen wohnten im Haus und wurden von einer Ordensschwester betreut.[490] Eine eigene Hausapotheke bestand nicht. Das St. Marien-Krankenhaus war das dritte katholische Krankenhaus in Berlin.

Es wurden Kranke beiderlei Geschlechts ohne Unterschied der Konfession aufgenommen. Ausgenommen waren Infektions- und Geisteskrankheiten sowie die Geburtshilfe.

Im Jahre 1908 wurde für die Klassen 1–3 ein Pflegesatz von 10, 6 und 3 Mark erhoben. Für Kassenpatienten betrug der Satz 2,50 Mark. Über 92% der Patienten lagen in der 3. Klasse.

Im gleichen Jahr wurde im behördlichen Revisionsbericht die Überbelegung des Krankenhauses angemahnt, da in den ursprünglichen 2-Bett-Zimmern 4–6 Betten aufgestellt waren und auch die Tagerräume mit Patienten belegt waren.[491]

1927 hatte sich das Krankenhaus um eine Hals-Nasen-Ohren-Abteilung sowie eine Augenabteilung erweitert und enthielt Einrichtungen für Röntgen-, Radium- und physikalische Behandlung. Im Jahre 1931 wurde die Röntgenabteilung vollständig umgebaut und modernisiert. Die Zahl der Krankenbetten war 1931 auf 80 gestiegen.[492]

---

489 Schon vor Gründung des eigentlichen Krankenhauses wurden die Marienschwestern, die in der ambulanten Pflege und in der Poliklinik tätig waren, im St. Hedwig-Krankenhaus in der Krankenpflege ausgebildet.
490 AB 161 Chronik des St. Marien-Krankenhauses Lausitzer Strasse, unpaginiert.
491 Geheimes Staatsarchiv PK I. HA Rep. 76 Kultusministerium VIII B Nr. 1767, Blatt 83, 84.
492 Katholisches Kirchenblatt Nr. 50, 1927; Katholisches Kirchenblatt Nr. 37, September 1931.

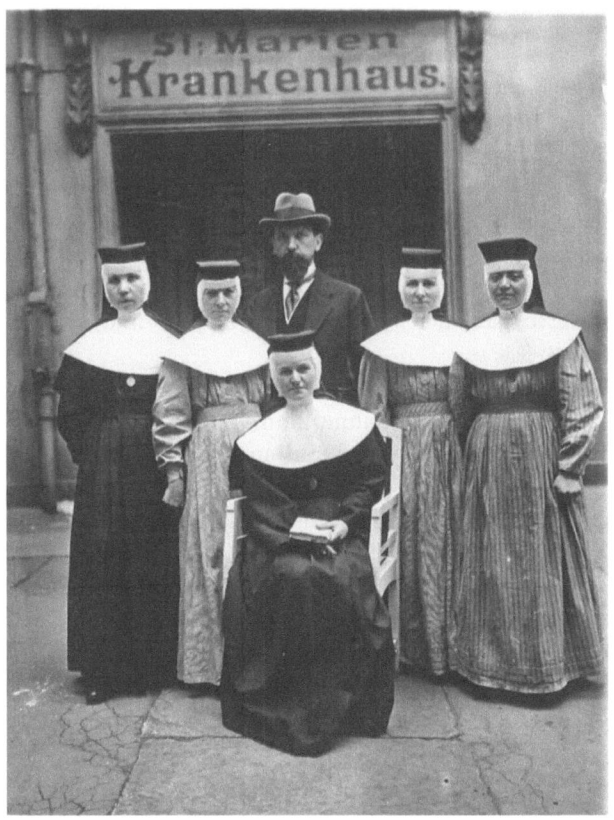

Abbildung 65: St. Marien-Krankenhaus, Lausitzer Strasse. Schwesternkonvent mit CA Prof. Lazarus 1908
Quelle: Archiv St. Marien – Krankenhaus, Lausitzer Strasse F 50

7.4.3 Architektur und innere Aufteilung

Im Erdgeschoss des Hauses befand sich die Hauptküche mit Speiseaufzug und interner Telefonleitung für die oberen Stockwerke. In der ersten Etage lagen die zum Garten ausgerichteten Krankenzimmer, mit zunächst jeweils zwei Betten. Die Tagesräume und Badezimmer gingen auf den Hof hinaus. Die vierte Etage war den Schwestern vorbehalten. Im zweiten Stock befand sich ein Operationssaal mit einem sich anschließenden Sterilisationszimmer. Im Erdgeschoss des Seitenflügels lag ein großer Krankensaal. Im Keller befanden sich neben den Wirtschaftseinheiten eine Leichenhalle und ein Sektionszimmer.

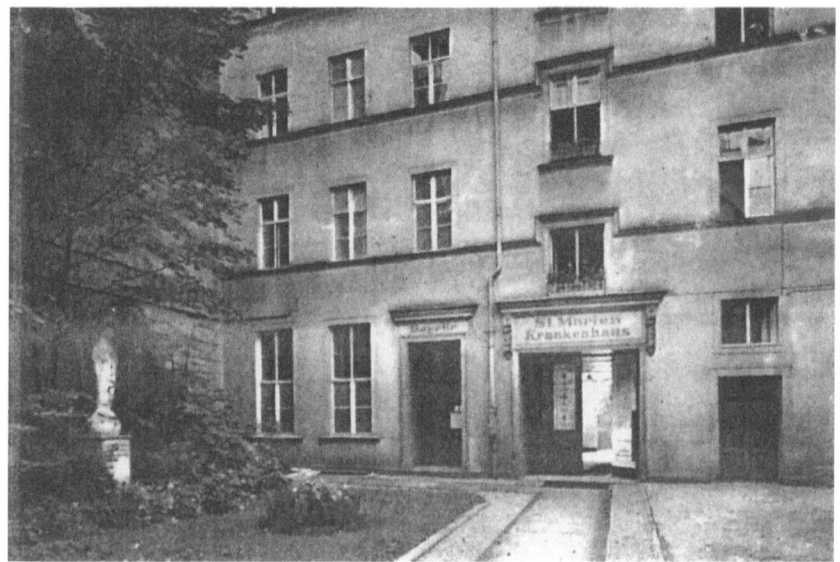

Abbildung 66: St. Marien-Krankenhaus, Lausitzer Strasse, Gartenansicht des Krankenhauses
Quelle: Archiv St. Marien – Krankenhaus, Lausitzer Strasse F 51

Während des 1. Weltkriegs war das Krankenhaus Vereinslazarett, in dem bis zu 110 verwundete Soldaten Aufnahme fanden. Das Lazarett bestand bis 1920.[493]

7.4.4 Weitere Entwicklung des Krankenhauses

Im Jahre 1921 wurde das Krankenhaus wieder ganz auf Zivilpflege umgestellt. Während der Inflationszeit war eine Erweiterung und Modernisierung des Hauses nicht zu bewältigen. Da das St. Marien-Krankenhaus ständig unter Bettenmangel litt, in der Enge der umliegenden Wohnhäuser aber nicht erweiterungsfähig war, entschloss sich die Kongregation in Anbetracht zweier neu errichteter moderner katholischer Krankenhäuser (St. Joseph-Krankenhaus Tempelhof und St. Gertrauden-Krankenhaus in Wilmersdorf) Ende der 1920er Jahre zu einem Neubau an anderem Standort. Da nun alle finanziellen Mittel für die Baumaßnahmen benötigt wurden, mussten die

---

[493] AB 161Chronik St. Marien-Krankenhaus Lausitzer Strasse 1901–1981, unpaginiert.

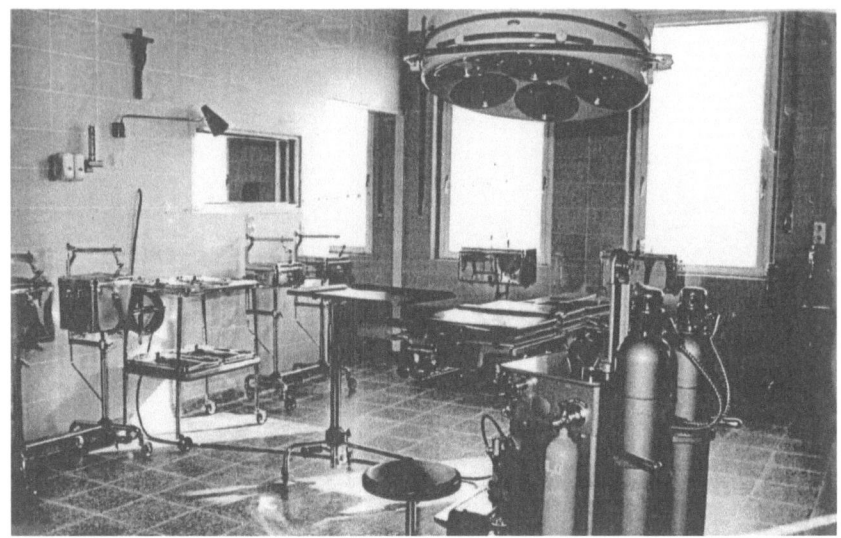

Abbildung 67: St. Marien-Krankenhaus, Lausitzer Straße „Stolze Errungenschaft: Ein bestens ausgestatteter OP"
Quelle: Archiv St. Marien – Krankenhaus, Lausitzer Strasse F 49

Modernisierungspläne in der Lausitzer Straße zurückgestellt werden. Selbst die Renovierungen wurden auf das Notwendigste beschränkt. Hinzu trat die Sorge um die sinkenden Belegungszahlen seit Beginn der 1930er Jahre. Trotz der schwierigen Situation des Hauses blieb die regelmäßige, unentgeltliche Essensausgabe an Bedürftige weiterhin bestehen. Zu diesem Zeitpunkt waren 16 Schwestern in der Klinik tätig.[494]

Das St. Marien-Krankenhaus Lausitzer Straße bestand bis zum Ende der 1990er Jahre. Heute befindet sich in dem Gebäude das Seniorenstift „St. Marien" (Träger: Marienstift e.V.)

---

494 AB 161 Chronik St. Marien-Krankenhaus Lausitzer Strasse 1901–1981, unpaginiert. Vgl. Lazarus, Paul: Das St. Antonius-Krankenhaus Berlin-Karlshorst. Berlin 1931, S. 4.

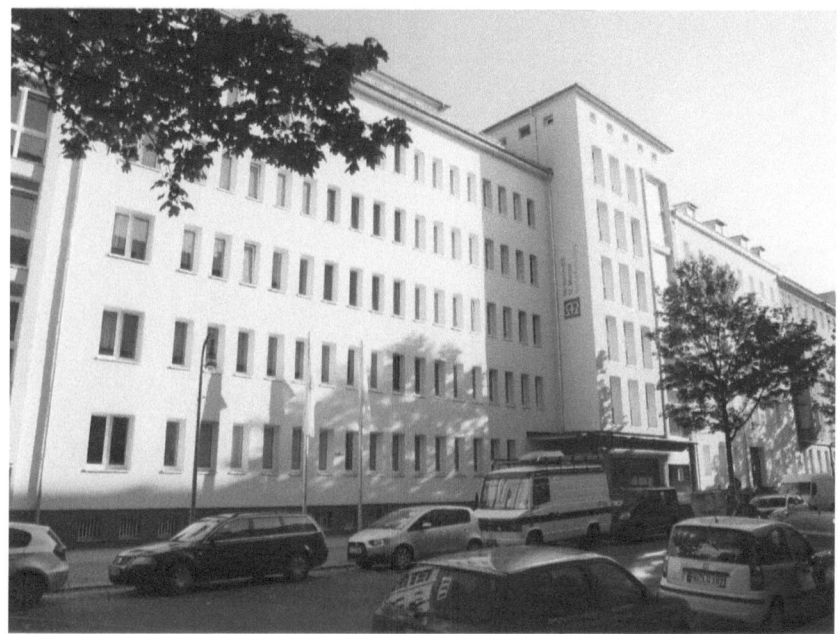

Abbildung 68: St. Marien-Krankenhaus, Lausitzer Straße, 2014
Quelle: Privat

7.5 St. Norbert-Krankenhaus

Sämtliche Unterlagen zum St. Norbert-Krankenhaus sind bei der Zerstörung des Hauses im Zweiten Weltkrieg vernichtet worden. Das Archiv des Mutterhauses der Dominikanerinnen Arenberg über Koblenz stellte mir lediglich eine Kopie der Pfarrchronik, einen Zeitungsartikel sowie die Aufstellungen über die Belegzahlen der einzelnen Fachabteilungen und die Leitenden Ärzte der Fachabteilungen zur Verfügung.

Das St. Norbert-Krankenhaus in Berlin-Schöneberg wurde von der katholischen Pfarrgemeinde St. Matthias, die auch Trägerin der Einrichtung war, in Auftrag gegeben. Sowohl die kirchlichen als auch die staatlichen Genehmigungen für diese Institution lagen bereits im Juli 1911 vor. Das Krankenhaus umfasste eine 1.200 qm bebaute Fläche in der Mühlenstraße in Schöneberg und die Baukosten waren auf 600.000 Mark veranschlagt worden. 1/3 der voraussichtlichen Baukosten rekrutierte sich aus Spenden, der Rest wurde über Hypotheken finanziert.

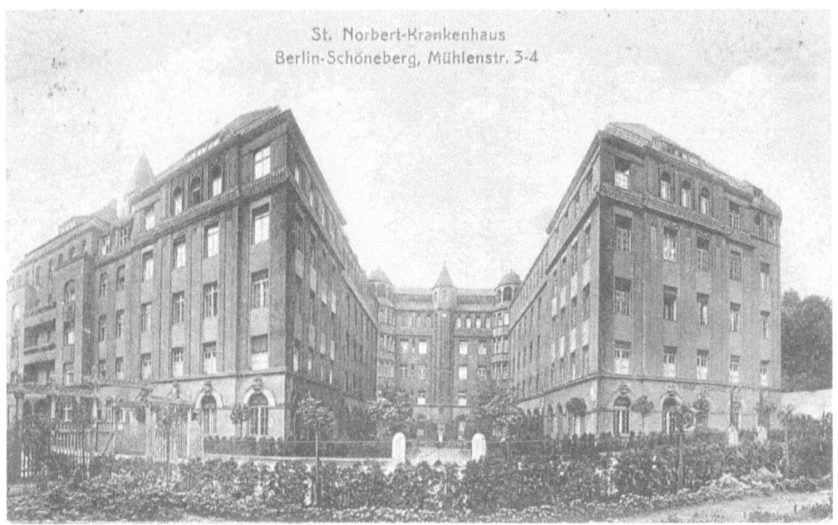

Abbildung 69: St. Norbert-Krankenhaus um 1918
Quelle: Alte Postkarte um 1918, Privat

Die Krankenanstalt wurde nach Plänen des Architekten Albert Weber[495] vom Baumeister Hermann Brunning, der seit langem mit den Dominikanerinnen in Verbindung stand, errichtet. Die Einweihung des Krankenhauses erfolgte verbunden mit der Weihe des Grundsteines zur neben liegenden St. Norbert-Kirche am 28. September 1913.

Die Pflege der Kranken übernahmen die Schwestern vom III. Orden des heiligen Dominicus aus dem Mutterhause zu Arenberg bei Koblenz, deren damalige Generaloberin Schwester M. Cherubine Willimann (siehe auch St. Maria-Viktoria-Krankenhaus) und deren Priorin in Schöneberg Schwester M. Bernarda Geyr war. Am 1. Oktober 1913 wurde die Anstalt unter ihrem ersten leitenden Arzt Dr. Franz Kuhn eröffnet und mit Ausbruch des Ersten Weltkriegs Vereinslazarett vom Roten Kreuz, ausgerichtet auf 200 Betten. Während des Krieges wurden hunderte von kranken und verwundeten Soldaten von den Schwestern gepflegt. Eine Erweiterung der Anstalt im Jahre 1916 durch Erwerb eines Nachbarhauses machte es möglich, dass zum derzeitigen Zeitpunkt 50 Ordensschwestern im Hause tätig waren.

---

495 Der Vorname des Architekten wird gelegentlich auch mit „Josef" angegeben.

1920 verfügte das Haus über Abteilungen für Innere Medizin, Chirurgie, Hals-Nasen-Ohren-Heilkunde und Augenheilkunde, eine Abteilung für Röntgenologie kam 1926 hinzu.[496] In der folgenden Abbildung sind die leitenden Ärzte der Fachabteilungen aufgeführt.

Abbildung 70: St. Norbert-Krankenhaus, Leitende Ärzte 1913–1943

Leitende Ärzte im St. Norbert-Krankenhaus, Berlin-Schöneberg von 1913–1943	
1913 – 1929	Dr. Franz Kuhn, Leitender Arzt
1913 – 1943	Dr. Vincenz Lammers, Internist
1919–1936	Prof. Dr. Franz Israel Kobrack, HNO
1926 – 1943	Dr. Friedrich Baumann, Röntgenologe
1929 – 1943	Dr. Bernhard Schulte im Rodde „äußere Abteilung" (Chirurgie)
1936 – 1943	Dr. Karl Schuchardt, Kieferchirurgie
1936 – 1943	Dr. Taegen, HNO (Nachfolge Prof. Kobrack)

Quelle: Archiv Mutterhaus der Dominikanerinnen Arenberg über Koblenz

Um den notwendigen Ausbau des Krankenhauses einzuleiten, nahm im Jahre 1920 die damalige Priorin Verhandlungen über den Ankauf des Nachbargrundstücks Mühlenstraße Nr. 6 auf, die sich aufgrund der schwierigen finanziellen Lage in der Inflationszeit als außerordentlich mühevoll gestalteten. Erst im Herbst 1926 konnte mit dem Erweiterungsbau begonnen werden. Architekt und Baumeister waren wiederum Albert Weber und Hermann Brunning. Im Parterre dieses Neubaus, der am 13. Juni 1927 eingeweiht wurde und den Namen „St. Josef-Haus" erhielt, lag ein geräumiger Vereinssaal, der den katholischen Vereinen der St. Norbertkuratie als Versammlungslokal diente, und ein Bibliothekszimmer. Des Weiteren befanden sich dort Räume, die für einen Kindergarten vorgesehen waren. In der ersten Etage wurden ein Dauerbad (Anwendung bei schweren Verbrennungen) und zwei Krankenzimmer sowie ein Speise- und ein Aufenthaltsraum für die Schülerinnen und Angestellten des Hauses eingerichtet. Die zweite Etage bot Platz für etwa 40 Betten für Alte und Kranke (Altenheim). Die dritte Etage wurde als Dachgarten mit Liegebetten für Patienten ausgebaut. Beide Seiten des Hauses umsäumten Balkone.

---

496 Ab 1934 bestand auch eine Abteilung für Kieferchirurgie.

Im Jahre 1930 erfolgte die Aufstockung des Gebäudes, um der behördlich vorgeschriebenen Erweiterungspflicht nachzukommen. Damit konnte in der dritten Etage ein Laboratorium eingerichtet werden und ein Therapiesaal. Der Raum ergab auch noch Platz für ein kleines Krankenzimmer, Bad und Toiletten. In der vierten Etage befand sich ein Eßsaal für etwa 50 Hausangestellte nebst Wirtschaftsräumen. Die Etagen drei und vier waren ausschließlich vom Ursprungskrankenhaus aus zugänglich.

1932 verfügte das Krankenhaus über drei Operationssäle, 250 Betten und verpflegte ca. 2.500 Patienten. Aus der nachfolgenden Abbildung ist ersichtlich, dass sich die Belegzahlen von 1917 bis 1931 fast verdreifacht haben.[497]

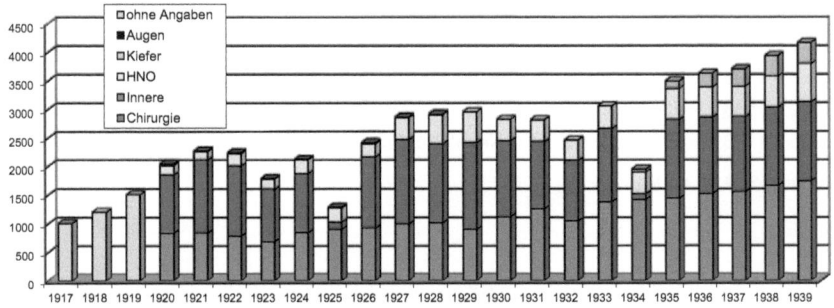

Abbildung 71: St. Norbert-Krankenhaus, Belegungszahlen 1917–1939
Quelle: Eigene Berechnung nach: Archiv Mutterhaus der Dominikanerinnen Arenberg über Koblenz

Die Kranken waren vorwiegend nicht in großen Sälen, sondern in kleinen Zimmern untergebracht. Auch für die Patienten der 3. Klasse, die das Hauptkontingent der Kranken im Hause darstellten, bestand diese Unterbringungsmöglichkeit.

Vielen Mittellosen gewährten die Dominikanerinnen unentgeltliche Behandlung, darüber hinaus versorgten sie Hilfsbedürftige und Arme mit Essen und Kleidung. Zudem existierte ein Freitisch für Studenten.[498]

---

497 Vgl. Anhang: Abbildung 182: St. Norbert-Krankenhaus, Belegungszahlen 1917 – 1939
498 Vgl. „Germania" vom 12. Juni 1927 (Archiv Mutterhaus der Dominikanerinnen Arenberg über Koblenz); Gladel…1936, S. 100–102; Pfarrchronik von St. Matthias: Entstehung des St. Norbert-Krankenhauses. 1913-1945. Ohne Datum, unpaginiert (Archiv Mutterhaus der Dominikanerinnen Arenberg über Koblenz); Katholische Kirchengemeinde St. Norbert (Hrsg.): 80 Jahre St. Norbert 1916–1996. Tagebuch einer Berliner Gemeinde. Berlin 1996, S. 12.

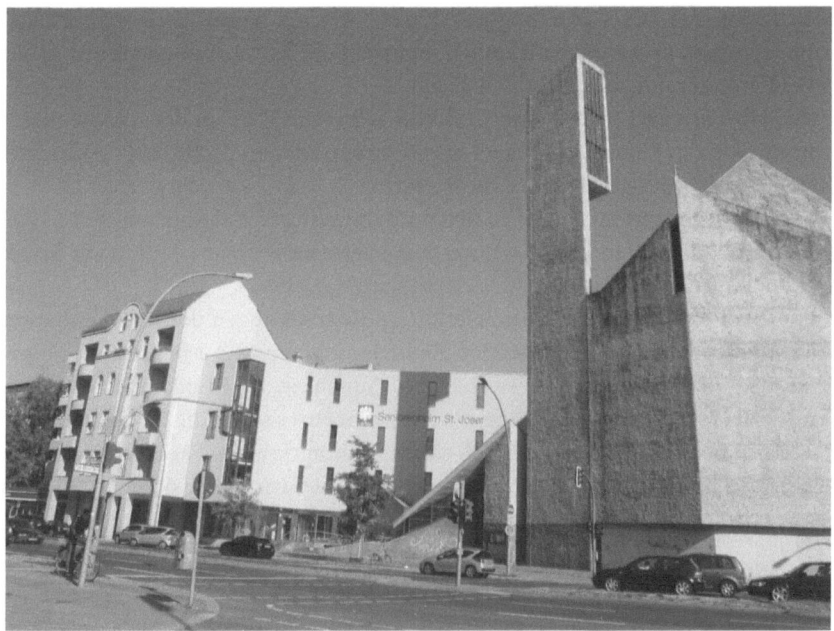

Abbildung 72: St. Norbert-Krankenhaus, 2014 (St. Joseph – Altenheim)
Quelle: Privat

Am 22. November 1943 wurde das St. Norbertkrankenhaus durch einen Bombenangriff völlig zerstört[499] und nach dem Krieg nicht wieder neu errichtet. An der Stelle des zerstörten Gebäudes befindet sich heute das in den 1950er Jahren neu gebaute St. Josef-Altenheim.

7.6 Franziskus-Krankenhaus

Das Franziskus-Krankenhaus wurde 1908 als Franziskus-Sanatorium ärztlicherseits durch den Chirurgen Dr. med. Eduard Wolffenstein und pflegerischerseits durch die Schwestern der Kongregation der Franziskanerinnen vom Heiligen Märtyrer Georg zu Thuine gegründet. Nach den Revolutionsmonaten des Winters 1918/1919 erfolgte die Umbenennung in Franziskus-Krankenhaus.

---

499 Bei diesem Angriff fanden 16 Ordensschwestern, 6 Pflegerinnen, 12 Angestellte, 3 Schülerinnen und 19 Patienten den Tod.

Gleichzeitig mit der Gründung des Krankenhauses wurde auch eine Pflegeschule eröffnet, in der die Novizinnen und weltliche Krankenpflegerinnen in der Patientenversorgung ausgebildet wurden.[500]

Als Oberin stand dem Orden in Berlin Schwester Raymundis vor, die dieses Amt mit kurzen Unterbrechungen bis zu ihrem Tod am 21.10.1930 bekleidete. Ihre Nachfolgerin wurde Schwester Peregrina.[501]

Der Kauf des ersten Hauses in der Burggrafenstraße 1 wurde am 05.12.1907 vollzogen,[502] die ersten Ordensschwestern zogen im Frühjahr 1908 nach Berlin und die Einweihung fand am 20.05.1908 statt.[503]

Die bald nach Eröffnung durchgeführten Erweiterungen des Krankenhauses sowie die regelmäßig stattfindenden Renovierungen und Ausbauten der Folgejahre, deuten darauf hin, dass es eine gute Annahme des Krankenhauses durch die Bevölkerung gab und die Lage des Krankenhauses sowie die Erwähnung von Einzelzimmern legen nahe, dass sich einige zahlungskräftige Patienten unter den Versorgten im Franziskus-Krankenhaus befanden. Schrieb die damalige Oberin Schwester Raymunda 1908 voll Dankbarkeit:

„Gegen alle Erwartung sind am Schlusse des Jahres die materiellen Sorgen nicht groß, da die Ausgaben von den Einnahmen bezahlt und auch die Zinsen bezahlt werden konnten. Auch sonst geht alles recht gut. Es sind 12 Schwestern tätig und 12 Novizinnen als Krankenpflegeschülerinnen. Außerdem 4 Schülerinnen für die weltliche freie, jedoch kath. Krankenpflege. Wir haben 8 Dienstmädchen, 1 junges Mädchen, einen Krankenwärter, einen Hausdiener und einen Fahrstuhlführer."[504]

Am Jahresende 1910 konnte sie berichten:

„Wir hatten im Jahre 1910 allen unseren Verpflichtungen nachkommen können und außerdem konnten wird die Schulden abtragen, [...]. Es waren 11.000Mark, welche wir geliehen hatten, um die drei Operationszimmer einzurichten und andere Anschaffungen, die notwendig waren, machen zu können."[505]

Bei Eröffnung verfügte das Krankenhaus über 54 Betten doch fanden stetig Erweiterungen statt. Ein weiteres Haus, in der Wichmannstraße 12b, eröffnete am 04.07.1909, womit die Kapazität auf 122 Betten anstieg. Weitere Zukäufe

---

500 Chronik des Franziskus-Krankenhaus, S. 4
501 Ebd. S. 16, 26f.
502 Festschrift zur Einweihung des Erweiterungsbaues des Franziskus-Krankenhauses am 05.Oktober 1989, S. 16
503 Chronik des Franziskus-Krankenhaus, S. 1
504 Ebd. S. 4
505 Ebd. S. 8

folgten in 1920 und 1921. Während umfassender Modernisierungsarbeiten wurden 1912 Warmwasserleitungen in die Zimmer verlegt und Lichtsignale anstelle der Schellen zur Alarmierung der Schwestern eingeführt, sodass das Franziskus-Krankenhaus im Hinblick auf die Sanitäreinrichtungen auf einem äußerst modernen Stand war.

Aufgrund der zu dieser Zeit in Berlin herrschenden Wohnungsnot konnten die neu erworbenen Häuser erst mit Verzögerung in die Krankenversorgung integriert werden und so fanden zunächst Wohnungen des Personals oder Nebenräume wie eine Hausapotheke, die 1922/3 gegründete Krankenhausbäckerei oder der 1924 eingerichtete Kühlraum Platz in den angrenzenden Gebäuden. Erst 1929 konnte dann die Genehmigung zum Um- und Ausbau der angrenzenden Häuser erfolgen.

Die zu Verfügung stehende Quelle, die Chronik des Franziskus-Krankenhauses, die durch die Ordensschwestern geführt wurde, enthält nur spärliche Informationen zu den Abteilungen oder zur Zusammensetzung der Patienten und fokussiert auf das geistliche Leben im Hause und die Aufgaben des Ordens. Die Hinweise auf die OP-Säle legen nahe, dass ein Schwerpunkt auf der chirurgischen Versorgung von Patienten lag.

In dieser Schrift gibt es kaum Bezüge zum alltäglichen Leben, sondern es werden die besonderen Momente des Jahres hervorgehoben. Zur Patienten-Klientel werden in den ersten Jahren nur einige schwere Einzelfälle genannt, die belegen, dass Schwerkranke und Sterbende wie z. B. an Krebs erkrankte Patienten versorgt wurden und dass sich einige wohlhabende Patienten, Adelige und Politiker unter den Behandelten befanden.

Während des Ersten Weltkriegs wurde das Krankenhaus als Lazarett verwendet, mit einer Belegung von 150 – 200 Verwundeten. Neben der Versorgung des Militärs, wurde auch die Krankenversorgung fortgeführt, die Chronistin schätzte, dass circa 300 Menschen täglich im Haus versorgt wurden. Das Lazarett wurde am 01.08.1919 aufgelöst.[506]

Zum ärztlichen Personal gibt es ebenfalls nur spärliche Daten neben dem Initiator des Franziskus-Krankenhauses, dem Chirurgen Dr. med. Eduard Wolfenstein, fallen in der Chronik der ersten 20 Jahre des Bestehens keine weiteren Namen. Im Jahr 1931 wird von einer Feierstunde berichtet, zu der sich alle 25 Ärzte der Klinik versammeln, unter denen sich Belegärzte, als auch Professoren mit ihren Assistenten befanden.[507]

---

506 Ebd. S. 16, 18
507 Ebd. S. 29

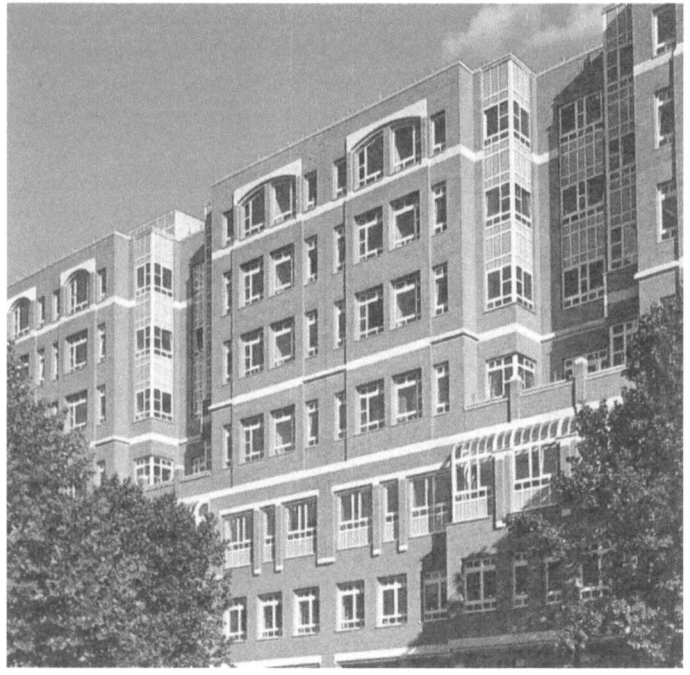

Abbildung 73: Franziskus-Krankenhaus, 2014
Quelle: Privat

Am Ende des Untersuchungszeitraums verfügte das Franziskus-Krankenhaus über 160 Betten, eine Abteilung für arme Kranke mit 60 Betten und durchschnittlich sollen 100 – 120 Patienten im Haus versorgt worden sein. „Fünf gut ausgerichtete Operationssäle sind täglich in Gebrauch wie auch eine zweite Röntgenabteilung. Jede Station hat zwei Untersuchungs- und Verbandzimmer und ein Laboratorium. […] Die 4. Station bekam einen Entbindungssaal […]."[508]

Neben der Station für arme Patienten wurden auch auf den Privatstationen angesichts der wirtschaftlich schwierigen Situation Ende der 1920er Jahre Preisvergünstigungen gewährt. Zu Weihnachten wurden Kinder und Patienten beschert. Des Weiteren wurden Armenspeisungen abgehalten und einige bedürftige Personen mittags verpflegt. Es ergibt sich aus den vorliegenden Quellen kein

---

508 Ebd. S. 28

Anhalt dafür, dass es Patienten gab, die von der Aufnahme in das Franziskus-Krankenhaus ausgeschlossen waren. Nachweise für die erhobenen Pflegesätze finden sich in den zu Verfügung stehenden Quellen nicht.

Das Krankenhaus besteht mit Erweiterungsbauten weiter an der Budapester Straße 15–19 in Berlin Tiergarten. Der heutige Träger ist der St. Georgsstift e.V. in Thuine Krs. Emsland.

7.7 Dominikus-Krankenhaus

Vom Dominikus-Krankenhaus wurde mir nur eine Jubiläumsfestschrift zur Verfügung gestellt. Einsichtnahme in Unterlagen im Krankenhaus war nicht möglich. Nach Auskunft des Archivs des Mutterhauses der Dominikanerinnen Arenberg über Koblenz befinden sich dort keine Unterlagen zum Dominikus-Krankenhaus.

Am 11. März 1920 wurde das St. Dominikus-Krankenhaus in Berlin-Hermsdorf unter der Trägerschaft der Dominikanerinnen vom Mutterhaus in Arenberg bei Koblenz eingeweiht.

Bereits 1898 hatten die Dominikanerinnen an diesem Standort ein Kinderheim mit Kapelle und einer kleinen Ökonomie gegründet. Daneben übernahmen die Schwestern Nachtwachen für Ortskranke und führten eine Türspeisung ein.

Da für die wenigsten der jährlich durchschnittlich 100 vom Säuglingsalter bis zum schulpflichtigen Alter aufgenommenen Kinder Pflegegeld gezahlt wurde, gestaltete sich die finanzielle Situation der Einrichtung sehr schwierig. Obwohl man ab 1910 zahlende Kurgäste katholischen Glaubens zu einem Pflegesatz von höchstens 4 Mark pro Tag aufnahm, um so einen Beitrag zu den Unterhaltskosten des Kinderheims zu erzielen, war die Erhaltung des Kinderheims trotz zahlreicher Spenden auf Dauer gefährdet. Um dem Kinderheim eine sichere finanzielle Grundlage zu geben, entschloss man sich nach längerer Diskussion, das Hauptgebäude auszubauen und in ein Allgemeines Krankenhaus umzuwandeln. Die Verwirklichung dieses Projekts wurde jedoch durch den Ausbruch des Ersten Weltkriegs verzögert. Die Räumlichkeiten mussten als Reservelazarett mit 120 Betten hergerichtet werden. Die ersten Verwundeten trafen am 16. November 1914 ein. Das Lazarett blieb bis zum 30. März 1920 bestehen. Nach Auflösung des Lazaretts wurde in erster Linie die Fertigstellung des Krankenhauses betrieben, um die Mittel für die Erhaltung des Kinderheims zu schaffen. Die Priorin Aloysia Wirtz ließ sich trotz der Schwierigkeiten, die sich dem Plan zur Umwandlung in ein Allgemeines Krankenhaus entgegengestellt hatten, nicht entmutigen und war in dieser Angelegenheit seit 1916 derart tatkräftig gewesen, dass die behördliche Genehmigung zur Einrichtung des Krankenhauses seitens

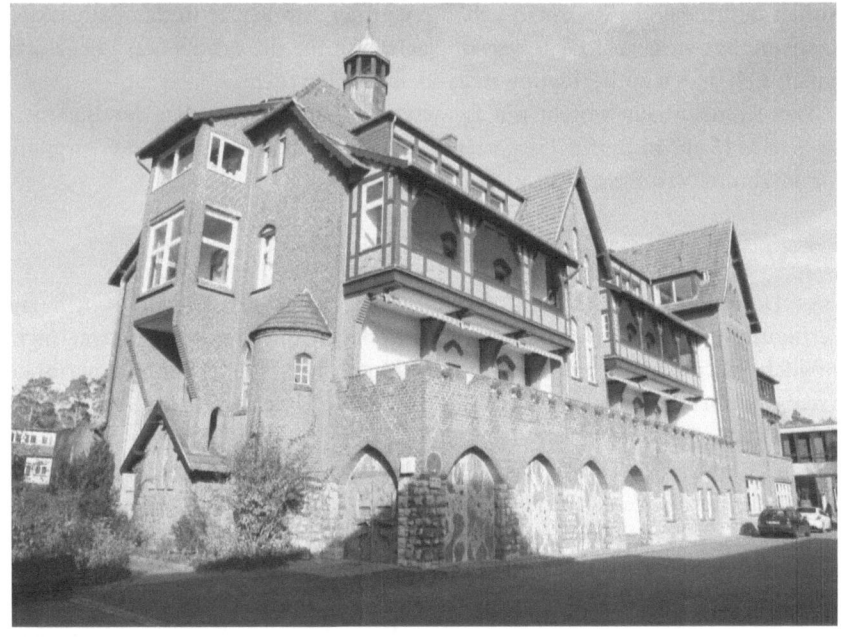

Abbildung 74: Dominikus-Krankenhaus, 2014
Quelle: Privat

des Oberpräsidenten der Provinz Brandenburg und von Berlin bereits kurz nach Schließung des Lazaretts erfolgte und das Krankenhaus im Mai 1920 mit 120 Betten eröffnet werden konnte.[509] Als Ärzte konnten Prof. Dr. Ohm von der Charité und der Chirurg Dr. Hayward gewonnen werden. Seit 1923 existiert eine Krankenpflegeschule am Haus.

In den Jahren 1927/28 wurde dem Altbau, der bei dieser Gelegenheit ebenfalls modernisiert wurde, ein Erweiterungsbau angefügt. Große Glasveranden an jedem Krankenzimmer, die je nach Witterung ganz oder teilweise geöffnet werden konnten und vom eigentlichen Zimmer durch Glaswände getrennt waren, ermöglichten für die Patienten die damals so favorisierte Licht- und Lufttherapie. Eine neue Röntgeneinrichtung, ein hydro-therapeutisches Institut, neue Operationsräume und Laboratorien brachten das Krankenhaus auf den

---

509 Für ihr Engagement wurde der Priorin Aloysia Wirtz die „Rote Kreuz Medaille" 2. Klasse verliehen.

modernsten Stand. Im Jahre 1932 wurde eine Abteilung für Entbindung und Gynäkologie geschaffen.[510]
Das Dominikus-Krankenhaus in Hermsdorf existiert heute noch, seit Januar 2010 unter der Trägerschaft der Caritas-Krankenhilfe Berlin e.V.

7.8 St. Joseph-Krankenhaus I (Berlin-Tempelhof)

7.8.1 Gründung

Infolge der rapiden Bevölkerungszunahme herrschte in Berlin in den 1920er Jahren großer Mangel an Krankenhausbetten. 1926 waren sämtliche Berliner Krankenhäuser derart überbelegt, dass die Verweildauer der Patienten beschränkt werden musste.[511] Wie bereits erörtert, bedurfte das Krankenhaus der Grauen Schwestern in der Niederwallstraße dringend einer Erweiterung, um der wachsenden Nachfrage gerecht zu werden. Da jedoch wegen der Beschaffenheit des Grundstücks am dortigen Standort eine derartige Baumaßnahme nicht zu leisten war, entschied sich die Kongregation für einen Krankenhausneubau an anderer Stelle. Nach langen Verhandlungen erhielt die Provinz ein Grundstück in Tempelhof, das bis zu diesem Zeitpunkt über kein Krankenhaus verfügte, obwohl das Tempelhofer Feld seit 1922 städtebaulich erschlossen wurde.

Da das gesamte Barvermögen des Ordens durch die Inflation aufgezehrt war und das Mutterhaus die Aufnahme von Krediten wegen der hohen Verschuldung nicht genehmigte, ging die Provinzoberin Schwester M. Ewalda Weinrich einen ungewöhnlichen Weg, um den Krankenhausbau zu finanzieren: In mehreren Berliner Zeitungen veröffentlichte sie einen Aufruf zum Zeichnen von Schuldverschreibungen, der auf ein großes Echo in der Bevölkerung stieß.

Bis Ende 1926 kamen bereits eine Million Reichsmark zusammen. Dieses Geld bildete den Grundstock für den Erwerb eines 30 Hektar großen Grundstücks in Neu-Tempelhof und den Bau des Krankenhauses. Der öffentliche Aufruf sorgte allerdings für Auseinandersetzungen mit den Behörden, die sich bis zum Herbst 1926 hinzogen, als der Krankenhausbau bereits in vollem Gange war. Erst Ende September 1927 wurde entschieden, dass die Schwestern ungehindert sammeln dürften unter der Auflage, dass sie das Interesse ihrer caritativen Organisation

---

510 Vgl. Festschrift 100 Jahre Arenberger Dominikanerinnen in Berlin-Hermsdorf. Berlin 1998, S. 8–11; Gladel...1936, S. 102–106.
511 APBer, Chronik St. Joseph-Krankenhaus Tempelhof, S. 57.

Krankenhausbau Berlin-Tempelhof
der Grauen Schwestern von der hl. Elisabeth.
Zur Vollendung unseres Krankenhausbaues in Berlin-Tempelhof nehmen wir Darlehen von mindestens 100 M. an. Es bietet sich hier für jedermann, der an diesem großen sozialen und charitativen Werke mitarbeiten will, Gelegenheit zu einer
sicheren und guten Geldanlage.
1. Sicherheit des Geldes: Es bürgt für die Darlehen die gesamte Kongregation der Grauen Schwestern mit ihren etwa 400 Niederlassungen
2. Rückzahlung: Wir sind in der Lage, jedem Gläubiger sein Darlehen auf Wunsch jederzeit zurückzuzahlen.
3. Verzinsung: Wir verpflichten uns, die uns zur Verfügung gestellten Darlehen mit 6 % zu verzinsen.
Wir betonen ausdrücklich, daß auch in unserem neuen Krankenhause unterschiedslos Kranke aller Konfessionen aufgenommen werden.
Quittungserteilung bzw. Schuldverschreibung erfolgt postwendend. Persönliche Einzahlungen können nur im St. Josefskrankenhaus Berlin SW 19, Niederwallstraße 8-9 erfolgen. Für Briefe gilt dieselbe Adresse. Das Postscheckkonto lautet: Schwester Ewalda Weinrich, [illegible] der Grauen Schwestern, Berlin SW 19, Niederwallstr. 8–9, Postscheckamt Berlin [illegible]

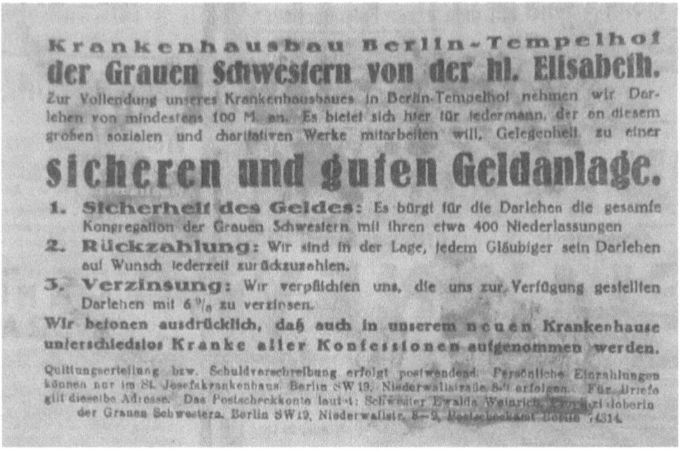

Abbildung 75: St. Joseph-Krankenhaus I (Tempelhof), Darlehen – Aufruf in der Vossischen Ztg. vom 20.XI.1927

Quelle: Provinzarchiv CSSE der Elisabethschwestern S 301

in den Vordergrund stellten und nicht wie bisher den finanziellen Gewinn der Einzahler durch den hohen Zinssatz.[512]

Noch im historisierenden Stil der Vorkriegszeit entstand in den Jahren 1927 bis 1930 innerhalb des ausgedehnten Wohngebietes, der „Gartenstadt Tempelhofer Feld", das Krankenhaus St. Joseph I ohne öffentliche Mittel und mit Hilfe einer 6%igen Schuldverschreibung. Architekt war Friedrich Hennings, die

512 Am 26. Januar 1927 untersagte der Polizeipräsident den Schwestern, weiterhin für ihre Anleihe zu werben und Geld gegen Zinsen einzunehmen, denn dies sei ein Bankgeschäft, zu dem die Kongregation nicht befugt sei. Daraufhin verzichtete Schwester Ewalda zwar auf das Inserieren, nahm aber trotz des polizeilichen Verbots weiterhin Geld an. Die Einzahlungen stiegen ständig an, und sie fühlte sich bestätigt: *„So nahm ich alles aus der Hand Gottes an, auch weiterhin das Geld, welches die Einzahler brachten."* Noch im September 1927 drohte den Schwestern das Verbot, weitere Gelder anzunehmen, sowie die Auflage, alles bisher eingenommene Geld an die Sparer zurückzugeben. Dies wäre allerdings kaum möglich gewesen, da bis dahin schon mehrere hunderttausend Mark an Baukosten ausgegeben worden waren. Das Verbot wurde jedoch nach Widerlegung der dafür gegebenen Gründe zurückgenommen. Die Anordnung zur Einbehaltung der Kapitalertragssteuer war bereits vorher widerrufen worden. APBer, Chronik St. Joseph-Krankenhaus Tempelhof, S. 13, 88, 90, 109 ff., 114, 123 ff.,144 (Akte: Entstehung und Chronik des St. Joseph-Krankenhauses)

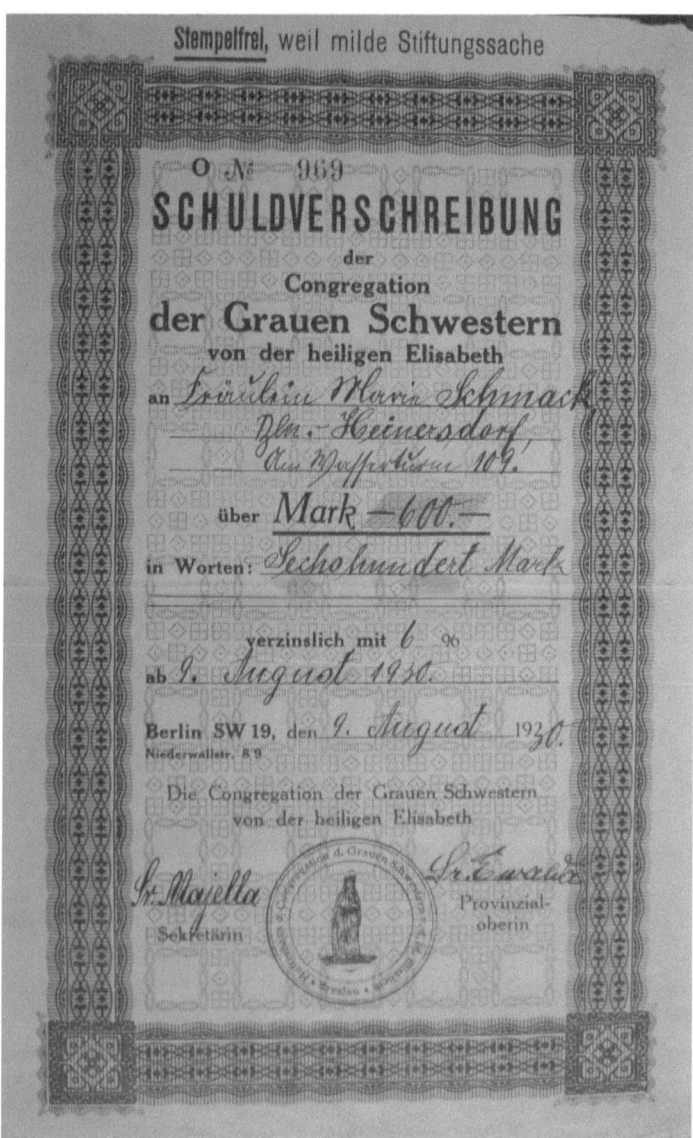

Abbildung 76: St. Joseph-Krankenhaus I (Tempelhof) Schuldverschreibung über 600 Mark der Congregation der Grauen Schwestern von der heiligen Elisabeth vom 09.08.1930

Quelle: Provinzarchiv CSSE der Elisabethschwestern PD 88.2

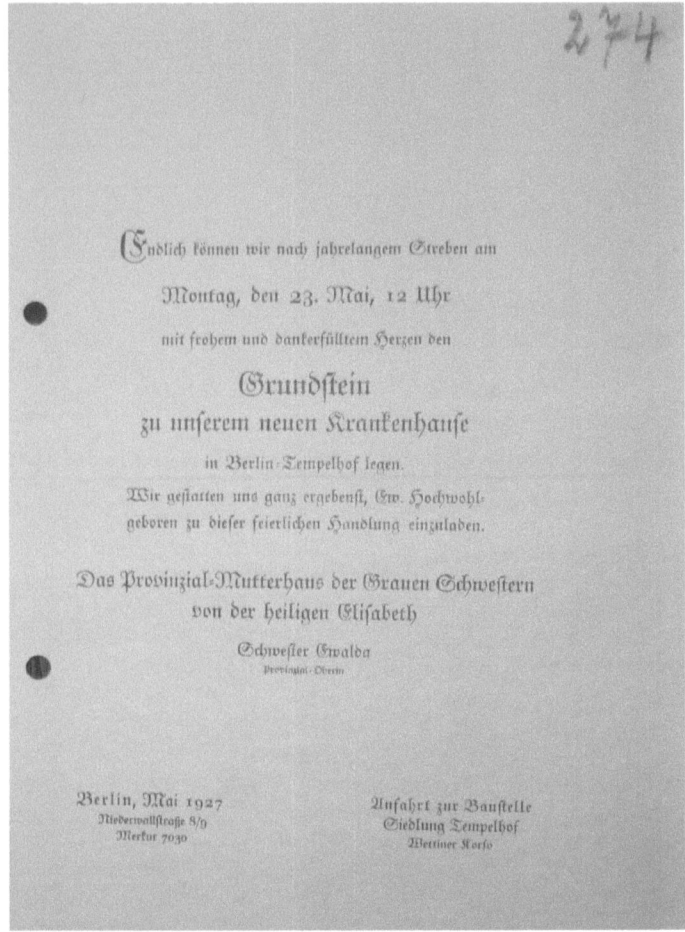

Abbildung 77: Einladung zur Grundsteinlegung St. Joseph-Krankenhaus I (Tempelhof) 23.Mai 1927
Quelle: Provinzarchiv CSSE der Elisabethschwestern S. 274

künstlerische Oberleitung hatte Ludwig Hoffmann, der ehemalige Stadtbaurat. Alte italienische Hospitäler sollen als Vorbild gedient und die Notwendigkeit eines Dispenses nach sich gezogen haben. Die Ausbildung von Loggien vor den Krankenzimmern und die Anlage von Dachterrassen auf beiden Seitenflügeln gingen auf den besonderen Wunsch der Provinzialoberin M. Ewalda zurück

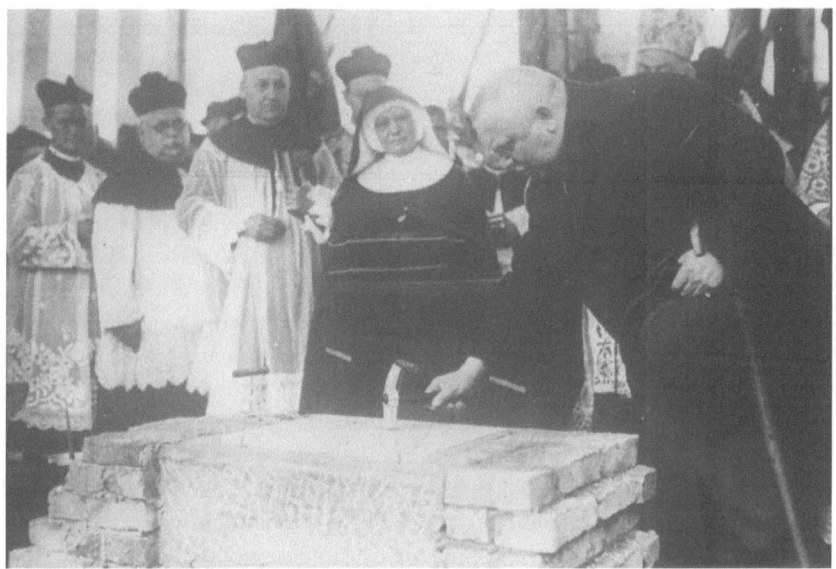

Abbildung 78: St. Joseph-Krankenhaus I (Berlin-Tempelhof) Grundsteinlegung am 23.05.1927

Quelle: Provinzarchiv CSSE Archiv der Elisabethschwestern (Fotographie) F 063

und waren umstritten.[513] Diese für Lungensanatorien charakteristischen Elemente und die barocke Fassade mit ionischen Säulen[514] führten neben anderen

---

513 Über diese Vorstellungen von Schwester Ewalda kam es zu heftigen Auseinandersetzungen sowohl mit dem Architekten Hennings als auch mit dem künstlerischen Leiter des Baus, Hoffmann. Dieser hatte in Berlin schon einige bedeutende Bauten errichtet, darunter das Märkische Museum, das Rudolf-Virchow-Krankenhaus, das Berliner Stadthaus und das Pergamonmuseum. Nach Hoffmanns Meinung sah der Bau in der von Schwester Ewalda gewünschten Form *„wie eine abgebrannte Scheune"* aus. Als Kommerzienrat Haberland ankündigte, Hoffmann werde sich noch aufhängen, antwortete Schwester Ewalda ungerührt: *„Nun, dann schneide ich ihn sofort ab, denn er darf uns nicht im Stich lassen"*. Auch wegen der Sonnenterrassen wurde die Baugenehmigung im Dezember 1927 zunächst widerrufen, aber nach Verhandlungen wieder erteilt. Festschrift zum 50jährigen Bestehen des St. Joseph-Krankenhauses I, S. 7; APBer, Chronik St. Joseph-Krankenhaus Tempelhof, S. 107f.

514 Sicherlich entsprach diese Architekturform nicht mehr dem Geschmack der Zeit und stand im Gegensatz zu der eher dem Expressionismus verhafteten Architektur von Neu-Tempelhof.

baulichen Abweichungen mehrfach zur baupolizeilichen Unterbrechung der Arbeiten.[515] Schwester M. Ewalda setzte in vielen Details ihre Vorstellungen gegen alle Widerstände durch.[516]

Trotz der zahlreichen Schwierigkeiten, mit denen die Provinz beim Bau des Krankenhauses zu kämpfen hatte und die auch der Öffentlichkeit nicht verborgen blieben[517], kam der Bau zügig voran. Am 18. Dezember 1928 wurde das Krankenhaus, bestehend aus einem repräsentativen Hauptgebäude, seitlichen Pavillons und nach hinten führenden Seitenflügeln, eingeweiht. Dabei wurde noch einmal ausdrücklich darauf hingewiesen, dass das Haus allein aus privater Wohltätigkeit ohne öffentliche Unterstützung finanziert worden sei. In der Berliner Presse fand das Ereignis unter besonderem Hinweis auf die als drückend empfundene Bettennot der Stadt große Beachtung.[518]

Das St. Joseph-Krankenhaus I verfügte über 600 Betten und minderte damit den in Berlin bestehenden Mangel an Krankenhausbetten erheblich. In Berliner Krankenhäusern gab es zu dieser Zeit 42.000 Betten. Davon entfielen 28.000 Betten auf städtische Krankenhäuser, der Rest auf staatliche, private und konfessionelle Häuser. Nach der Fertigstellung des St. Joseph-Krankenhauses I stellten allein die katholischen Orden in Berlin 2.500 Betten zur Verfügung. Die Gesamtkosten für das Krankenhaus beliefen sich auf 10.000 Mark pro Bett, also

---

515 Borck, Friedrich Karl: Krankenhäuser zwischen den Weltkriegen, in: Architekten- und Ingenieur-Verein zu Berlin (Hrsg.): Berlin und seine Bauten. Teil VII, Band A: Krankenhäuser, S. 71 ff. (hier: S. 73).
516 Schwester Ewalda hatte genaue Vorstellungen davon, wie das Krankenhaus aussehen sollte. Ihre Pläne stimmten jedoch nicht immer mit den geltenden Vorschriften überein. Es gelang ihr aber in vielen Fällen Ausnahmegenehmigungen zu erhalten (das Krankenhaus durfte beispielsweise fünf Stockwerke hoch gebaut werden). Die zahlreichen Sondergenehmigungen stießen auf den Widerstand der Baupolizei: *„Ihre Dispensen reichen bis in den Himmel, und wir bekommen die Genehmigungen nicht zu sehen."* Bis 1927 wurden von den Behörden neun Ausnahmegenehmigungen erteilt. APBer, Chronik St. Joseph-Krankenhaus Tempelhof, S. 87, 17f.
517 Schwester Ewalda schrieb: *„In der Stadt geht das Gerücht herum: Schwester Ewalda kann nicht weiter, sie sitzt fest. Aber solange der liebe Gott noch lieber Gott ist, kann ich immer noch. Wieviel Kraft habe ich doch in meinem unerschütterlichen Gottvertrauen".* APBer, Chronik St. Joseph-Krankenhaus Tempelhof, S. 144.
518 Germania, 19. Dezember 1928, zitiert nach: APBer, Chronik St. Joseph-Krankenhaus 1927–1977.

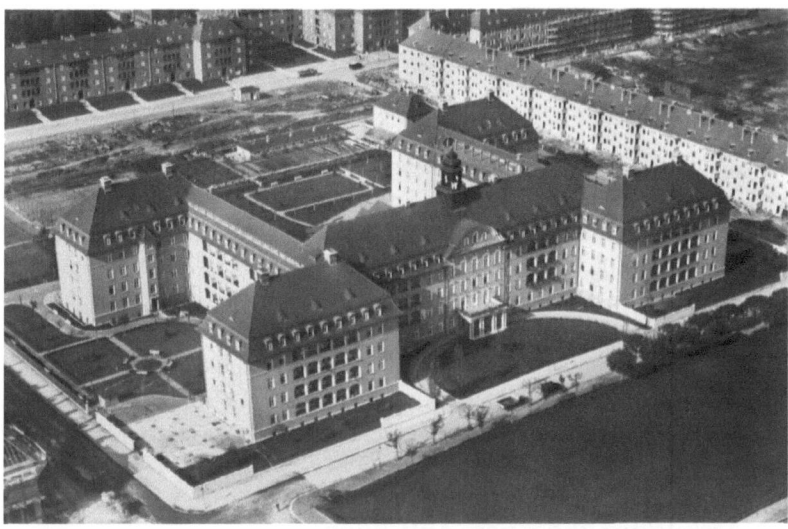

Abbildung 79: St. Joseph-Krankenhaus I (Berlin-Tempelhof) um 1929
Quelle: Provinzarchiv CSSE Archiv der Elisabethschwestern (Fotographie) F147

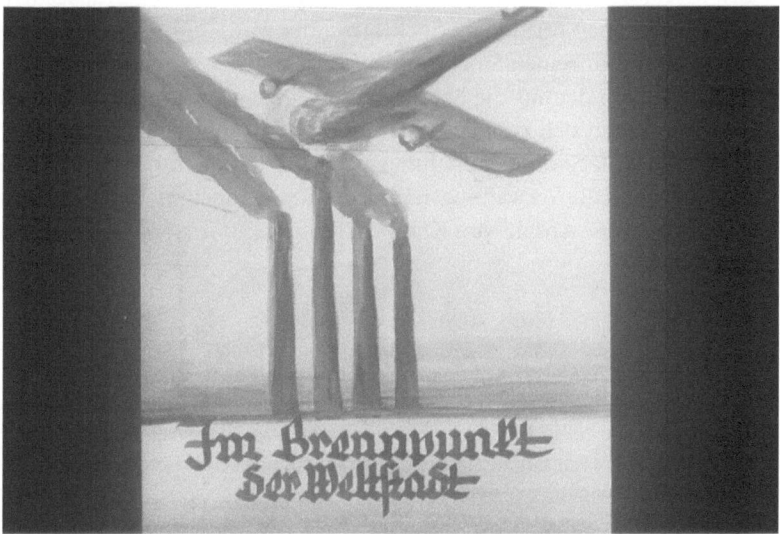

Abbildung 80: St. Joseph-Krankenhaus I (Berlin-Tempelhof) „Im Brennpunkt der Weltstadt"
Quelle: Provinzarchiv CSSE der Elisabethschwestern (Tempelhof Album) F 064

insgesamt auf sechs Millionen Mark. Das Haus war auch anerkannt von den Berufsgenossenschaften.[519,520]

7.8.2 Eröffnung des Krankenhauses

Ursprünglich sollte das Krankenhaus im Februar 1929 eröffnet werden. Wegen einer schweren Grippeepidemie, die Ende Dezember 1928 auftrat, wurde das Haus am 30. Dezember 1928 vorzeitig in Betrieb genommen. Ende Januar 1929 war das Haus mit 400 belegten Betten überfüllt, obwohl zu dieser Zeit noch 200 Handwerker darin arbeiteten.[521]

1929 zogen auch das Provinzhaus und das Noviziat nach Tempelhof um. Die Kapelle im Haus, die über 342 Sitzplätze verfügte, konnten auch die Katholiken in Neu-Tempelhof für ihre Gottesdienste nutzen. Die Seelsorge im Krankenhaus lag in den Händen der Steyler Missionare. Die beiden Geistlichen wohnten im Haus.[522]

7.8.3 Architektur und innere Aufteilung

Der Architekt hatte „ein Krankenhaus der kurzen Wege" entworfen in Bauform des gemischten Korridorsystems. Im Sockelgeschoss befanden sich die Küche und das Refektorium, alle maschinellen Anlagen[523] sowie eine ausgedehnte Röntgenanlage. Vom Korridor im Sockelgeschoss wurden die Speisen mit vier Fahrstühlen in die einzelnen Stockwerke befördert. Jeder Fahrstuhl mündete in einer Teeküche, von der aus die Speisen in die einzelnen Zimmer verteilt wurden. Ferner befanden sich zwei Personen- und drei Krankenaufzüge im Haus.

Im Erdgeschoss lagen die Aufnahmeräume, die Räume für Erste Hilfe, eine Rettungswache und die Verwaltungsräume des Krankenhauses, die Buchhaltung und Kasse, sowie eine Anzahl von Krankenzimmern.

---

519 APBer, Chronik St. Joseph-Krankenhaus 1927–1977, Entstehungsgeschichte.
520 Die Grauen Schwestern waren stolz darauf, wie sie glaubten, ins Zentrum des Weltgeschehens in die Nähe des Flughafens zu ziehen. Dass diese Lage wegen der Lärmbelästigung usw. auch nachteilig für das Krankenhaus sein könnte, daran hat man anfangs nicht gedacht.
521 Festschrift zum 50jährigen Bestehen des St. Joseph-Krankenhauses I, S. 8.
522 Vgl. Mertens, Johannes, Die Berliner Ordensprovinz…, S.
523 Eigene Wasserversorgung, eigenes Umformerwerk für Hochspannung (zur Verringerung der laufenden Beleuchtungskosten), die Heizungsanlage und die Dampferzeugung für Koch- und Desinfektionszwecke.

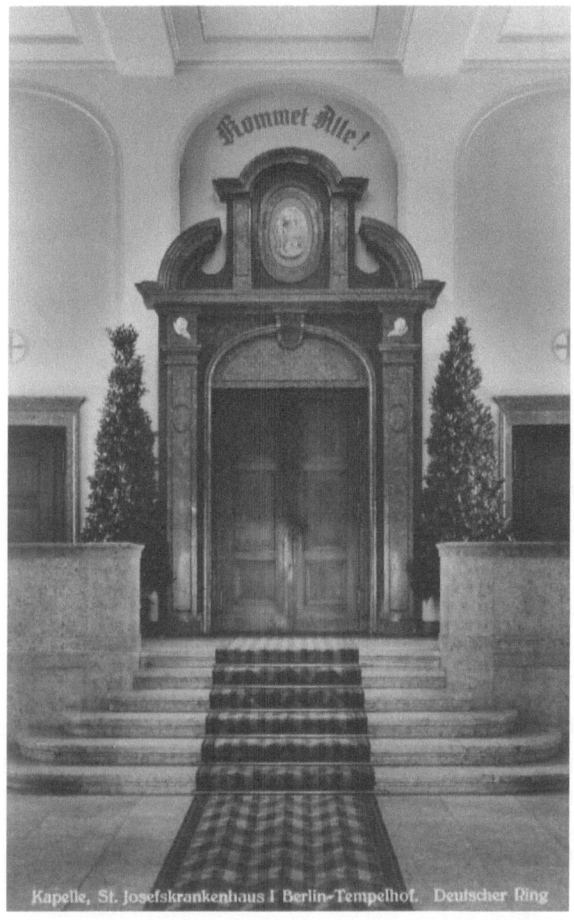

Abbildung 81: St. Joseph-Krankenhaus I (Berlin-Tempelhof), Eingang Kapelle
Quelle: Provinzarchiv CSSE Archiv der Elisabethschwestern (Fotographie F421)

Im I. und II. Stock befanden sich ausschließlich Krankenzimmer, ausgerichtet für 1 bis 10 Betten. Im III. Stockwerk war ein Vortragssaal eingebaut, alle übrigen Räume waren Krankenzimmer. Alle Krankenzimmer des Hauses hatten Kalt- und Warmwasserzufluss und eine Radioanlage. Vier modern eingerichtete Operationssäle befanden sich im II. und III. Stockwerk auf der nach Norden gelegenen Seite.

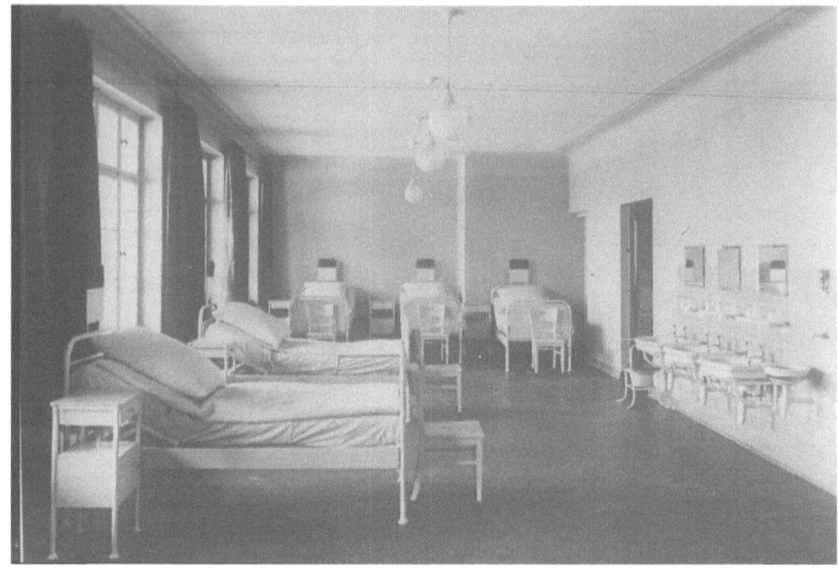

Abbildung 82: St. Joseph-Krankenhaus I (Berlin-Tempelhof), Krankenzimmer
Quelle: Provinzarchiv CSSE Archiv der Elisabethschwestern (Fotographie F58)

Das ausgebaute Dachgeschoss bot Wohnraum für 178 Schwestern. Im Mitteltrakt war eine Wäschereianlage eingerichtet. Vom Dachgeschoss und von den Fahrstühlen leicht zu erreichen, befanden sich über den Seitenflügeln zwei sonnige Liegehallen für die Patienten.[524]

1932 wurde eine eigene Bäckerei errichtet, die täglich 900 Personen versorgte.

7.8.4 Leitung/Finanzierung

Was die Trägerschaft und die juristische Vertretung bzw. die Leitung des Krankenhauses angeht, verweise ich auf die Darstellung zum St. Joseph-Krankenhaus in der Niederwallstraße.

Die Finanzierung des Krankenhauses betreffend, gibt es über die ersten Jahre, die meinen Untersuchungszeitraum umfassen, in den Unterlagen keine detaillierten Angaben. Es ist allerdings davon auszugehen, dass sich das Krankenhaus

---

524 Denkschrift zur Einweihung des St. Josephs-Krankenhauses I Neu-Tempelhof. Berlin 1928, S. 7 f. (APBer 232a).

zu dieser Zeit hauptsächlich über die Pflegegelder der Kassenpatienten finanzierte. In der Chronik finden sich Hinweise darüber, dass auch jetzt noch Patienten unentgeltlich behandelt wurden.[525]

Unentgeltlich aufgenommen wurden darüber hinaus kranke Priester und Ordensschwestern aus eigenen Niederlassungen und auch von anderen Ordensgemeinschaften.[526]

7.8.5 Die innere Entwicklung und Organisation des Hauses

7.8.5.1 Abteilungen und Ärzte

Das St. Joseph-Krankenhaus I begann mit drei Abteilungen für Chirurgie, Innere Medizin sowie Gynäkologie und Geburtshilfe.

Die beabsichtigte Besetzung eines Chefarztpostens mit dem evangelischen Arzt Dr. Wieland löste bereits im Vorfeld heftige Diskussionen aus. Aufgrund der Spannungen zwischen den christlichen Konfessionen stieß die Berufung eines Protestanten als Chefarzt in einem katholischen Krankenhaus auf den Widerstand der kirchlichen Stellen. Angesichts dieses Widerstandes wurde am 18. Oktober 1928 beschlossen, Dr. Wieland nicht für Tempelhof zu engagieren. Zum Ausgleich erhielt er eine Stelle im Krankenhaus in der Niederwallstraße.[527]

Dr. Franz Bange[528], der bereits bei der Planung und Einrichtung der Abteilung mitgewirkt hatte, übernahm die chirurgische Abteilung. Seine umfangreiche Tätigkeit auf allen chirurgischen Gebieten, mit dem Schwerpunkt auf der Abdominalchirurgie, verschaffte ihm schnell einen guten Ruf. 1930 führte die Chirurgische Abteilung 1.313 Operationen aus. 1931 verfügte sie über ca. 200 Betten.

Die Abteilung der Inneren Medizin leitete Prof. Dr. Franz Walinski, dessen besonderes Interesse der inneren Sekretion und des Stoffwechsels sowie der Gastroenterologie galt. Dem damals noch weit verbreiteten Brauch entsprechend, wurden im Rahmen der Inneren Medizin vielfach auch Erkrankungen des zentralen Nervensystems behandelt. Neben den klassischen Behandlungsmethoden der Inneren Medizin wurde den in dieser Zeit wieder stärker Beachtung

---

525 Darüber hinaus wurden 1930 4.015 Essensportionen außer Haus an Bedürftige verteilt sowie 1.500 Reichsmark an Almosen.
526 APRBer 312: Tätigkeitsberichte und Jahresberichte St. Joseph-Krankenhaus, Berlin Tempelhof 1929–1970.
527 APBer 262/4 Beiheft zu Chronik I St. Joseph-Krankenhaus, Berlin-Mitte, Niederwallstraße 1921, 1928–1929, S. 13, 16; APBer MH 28 Berlin-Mitte, Niederwallstraße 1909–1928, S. 334; APBer 302 b Chronik St. Joseph-Krankenhaus Tempelhof, S. 147 f.
528 Dr. Bange war bereits im St. Joseph-Krankenhaus Niederwallstraße tätig gewesen.

findenden Methoden einer „naturgemäßen Heilweise"[529] Raum gegeben und insbesondere das therapeutische Verfahren der Hyperthermie ausgebaut und in seiner Anwendungsmöglichkeit weiter geprüft. 1931 verfügte die Innere Abteilung über ca. 300 Betten. Mit der Inneren Abteilung eng verbunden waren die Röntgenabteilung mit der Möglichkeit der Röntgentherapie und ein Laboratorium.

Die gynäkologisch-geburtshilfliche Abteilung mit Säuglingsstation übernahm Sanitätsrat Dr. Hans Kauffmann, der bereits im Krankenhaus in der Niederwallstraße tätig gewesen war. 1931 umfasste die Abteilung 100 Betten. Im Jahre 1930 erfolgten 288 gynäkologische Operationen und 306 Entbindungen.

Die Röntgenabteilung des St. Joseph-Krankenhauses I wurde 1929 nachträglich im Kellergeschoss des Nord-West-Flügels eingerichtet. Sie bestand aus einer Diagnostik- und einer Therapieanlage. In einem besonderen Raum wurde ein EKG-Gerät aufgestellt. Mit diesen Geräten konnten im Jahre 1930 4.683 Untersuchungen erbracht werden.

1930 wurde in einem im Garten des Krankenhauses nachträglich errichteten Nebenhaus ein Laboratorium mit einer hämatologischen, histologischen und serologisch-bakteriologischen Abteilung eingerichtet.

Entsprechend der gesundheitsbehördlichen Auflage von 1930 war ein Leichenhaus als gesondertes Gebäude errichtet worden. Die Aufgaben des Prosektors übernahm ambulando Dr. Karl Heinrich Plenge.

Zur Zeit der Eröffnung des Krankenhauses waren 17 Ärzte beschäftigt, im Jahre 1930 waren es 19.

1932 wurde eine medizinische Badeabteilung mit vier Bereichen für Bäder, Kurzwellenbehandlung, Bestrahlungen und Gymnastik eröffnet.

Die staatlich anerkannte Krankenpflegeschule aus der Niederwallstraße wurde nach Tempelhof verlegt.[530]

---

529 Dies ist auch im Zusammenhang mit den Reformbewegungen der Zeit zu sehen.
530 APBer 232 Denkschrift zur Einweihung des St. Josephs-Krankenhauses I Neu-Tempelhof. Berlin 1928, S. 3, 7, 8; Festschrift zum 50jährigen Bestehen des St. Joseph-Krankenhauses I Berlin-Tempelhof, S. 7 f., 11, 13, 15 f., 18 f., APBer 162 Vertrags- und Rechtsangelegenheiten überwiegend des St. Joseph-Krankenhauses, Berlin Tempelhof 1922–1974, unpaginiert.; APBer MH 28 Berlin-Mitte, Niederwallstraße 1909–1928, S. 274 a.

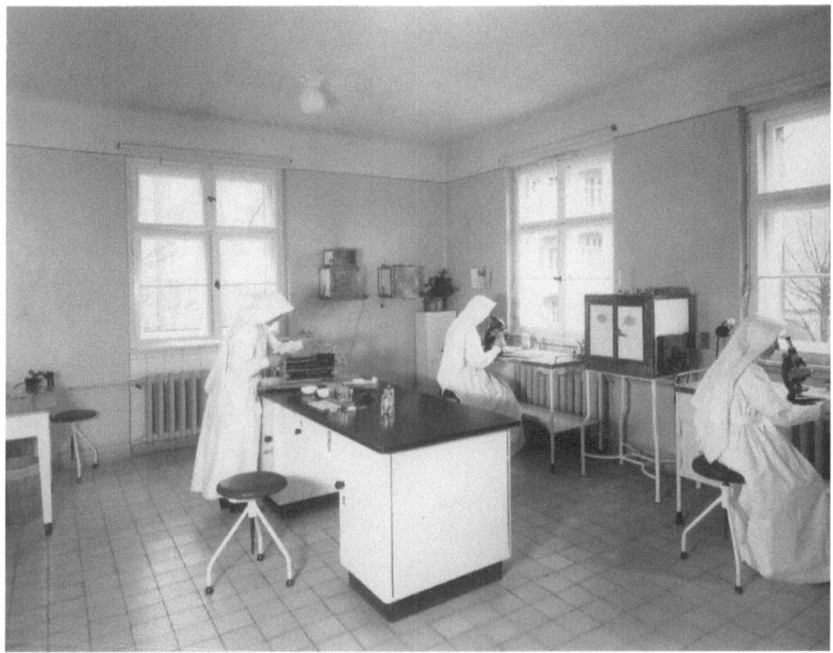

Abbildung 83: St. Joseph-Krankenhaus I (Berlin-Tempelhof), Labor
Quelle: Provinzarchiv CSSE Archiv der Elisabethschwestern (Fotographie F420)

7.8.5.2 Schwestern/Personal

Im Jahre 1929 waren im Krankenhaus 60 Ordensschwestern tätig, von denen 15 aus dem Krankenhaus in der Niederwallstraße gekommen waren. Daneben gab es 67 weibliche und vier männliche Pflegepersonen. 1930 hatte sich die Anzahl der Ordensschwestern auf 72 erhöht und stieg bis 1932 auf 80 an, während dann nur noch 42 weitere weibliche Pflegepersonen beschäftigt waren. Die Anzahl der männlichen Pflegepersonen hatte sich auf sechs erhöht. Zusätzlich gab es eine Krankenhausfürsorgerin.

7.8.5.3 Patienten

Das Krankenhaus verfügte über die Pflegeklassen 1–3, in denen der Pflegesatz für Selbstzahler je nach Klasse 15, 12, 10, oder 7 Mark pro Tag betrug. Für Patienten der Krankenkassen und Berufsgenossenschaften wurde ein Pflegesatz von 7 Mark täglich erhoben.

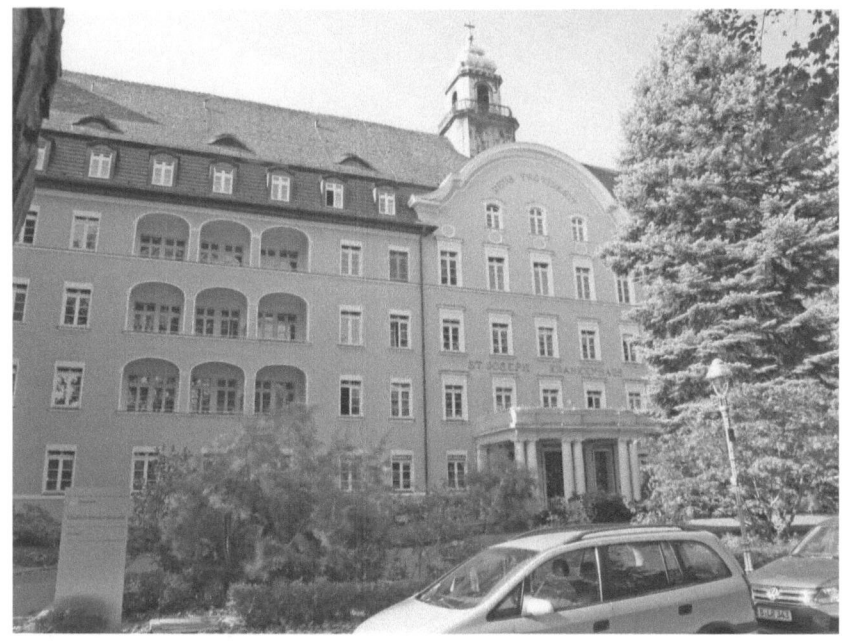

Abbildung 84: St. Joseph-Krankenhaus I (Tempelhof), 2014
Quelle: Privat

Die Sozialstruktur der Patienten ist aus den vorliegenden Quellen nicht zu entnehmen. Von der Lage und Ausrichtung des Krankenhauses her kann jedoch davon ausgegangen werden, dass es sich überwiegend um Kassenpatienten gehandelt hat. Die Aufnahmebedingungen und die Sozialstruktur der Bevölkerung des neu errichteten Wohngebiets „Tempelhofer Feld" lassen jedoch auch auf einen nicht unerheblichen Anteil an Patienten der sogenannten Mittelstandsversicherungen schließen, die als Selbstzahler galten und bei denen zusätzlich eine ärztliche Liquidation erhoben wurde.[531]

---

531 In den „Bedingungen für die Aufnahme von Kranken in das St. Joseph-Krankenhaus Tempelhof" aus dem Jahre 1929 sind alleine sechs sog. Mittelstandsversicherungen explizit benannt. APBer 312, Tätigkeitsberichte und Jahresberichte St. Joseph-Krankenhaus, Berlin-Tempelhof 1929–1970.

Im Jahre 1929 wurden 6.464 Patienten behandelt, 1930 waren es 6.830 und 1932 5.440.[532] Von diesen Patienten waren ungefähr zwei Drittel evangelisch, 25% katholisch und lediglich 1,3% jüdisch. Der Rest verteilte sich auf andere Religionsgemeinschaften und Dissidenten.[533]

Das St. Joseph-Krankenhaus Berlin Tempelhof besteht heute noch und ist seit 2014 eine gemeinnützige Gesellschaft des neu gegründeten, bundesweit tätigen Elisabeth Vinzenz Verbundes.

7.9 St. Gertrauden-Krankenhaus

Das St. Gertrauden-Krankenhaus verfügt nur über wenig Materialien aus dem Untersuchungszeitraum.

Das St. Gertrauden-Krankenhaus wurde am 16.11.1930 offiziell eröffnet. Träger des Baus und des Krankenhauses waren die Ordensschwestern der Kongregation der Schwestern von der Heiligen Jungfrau und Martyrin Katharina in Braunsberg unter der Leitung von Generaloberin Mutter M. Winefrida. Finanziert wurde der Bau über Anleihen aus Holland und Kanada.

Da ein angestrebter Krankenhausbau des Ordens in Königsberg an der Stadtverwaltung gescheitert war, hatte der Orden den Entschluss gefasst, im Berliner Westen ein Krankenhaus zu errichten. Im Jahr 1929 wurde unter der Leitung des Architekten Herrmann Bunning die Bautätigkeit am Grundstück Paretzer Straße 10, wo das Sankt Gertrauden-Krankenhaus noch heute in Betrieb ist, aufgenommen, die Einweihung konnte dann am 04.11.1930 erfolgen.[534]

Bei Eröffnung gab es im Sankt Gertrauden-Krankenhaus die Abteilungen Innere Medizin, Chirurgie, Gynäkologie und Geburtshilfe. Ergänzt wurde das Angebot noch um eine Röntgenabteilung. Zu diesem Zeitpunkt waren 69 Ordensschwestern im Haus. Das Krankenhaus verfügte über eine Gesamtzahl von 580 Betten. Die Patientenzimmer waren ausgelegt auf eine maximale Belegung von 3 – 5 Patienten pro Zimmer. Die Krankenzimmer waren alle nach Süden ausgerichtet.

---

532 Der Rückgang der Patienten ist auf die Bettenreduktion, 500 statt 600 Betten, zurückzuführen, die 1932 erfolgt war. Davon versprach man sich eine bessere Betreuung der Patienten.
533 ABPBer 312, Statistische Jahresberichte des St. Joseph-Krankenhauses I der Jahre 1929–1931.
534 Sankt Gertrauden-Krankenhaus 50 Jahre. Wie Gott will…Hrsg. Kongregation der Schwestern von der Heiligen Jungfrau und Martyrin Katharina, Provinzhaus Berlin. S. 10f.

Kurz nach Eröffnung war die Auslastung der Abteilungen nur gering mit 24 Patienten, Ende 1930 belief sich die Zahl auf 132 Patienten. Während einer Grippe-Epidemie war das Krankenhaus 1931 mit 560 Patienten voll ausgelastet, jedoch sollte von Seiten der Gesundheitsverwaltung die Zahl der Krankenbetten im Jahr nach der Eröffnung reduziert werden, sodass dem jungen Krankenhaus zwischenzeitlich die Schließung drohte. Zur Überwindung des finanziellen Engpasses wurde ein Teil der Krankenräume an Pensionärinnen und Studenten vermietet, die Hälfte des Krankenhauses geschlossen und die Gehälter der Chefärzte gekürzt.

Zu den zuständigen Ärzten bei Eröffnung, den erhobenen Pflegesätzen oder weiterer karitativer Tätigkeiten im Umfeld des Sankt Gertrauden-Krankenhauses finden sich keine Aufzeichnungen in den vorliegenden Quellen.

Das St. Gertrauden Krankenhaus liegt weiter an der Paretzer Straße in Berlin – Wilmersdorf.

Träger ist die Gesellschaft der Katharinenschwestern mbH.

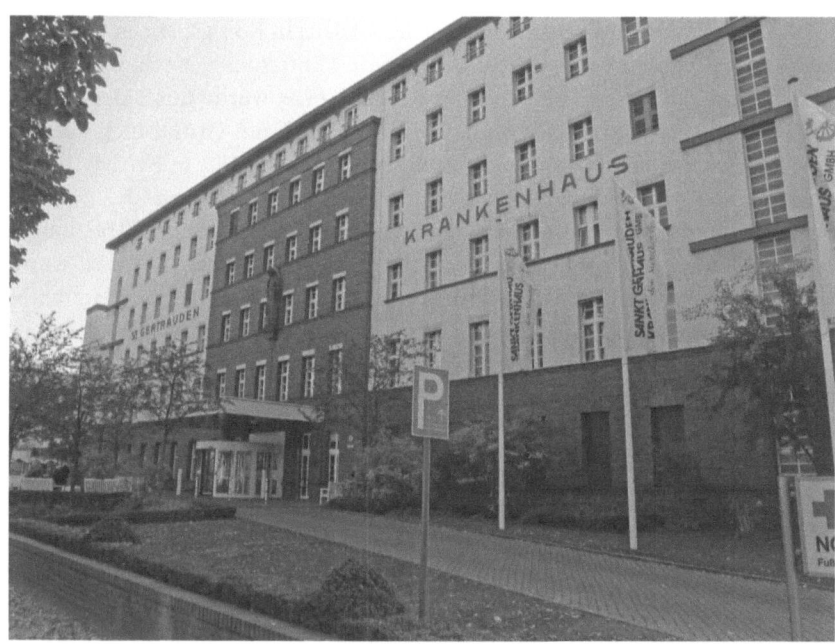

Abbildung 85: St. Gertrauden-Krankenhaus 2014
Quelle: Privat

7.10 St. Antonius-Krankenhaus

Vom St. Antonius-Krankenhaus sind nur wenige Unterlagen erhalten, da das Haus im Mai 1945 nach der Beschlagnahme durch die sowjetische Militärverwaltung innerhalb eines Tages geräumt werden musste. Dankeswerterweise stellte mir die Provinzoberin vertrauensvoll ein Album mit Originalfotos zur Ablichtung zur Verfügung.

7.10.1 Gründung

Da die baulichen Gegebenheiten im St. Marien-Krankenhaus in Kreuzberg keine Erweiterung des Hauses zuließen, entschloss sich die Kongregation der Marienschwestern zum Neubau eines Krankenhauses im Südosten Berlins. Das dafür ausgewählte Grundstück befand sich in Karlshorst, damals in einem Kiefernwald- und Wiesengelände.

Das Zustandekommen des Baus war Verdienst des 1928 verstorbenen Kurators Dr. Oskar Pollak. Finanziert wurde das Vorhaben durch Bankdarlehen und Gelder der Schwesternniederlassungen sowie durch Spenden, also ohne öffentliche Mittel. Am 1. Oktober 1928 war Baubeginn, die Grundsteinlegung erfolgte am 16. Dezember 1928. Die Einweihung des Hauses fand am 10. Juni 1930 durch den Berliner Bischof Christian Schreiber statt. Bereits am 16. Juni 1930 wurden die ersten Patienten aufgenommen. Auf persönlichen Wunsch von Dr. Pollak wurde das Krankenhaus nach dem hl. Antonius von Padua benannt.[535]

7.10.2 Das Krankenhaus

Architekt des neuen Krankenhauses war Felix Angelo Pollak. Zweckmäßigkeit und Formschönheit sowie freundliche Raumgestaltung waren unter sorgfältiger Beachtung der medizinischen Bedürfnisse in der Tradition des Neuen Bauens miteinander verbunden.[536] So gab es beispielsweise große, zum Teil überdachte Liegehallen in einer Ausdehnung von ca. 4.000 qm und großzügige

---

535 Chronik des St. Antonius Krankenhauses Berlin-Karlshorst und Berlin-Friedrichshagen. 1928–1945, S. 5.; Vgl. Lazarus, Paul: Das St. Antonius-Krankenhaus Berlin-Karlshorst. Berlin 1931, S. 4 ff.
536 Ungeachtet dessen löste das St. Antonius-Krankenhaus in Fachkreisen eine leidenschaftliche Diskussion über die betriebswirtschaftlich vertretbare Länge von Wegen im Krankenhaus und dessen baulicher Kompaktheit aus. Vgl. Schiffczyk, Dieter: Der Krankenhausbau in Berlin 1900–1980, in: Senator für Gesundheit und Soziales (Hrsg.): Krankenhäuser in Berlin. Bauten und Projekte der 80er Jahre. Berlin 1989, S. 54.

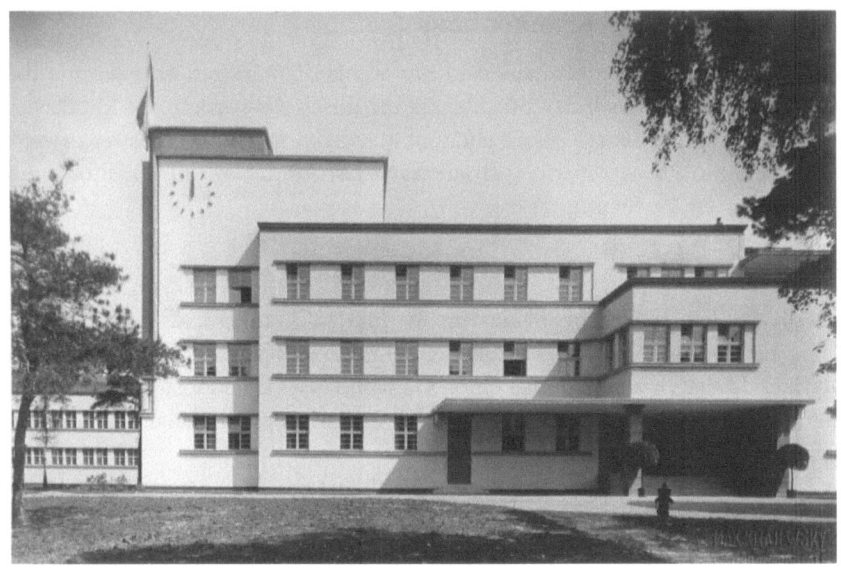

Abbildung 86: St. Antonius-Krankenhaus – Hauptportal
Quelle: Archiv Karlshorst (Foto)

Möglichkeiten für die erfolgreiche Klimabehandlung durch Freiluft-, Sonnen- und Terrainkuren im Waldpark. Die Kapellenanlage war als besonderer Flügel herausgehoben.[537]

Das Krankenhaus, dessen Ärztlicher Direktor Professor Paul Lazarus[538] war, verfügte über Abteilungen für Innere Medizin, Chirurgie, Gynäkologie und Geburtshilfe. Ausgerichtet war es zunächst für 300 Patienten, wovon ca. 140 Patienten auf die Innere Abteilung entfielen, mit einer Erweiterungsmöglichkeit für 1.000 Patienten. 40 Ordensschwestern arbeiteten im Haus und 30 Krankenpflegeschülerinnen. Neben der Oberin M. Bernadetta übersiedelten auch eine Anzahl weiterer Schwestern aus dem Krankenhaus in der Lausitzer Strasse. Zwei

---

537 Vgl. Lazarus 1931, S. 7 ff.; Weigmann, Bernadette: Die Entwicklung des St. Antonius-Krankenhauses von 1930 bis 1983. Berlin (Ost) 1985, S. 12.
538 Professor Paul Lazarus entstammte einer jüdischen Familie und hatte sich 1895 taufen lassen. Aufgrund des „Reichsbürger- und Blutschutzgesetztes" wurde er im März 1936 seines Amtes enthoben. Er emigrierte in die Schweiz, wo er auch nach dem Zweiten Weltkrieg verblieb.

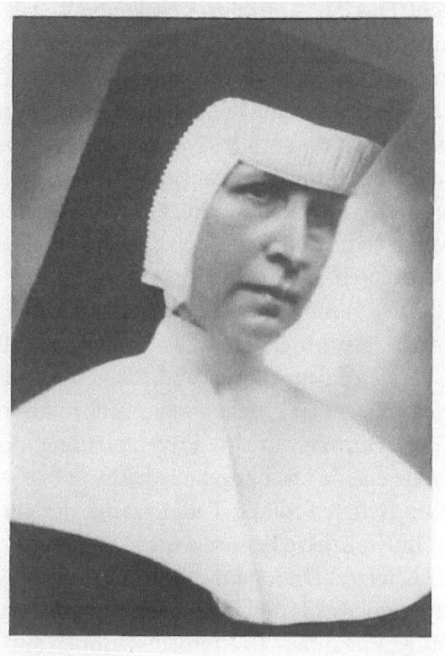

Abbildung 87: Sr. Oberin M. Bernadetta – St. Antonius-Krankenhaus
Quelle: Archiv Karlshorst (Foto)

Jahre später waren bereits 51 Marienschwestern tätig. Für die Vororte Berlins im Südosten bedeutete diese Einrichtung eine erhebliche Entspannung in der stationären Versorgung.[539]

Statt großer Krankensäle wurden Ein- bis Vierbettzimmer und nur wenige Zehn- bis Zwölfbettzimmer eingerichtet, die alle nach Süden bzw. Osten lagen. 76 der insgesamt 300[540] Räume im Haus waren Patientenzimmer. Jedes Bett war mit einem Radio ausgestattet. Eine zentrale Funkanlage sendete für alle Patienten Informationen und hygienische Aufklärungen. Gehfähige Patienten konnten im Hörsaal des Krankenhauses Hygiene-Vorlesungen mit anschließender

---

539 Chronik des At. Antonius-Krankenhauses…, S. 6 ff.; Vgl. Weigmann 1985, S. 13.
540 Vgl. Lazarus 1931, S. 20

Diskussion besuchen. Das St. Antonius-Krankenhaus galt seinerzeit als das modernste Krankenhaus in Berlin.[541]

Grundsätzlich wurden Patienten jeder Konfession aufgenommen. Neben der allgemeinen Krankenpflege und den Errungenschaften der modernen Heilmethoden legte man „*in der Zeit der sozialen Nachkriegsneurosen*" besonderen Wert auf die psychologische Betreuung der Kranken.

Im ersten Jahr wurden 3.145 Kranke mit 110.680 Verpflegungstagen behandelt. Von den Patienten waren 708 katholisch, 2.173 evangelisch, 20 jüdisch und 244 Dissidenten. Es erfolgten 1.040 Operationen. Aufgrund einer Grippeepidemie mussten auch die Tagräume mit Patienten belegt werden und die Bettenzahl erhöhte sich auf 350. Bereits im ersten Jahr wurden 3.405 Patienten im Krankenhaus behandelt. Zu den Pflegeklassen und Pflegesätzen in der Aufbauphase ließen sich aus den vorliegenden Quellen keine Informationen entnehmen. Es findet sich lediglich ein Hinweis auf eine Privatabteilung, die abgesondert vom Haupthaus lag und eine eigene Dachliegehalle hatte.[542]

Die Innere Abteilung leitete Prof. Dr. Paul Lazarus, der vorher Chefarzt im St. Marienkrankenhaus in Kreuzberg gewesen war. Die Frauen- und Entbindungsabteilung unterstand Chefarzt Dr. Johannes Körner und die Chirurgische Abteilung Prof. Dr. Adolf Hermannsdorfer, einem Sauerbruch-Schüler. In diesen drei Abteilungen wies das Krankenhaus 10 Krankenstationen auf, darunter auch eine Tuberkulose-Ernährungsabteilung.

Dem Krankenhaus waren eine Poliklinik sowie eine eigene Krankenpflegeschule angegliedert.

Im Haus war eine Diätküche eingerichtet, in der in Zusammenarbeit mit dem Stoffwechsellaboratorium unter Aufsicht von Hermannsdorfer vielfältige diätetische Ernährungskonzepte der Zeit umgesetzt wurden.

Die physikalische Therapie im Untergeschoss des Krankenhauses verfügte in zwölf Räumen über Lichtkuren, fünf Höhensonnen, medizinische Bäder, Diathermie und Elektrotherapie. Ein Lehrer der „Hochschule für Leibesübungen" stand für die Durchführung von Freiluftgymnastik der Rekonvaleszenten unter ärztlicher Aufsicht zur Verfügung.

Ebenfalls im Untergeschoss befand sich die Röntgenabteilung, die mit den vier Operationssälen im ersten und zweiten Stock durch Aufzüge direkt verbunden war. Transportable Röntgenapparate ermöglichten auch in den Patientenzimmern Röntgenaufnahmen. Darüber hinaus waren im Untergeschoss die

---

541 Chronik des St. Antonius-Krankenhauses…, S. 8; Vgl. Weigmann, 1985, S. 13.
542 Chronik des St. Antonius-Krankenhauses…, S. 29, 30; Vgl. Lazarus, 1931, S. 15, 20.

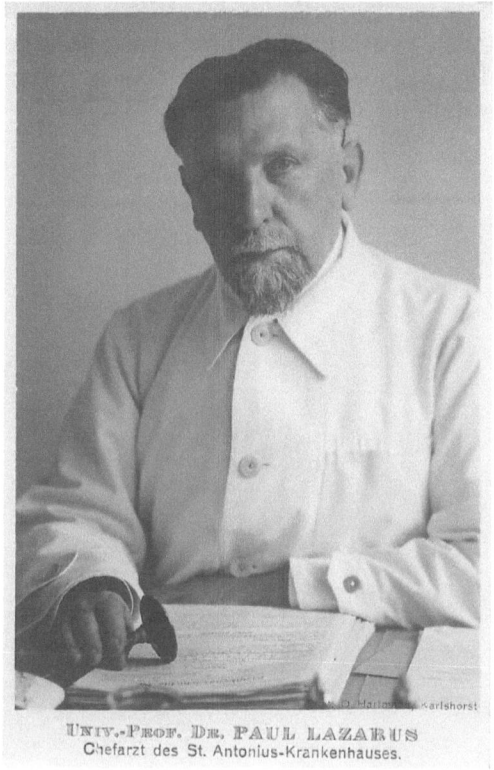

UNIV.-PROF. DR. PAUL LAZARUS
Chefarzt des St. Antonius-Krankenhauses.

Abbildung 88: Prof. Dr. Paul Lazarus – St. Antonius-Krankenhaus
Quelle: Archiv Karlshorst (Foto)

maschinentechnischen und betriebstechnischen Einrichtungen sowie die Desinfektionsanstalt untergebracht. Weiterhin gehörten zum Haus u.a. eine Wasseraufbereitung und eine Trinkwasserbrunnenanlage.

60 Wohnräume, ein Speisesaal und ein besonderer Garten mit Liegehallen standen den Schwestern zur Verfügung. Zusätzlich gab es ein Wohnheim für 40 Krankenpflegeschülerinnen. Sechs Assistenzärzte und zwei Handwerker hatten eigene Wohnungen in dem Gebäude.[543]

---

543 Chronik des St. Antonius-Krankenhauses…, S. 10–13; Vgl. Lazarus, 1931, S. 9 ff., 15; Weigmann, 1985, S. 12–15.

An anderem Standort in Berlin-Friedrichshagen blieb das St. Antonius-Krankenhaus bis 2001 bestehen. Nach sehr unterschiedlichen Nutzungen in den Jahren nach 1945 befindet sich in dem Gebäude in Karlshorst seit 1991 die Katholische Hochschule für Sozialwesen Berlin.

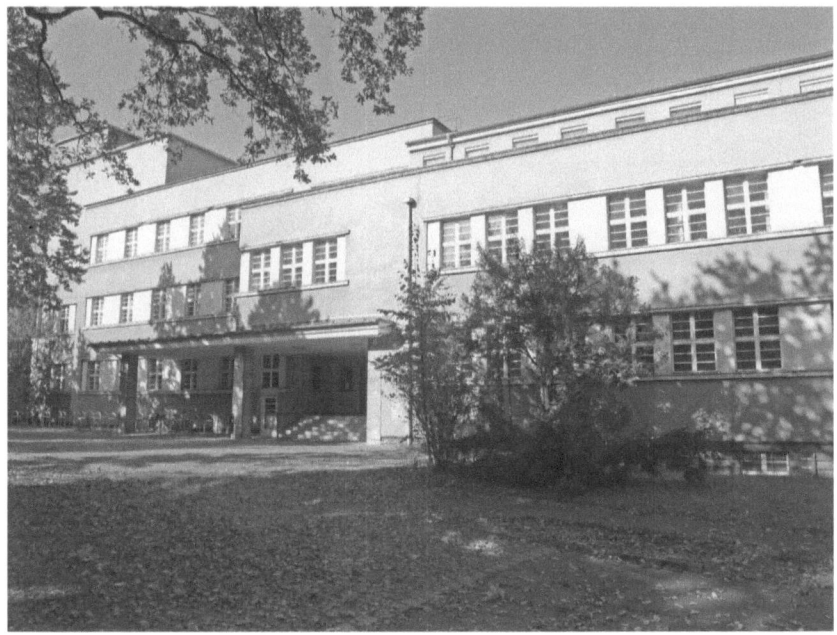

Abbildung 89: St. Antonius-Krankenhaus 2014
Quelle: Privat

8. Evangelische Krankenhäuser

8.1 Elisabeth-Krankenhaus

Zur Zeit meiner Recherche verfügte das „Archiv" des Elisabeth-Krankenhauses nur über eine ungeordnete Sammlung, aus der mir ausgewählte Unterlagen zur Verfügung gestellt wurden. Hauptsächlich musste ich mich deshalb auf die Jahresberichte und die Festschriften stützen.

8.1.1 Gründung und Aufbau

Im Jahre 1837 wurde in der Lützowstraße das Elisabeth-Krankenhaus gegründet.[544] Seine Entstehung geht auf die Initiative des Pfarrers Johann Evangelista Gossner (1773–1858) zurück. Gossner, ursprünglich katholischer Geistlicher in Bayern, war aufgrund theologischer Differenzen zum Protestantismus übergetreten und hatte 1827 in Berlin eine Pfarrstelle erhalten. Dort gründete er 1832 einen Männer- und einen Frauen-Krankenpflegeverein zur Verbesserung der Krankenpflege. Nachdem der Frauen-Krankenverein zwei Jahre nach seiner Gründung arme kranke Frauen zunächst in einer angemieteten Wohnung gepflegt hatte, reiften aufgrund des Platzmangels und der schwierigen äußeren Bedingungen Pläne für ein eigenes Krankenhaus. Um diesen kostspieligen Plan zu verwirklichen, schlug Gossner zwei Wege ein: Erstens veröffentlichte er Spendenlisten in den Jahresberichten des Vereins, in denen die Geldgeber mit Namen, Titel und Beruf erschienen. Diese Strategie verfehlte ihre Wirkung nicht. Die eingehenden Spenden stiegen merklich an. Zum zweiten wandte er sich mit einem Bittgesuch um Unterstützung des Unternehmens an Friedrich Wilhelm III., der daraufhin 6.000 Talern spendete.[545] Damit war eine finanzielle Grundlage für die Anstalt geschaffen. 1837 wurde das Krankenhaus, in dem 30 bis 40 Kranke untergebracht werden konnten, eröffnet. Die finanziellen Mittel reichten in den ersten Jahren jedoch nur für die Versorgung von ca. 20 Frauen gleichzeitig aus.[546] Träger des Krankenhauses war der Verein, vertreten jeweils durch den Vorsitzenden des Kuratoriums.

---

[544] Erst 1840 wurde das Krankenhaus so benannt, nach der heiligen Elisabeth, einer Schutzpatronin der Kranken und Notleidenden, und nach der Kronprinzessin.
[545] Die Spendenbereitschaft des Monarchen war Teil seines politischen Programms zur Bekämpfung der massenhaften Armut in den Städten Preußens. Vgl. Oelker: Stiftungen…, S. 513.
[546] Vgl. Lang: Gründung…, S. 10 f., 37.

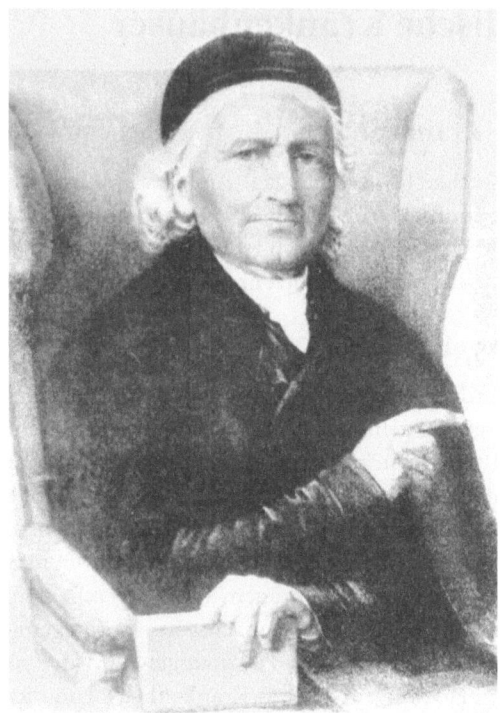

Abbildung 90: Johannes Grossner (1773 – 1858), Pfarrer an der luth. Bethlehemskirche in Berlin, Gründer des Elisabeth-Krankenhauses
Quelle: Augustat, Walter: 125 Jahre Elisabeth-Diakonissen- und Krankenhaus 1837–1962. Berlin 1962 S. 1

Die Statuten des Krankenhauses legten fest, dass ausschließlich Frauen aller Konfessionen mit Akuterkrankungen *„aus der hiesigen Residenz"*, also aus Berlin, behandelt würden. Ausgenommen waren Frauen, die an ansteckenden Krankheiten oder Altersschwäche litten. Aufnahmen konnten jedoch auch aus ganz pragmatischen Erwägungen heraus scheitern. 1839 beispielsweise wurde die Behandlung von Frauen mit Unterleibskrebs vorübergehend eingestellt, da der Verbrauch an Bettlaken bei der Behandlung zu groß war. Zudem behielt sich der Verein vor, Patientinnen aus disziplinarischen Gründen zu entlassen.[547]

---

547 6. Jahresbericht 1889, S. 6.; 8. Jahresbericht 1841, S. 11.; Vgl. Lang: Gründung…, S. 40.

Trotz der angespannten Finanzlage entstand bereits 1839 ein Neubau mit vier weiteren Krankensälen, einer Küche, einem Waschhaus, einer Badeanstalt sowie verschiedenen Wirtschaftsräumen. Jetzt war Platz für etwa 100 Kranke. Dieser baldige Neubau ist sicherlich vor dem Hintergrund der Entstehung des Krankenhauses Bethanien zu sehen, das vom König deutlich stärker unterstützt wurde als das Elisabeth-Krankenhaus. Gossner musste also daran gelegen sein, die Erweiterung des Elisabeth-Krankenhauses vor der Fertigstellung von Bethanien zu bewerkstelligen, wenn er sich der finanziellen Unterstützung von Friedrich Wilhelm III. und der Mitglieder des Vereins sicher sein wollte. Denn bereits damals herrschte eine gewisse Konkurrenz unter den wohltätigen Vereinen. Auch dieser Neubau konnte durch Spenden des Königs, anderer Adeliger, zahlreiche weitere Spenden und Gründstücksverkäufe aus dem Besitz der Kuratoren finanziert werden.[548]

Schon vor Bezug des Neubaus eröffnete das Elisabeth-Krankenhaus Sonderabteilungen. 1838 wurde eine Station eingerichtet, die Frauen vorbehalten war, bei denen Krankheiten während der Schwangerschaft oder Komplikationen bei der Geburt auftraten. Die Station bestand aus einem Saal mit sieben Betten und wurde von einem Arzt für Frauenheilkunde geleitet. 1841 richteten die Kuratoren eine Hausapotheke und eine Station für Homöopathie ein. Auch für diese Station berief das Krankenhaus einen Spezialisten. Spätestens im Jahr 1851 befand sich außerdem eine „Abteilung für Sexual-Kranke" im Haus.[549]

Über den Alltag im Krankenhaus gibt es nur wenige Überlieferungen. Den Quellen zufolge gehörte es zur Aufgabe der Wärterinnen, vor der Ankunft einer neuen Patientin das Bett zu reinigen und frisch zu beziehen. Dann führte die Pflegerin die Kranke zu ihrem Bett, entkleidete und wusch sie. Nach dem Waschen wurde die Patientin neu eingekleidet und die Wärterin trug den Namen, den Beruf und die Anschrift der Kranken in ein Journal ein. Die Schwestern hielten sich den ganzen Tag über in den Krankensälen auf, in denen sechs bis acht Patientinnen lagen. Eine Pflegerin hielt Nachtwache.[550] Die dauerhafte Präsenz der Schwestern im Krankensaal diente einerseits einer Optimierung der pflegerischen Betreuung, andererseits jedoch auch der Kontrolle der Patientinnen. Denn längst nicht alle Frauen ließen die Behandlung ohne weiteres über sich

---

548 31. Jahresbericht 1864, S. 12; Stiftung Elisabeth-Diakonissen- und Krankenhaus (Hg.): 150 Jahre (1837–1987) Elisabeth-Diakonissen- und Krankenhaus. Berlin 1987, S. 16.
549 5. Jahresbericht 1838, S. 9; 18. Jahresbericht 1851, S. 7; 31. Jahresbericht 1864, S. 11.
550 Gossner: Krankenpflegerinnen…, S. 185.

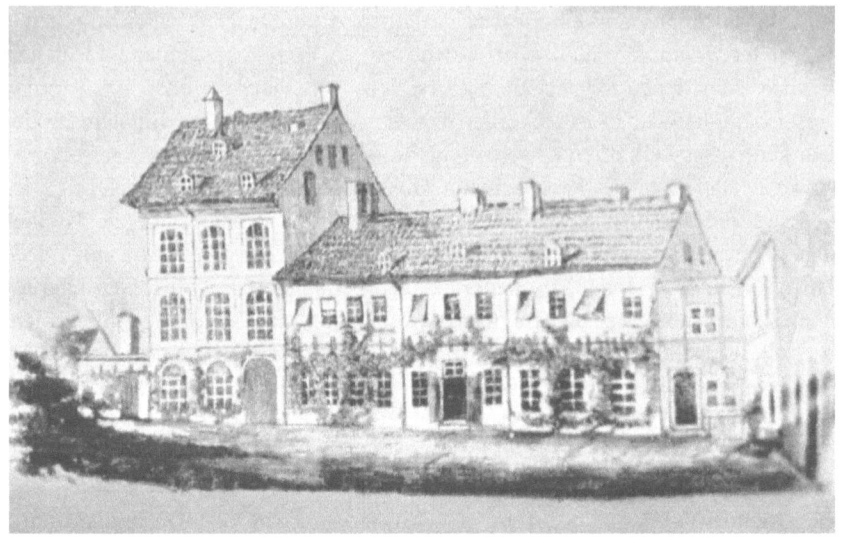

Abbildung 91: Elisabeth-Krankenhaus: Das Gründungshaus mit dem 1939 angebauten ersten Krankenhaus (1945 völlig zerstört)
Quelle: Augustat, Walter: *125 Jahre Elisabeth-Diakonissen- und Krankenhaus 1837–1962.* Berlin 1962 S. 48

ergehen, zumal der Aufenthalt im Krankenhaus Wochen, manchmal sogar Monate dauerte.

> *„Da die Armenkranken größtenteils ungebildet, unwissend, voll Vorurteile sind, sich allerlei Unanständigkeiten, oft Gemeinheiten erlauben und nicht gehorchen wollen, so müssen die Wärterinnen auf unbedingten Gehorsam dringen, dass der Anstand, die vorgeschriebene Hausordnung bewahrt und alle Anordnungen ohne Widerrede befolgt werden".*[551]

8.1.2 Entstehung des Mutterhauses

Im Jahre 1837 arbeiteten knapp zehn ausgebildete Schwestern in Vollzeit im Krankenhaus. Ihre Zahl stieg in den weiteren Jahren an. Ihnen standen Probeschwestern zur Seite, die sich zwar auch um die Kranken kümmerten, jedoch in erster Linie von einem Arzt unterrichtet wurden. Am Ende ihrer Ausbildung

---

551 Gossner: Krankenpflegerinnen..., S. 185.

erhielten sie eine Art Abschlusszeugnis.[552] Gossner motivierte unverheiratete Frauen dazu, eine solche Ausbildung als Schwester im Krankenhaus zu absolvieren. Der Pastor orientierte sich am Modell des Diakonissenmutterhauses in Kaiserswerth. Auch er verlangte von den Schwestern Gehorsam und Unterordnung. Die Schwesternschaft des Elisabeth-Krankenhauses verfügte allerdings nicht über eine derart feste Struktur wie das Mutterhaus in Kaiserswerth, weshalb die Bindung der Berliner Schwestern an ihr Haus auch nicht so stark ausgeprägt war. Sie konnten nach ihrer Ausbildung das Elisabeth-Krankenhaus verlassen und andernorts eine Arbeitsstelle annehmen. Davon machten viele Schwestern Gebrauch. Von den 160 Schwestern, die seit der Gründung 1837 im Krankenhaus gearbeitet hatten, waren im Jahre 1858 nur noch 13 im Haus. In diesem Jahr wurden 7.000 Patienten behandelt.[553]

Unter Gossner hatte die Gemeinschaft der Schwestern noch eine verhältnismäßig lockere Organisation. Feste Strukturen schufen erst sein Nachfolger, Karl Kuhlo, und die Vorsteherin der Schwesternschaft, Anna von Arnim-Blumberg. Um den gestiegenen Anforderungen durch vermehrte Patientenzahlen ab den 1860er Jahren gerecht zu werden, führten die Kuratoren und die Oberinnen zunehmend verbindliche Regeln ein. Auch die Pflege verwundeter Soldaten in den Kriegen 1866 und 1870/71 verlangte nach einer Neuordnung der Arbeitsvorgänge. Spätestens nach dem Ende der Kriege war aus der anfänglich relativ lose organisierten Gemeinschaft von Schwestern ein eigenes Diakonissen-Mutterhaus mit festen Strukturen geworden. Die Diakonissen waren für die Verwaltung, Pflege und Hauswirtschaft zuständig.[554]

8.1.3 Finanzierung

Zunächst finanzierte sich das Krankenhaus ausschließlich durch Spenden, Pflegegebühren wurden anfangs nicht erhoben. Erst später nahm man auch zahlende Privatpatienten auf. Die Existenz des Hauses war in den ersten Jahren nur dadurch möglich, dass Ärzte und Pflegerinnen – anfangs die Vereinsangehörigen

---

552 Wie bereits erörtert, unterschied sich die evangelische Krankenpflege dadurch von der katholischen Krankenpflege, in der erst wesentlich später ärztlicher Unterricht erteilt wurde.
553 Vgl. Rotenhan, Werner von: Die Geschichte des Hauses. Bericht zur Hundertjahrfeier 1937, in: Augustat, Walter (Hg.): 125 Jahre Elisabeth-Diakonissen- und Krankenhaus in Berlin. Berlin 1962, S. 52–76 (hier: S. 53 f.).
554 Vgl. Paul Gerhardt Diakonie (Hg.): Geschichte der Evangelischen Elisabeth Klinik Berlin. Berlin 2012, S. 53 f.

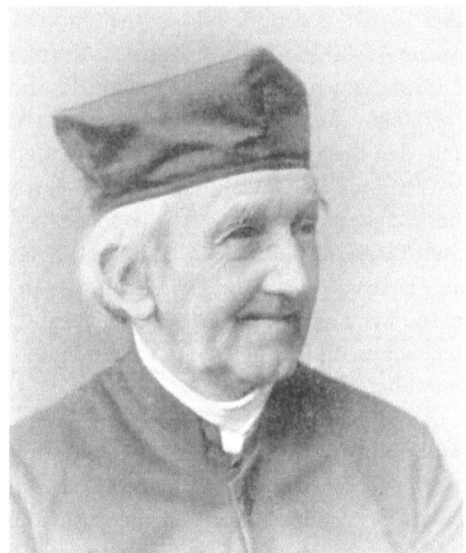

Abbildung 92: Pastor Karl Kuhlo Hauspfarrer 1868–1893 – Elisabeth-Krankenhaus
Quelle: Augustat, Walter: 125 Jahre Elisabeth-Diakonissen- und Krankenhaus 1837–1962. Berlin 1962 S. 58

Gossners, später Diakonissen – ohne (bzw. für heutige Verhältnisse fast ohne) Entgelt arbeiteten. Lohn erhielten lediglich Hausdiener, Boten und Wärterinnen.

Um den Krankenhausbetrieb dauerhaft aufrechterhalten zu können, verlangten die Kuratoren spätestens ab 1865 für die Behandlung aller Patientinnen, die über ausreichende Mittel verfügten, ein Kostgeld. Ab 1859 nahm das Krankenhaus auch kranke Dienstmädchen auf, für deren Behandlung die Familien aufkamen, in denen sie arbeiteten. Allerdings sollte dadurch der Grundsatz, notleidende Patientinnen kostenlos zu behandeln, nicht verloren gehen. Aus dem Jahre 1865 wird berichtet, dass es möglich war, häufig 2/3 der Kranken unentgeltlich zu verpflegen.[555] 1867 führte das Krankenhaus drei verschiedene Behandlungsklassen ein. Patienten im Krankensaal zahlten zehn Groschen pro Tag, in Zimmern mit drei Personen 25 Groschen und in Einzelzimmern 50

---

555 Vgl. Paul Gerhardt Diakonie (Hg.): Geschichte der Evangelischen Elisabeth Klinik Berlin. Berlin 2012, S. 59 f.

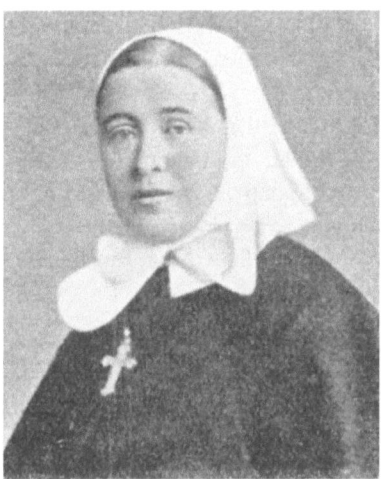

Abbildung 93: Gräfin Anna von Armin erste Oberin 1867–1899 – Elisabeth-Krankenhaus
Quelle: Augustat, Walter: 125 Jahre Elisabeth-Diakonissen- und Krankenhaus 1837–1962. Berlin 1962 S. 58

Groschen.[556] Der Satz für die höchste Pflegeklasse lag also fünf Mal höher als für die niedrigste.

Zur Finanzierung der Versorgung von mittellosen Kranken richtete das Kuratorium 1871 einen Freibetten-Fonds ein. Die ersten Gelder stammten aus einer Kirchenkollekte. In diesen Fonds wurden immer wieder Beträge in unterschiedlicher Höhe eingezahlt. Die Finanzierung von Behandlungen mittelloser Kranker erfolgte zwar weiterhin im Krankenhaus, ging aber nicht mehr zu Lasten des Kuratoriums. Es erhielt nun selbst Geld für die Versorgung der armen Kranken aus dem Freibetten-Fonds. Die Gelder des Fonds wurden von daher auch nicht mehr in der Abrechnung des Hauses ausgewiesen.[557]

1896 verfügte das Elisabeth-Krankenhaus über 192 Betten. In den Pflegeklassen I bis III wurde ein Pflegesatz von 8, 5 und 2 Mark täglich erhoben. Für Kinder betrug der Pflegesatz 1,50 Mark. Freibetten wurden vergeben, wenn der Pastor der betreffenden Gemeinde Würdigkeit und Bedürftigkeit beglaubigte.

---

556 35. Jahresbericht 1868, S. 2.
557 38. Jahresbericht 1871, S. 2.

Für Unbemittelte übernahm die städtische Armenverwaltung die Kosten.[558] Das Elisabeth-Krankenhaus wurde regelmäßig in jedem Jahr auf besonderen Wunsch des Kuratoriums einer Revision unterzogen.[559]

Im Jahre 1910 hatte sich der Pflegesatz in der 1. Klasse auf einen Betrag von 10, 12 und 15 Mark erhöht, in der 2. Klasse auf 6–7 Mark und in der 3. Klasse auf 3 Mark. Für Kinder bis zu 12 Jahren waren 2,50 Mark zu entrichten. Freibetten wurden nach den bisherigen Kriterien vergeben. Für Unbemittelte übernahm die Städtische Armenverwaltung die Kosten. Ein Bettenzuwachs war in diesem Zeitraum nicht zu verzeichnen.[560]

8.1.4 Lazarettfunktion in den Kriegen 1866 und 1870/71

Bei Ausbruch des Krieges 1866 errichtete man ein separates Lazarett auf dem Krankenhausgelände. Ein Neubau mit 170 Betten war zwar fertig gestellt, aber noch nicht bezugsfertig. Deshalb schloss man die erst 1860 eröffnete Kinderstation, um dort die zivilen Patientinnen unterzubringen. Die Bettenzahl für diese kranken Frauen wurde aber erheblich eingeschränkt.[561] Insgesamt 140 kranke und verwundete Soldaten behandelten die Ärzte und Schwestern während des Krieges. Das Lazarett wurde im April 1867 geschlossen.

In den Folgejahren war der Aufenthalt im Krankenhaus wieder nur Frauen vorbehalten. Im deutsch-französischen Krieg von 1870/1871 richtete die Hausleitung in einer Baracke im Garten und im älteren Krankenhausgebäude erneut ein Lazarett ein. Der Neubau war inzwischen funktionstüchtig und in Betrieb. Die Pflege der Soldaten endete im Februar 1872. In beiden Kriegen waren Schwestern aus dem Elisabeth-Krankenhaus in Lazaretten in der Nähe der Kriegsgebiete eingesetzt.[562]

Die Einrichtung der Lazarette brachte dem Krankenhaus keine finanziellen Nachteile. Die Lazarett-Aufenthalte der Verwundeten finanzierte ein Verein, der eigens zu diesem Zweck gegründet worden war. Dieser kam nicht nur für deren Versorgung auf, sondern stellte auch die Ausstattung für die Soldaten-Stationen zur Verfügung, die das Krankenhaus anschließend behalten durfte.[563]

---

558 Auskunftsstelle der Deutschen Gesellschaft für ethische Kultur (Hrsg.): Die Wohlfahrtseinrichtungen Berlins. Ein Auskunftsbuch. Berlin 1896, S. 274.
559 Dritter Generalbericht über das Medizinal- und Sanitätswesen der Stadt Berlin im Jahre 1882. Berlin 1884, S. 230.
560 Die Wohlfahrtseinrichtungen von Groß-Berlin.....1910, S. 13.
561 33. Jahresbericht 1866, S. 2.
562 37. Jahresbericht 1870, S. 1.; 39. Jahresbericht 1872, S. 2.
563 34. Jahresbericht 1867, S. 1.

Die Auswirkungen der beiden Kriege hatten die Struktur des Krankenhauses verändert. Nun wurden auch Männer auf einer eigenen Station behandelt, sogar deutlich mehr als Frauen und auf allen Stationen arbeiteten zeitweise Schwestern des Johanniterordens.[564] Ein Grund für die Zulassung der Schwestern des Johanniterordens zur Arbeit im Krankenhaus mag der Nachwuchsmangel bei den Diakonissen gewesen sein.

8.1.5 Die weitere Entwicklung des Krankenhauses

Aus einer Statistik geht hervor, dass das Elisabeth-Krankenhaus während der Jahre 1884 bis 1894 häufig überfüllt war, dies betraf insbesondere die Frauenstation.[565]

Nach 1900 wurden im Elisabeth-Krankenhaus Erweiterungen vorgenommen, die überwiegend die innere Einrichtung und Ausstattung betrafen. Lediglich der Bau der neuen Isolierstation brachte eine Vermehrung seiner Bettenzahl. 1906 erhielt das Elisabeth-Krankenhaus die erste Röntgen-Einrichtung und wurde durch einen Anbau vergrößert, der für Laboratorien und klinische Zwecke bestimmt war. In diesem Gebäude war auch die bereits seit 1878 bestehende Poliklinik untergebracht.[566] 1907 wurde ein eigenes Gebäude mit Operationssaal errichtet. Im Jahre 1912 folgte eine Isolierstation für Patienten mit ansteckenden Krankheiten.[567]

Bis 1913 hatte sich die Anzahl der Diakonissen im Mutterhaus auf 191 erhöht. Dies hing wohl auch damit zusammen, dass der Beruf der Krankenschwester an Professionalität und damit an Ansehen gewonnen hatte.

8.1.6 Das Krankenhaus im 1. Weltkrieg

Mit Beginn des 1. Weltkriegs stellte das Elisabeth-Krankenhaus wie bereits in den vorangegangenen Kriegen seinen Betrieb völlig um. Die Poliklinik wurde geschlossen, in ihren Räumen wurde die Kinderstation eingerichtet. Die

---

564 Rotenhan, von: Geschichte..., S. 61; 32. Jahresbericht 1865, S. 8.
565 Geheimes Staatsarchiv PK, I. HA Rep. 76 VIII A Nr. 3644, Bl. 329, 330.
566 Die Grundidee der Poliklinik war, allen Patienten schnelle und kostengünstige Hilfe zukommen zu lassen. Dennoch galten auch hier Aufnahmebeschränkungen: Sogenannten Geisteskranken und Patienten mit ansteckenden Krankheiten verwehrte man den Zutritt.
567 45. Jahresbericht 1878, S. 8; 73. Jahresbericht 1906, S. 2; Vgl. Füssel-Schaffrath, Susi: Beitrag zur Geschichte der Berliner Krankenhäuser im Zeitraum von 1900–1920. Berlin 1973, S. 106 f.

Frauenabteilung zog in die ehemaligen Zimmer der Kinderabteilung um. Im ersten Kriegsjahr wurden 635 Soldaten im Krankenhaus behandelt, vier Jahre später waren es 1.274 Soldaten. Da die Aufenthalte dieser Patienten oft Monate dauerten, verwandelte sich das Krankenhaus 1914 in ein Wohnheim für Soldaten mit medizinischer Versorgung und blieb es bis Kriegsende.

Neben den Soldaten nahmen die Diakonissen auch Kinder auf, deren Väter an der Front kämpften und deren Mütter berufstätig waren oder sich aus anderen Gründen nicht um die Kinder kümmern konnten. Auch den Angehörigen der Soldaten stellten die Diakonissen eigene Räume zur Verfügung. Infolgedessen blieb nur ein geringer Teil der Krankenbetten für die Behandlung der Zivilbevölkerung reserviert. Wie 1866 und 1870/71 pflegten auch diesmal Diakonissen aus dem Elisabeth-Krankenhaus Verwundete in den Lazaretten der Kriegsgebiete.[568]

Nachdem im Jahre 1916 die Begeisterung für den Krieg allmählich schwand, stellten die Kuratoren und die Diakonissen ihre Verbundenheit zum Kaiser öffentlich dar und blieben damit der Tradition des Hauses verhaftet. Diese Haltung belohnten die Mitglieder der kaiserlichen Familie selbstverständlich mit materiellen Zuwendungen.[569]

8.1.7 Die Entwicklung in der Weimarer Republik

Mit der Abdankung des Kaisers hatte das Elisabeth-Krankenhaus seinen wichtigsten Fürsprecher und Gönner verloren. Die Diakonissen mussten sich neu positionieren und die Kuratoren sorgten sich in Anbetracht der veränderten politischen Lage um die Zukunft der Diakonissen- und Krankenhäuser. Viele Diakonissen verließen in den folgenden Jahren das Mutterhaus.[570]

Die konfessionellen Krankenhäuser blieben zwar weiterhin bestehen, sie erhielten allerdings wesentlich weniger finanzielle Unterstützung durch den Staat und die Kommunen als erhofft. Die Pflegesätze reichten nicht aus, um die Kosten des Krankenhauses zu decken. Bedingt durch die Inflation wuchs der Fehlbetrag des Krankenhauses von Monat zu Monat und betrug im Jahr 1921 nicht weniger als 386.385,71 Mark.[571] Um die finanzielle Situation zu verbessern,

---

568 81. Jahresbericht 1914, S. 4 f., 10; 82. Jahresbericht 1915, S. 8; 85. Jahresbericht 1918, S. 5; Vgl. Füssel-Schaffrath: Beitrag zur Geschichte..., S. 106 f.
569 Vgl. Paul Gerhardt Diakonie (Hg.): Geschichte der Evangelischen Klinik Berlin. Berlin 2012, S. 80 f.; 85. Jahresbericht 1918, S. 6.
570 85. Jahresbericht 1918, S. 6.
571 Die finanzielle Lage und die dadurch bedingten Schwierigkeiten waren bei allen von mir behandelten Krankenhäuser in dieser Zeit ähnlich.

versuchte das Kuratorium bei den evangelischen Christen von Berlin und Brandenburg um Spenden zu werben. Das Evangelische Konsistorium der Mark Brandenburg genehmigte allerdings erst im zweiten Anlauf die Durchführung einer Kollekte in allen Gemeinden Berlins und der Mark Brandenburg. Die Einnahmen aus der Kollekte konnten wegen des Wertverlustes des Geldes die Schulden des Krankenhauses kaum mindern. Erst die Einführung der Rentenmark im November 1923 senkte die Schulden auf ein zu verkraftendes Niveau und gestattete es den Verantwortlichen, wieder Planungen vorzunehmen. Große Um- und Anbauten konnten aus eigenen Mitteln nicht bestritten werden. Einige Maßnahmen zur Modernisierung der Technik im Haus wurden aber durchgeführt. Für die Diakonissen, die ihr Arbeitsleben beendet hatten, musste trotz der enormen Schuldenlast ein Bauprojekt in Angriff genommen werden. Das sogenannte Feierabendhaus wurde 1928 eröffnet. Für dieses Unternehmen war der Vorstand gezwungen, das höchste Darlehen in seiner Geschichte aufzunehmen. In der Anfangszeit des Krankenhauses erfolgte die Finanzierung von Bauprojekten über Spendengelder, die ausreichend vorhanden waren, Schenkungen und Erbschaften. Mittlerweile hatte sich die Finanzierung der Behandlungen aber grundlegend verändert. Viele Patienten waren jetzt krankenversichert, und die entstandenen Kosten wurden von den Versicherungen erstattet. Die gezahlten Beträge fielen jedoch zu gering aus, um Gewinne zu erwirtschaften und damit Bauprojekte zu finanzieren. Neben den Krankenversicherten gab es zwei Gruppen von Patienten, die über keinen Versicherungsschutz verfügten. Dies waren zum einen die Selbstzahler, die die Behandlung aus eigenen Mitteln bestreiten konnten, zum anderen die sogenannten Wohlfahrtspatienten, die keine Krankenversicherung besaßen. Nach dem Ersten Weltkrieg verminderte sich der Anteil der ersten Gruppe, während der Anteil der zweiten Gruppe anstieg. Die Anzahl der Selbstzahler, die sich im Elisabeth-Krankenhaus behandeln ließen, nahm deutlich ab. Deshalb setzte sich der Vorstand dafür ein, dass der Staat die Versorgung von Wohlfahrtspatienten im Elisabeth-Krankenhaus finanzierte. Patienten ohne Versicherungsschutz durften nämlich laut Gesetz zu dieser Zeit ausschließlich in städtischen Häusern aufgenommen werden. Nur jüdischen oder katholischen Wohlfahrtspatienten war es erlaubt, sich in ein jüdisches oder katholisches Krankenhaus einliefern zu lassen. Protestanten war die Wahl verwehrt. Auf Druck der evangelischen Kirche wurde diese Ungleichheit 1931 aufgehoben.[572]

---

572 91. (87.) Jahresbericht 1924, S. 1; 94. Jahresbericht 1931, S. 5; Vgl. Paul Gerhardt Diakonie (Hg.): Geschichte der Evangelischen Elisabeth Klinik Berlin. Berlin 2012, S. 88 ff.

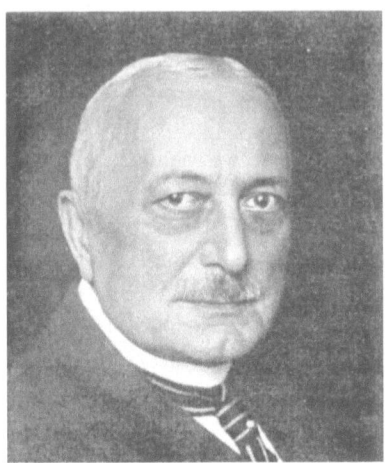

Abbildung 94: Prof.Dr. Hans Burghart Chefarzt der Inneren Abteilung 1906–1932 – Elisabeth-Krankenhaus
Quelle: Augustat, Walter: 125 Jahre Elisabeth-Diakonissen- und Krankenhaus 1837 – 1962. Berlin 1962 S. 120

Nun konnte auch das Elisabeth-Krankenhaus Patienten ohne Versicherungsschutz aufnehmen und bekam die Leistungen ersetzt.[573] Obwohl die Belegung der 1932 eröffneten Abteilung für Geburtshilfe mehr als befriedigend war, sank die Auslastung des Krankenhauses Anfang der 1930er Jahre in beunruhigender Weise. Die Kuratoren machten dafür die Wirtschaftskrise, die Abwanderung vieler Bewohner aus der Stadt in die Vororte und die Entstehung mehrerer neuer Krankenhäuser und Kliniken in der näheren Umgebung des Elisabeth-Krankenhauses verantwortlich.[574]

---

573 Berücksichtigt man, dass der Anteil evangelischer Christen in Berlin annähernd 90% betrug, bedeutete dies, dass sich faktisch kein Wohlfahrtpatient mehr gegen seinen Willen in einem städtischen Krankenhaus behandeln lassen musste.
574 93. Jahresbericht 1930, S. 7; 95.-97. Jahresbericht 1932–1934, S. 4; Vgl. Paul Gerhardt Diakonie (Hg.): Geschichte der Evangelischen Elisabeth Klinik Berlin. Berlin 2012, S. 101 f.

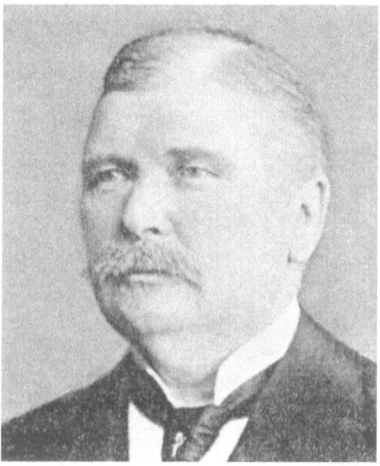

Abbildung 95: Prof. Dr. Friedrich Rinne Chefarzt der chirurgischen Abteilung 1882–1919 – Elisabeth-Krankenhaus
Quelle: Augustat, Walter: 125 Jahre Elisabeth-Diakonissen- und Krankenhaus 1837 – 1962. Berlin 1962 S. 120

Zu den führenden Ärzten des Elisabeth-Krankenhauses gehörten der Frauenarzt Karl Mayer, Begründer der Berliner Geburtshilflichen Gesellschaft, die Chirurgen Wilhelm Delhaes (von 1873–1889), Friedrich Heinrich Rinne (von 1889 bis 1919) und Felix Landois (von 1920–1945) sowie die Internisten Otto Lehnerdt (von 1877–1886) und Hans Burghart (von 1906–1932).[575]

Das Elisabeth-Krankenhaus besteht heute noch am selben Standort und firmiert als „Evangelische Elisabeth Klinik" in Trägerschaft der Paul Gerhardt Diakonie.

---

575 Vgl. Augustat, Walter (Hg.): 125 Jahre Elisabeth-Diakonissen- und Krankenhaus in Berlin. 1837–1962. Berlin 1962, S. 119 ff.

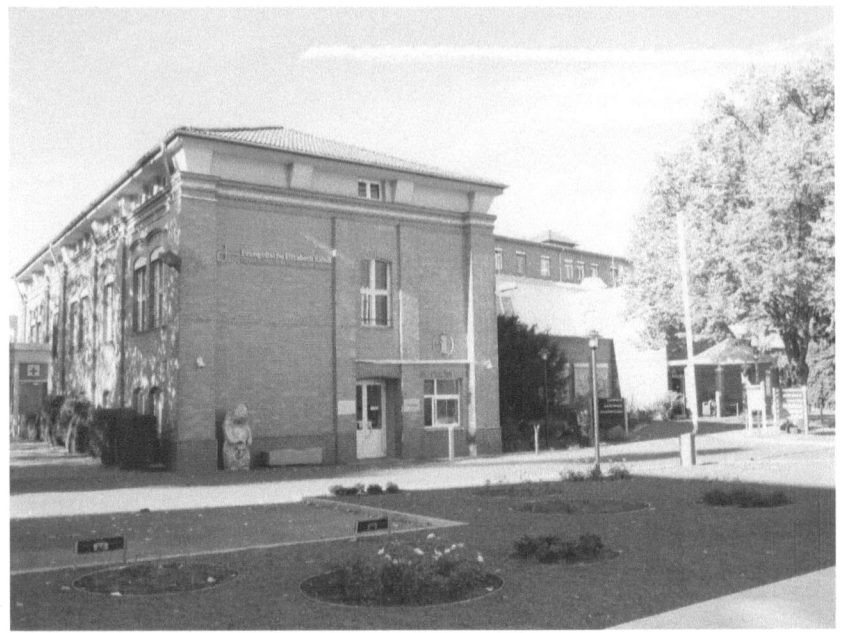

Abbildung 96: Elisabeth-Krankenhaus 2014
Quelle: Privat

8.2 Zentral-Diakonissenhaus Bethanien

Die Stiftung Diakonissenhaus Bethanien gewährte keine Recherche in ihrem Archiv. Das Zentral-Diakonissenhaus Bethanien ist in zahlreichen Veröffentlichungen behandelt worden, unter anderem auch in einer Dissertation[576], die sich ausschließlich mit der Geschichte und Entwicklung des Hauses beschäftigt.

Die veröffentlichten Schriften wurden zur Erläuterung herangezogen, jedoch muss wegen mangelnder Primärquellen eine der Bedeutung des Krankenhauses angemessene Behandlung in dieser Arbeit außen vor bleiben.

Im Jahre 1842 wurde auf Veranlassung von Friedrich Wilhelm IV. das Zentraldiakonissenhaus Bethanien in Berlin-Kreuzberg am Mariannenplatz gegründet. Die sozial-caritativen Einrichtungen der Zeit, die von einer neuen

---

576 Wohlgemuth, Guido: Das Diakonissenkrankenhaus Bethanien in Berlin-Kreuzberg (1847–1970). Berlin 1996.

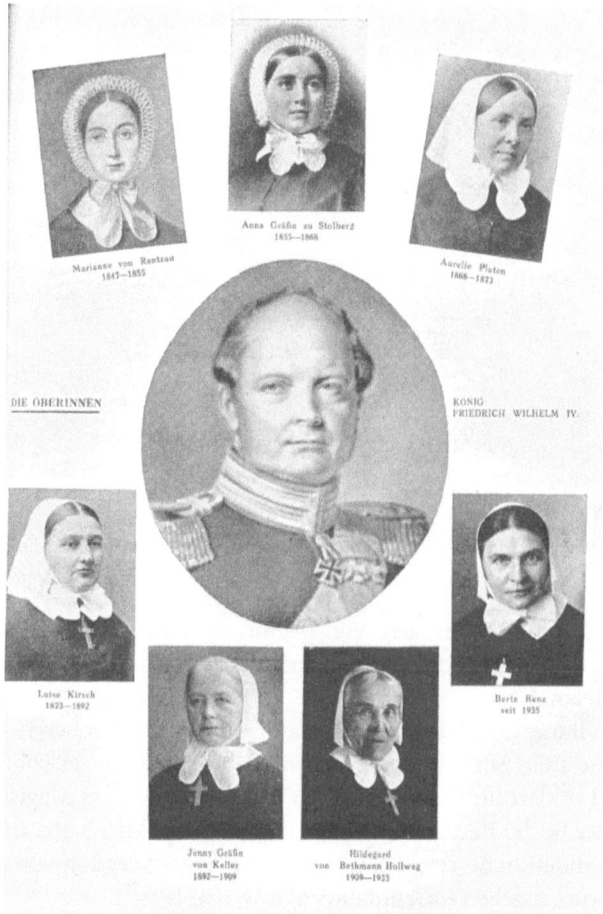

Abbildung 97: Zentral-Diakonissenhaus Bethanien, Oberinnen mit König Friedrich Wilhelm IV.
Quelle: Langer, Wilhelm: Hundert Jahre Central-Diakonissenhaus Bethanien zu Berlin, 1947, S. 48

protestantischen Erweckungsbewegung getragen wurden und die Erneuerung des „Schwandenordens", hatten den König dazu bewogen, aus eigenen Mitteln ein Diakonissenmutterhaus in Berlin zu stiften. Neben der Krankenpflege sollte es vor allen Dingen eine angemessene Ausbildung von Krankenpflegerinnen garantieren, um als Mutterhaus für die Gründung weiterer zukünftiger Diakonissenkrankenhäuser zu dienen. Theodor Fliedner wurde als Berater in die

236   Evangelische Krankenhäuser

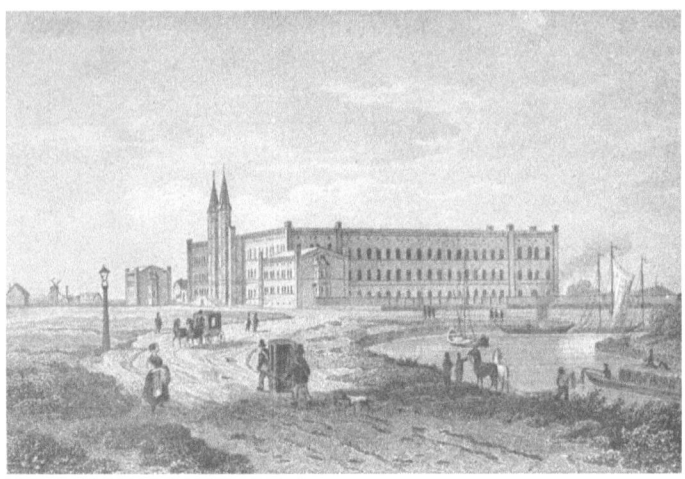

Abbildung 98: Zentral-Diakonissenhaus Bethanien, 1847
Quelle: Langer, Wilhelm: Hundert Jahre Central-Diakonissenhaus Bethanien zu Berlin, 1947, S. 1

Baukommission mit einbezogen. Von Beginn an sollte das Grundstück Erweiterungsmöglichkeiten für die Bildung christlicher Pflegerinnen auch in anderen Bereichen bieten.

Die Einweihung der Diakonissenanstalt fand am 10. Oktober 1847 statt, der Erlass für die freie Stiftung der evangelischen Kirche wurde vom König am 12. Mai 1851 erklärt. Im Stiftungsrat war die Beteiligung des Magistrats festgeschrieben, der für 50 Betten jährlich je 100 Taler zu zahlen hatte. Im Gegenzug wurde die Landeskirche verpflichtet, bei einer Unterbelegung von 200 Betten, das Haus zurückzugeben („Heimfallrecht").

Mit der Planung des Baus war zunächst Oberhofbaurat Persius befasst, ausgeführt wurde der Bau dann allerdings von Stadtbaurat Theodor Stein unter Beteiligung August Stülers.

Durch die Lage am Mariannenplatz ist das Hauptgebäude nach Osten orientiert. Zwei schlanke, das Hauptportal flankierende Türme, weisen auf die hinter der Eingangshalle liegende Kirche. Von ursprünglich 500 geplanten Betten bot die dreiflügelige Anlage schließlich Raum für 350 Betten. Es gab 20 Säle zur Aufnahme von 10 Betten und 20 Zimmer zur Aufnahme von ein bis fünf Betten. Die Räume von weiblichen Kranken und Pflegerinnen im Südflügel bzw. für Wärter und männliche Kranke im Nordflügel, lagen nebeneinander. In der Mitte der Flügel befand sich jeweils eine Wärmeküche, am Ende der Flügel zum

Haupttrakt hin, ein Bad und ein größerer „Abtritt". Die Erschließung der Anlage erfolgte über durchgehende, breite Flure.

Bereits nach Eröffnung des Hauses kritisierte Rudolf Virchow die Unverhältnismäßigkeit der Baukosten zum Nutzen der Anzahl der Kranken. Und obwohl der Bau zunächst als fortschrittlich galt, stellte sich die Tiefe der Säle und die mangelhafte Lüftung der ohne Außenfenster zwischen den Sälen angebrachten Toiletten und Teeküchen als ungünstig heraus. Als problematisch wurde auch die Unterbringung der Leichen- und Wäschekammer im Keller sowie die dortige Aufstellung von Latrinenbottichen angesehen. Wundinfektionen waren bis in die späten 1860er Jahre kaum in den Griff zu bekommen. Das Krankenhaus verzeichnete 78,5% Hospitalerkrankungen, davon 23,2% mit tödlichem Ausgang. Von Seiten der Städtischen Armendirektion erfolgten deshalb keine Einweisungen mehr und die Bettenzahl musste auf 240 reduziert werden. Erst der drohende Ruin infolge fehlender Überweisungen von Kranken sowie das Eingreifen der Ärzte führten dazu, dass sanitäre Einrichtungen, vor allem aber die Wasserversorgung verbessert wurden. 1854 erfolgte die Installation von Latrinenröhren anstelle der Kotfässer und der Bau eines Leichenhauses. 1870 wurden die Senkgruben verlegt und der Anschluss an die Berliner Wasserleitung geschaffen. 1880 erfolgte der Anschluss an die Kanalisation. Spätestens 1896 konnten die beanstandeten Mängel als beseitigt bezeichnet werden. Das Haus verfügte über zwei Innere und zwei Chirurgische Abteilungen, drei pädiatrische Abteilungen und eine Poliklinik. Ein Operationssaal war nicht vorhanden. Lediglich ein transportabler OP-Stuhl, der je nach Bedarf in die einzelnen Krankenzimmer gebracht wurde. Erst 1903/04 wurden im Zuge eines Erweiterungsbaus Operationssäle im Anschluss an die Chirurgische Abteilung eingerichtet. Dagegen brachte die großzügige Gestaltung der Krankenstationen den Patienten wie kaum zuvor ein komfortables Wohngefühl.

Neben dem Hauptgebäude gab es auf dem Gelände zwei Nebengebäude, in denen sechs Ärzte und zwei Geistliche wohnten. Zudem gab es einen Wirtschaftshof mit Stallungen und ein Gewächshaus. 1872 wurde eine Krankenbaracke errichtet, 1887 das „Feierabendhaus" und 1886 ein neues Waschhaus.

Die neuen Methoden der Asepsis und der Antisepsis in der Medizin kamen jetzt auch Bethanien zugute und die Sterberate sank. Um die Jahrhundertwende stieg die Bettenzahl auf 400 an und es gab 300 Diakonissen in Bethanien.

Von Beginn an prägten Konflikte und permanentes Kompetenzgerangel das Bild Bethaniens. Besonders hervor trat dabei der erbitterte Kampf der Hauspastoren gegen die Oberinnen. Entgegen der patriarchalischen Kaiserswerther Struktur hatte in Bethanien auf ausdrücklichen Wunsch des Königs die Oberin die alleinige Leitung erhalten. Fliedner dagegen, als permanentes Mitglied des

Kuratoriums, wollte Bethanien nach dem Muster der Kaiserswerther Diakonie ausrichten. Damit begannen zähe Macht- und Richtungskämpfe, die auch das Bild Bethaniens in der Öffentlichkeit prägten. Kein anderes Krankenhaus war der Kritik so ausgesetzt wie Bethanien. Dem ersten Anstaltsgeistlichen, Ferdinand Schultz, gelang es, seine Position im Hause kontinuierlich auszubauen und die Rechte der ersten Oberin, Marianne von Rantzau, sukzessive zurückzudrängen.

Der erste Chefarzt in Bethanien war von Oktober 1847 an Christian Bartels. Sein Nachfolger, Robert Ferdinand Wilms, wurde später der bedeutendste Chirurg außerhalb der Universitätsklinik in Berlin. Die Stellung der Mediziner gegenüber den Theologen blieb allerdings schwach in Bethanien. Und im Verhältnis zur Größe des Hauses blieb die Anzahl der Schwestern zu gering.

Im 1. Weltkrieg wurde Bethanien Vereinslazarett mit 200 Betten. Wegen des großen Bedarfs der Zivilbevölkerung wurde diese Zahl seit 1916 auf 130 reduziert. Nach den ersten schwierigen Nachkriegsjahren verbesserte sich die finanzielle Situation in Bethanien grundlegend, denn die Diakonie fiel unter die neu geschaffene Wohlfahrtspflege, die Mittel vom Staat und den Sozialversicherungen erhielt. Das Krankenhaus hatte sich unter seinen Leitenden Chefärzten einen guten Ruf erworben und konnte von daher mit der wohlwollenden Toleranz der Behörden rechnen.

Die Diakonissen des Hauses, die alle täglich 14 Stunden Dienst zu absolvieren hatten, leisteten zwar den Großteil der Arbeit, waren aber als Einzelpersönlichkeit im Gegensatz zu den Pastoren und Ärzten, wie in fast jedem Haus, keiner Erwähnung wert.[577]

Das Krankenhaus Bethanien bestand bis 1970. Heute befinden sich in dem denkmalgeschützten Gebäude kulturelle und soziale Einrichtungen.

---

577 Zu diesem Kapitel vgl. u.a. Füssel-Schaffrath…1973; Kupisch, Karl: Bethanien in Berlin. Berlin 1969; Langer, Wilhelm: 1847–1947. Hundert Jahre Central-Diakonissenhaus Bethanien zu Berlin. Berlin 1947; Lobbes…1955; Murken, Axel Hinrich: Vom Armenhospital zum Großklinikum…; Spode, Hasso: Das Krankenhaus der Diakonissen-Anstalt Bethanien zu Berlin, Mariannenplatz 1–3, in: Geschichtslandschaft Berlin. Ort und Ereignisse, Kreuzberg. Publikationen der Historischen Kommission zu Berlin. Berlin 1994; Winau, Rolf: Medizin in Berlin. Berlin 1987; Wohlgemut, Guido: Das Diakonissenkrankenhaus Bethanien in Berlin-Kreuzberg (1847–1970). Berlin 1996.

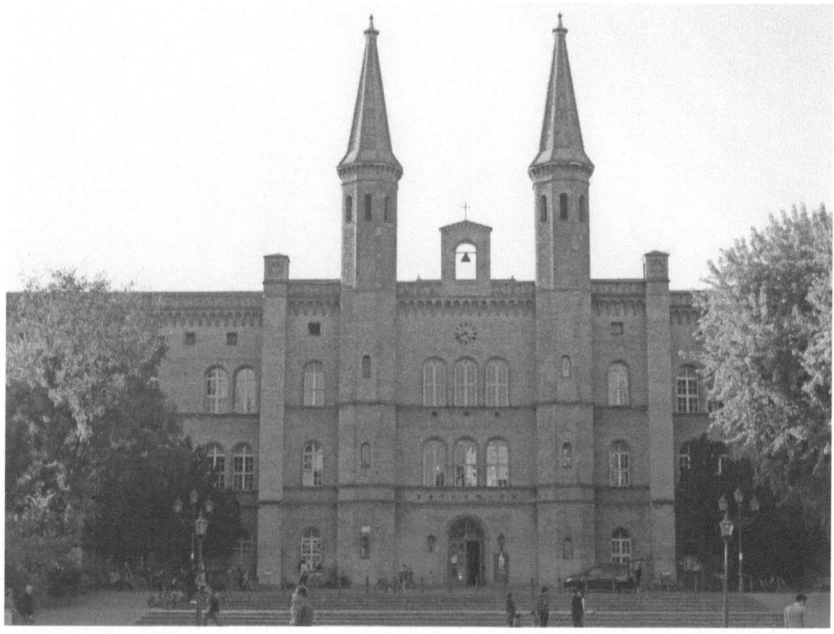

Abbildung 99: Zentral-Diakonissenhaus Bethanien, 2014
Quelle: Privat

8.3 Lazarus-Krankenhaus

Die Stiftung Diakonissenhaus Lazarus gewährte mir keinen Einblick in ihr Archiv und stellte auch keine Unterlagen zur Verfügung. In den von mir besuchten Archiven fanden sich lediglich Festschriften und Jahresberichte des Krankenhauses.

Das Lazarus-Krankenhaus im Wedding in der Bernauer Straße wurde 1870 eröffnet. Es war 1865 vom Pastor der dortigen Elisabeth-Gemeinde, Philipp Wilhelm Moritz Boegehold, gestiftet worden. Die Kranken wurden zunächst in einem Krankensaal behandelt. Zum Bau des Hauses war man auch hier auf Spenden angewiesen und Boegehold fand in dem Fabrikanten Louis Schwartzkopff einen großzügigen Förderer. Die im Korridorsystem erbaute Anstalt umfasste 137 Betten. Nach dem Tode von Boegehold im Jahre 1873 wurde ein Kuratorium gegründet. Die Verwaltungsorgane des Krankenhauses waren das Kuratorium und der Vorstand, bestehend aus dem Hausgeistlichen (Hausvater) als dem Vorsitzenden, der Oberin und dem Leitenden Arzt des Hauses. Das Krankenhaus

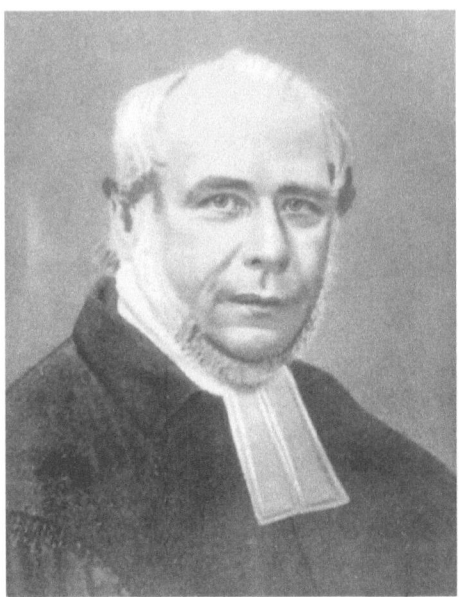

Abbildung 100: Pastor Wilhelm Boegehold Gründer und Vorsteher 1865–1873 – Lazarus-Krankenhaus
Quelle: Festschrift: Vergiss nicht, was der Herr dir gutes getan hat!. 100 Jahre Lazarus-Kranken und Diakonissenhaus, 1865–1965

sollte hauptsächlich der Aufnahme unheilbar Kranker dienen, denen vielfach die Inanspruchnahme der anderen Krankenhäuser verwehrt war. Bevorzugt wurden die Mitglieder der Elisabeth-Gemeinde, es fanden aber Patienten jeder Konfession Aufnahme. Ausgeschlossen waren Kranke, die an ansteckenden Krankheiten und „Gemüthsleiden" litten.[578]

Die Pflege der Kranken wurde vorwiegend von Diakonissen geleistet, die dem Kaiserswerther Diakonissenverband angehörten. 1867 gab es 39 Schwestern, wovon 11 Diakonissen waren. Bis 1914 stieg die Zahl der Diakonissen auf über 200 Schwestern an.[579] Medizinisch wurden die Kranken offensichtlich bis 1873

---

578 Geheimes Staatsarchiv PK, I. HA Rep. 76 Kultusministerium VIII A Nr. 3643, Statut des Lazarus-Kranken- und Diakonissenhauses in Berlin. Berlin 1875, Bl. 227–234.
579 Hier ist zu beachten, dass die Diakonissen auch andere Betätigungsfelder als das Krankenhaus hatten.

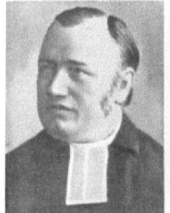 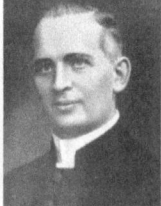 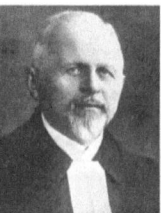 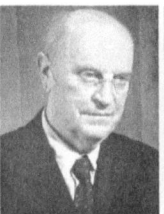 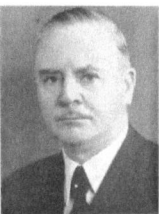

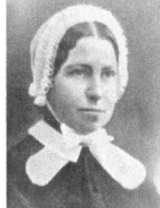 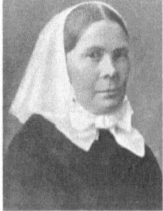 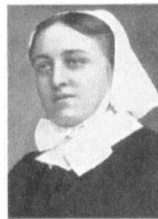 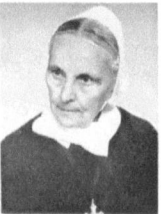

Abbildung 101: Lazarus-Krankenhaus, Vorsteher und Oberinnen
Quelle: Festschrift: Vergiss nicht, was der Herr dir gutes getan hat!. 100 Jahre Lazarus-Kranken und Diakonissenhaus, 1865–1965, S. 41.

von niedergelassenen Ärzten versorgt. Von 1873 bis 1901 hatte dann Geheimrat Langenbruch, ein anerkannter Bauchchirurg, die ärztliche Leitung inne.

Dem Haus war eine Poliklinik und seit 1908 eine staatlich anerkannte Krankenpflegeschule angegliedert.

In den Jahren 1912–1914 wurde das Haupthaus des Lazarus-Krankenhauses erweitert und vergrößert und damit den modernen Forderungen angepasst. In den neuen Räumlichkeiten wurden die Privatstationen und die Operationsabteilung mit Operations- und Verbandssälen untergebracht. Ferner wurden eine neue Röntgenabteilung und Laboratorien eingerichtet und Verbesserungen im Infektionspavillon und in der Kinderabteilung vorgenommen. Im Jahre 1913 konnte ein neu erbautes Ärztehaus bezogen werden.[580]

---

580 Festschrift 100 Jahre Lazarus-Kranken- und Diakonissenhaus 1865–1965. Berlin 1965, S. 104; Schaffrath-Füssel.....1973, S. 109.

Chefärzte

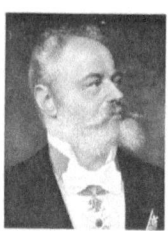 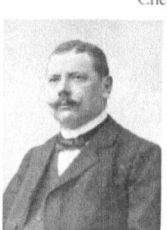 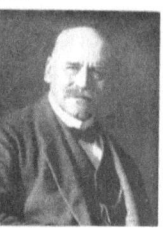 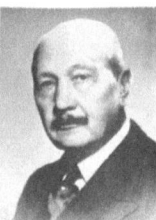

Geheimr. Prof. Dr. C. Langenbuch Geheimrat Dr. Ernst Löhlein Geheimrat Prof. Dr. H. Weber Prof. Dr. Günther Seefisch
Chefarzt 1873-1901 Chefarzt 1901-1912 Chefarzt 1911-1935 Chefarzt 1912-1950

Dr. Eberhard Grau
Chefarzt seit 1950

Dr. Traugott Paeprer
Chefarzt seit 1949

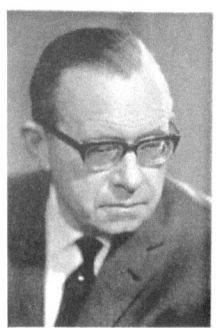 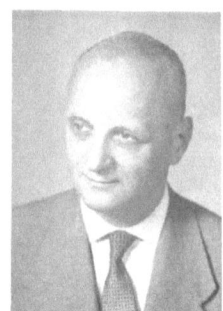

Prof. Dr. Dr. h. c. Hans Frhr. von Kress
Chefarzt 1935-1949
Vorsitzender des Kuratoriums seit 1954

Abbildung 102: Lazarus-Krankenhaus, Chefärzte
Quelle: Festschrift: Vergiss nicht, was der Herr dir gutes getan hat! 100 Jahre Lazarus-Kranken und Diakonissenhaus, 1865–1965, S. 44.

Ab 1912 verfügte das Krankenhaus über eine Chirurgische (Professor Seefisch) und eine Innere Abteilung (Prof. Weber). Die Innere Abteilung hatte während des 1. Weltkriegs und in der Nachkriegszeit durch die Tuberkulose und durch Grippeepidemien besonders große Belastungen zu tragen.

Bevor das Städtische Virchow-Krankenhaus eröffnet wurde, mussten viele Kranke wegen Überfüllung der Anstalt abgewiesen werden.

Im Jahre 1904 wurden 2.135 Kranke[581] in 62.238 Verpflegungstagen, im täglichen Durchschnitt 170, Patienten auf den Stationen des Krankenhauses verpflegt. 1.583 Freibett-Tage konnten gewährt werden. Für die ärztliche Betreuung waren neben dem leitenden Arzt vier im Hause wohnende Assistenzärzte und

---

581 1875 waren es 1.012 Kranke, 1886 1.746, 1893 2.031 und 1900 2.245 Kranke.

ein bis zwei außerhalb wohnende Volontärärzte zuständig. Für die Pflege, einschließlich des Isolierhauses, waren 42 Schwestern und fünf Wärter zuständig. Bis zu diesem Zeitpunkt wurden von den Schwestern bei Operationen und Verbandwechseln noch keine weißen Ärmelschürzen, wie im St. Hedwig-Krankenhaus oder im Elisabeth-Krankenhaus, getragen. Die Pflegesätze betrugen für die I. Klasse 10 Mark, für die II. Klasse 5 Mark und für die III. Klasse 2,50 Mark täglich. Für Arme übernahm die Städtische Armenverwaltung die Kosten.[582] Die Krankenseelsorge oblag dem zweiten Anstaltsgeistlichen: *„…Aber auch über die kranken Männer und Frauen möchten wir nicht klagen, namentlich bei längerem Aufenthalt macht sich bei fast allen ein heilsamer Einfluß des Hauses, der Krankheit und des göttlichen Wortes bemerkbar, indem sie ihre Krankheit als eine Schule der Geduld und des Gebets ansehen lernen, und es steht zu hoffen, dass mancher das Haus nicht nur dem Leibe nach, sondern auch am Geiste kräftig angefasst und wesentlich verbessert verlässt…".*[583]

Im 1. Weltkrieg war das Lazarus-Krankenhaus Vereinslazarett. Bis zu 164 Betten mussten für verwundete Soldaten reserviert werden. Diakonissen aus dem Lazarus-Krankenhaus versorgten auch Verwundete in den Lazaretten der Kriegsgebiete.

In der Inflationszeit drohte dem Krankenhaus fast der Ruin. Kommunale Zuschüsse und Spenden, auch aus der Großindustrie und dem Ausland, ermöglichten den Fortbestand des Hauses. Viele Patienten mussten unentgeltlich aufgenommen werden. Man richtete eine Volksküche ein, vor allem für Wöchnerinnen sowie Zucker- und Nierenkranke. Zahlreiche bedürftige Kinder erhielten kostenlose Mahlzeiten durch das Haus.[584]

Das Lazarus-Krankenhaus wurde 1987 geschlossen. Heute befindet sich hier die Stiftung Lazarus-Diakonie Berlin mit einem Seniorenzentrum sowie einem Hospiz. Die Hoffnungstaler Stiftung Lobetal ist Träger des Hospiz.[585]

---

582 Geheimes Staatsarchiv PK, I. HA Rep. 76 Kultusministerium VIII A Nr. 3643, Bl. 189–195: Besichtigung des Lazarus-Kranken- und Diakonissen-Hauses vom 20. November 1903.
583 Vierteljahrs-Blatt No. 30. Zum Besten des Lazarus- und Diakonissenhauses in Berlin. Herausgegeben von Pastor Boehme, S. 12.
584 Vgl. Lazarus-Kranken- und Diakonissenhaus zu Berlin. 1865 bis 1955, S. 46–48-
585 Vgl. www.Lazarus-Diakonie (25.06.2015)

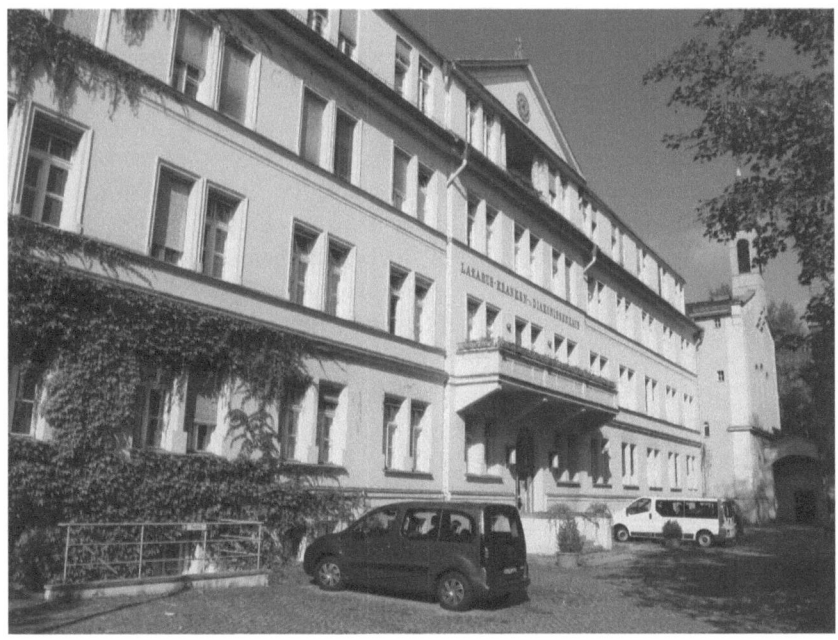

Abbildung 103: Lazarus-Krankenhaus 2014
Quelle: Privat

8.4 Paul Gerhardt-Stift

Das Paul Gerhardt-Stift verfügt über ein eigenes Archiv. Schwerpunkt der Aufzeichnungen bildet jedoch das Mutterhaus. Informationen zum Krankenhaus sind nur vereinzelt vorhanden.[586] Insbesondere zur ärztlichen und schwesterlichen Tätigkeit gibt es kaum Hinweise. Der Schwerpunkt des Hauses lag immer auf der Gemeindediakonie.

---

586 Namensgeber: Pastor Paulus Gerhardt (siehe Anhang, Abbildung 200).

8.4.1 Gründung

Am 7. Juni 1876 wurde in der St. Jacobi-Gemeinde zu Kreuzberg von dem evangelischen Pfarrer Carl Schlegel das Paul Gerhardt-Stift gegründet. Die Gemeinde glaubte in der Errichtung des Gemeinde-Diakonissen-Amtes die Antwort auf die sozialen Nöte der Zeit gefunden zu haben. Als Zweck des Stiftes wurde die Pflege der Kranken unter besonderer Berücksichtigung der in Armut lebenden Kranken proklamiert. In den Jahren 1888/89 entstand dann der Neubau des Diakonissenhauses in der Müllerstraße im Wedding, dem ein Krankenhaus angegliedert wurde, damit die Ausbildung der Schwestern im eigenen Haus erfolgen konnte. Der Bau war durch großzügige Spenden und Kredite finanziert worden und wurde 1888 eingeweiht. Das Stift stand unter dem Protektorat der Kaiserin. 1889 eröffnete das Krankenhaus mit 50 Betten und verfügte über eine Chirurgische und eine Innere Station. Träger des Krankenhauses war die Stiftung vertreten durch das Kuratorium als geschäftsführendem Vorstand. Für das Krankenhaus verantwortlich waren zudem der Vorsteher (Pfarrer) und die Oberin des Mutterhauses, die auch Entscheidungsbefugnis über die Einstellung der leitenden Ärzte hatten. Den jeweiligen Chefärzten oblag die Leitung über alle medizinischen und hygienischen Angelegenheiten des Krankenhauses sowie die Leitung der Schwesternausbildung.[587]

Das Isolierhaus, die Innenausstattung des Operationssaals und Teile der Einrichtung konnten aus Spenden finanziert werden.

---

587 Vgl. 50 Jahre Diakonissenmutterhaus Paul Gerhardt-Stift Berlin. 1876–1926, S. 12 ff., 26 ff.

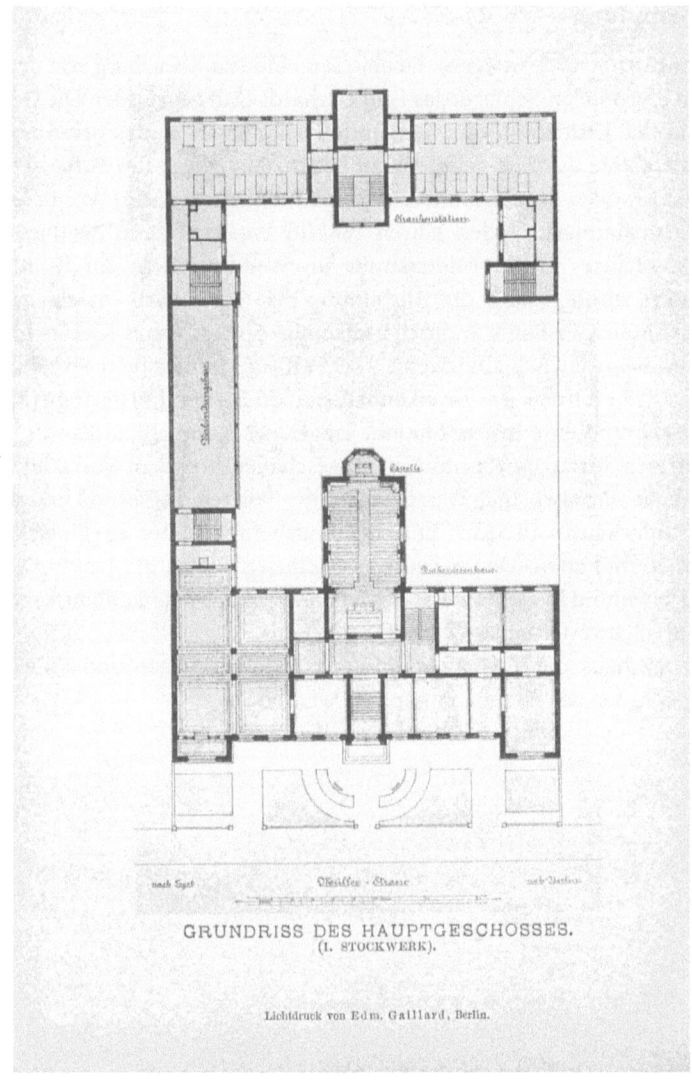

Abbildung 104: Paul Gerhardt-Stift, Grundriss des Hauptgeschosses (1. Stockwerk)
Quelle: APGSt.: Lichtdruck von Edm. Gaillard, Berlin

8.4.2 Weitere Entwicklung des Krankenhauses

Bereits 1897–1898 wurde das Krankenhaus erweitert und erhielt eine Poliklinik und eine Rettungswache. In den nächsten Jahren erfuhr es wesentliche Veränderungen durch die Einrichtung verschiedener Abteilungen. 1904 erhielt das Krankenhaus eine Röntgenabteilung, die auch für ambulante Untersuchungen und Behandlung auf Überweisung der Ärzte in der Umgebung genutzt wurde. Im gleichen Jahr wurde eine Poliklinik für verkrüppelte und orthopädisch erkrankte Kinder im Paul Gerhardt-Stift eröffnet, für die später in einem neuen poliklinischen Gebäude zur ambulanten Behandlung ein Turn- und Apparatesaal, Massage- und Gymnastikräume (zur medico-mechanischen Therapie) eingerichtet wurden. Im Jahre 1908 wurde für die klinische Behandlung ein Krüppelheim[588] mit ungefähr 30 Betten gebaut. Dem Heim war eine Schule angegliedert, in der Schul-[589] und Handfertigkeitsunterricht erteilt wurden.[590] Die Arbeit der Krüppelfürsorge und des Krüppelheims wurde mit öffentlichen Mitteln der Stadt Berlin und der Provinz Brandenburg unterstützt, weil bei der sozialen Struktur der Bevölkerung im Norden Berlins die Kosten für eine aufwändige orthopädische Behandlung nicht getragen werden konnten.[591] Die

---

588 Die selbstständige Behandlung der Pfleglinge übernahm Dr. Krause, über deren Aufnahme und Entlassung entschied aber der Chefarzt: „...*Damit der Charakter des Krüppelheims, eine Erziehungsanstalt zu sein, gewahrt wird, soll Aufnahme und Entlassung von Krüppelkindern seitens des Hausvorstandes unter Zustimmung des Chefarztes erfolgen*". APGSt. 1/527 Krüppelheime 1905 bis 1935. Sitzungsprotokolle des Paul Gerhardt-Stifts zum Krüppelheim vom 17. Mai 1907 und 30. April 1908.
589 Der Schulunterricht wurde von einer lehrbefähigten Diakonisse erteilt. APGSt. 1/527 unpaginiert.
590 Im Zuge der Krüppelfürsorge wurde der Krüppel nicht mehr als Außenseiter angesehen, sondern als ausbildungsfähiger Behinderter. Der Vorteil in der Heimunterbringung lag darin, die Kinder trotz jahrelangen Krankenhausaufenthalts schon im Krankenbett wieder zu aktivieren, sei es in schulischer oder handwerklicher Hinsicht. Schon damals zeigten sich Ansätze zu einer umfassenden Rehabilitation. Die Kinder wurden ihrer Erkrankung entsprechend gefördert. Vgl. Duschka, Klaus: Vom Krüppelheim zur modernen Orthopädischen Universitätsklinik...1988, S. 9; Grundlegend hierzu: Osten, Philipp: Die Modellanstalt. Über den Aufbau einer „modernen Krüppelfürsorge". 1905–1933. Frankfurt am Main 2004.
591 Schwierig gestaltete sich die Situation allerdings für den Mittelstand, der die hohen Kosten für die Unterbringung eines Kindes auf Monate oder Jahre auch nicht erbringen konnte. Für diese Patientengruppe bemühte sich das Krüppelheim um Freibetten. PGSt 1/212: Berliner Armen- und Krankenfreund. Korrespondenzblatt des Paul Gerhardt-Stifts, 20. Jahrgang Nr. 109. Oktober-Dezember 1910, S. 8-

Oberinnen
Diakonisse Agnes Röber 1876 – 1879
Frau Pastor Fliedner 1879 – 1884
Diakonisse Emma Linden 1884 – 1898
Diakonisse Hedwig von Broecker 1898 – 1922
Diakonisse Frieda Kroger 1922 – 1944

Vorsteher
Pastor Disselhoff 1876 – 1879
Pastor Th. Fliedner 1879 – 1884
Pastor C. Schlegel 1884 – 1926
Pastor H. Wagner 1926 – 1953

Pastoren
Pastor Ulfert 1894 – 1902
Pastor H. Schulte 1909 – 1915
Pastor O. Hanse 1915 – 1920
Pastor Lic. Heintze 1928 – 1934

Abbildung 105: Paul Gerhardt-Stift, Oberinnen, Vorsteher, Pastoren 1876–1953
Quelle: Festschrift 100 Jahre Paul Gerhardt-Stift in Berlin. Berlin 1976, S. 63.

erkrankten Kinder stammten zumeist aus Arbeiterfamilien, und milieubedingt waren in der Mehrzahl der Fälle Rachitis und Tuberkulose die Ursache der orthopädischen Erkrankungen. Seit 1907 besteht im Paul Gerhardt-Stift eine gynäkologische Abteilung. Zur krankenpflegerischen Ausbildung wurden 1908 eine staatlich anerkannte Krankenpflegschule und eine Säuglingsschule gegründet. Die pathologisch-anatomische Abteilung wurde nebenamtlich von renommierten Prosektoren geführt. 1917 wurde im oberen Stockwerk des Krüppelheims ein Säuglingsheim, verbunden mit einer Krankenstation von 40 Betten eröffnet, das wegen der wirtschaftlichen Lage während der Inflation im Jahre 1922 wieder aufgegeben werden musste. Neben der Einrichtung neuer Abteilungen waren die Innere Abteilung durch den Ausbau der chemischen, bakteriologischen und hämatologischen Laboratorien und die Chirurgische Abteilung durch die Einrichtung moderner Operationssäle[592] erweitert worden. Es bestanden für

---

592 Die Entwicklung der Chirurgischen Abteilung zeigt sich auch am Anstieg der durchgeführten Operationen. Während 1901 275 größere Operationen durchgeführt worden waren, belief sich die Anzahl im Jahre 1926 auf 800. Vgl. 50 Jahre Diakonissen-Mutterhaus…, S. 51.

Chefärzte Paul Gerhard Stift

Professor Dr. Schlange 1889 – 1916, Chir. Abt.
Professor Dr. de Ruyter 1894 – 1919, Chir. Abt.
Generalarzt von Ilberg 1898 – 1916, Inn. Abt.
Dr. Krause 1904 – 1929, Orthop. Abt.
Professor Dr. Mackenrodt 1907, Gyn. Abt.
Sanitätsrat Dr. Vigelius 1907 – 1939
Oberstabsarzt von Nieder 1916 – 1920, Inn. Abt.
Professor Dr. Kumpel 1919 – 1951, Chir. Abt.
Professor Dr. Dr. Munk 1921 – 1931, Inn. Abt.
Professor Dr. Wollenberg 1929 – 1945, Orthop. Abt.
Professor Dr. Arnoldi 1931 – 1933, Inn. Abt.
Chefarzt Dr. von Conta 1933 – 1945, Inn. Abt.

Abbildung 106: Paul Gerhardt-Stift, Chefärzte, 1889–1945
Quelle: Festschrift 100 Jahre Paul Gerhardt-Stift in Berlin. Berlin 1976, S. 63.

beide Abteilungen Privatstationen mit je 14 Betten 1. und 2. Klasse, deren Pflegesatz sich nach dem der Klassen-Stationen in der Charité richtete. Im Jahre 1932 wurde in den Räumen der orthopädischen Kinderklinik, deren Aufrechterhaltung nicht mehr erforderlich war, eine geburtshilfliche Abteilung eingerichtet.[593]

Im Jahre 1903 waren den Chefärzten der Chirurgischen Station, Prof. de Ruyter, und der Inneren Station, Oberstabsarzt Dr. Ilberg, drei im Hause wohnende Assistenzärzte zugeordnet. Diese mussten sich jeweils für zwei Jahre verpflichten und erhielten neben vollständig freier Station im ersten Jahr 50 Mark, im zweiten 75 Mark und im dritten Jahr 100 Mark Monatsgehalt. Zu diesem Zeitpunkt befanden sich 105 Patienten im Krankenhaus, die von 32 Schwestern, drei Wärtern, zwei Dienstmädchen und einem Hausdiener betreut wurden.[594]

---

593 Vgl. 50 Jahre Diakonissen-Mutterhaus…, S. 35 f., 48, 51 f., 57–76; Füssel-Schaffrath…1973, S. 110 f.; Wagner, Hermann: Denkschrift zum 75. Jahresfest des Diakonissen-Mutterhauses Paul Gerhardt-Stift in Berlin. Berlin 1951, S. 37.Wandel, Paul/Gayko, Winfried: Das Paul Gerhardt Stift zu Berlin. Historischer Abriss. Berlin o.J., S. 58.; Winau…1987, S. 246.
594 Geheimes Staatsarchiv PK, I. HA Rep. 76 Kultusministerium VIII B Nr. 1766, Bl. 213–15.

1910 verfügte das Krankenhaus über 160 Betten und die Pflegesätze bewegten sich zwischen 10 Mark für die 1. Klasse und 3 Mark für die 3. Klasse bzw. 1,75 Mark pro Tag für Kinder.[595]

1926 standen dem Haus 200 Betten zur Verfügung und neben den leitenden Ärzten waren vier Assistenzärzte, 2 Volontärärzte und Medizinalpraktikanten beschäftigt.[596] Über die Anzahl der Schwestern, die im Krankenhaus beschäftigt waren, gibt es keine Angaben.[597]

Der Krankenhausalltag findet in den Aufzeichnungen ebenfalls keinen Niederschlag. Die Oberin des Stifts, Siegrid Fellechner, äußerte sich dazu folgendermaßen:

„Der Pfarrer und die Oberin absolvierten mindestens einmal am Tag einen Gang durch das gesamte Krankenhaus. Morgens und abends fanden Andachten auf den Stationen statt. Die Stationsschwester schlief auch auf der Station. Für schwere Fälle konnte sie gerufen werden, ansonsten war eine Nachtwache da. Der Assistenzarzt, der im Haus wohnte, konnte bei Bedarf ebenfalls gerufen werden. Jeden Morgen hatte der entsprechende „Rapport" der Nachtwachen zu erfolgen. Die betreffende Schwester wartete dafür vor dem Kapellenbereich auf den Pfarrer und die Oberin. Bis auf wenige Freistunden waren die Schwestern den ganzen Tag im Krankenhaus und hatten deshalb einen engen Bezug zu den Patienten......Religiöse Belehrungen wurden nicht übergestülpt. Aber natürlich hat es immer Schwestern gegeben, die missionieren wollten, die waren allerdings die Ausnahme".[598]

8.4.3 Das Krankenhaus im 1. Weltkrieg und in den Anfangsjahren der Weimarer Republik

1914 hatte sich das Paul Gerhardt-Stift dem Johanniterorden gegenüber verpflichtet, im Kriegsfalle aus seinem Bestand für die Arbeit der Johanniterschwestern 80 Diakonissen zur Verfügung zu stellen. Diese 80 Schwestern wurden nach Kriegsbeginn sofort einberufen und dem Johanniterorden unterstellt. Das Paul Gerhardt-Stift selbst wurde Vereinslazarett. Die Unterbringung der Soldaten erfolgte im durch Spenden umgestalteten Festsaal des Stifts.

Nach dem Krieg traten erhebliche finanzielle Schwierigkeiten auf und die Stiftsleitung entsandte einige Schwestern ins Ausland, um dort Spenden für die

---

595 Die Wohlfahrtsanstalten von Groß-Berlin....1910, S. 12.
596 Vgl. 50 Jahre Diakonissenmutterhaus..., S. 50.
597 Die Anzahl der Schwestern wird in den Berichten immer als Gesamtzahl für das Mutterhaus ausgewiesen. Nur ein Teil dieser Schwestern war allerdings im Krankenhaus beschäftigt.
598 Gespräch mit der damaligen Oberin des Stifts, Siegrid Fellechner, am 10. Februar 2010.

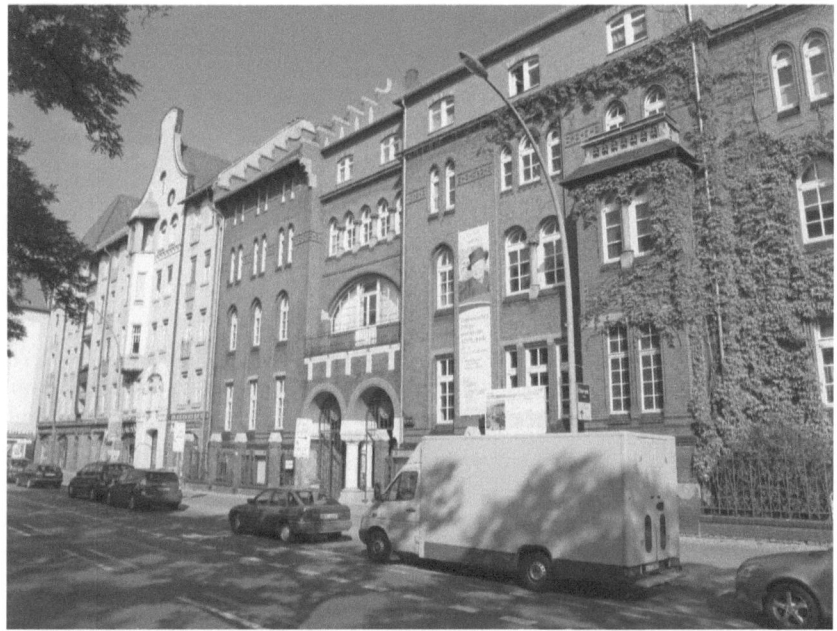

Abbildung 107: Paul Gerhardt-Stift, 2014
Quelle: Privat

Arbeit in Berlin zu erbitten. Nicht ohne Erfolg: in den nächsten Jahren erreichten das Stift aus den USA, England, Skandinavien, Holland und der Schweiz zahlreiche Geldspenden sowie Wäsche, Kleider und Lebensmittel, während der Inflationszeit auch wertvolle Dollars. Trotz antikirchlicher Strömungen zum Ende der 1920er Jahre, die sich auch den konfessionellen Krankenhäusern gegenüber bemerkbar machten, wurde das Paul Gerhardt-Stift hoch frequentiert und war belegmäßig nahezu ausgelastet.[599]

Der Krankenhausbetrieb des Paul Gerhardt-Stifts wurde 1989 eingestellt. Neben einem Diakonischen Pflegewohnheim werden heute Teile des Gebäudekomplexes als Stadtteilzentrum genutzt. Die Gesamtanlage steht als Ensemble unter Denkmalschutz.

---

599 APGSt. 1/233: Die Geschichte des Paul Gerhardt-Stifts in Berlin. Maschinenschriftliches Skript, anonym, ohne Datum, S. 1–15.

8.5 Krankenhaus Waldfriede

Das Krankenhaus Waldfriede stellte außer einer Festschrift kein Quellenmaterial zur Verfügung.

Die herangezogenen Manuskripte, Jahresberichte usw. stammen aus dem Historischen Archiv der Siebenten-Tags-Adventisten in Europa (Friedensau), (AAE).

8.5.1 Gründung

Die Anstalt „Sanatorium und Klinik Waldfriede" wurde 1920 in Berlin-Zehlendorf von der Gemeinschaft der Siebenten-Tags-Adventisten gegründet. Die Kirche der Siebenten-Tags-Adventisten ist aus der amerikanischen Miller-Bewegung, einer nordamerikanischen Erweckungsbewegung entstanden. Gegründet wurde sie 1863 und ihre besonderen Merkmale sind unter anderem ihr Glaube an eine baldige Wiederkunft Jesu Christi und die Beachtung des Sabbats. Einen Schwerpunkt legen die Gemeinden auf die Themen ärztliche Mission, Bildung und Gesundheit.[600]

Im September 1899 erwarb die Kirchenleitung der Adventisten in Deutschland ein Anwesen in der Nähe von Magdeburg, genannt Friedensau. Neben der Missionsschule wurde dort bereits im Januar 1900 ein Krankenpflegekurs eingerichtet und 1901 ein Sanatorium eröffnet. Daneben existierten eine eigene Bäckerei und eine Nährmittelfabrik.[601] Damit war die Grundlage für ein adventistisches Gesundheitswerk in Deutschland geschaffen.

Besondere Bedeutung für die Entstehung eines adventistischen Gesundheitswerkes in Deutschland erlangte der Mediziner Louis Eugen Conradi, Sohn des Predigers und Missionsleiters Ludwig Richard Conradi. Sein Plan war, „in unmittelbarer Großstadtnähe (etwa Berlin) ein gemeinnütziges Krankenhaus zu gründen mit staatlich anerkannter Krankenpflegeschule".[602]

Gemäß den Grundsätzen der adventistischen Gesundheitsphilosophie[603] sollten dort traditionell adventistische Behandlungsmethoden mit der modernen

---

600 Vgl. Heinz, S. 33 ff., 37; Stottrop, S. 8.
601 Vgl. Stottrop, S. 37.
602 AAE, Conradi: Aus meinem Leben…, S. 6 f., vgl. auch Stottrop, S. 44.
603 Ziel der adventistischen Gesundheitsphilosophie ist eine ausgewogene Lebensweise. Dabei beruht das Konzept der natürlichen Lebensweise auf der Nutzung der heilenden bzw. prophylaktischen Effekte der Natur (Frischluft, Sonne, körperliche Betätigung vorzugsweise im Freien). Höhensonne, Hydrotherapie und Bäderanwendungen gehörten ebenfalls zum Konzept. Vor Überarbeitung wird gewarnt. Gesellige Abende

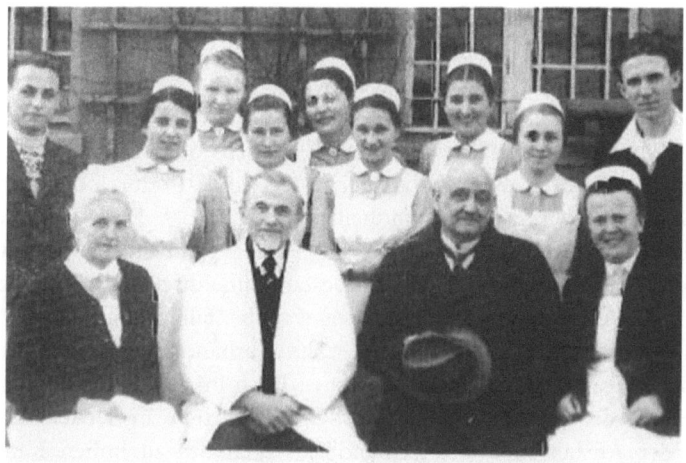

Abbildung 108: Das Gründungsteam – Krankenhaus Waldfriede
Quelle: Krankenhaus Waldfriede (Hg.): 75 Jahre Krankenhaus Waldfriede, Berlin 1995, unpaginiert.

Medizin verknüpft werden. Ein fanatisches und ausschließliches Festhalten an natürlichen Heilmethoden lehnte Conradi ab.[604]

Diese Bestrebungen in der ärztlichen Mission gingen, anders als im übrigen Europa, über eine Institution mit Sanatoriumscharakter hinaus und Conradis Plan stieß auf vehementen Widerstand innerhalb der eigenen Reihen. Nach den Vorstellungen von Conradi sollte ein derartiges Krankenhaus nicht nur den Adventisten in Deutschland als Heilanstalt dienen, sondern auch den Bewohnern der Umgebung offen stehen, die zudem für den adventistischen Glauben gewonnen werden sollten. Desweiteren sollte das Krankenhaus als Ausbildungsstätte für adventistisches Pflegepersonal dienen.[605]

---

für die Familie und ausreichende Ruhephasen und Schlaf werden empfohlen (Sabbatgebot). Verzicht auf sämtliche Rausch- und Genussmittel. Ernährung mit einer einfachen fettarmen Vollwertkost nach einem bestimmten Tagesrhythmus, möglichst ohne Fleischprodukte. Beachtung häuslicher und körperlicher Hygiene, Propagierung einer Kleiderreform. Mäßigkeit in allen Bereichen.Vgl. Stottrop, S. 30–35.
604 Vgl. Padderatz, S. 230.
605 Vgl. Stottrop, S. 48.

Wegen der abgelegenen geographischen Lage und der fehlenden staatlichen Anerkennung der Krankenpflegeschule[606] war das Sanatorium Friedensau für die Verwirklichung des Plans nicht geeignet.[607]

In Berlin begann das Wirken der Siebenten-Tags-Adventisten im Gesundheitswesen mit dem Erwerb des ehemaligen Lungen-Sanatoriums Dr. Ziegelroth samt des 18.912 qm großen Grundstücks am 03.10.1919 durch den adventistischen Deutschen Verein für Gesundheitspflege (DVG).[608] Das 1904/05 erbaute ehemalige Sanatorium lag inmitten einer Villengegend und in unmittelbarer Nähe der Havelseen. Über die S-Bahn bestand eine direkte Verbindung in die Stadt und die Anbindung nach Friedensau war ebenfalls gewährleistet.[609]

Dem Kauf vorausgegangen waren zähe Verhandlungen, auch über ein wesentlich ungünstiger gelegenes Objekt in Buch im Norden Berlins, weil die Gemeinschaftsleitung der Siebenten-Tags-Adventisten in Deutschland den Ankauf der Anstalt in Berlin-Zehlendorf wegen des zu hohen Kaufpreises zunächst ablehnte.[610] Erst die Senkung des Kaufpreises um knapp 60 Prozent von 730.000,-- auf 430.000,-- Mark brachte die notwendige Zustimmung zum Erwerb des Zehlendorfer Sanatoriums. Finanziert wurde das Projekt aus Mitteln der deutschen Gemeinschaft, die dadurch einen Teil ihres Vermögens vor weiterem Wertverfall durch die Inflation bewahren und sicher anlegen konnte.[611]

Nach Unterzeichnung des Kaufvertrages ergaben sich neue Schwierigkeiten: es drohte die Beschlagnahme der Anstalt durch die Behörden zur Unterbringung von Flüchtlingen und die Verhandlungen mit den Bau- und Medizinalbehörden bezüglich der Umwandlung des Sanatoriums in ein Akutkrankenhaus erwiesen sich als kompliziert. Außerdem galt es Missverständnisse auszuräumen und Widersprüche zu beseitigen, die besonders in den Berliner Gemeinden auftraten.[612]

---

606 Mangels Akutbehandlung bestand für das Sanatorium auch keine Aussicht, diese staatliche Anerkennung zu erlangen. Deshalb setzten die Krankenpflegeschüler nach ihrem Kursus in Friedensau ihre Ausbildung zunächst in einem staatlichen Krankenhaus fort, wo sie dann auch ihr Examen ablegten, vgl. Stottrop, S. 44.
607 Vgl. Stottrop, S. 44, 47.
608 Ebd., S. 50.
609 Ebd., S. 49. Seit Ende der 1920er Jahre besteht auch eine U-Bahn-Anbindung in die Stadt.
610 Der bereits beschlossene Kauf der „Privatirrenanstalt" in Buch kam jedoch nicht zustande, da der Eigentümer den Kauf letztlich mit Hinweis auf die fortschreitende Inflation ablehnte. Vgl. AAE, Conradi: Aus meinem Leben…, S. 7.
611 AAE, Conradi: Aus meinem Leben…, S. 8, 9.
612 Ebd., S. 9/10.

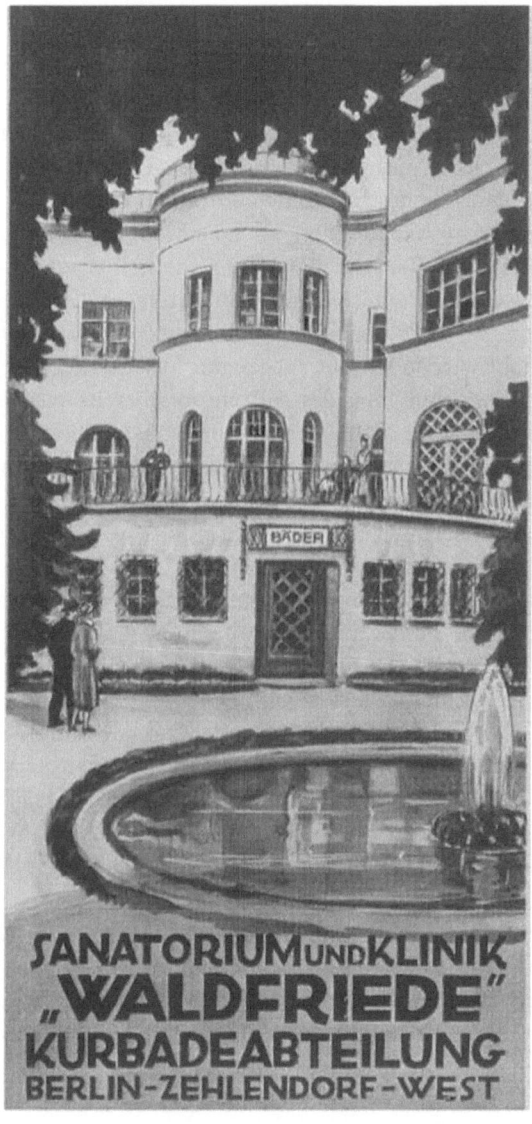

Abbildung 109: Sanatorium und Klinik „Waldfriede" Kurbadeabteilung 1920 – Krankenhaus Waldfriede
Quelle: Krankenhaus Waldfriede (Hg.): 75 Jahre Krankenhaus Waldfriede, Berlin 1995, unpaginiert.

8.5.2 Die Entwicklung des Hauses

Nach einer aufwendigen Instandsetzung des Gebäudes, das im Ersten Weltkrieg als Lazarett gedient hatte, wurde der Betrieb in Sanatorium und Akutkrankenhaus am 15.04.1920 unter der Leitung des einzigen Arztes Dr. Louis Eugen Conradi und in Trägerschaft des Deutschen Vereins für Gesundheitspflege unter dem Namen Sanatorium und Klinik Waldfriede eröffnet. 1921 erlangte die Anstalt die behördliche Anerkennung als gemeinnützige Einrichtung und 1927 erfolgte der Beitritt zum Reichsverband der gemeinnützigen Krankenanstalten, dem späteren Deutschen Paritätischen Wohlfahrtsverband.[613]

Bei Gründung gab es 27 Patientenzimmer mit 39 Betten, deren Anzahl bis 1922 auf 60 erhöht werden konnte. Wegen der fortschreitenden Inflation hatte Dr. Conradi mit Genehmigung des Ausschusses bereits vor dem Kauf einer Anstalt im Laufe des Jahres 1919 Klinikinventar günstig erworben: eine bescheidene OP-Einrichtung plus Instrumente sowie andere Einrichtungsgegenstände bzw. Apparaturen (Röntgengerät, Höhensonne, Diathermiegerät, Badewannen) und auch Arzneimittel. Hinzu kam ein großer Posten an Matratzen, Wolldecken, Wäsche, Operationsmänteln usw. aus Militärbeständen.[614]

Insgesamt war die Einrichtung des Krankenhauses sehr spartanisch und auf das Allernotwendigste beschränkt. Der Operationssaal wurde erst einige Zeit nach Inbetriebnahme des Hauses fertiggestellt und die Krankenstationen verfügten zunächst weder über Teeküchen noch über Vorrichtungen für Warmwasser oder Gas. Einen Aufzug gab es in den Anfangsjahren ebenfalls nicht. So mussten nicht nur die Patienten auf Tragbahren zu den Anwendungen und Behandlungen durch das gesamte Haus befördert, sondern auch sämtliches Essgeschirr mit den Speisen für die Kranken zu jeder Mahlzeit aus der Küche des Kellergeschosses in alle Abteilungen des Hauses hinauf- und wieder hinuntergetragen werden.[615]

Ab April 1922 wurde bei Umbauarbeiten, finanziert durch eigene Mittel und mit Unterstützung der adventistischen Gemeinschaft in den USA, die Zahl der Betten annähernd verdoppelt, sodass auch die Voraussetzung für die Zulassung zur Krankenpflegeschule gegeben war. Daneben entstanden

---

613 Seit 1933 fungierte der Verein Krankenhaus Waldfriede e.V. als Träger und 1935 wurde die Anstalt in Krankenhaus Waldfriede umbenannt, da dem Haus als Sanatorium die Kassenzulassung für die Behandlung Akutkranker entzogen worden wäre. Vgl. AAE, Rinder, S. 22,76, 83; Stottrop, S. 51f.
614 Vgl. AAE, Conradi: Aus meinem Leben..., S. 9; AAE, Rinder, S. 7.
615 Vgl. AAE, Rinder, S. 10, 12.

weitere Personal- und Verwaltungsräumlichkeiten sowie eine Kapelle.[616] Weitere Umbaumaßnahmen in den Jahren 1924 – 1927, ermöglicht durch laufende Betriebsüberschüsse und Zuwendungen der Gemeinschaft, schufen Arztwohnungen, Räume für die Krankenpflegeschule, die Einrichtung neuer Operations- und Kreißsäle, die Erweiterung der Röntgen- und Badeabteilung sowie des Laboratoriums, die Anlage einer Dachterrasse für Luft- und Sonnenbäder und den Einbau eines Personenaufzugs. Bis Ende 1929 gelang der Ausbau der Bettenzahlen auf 140.[617]

Das „Gründungsteam" des Sanatoriums und der Klinik Waldfriede bestand aus dem leitenden Arzt Dr. Louis Eugen Conradi, seiner Ehefrau, einer Krankenschwester, einem Krankenpfleger und einem Verwaltungsmitarbeiter. Bei Eröffnung der Krankenanstalt 1920 übernahm Dr. Conradi den Posten des Klinikleiters, und zwar sowohl des Verwaltungsleiters als auch des Ärztlichen Direktors und stand als einziger Arzt allen Abteilungen, der Chirurgie, Gynäkologie/Geburtshilfe und der Inneren Abteilung, als Chefarzt vor. Mit zunehmender Bettenzahl und Belegung übernahmen nach und nach weitere Ärzte die Verantwortung für verschiedene Bereiche. Die Zahl der Angestellten insgesamt stieg von 31 im Jahr 1920 auf 91 im Jahr 1929. Ab 1922 leitete Dr. Erich Meyer die von diesem Zeitpunkt an selbständige Innere Abteilung. 1935 übergab Dr. Conradi die Leitung der Chirurgischen Abteilung an Dr. Paul Sinz. Den Posten des Chefarztes der Abteilung für Gynäkologie/Geburtshilfe bekleidete Dr. Conradi bis 1953 und als Ärztlicher Direktor fungierte er bis zu seiner Pensionierung im Jahr 1955. Darüber hinaus war er auch Gründer der örtlichen adventistischen Kirchengemeinde mit anfangs 22 Mitgliedern.[618]

Die Krankenhausbelegschaft[619] setzte sich in den Anfangsjahren fast ausschließlich aus Angehörigen der Gemeinschaft der Siebenten-Tags-Adventisten zusammen. Dabei ergaben sich bei der Besetzung der Stellen häufig Schwierigkeiten, da die adventistische Gemeinschaft in Deutschland zu dieser Zeit noch sehr klein und die Auswahl geeigneter Personen somit gering war.[620] Neben der beruflichen Tätigkeit teilten die Mitarbeiter, die Conradis Sekretärin in ihrer Chronik als „Anstaltsfamilie" bezeichnet, auch ihr religiöses und

---

616 Vgl. AAE, Rinder, S. 19, 22 (die Krankenhauskapelle war die erste Kapelle der adventistischen Gemeinde in Berlin); Stottrop, S. 57.
617 Vgl. AAE, Rinder, S. 44/45; Stottrop, S. 58.
618 Vgl. AAE, Rinder, S. 60, 76, 83; Stottrop, S. 50, 52, 65, 82; Krankenhaus Waldfriede (Hg.): 90 Jahre Krankenhaus Waldfriede..., S. 46.
619 Detaillierte Zahlen lagen mir für meinen Untersuchungszeitraum nicht vor.
620 Vgl. AAE, Rinder, S. 37.

gesellschaftliches Leben miteinander.[621] Conradis besonderes Engagement für das Krankenhaus zeigte sich u.a. darin, dass er bei Bedarf seine Privaträume als Patientenzimmer zur Verfügung stellte. Nach Angaben von Hanna Rinder haben er, die später eingestellten Ärzte, das Pflegepersonal und die weiteren Angestellten nur ein außerordentlich niedriges Gehalt bezogen und Conradis Privateinnahmen kamen in voller Höhe der Anstalt zugute.[622]

Obwohl wichtige Entscheidungen mit dem Träger der Anstalt abzustimmen waren, gab es auch „Alleingänge" von Conradi, so beispielsweise beim Bau der Kapelle 1922. Das Krankenhaus Waldfriede war Conradis Lebenswerk. Antrieb dabei war ihm, wie er es im Nachwort zu Rinders Chronik formulierte, sein tiefer Glaube: „*Wohl der Anstalt, die...nicht nur äußere Vorzüge aufzuweisen hat, sondern bei den häufig nur einmaligen Gelegenheiten ein Zeugnis für unsern Herrn und Heiland gewesen ist. Nur dann hat eine christliche Anstalt ihre Daseinsberechtigung und ihren eigentlichen Zweck erfüllt.*"[623]

Neben der aufopferungsvollen Pflege, der christlichen Atmosphäre und den caritativen Diensten des Hauses war insbesondere Conradi stets an einer möglichst qualifizierten Arbeit und persönlichem Engagement des gesamten Mitarbeiterstabes gelegen. Das drückte sich bereits in der Mitarbeiterwerbung aus. Bei Bedarf wurde adventistischen Medizinstudenten finanzielle Unterstützung gewährt, um qualifizierte Ärzte aus den eigenen Reihen zu rekrutieren und Mitarbeitern des Krankenhauses wurden Zusatzqualifikationen finanziert. Dass allerdings Mitarbeiter oder Patienten sich den Adventisten anschlossen, blieb nach Rinder die Ausnahme.[624]

Aus den ersten acht Jahren liegen Zahlen zu Behandlungen und Fällen der verschiedenen Abteilungen vor. Von 1920 – 1927 wurden 2.100 chirurgische Fälle und 2.574 internistische Fälle, inklusive neurologisch-psychiatrischer Erkrankungen, die circa ein Viertel ausmachten und sich größtenteils aus weiblichen Patienten zusammensetzten, therapiert. Die Behandlung der Patienten in der Inneren Abteilung stützte sich sowohl auf natürliche Heilmethoden als auch auf medikamentöse Therapien, wobei die durchschnittliche Behandlungsdauer ungefähr vier Wochen betrug. Darüber hinaus wurden 1.112

---

621 Vgl. AAE, Rinder, S. 14, 24; Stottrop, S. 51;
622 Vgl. AAE, Rinder, S. 18, 37, 65; Stottrop, S. 51; detaillierte Gehalts- und Abrechnungsunterlagen liegen nicht vor.
623 Vgl. AAE, Rinder, S. 20, 21, Nachwort; Stottrop, S. 52.
624 Vgl. AAE, Rinder, S. 46, 58; Stottrop, S. 53.

gynäkologisch-geburtshilfliche Operationen und 266 Geburten durchgeführt.[625] Die folgende Abbildung gibt einen Überblick über die Patientenzahlen und Liegezeiten.

Jahr	Bettenzahl	Patienten/Jahr	Pflegetage
1920	39	196	6256
1921	40	546	14220
1922	60	666	21466
1923	110	763	24466
1924	110	1025	32134
1925	110	1196	37275
1926	110	1157	37241
1927	110	1297	41658
1928	125	1611	49694
1929	140	1709	51521

Abbildung 110: Übersicht über die Patientenzahlen im Krankenhaus Waldfriede 1920–1929
Quelle: Conradi: Ärztlicher Jahresbericht von 1920 – 1927, S. 14; Stottrop, S. 97.

Neben den patientenversorgenden Abteilungen gab es eine radiologische Abteilung und eine Bäderabteilung mit physiotherapeutischen Anwendungen.

Die Röntgenabteilung, die von der Inneren Abteilung mitbetreut wurde, stand sowohl stationären als auch ambulanten Patienten offen und verfügte bereits in den Anfangsjahren des Krankenhauses über die verschiedensten diagnostischen Möglichkeiten bis hin zu therapeutischen Bestrahlungen.[626]

Neben der Akutmedizin lag von Beginn an ein Schwerpunkt des Krankenhauses auf hydro- und physiotherapeutischen Behandlungsmethoden. Auch die Bäderabteilung behandelte stationäre und ambulante Patienten. Letztere hatten bereits ab 1921 den größeren Anteil an den Therapien.[627]

Die beiden folgenden Abbildungen geben einen Überblick über die Verteilung und Entwicklung der Behandlungen in dieser Abteilung während der Jahre 1920 bis 1927.

---

625 Vgl. Conradi: Ärztlicher Jahresbericht…, S. 16 ff.; Stottrop, S. 65, 71, 82.
626 Vgl. Conradi: Ärztlicher Jahresbericht…, S. 40 f.
627 Vgl. Conradi: Ärztlicher Jahresbericht…, S. 43.

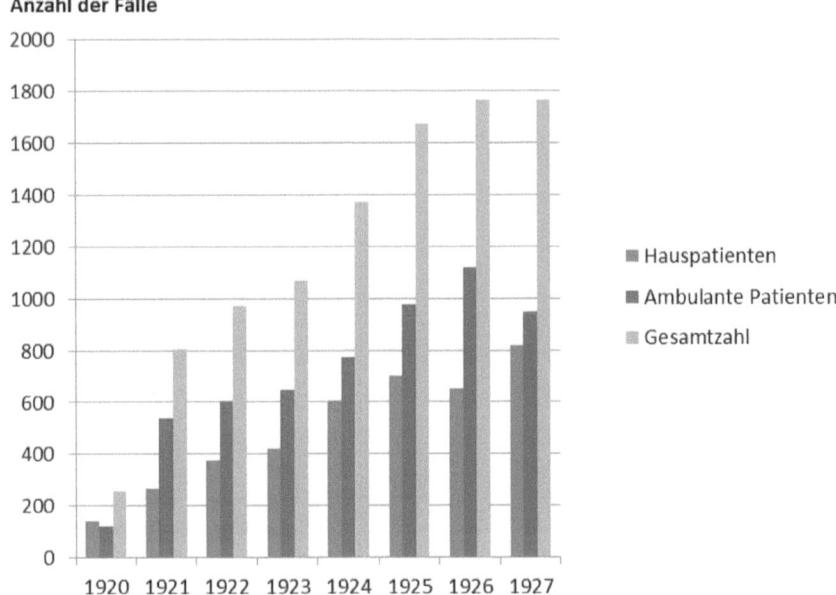

Abbildung 111: Verteilung stationäre und ambulante Patienten der Badeabteilung 1920–1927 – Krankenhaus Waldfriede
Quelle: Conradi: Ärztlicher Jahresbericht von 1920 – 1927, S. 43; Stottrop, S. 91.

In der Abteilung für Lichtbehandlung hat die Anzahl der Fälle in diesem Zeitraum zugenommen. Nach einem vorübergehenden Rückgang Mitte der 1920er Jahre stiegen die Zahlen in 1926/27 wieder an. Dabei blieb die Anzahl der Höhensonnenbestrahlung weitgehend stabil, während die Anzahl der Diathermie deutlich anstieg.[628] Ursächlich hierfür war sicherlich die medizin-technische Fortentwicklung.

Massagen, Heilgymnastik und Übungen an „medikomechanischen Apparaten", aber auch verschiedenste Bäder, Duschen, Packungen, Abreibungen, Sauna- und Dampfbäder sowie Luft- und Lichtbäder gehörten zum Standardprogramm. Die Anzahl dieser Behandlungen hat in den Jahren 1920 bis 1927 ebenfalls zugenommen.[629]

---

628 Vgl. Conradi, Ärztlicher Jahresbericht…, S. 43.
629 Vgl. Conradi: Ärztlicher Jahresbericht…, S. 43; Stottrop, S. 90.

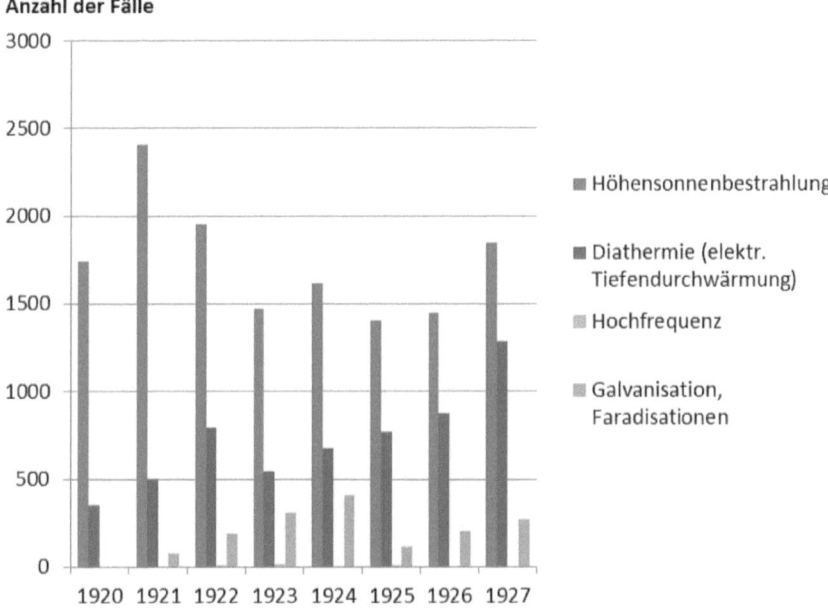

Abbildung 112: Statistik der Abteilung für Lichtbehandlung 1920–1927 – Krankenhaus Waldfriede
Quelle: Conradi: Ärztlicher Jahresbericht von 1920 – 1927, S. 43; Stottrop, S. 90.

1922 erlangte das Krankenhaus Waldfriede die staatliche Anerkennung für die Krankenpflegeschule. Zunächst wurden hier ausschließlich Mitglieder der Friedensauer Schwesternschaft (dem Zusammenschluss der adventistischen Krankenschwestern und -pfleger) und adventistische Prediger[630] ausgebildet, aus denen sich auch die Pflegekräfte der Anstalt vollständig rekrutierten. Am 1. Oktober 1922 startete ein zweijähriger Krankenpflegekurs mit 10 Personen. Parallel dazu fand ein einjähriger Kurs mit fünf Schwesternschülerinnen statt, die bereits in einem anderen Krankenhaus eine einjährige Ausbildung absolviert hatten und nun an die adventistische Schule wechselten. Die Ausbildung orientierte sich auf der Grundlage adventistischer Philosophie an den gesetzlichen Vorgaben und beinhaltete auch Religionsunterricht und tägliche Andachten. In

---

630 Die Pflegekräfte ließen sich für die Arbeit in Deutschland, aber auch für den Dienst in der Mission ausbilden.

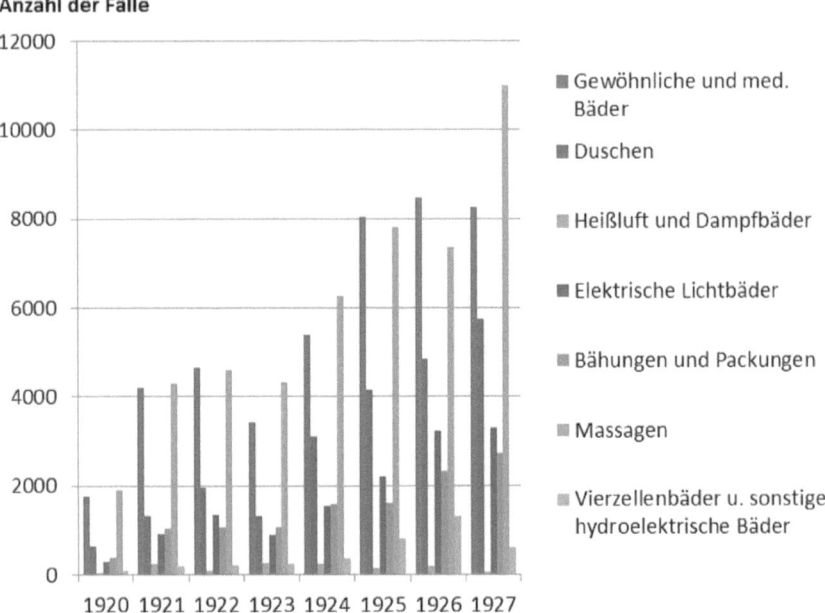

Abbildung 113: Statistik der Badeabteilung 1920–1927 – Krankenhaus Waldfriede
Quelle: Conradi: Ärztlicher Jahresbericht von 1920 – 1927, S. 43; Stottrop, S. 91.

den ersten zehn Jahren bestanden 65 Schwestern und 6 Brüder die staatliche Prüfung in der allgemeinen Krankenpflege.[631]

Bedingt durch die Inflation und die Weltwirtschaftskrise hatte das Krankenhaus im ersten Jahrzehnt seines Bestehens immer wieder wirtschaftliche Schwierigkeiten zu bewältigen. Infolge der fortschreitenden Geldentwertung waren 1922 nur wenige Patienten aus Deutschland in der Lage, die Kosten für eine Unterbringung in der I. Klasse zu zahlen. Deshalb kam es sehr gelegen, dass ausländische Patienten einen Großteil dieser Zimmer belegten und damit die Defizite, die aus der III. Klasse und den Freibetten entstanden, ausglichen. Zusätzliche Einnahmen erbrachten Patienten einer Unfallberufsgenossenschaft. Diese waren umso willkommener als zur gleichen Zeit die Krankenkassen angewiesen worden waren, ihre Mitglieder nur noch in städtische Krankenhäuser zu schicken. Im Jahre 1923 verschärfte sich die wirtschaftliche Situation weiter. Wie

---

631 Vgl. AAE, Rinder, S. 22, 60; Stottrop, S. 94 f.

in anderen Krankenhäusern, so wurden auch im Waldfriede die Tagessätze ständig erhöht, da der Index sich zweimal täglich änderte. Mit allen Arzneimitteln und Verbandsstoffen musste äußerst sparsam umgegangen werden. Die Patientenzahl ging auf unter 40 zurück und infolgedessen gab es Entlassungen bei den Angestellten. Nach Einführung der neuen Währung im November 1923 kam es zu einem wirtschaftlichen Aufschwung und die Belegungszahl blieb danach auf einem konstant hohen Niveau, was auch zu Neueinstellungen von Ärzten führte.[632]

Im Zuge der Weltwirtschaftskrise verschlechterte sich die wirtschaftliche Lage des Krankenhauses 1930/31 erneut. Das Verhältnis der Patienten in der I. und II. Verpflegungsklasse verschob sich immer mehr zu Gunsten der III. Klasse und auch dort war es nicht einfach, den fälligen Pauschalsatz zu erlangen. Zudem befürchtete man Konkurrenz durch das in unmittelbarer Nachbarschaft umgebaute Kurhaus Hubertus zum Krankenhaus. Etwas Erleichterung in dieser Situation brachte die Schließung des Hindenburg-Krankenhauses in Zehlendorf, denn ein Restbestand der dortigen Kranken wurde ins Waldfriede überführt und vermehrt erfolgten Einweisungen Unfallverletzter und Akutkranker. Erschwerend hinzu kam für die Anstalt allerdings die monatelange krankheitsbedingte Abwesenheit von Dr. Conradi, die die Patientenzahl in der chirurgisch-gynäkologischen Abteilung (und der Bäderabteilung) drastisch sinken ließ, so dass eine Frauenstation geschlossen werden musste. Wie bereits 1923 sank die durchschnittliche Belegungszahl auf die Hälfte des Vorjahres und die Zahl der Mitarbeiter wurde von 91 auf 74 reduziert. Erst nach der Rückkehr von Conradi im September 1932 entspannte sich die Lage und die Belegungszahlen stiegen wieder an.[633]

Seit Gründung des Krankenhauses wurden Geldsammlungen für so genannte „Freibetten" durchgeführt, die selbst in wirtschaftlich äußerst schwierigen Zeiten gewährt werden konnten. Bis 1930 wurde für Bedürftige in 407 Fällen auf diese Weise eine Behandlung finanziert, mit einem finanziellen Gesamtvolumen von 75.000,-- RM, was 12.300 Patiententagen entsprach.[634]

Das Krankenhaus Waldfriede wird weiterhin an der Argentinischen Allee in Berlin- Zehlendorf betrieben und ist bis heute das einzige adventistische Krankenhaus in Europa. Als Träger fungiert der Verein Krankenhaus Waldfriede e.V.

---

632 Vgl. AAE, Rinder, S. 20, 25, 26, 28, 30; Krankenhaus Waldfriede (Hg.): 75 Jahre Krankenhaus Waldfriede..., unpaginiert.
633 Vgl. AAE, Rinder, S. 66, 68 f.; Krankenhaus Waldfriede (Hg.): 75 Jahre Krankenhaus Waldfriede..., unpaginiert.
634 Vgl. AAE, Rinder, S. 60; Stottrop, S. 52.

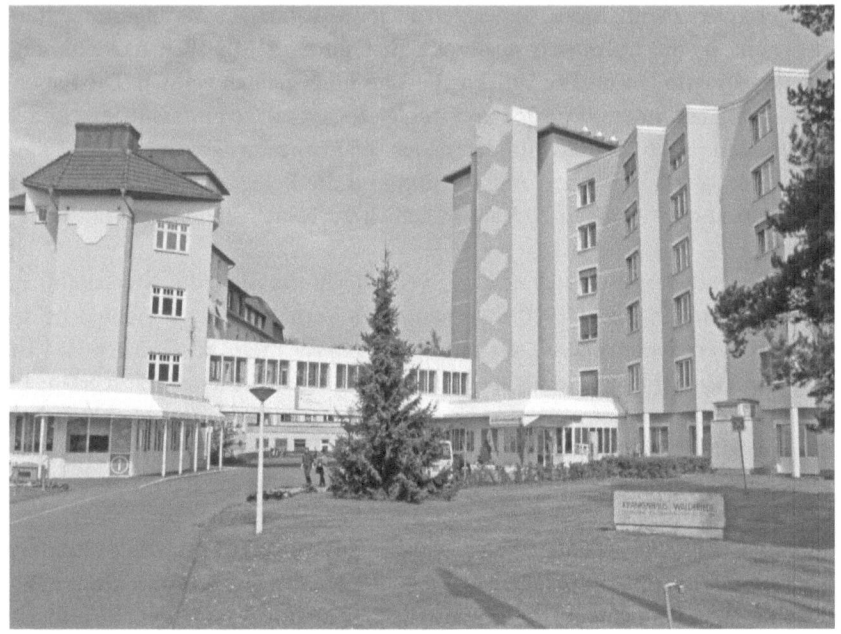

Abbildung 114: Krankenhaus Waldfriede 2016
Quelle: Privat

8.6 Evangelisches Krankenhaus Hubertus

Das Hubertus-Krankenhaus war als Kurhaus und Sanatorium 1898 gegründet und als Nerven-Krankenhaus erbaut worden. Im Jahr 1930 wurde es durch den Verein zur Errichtung evangelischer Krankenhäuser e.V. aufgekauft mit der Maßgabe, dass es sich *„besonders des deutschen Mittelstandes, der Geistesarbeiter Deutschlands annehmen"*[635] soll. Den bestehenden Einrichtungen zur Behandlung von Inneren und Nervenkrankheiten wurden nach den noch 1928 erfolgten umfassenden Renovierungsarbeiten eine Röntgenabteilung sowie eine Operations- und gynäkologische Abteilung beigefügt. Pflegerisch erfolgte die Versorgung der Patienten durch die „Schwestern des Lehniner Mutterhauses"[636], ärztlicherseits durch Professor Dr. Lipowski (Innere Medizin), Professor

---

635 BArch, R 1501, 126773, Bl. 19, S. 7
636 Ebd. S. 25. Hiermit ist wohl das Diakonissenhaus in Berlin Teltow Lehnin gemeint.

Dr. Plenz (Chrirugie) und Dr. Conrad (Gynäkologie). Daneben steht ein Hausarzt, Dr. Becker, den Kranken und seinen Kollegen zur Verfügung.[637] Das Hubertus-Krankenhaus wurde durch den Vorstand des Vereins zur Errichtung evangelischer Krankenhäuser e.v. bewusst als Gegenentwurf zu den städtischen Krankenhäusern gesehen, in denen die verschiedenen Klassen aufgehoben waren und richtet sich mit dem Argument gegen die praktizierte Gleichbehandlung, dass *„durchaus der Wunsch jedes Menschen berechtig [ist], das Krankenhaus aufzusuchen, in dem er neben der Berücksichtigung seiner religiösen Gefühle auch die Möglichkeit findet, nicht erheblich schlechter als in seiner Häuslichkeit untergebracht zu werden"*[638]. Ebenfalls wird jedoch betont, *„daß das Krankenhaus kein gewerblicher Betrieb, sondern karitative Funktion bedeutet."*[639]

Bei Übernahme durch den Verein zur Errichtung evangelischer Krankenhäuser gab es 70 Krankenzimmer mit etwa 120 Betten. Die Anlage befand sich in einem 32.000qm großen Parkgelände. Die Zimmer verfügten über eine Warmwasserversorgung, Telefon und eigene Bäder und Balkone. Zur Vermeidung störender Geräusche wurde der gesamte Verkehr im Hause durch Lichtsignale geregelt und das gesamte Haus war mit Teppichboden! ausgelegt. Zahlreiche offene und gedeckte Hallen, Terrassen und Balkone ermöglichten den Kranken Freiluft-Liegekuren auch bei schlechtem Wetter. Das medizinische Therapieangebot wurde um eine hydro- und elektrotherapeutische Abteilung ergänzt, die Küche setzte diätetische Konzepte für die Behandlung internistisch erkrankter Patienten um.[640]

Ein besonderer Schwerpunkt lag auf der Behandlung von Rheumaerkrankungen und der Basedowschen Krankheit.[641]

Die erhobenen Tagespreise beliefen sich auf 9 – 12 RM, inklusive ärztlicher Konsultation. Nicht enthalten waren im Preis die Kosten für Operationen, Röntgenuntersuchungen und medizinische Bäder. Die Operationen und

---

637 Der Vertrag mit Dr. Becker wurde zum 15. August 1931 gekündigt, da er „für die besondere Lage im Haus angesichts der grossen Anzahl nervös Erkrankter" als nicht geeignet erschien. Vgl. ADW, CA/G 711: Protokoll der Sitzung des Kuratoriums vom Kurhaus Hubertus vom 22. Juni 1931, S. 2.
638 Ebd. S. 23
639 Ebd. S. 23
640 Ebd. S. 24.
641 ADW, CA/G 713, S. 2: Flugblatt an die niedergelassenen Ärzte vom 20. September 1931; Zimmer, Arnold: Die Abteilung für rheumatische Krankheiten im Krankenhaus Hubertus, in: Verein zur Errichtung evangelischer Krankenhäuser e.V. (Hg.): Band 1, Berlin, 1931, unpaginiert.

die übrigen Sonderleistungen wurden nach der niedrigsten Gebührenordnung berechnet.[642]

Die Bauarbeiten und die allgemeine wirtschaftliche Lage hatten die Belegung des Hauses negativ beeinflusst. Trotzdem waren im Mai 1931 1.093 Verpflegungstage zu verzeichnen gegenüber nur 957 Verpflegungstagen im Mai 1930. Bei den Erträgen des Hauses hatte sich allerdings die Einführung einer preiswerteren Klasse sehr bemerkbar gemacht. Betrugen die Gesamteinnahmen im Mai 1930 noch 29.744,21 Mark, so waren im Mai 1931 lediglich 18.531,67 Mark eingenommen worden. Das heißt, die Tageseinnahme für jeden Patienten sank von 26,85 Mark auf 18,20 Mark. Aus diesem Grunde hielt das Kuratorium Werbemaßnahmen nach allen Richtungen für geboten und schlug außerdem vor, für den nächsten Winter eine Art Pensionsabteilung für Pflegebedürftige einzurichten, um dem Leerstand im Winter vorzubeugen.[643]

Im Jahre 1932 betrug die Gesamtbelegung 21.886 Verpflegungstage gegenüber 12.663 Verpflegungstagen im Jahr vorher, wobei zu berücksichtigen ist, dass der Krankenhausbetrieb 1931 erst am 15. Februar begonnen hatte. Während die Verpflegungstage also um 42% angestiegen waren, erhöhten sich die Bruttoeinnahmen um 23,5% von 184.019,29 Mark 1931 auf 240.473,03 Mark 1932. Im selben Zeitraum stiegen die Bruttoausgaben (ohne Abschreibungen) um 5% von 226.131,65 Mark auf 238.843,33 Mark. Damit lag der Zuwachs der Bruttoeinnahmen deutlich unter der Erhöhung der Verpflegungstage. Ursächlich dafür waren die Kostenreduktion für die Verpflegung und Behandlung sowie die ausnahmslos der III. Klasse zugefallene Belegungserhöhung. Zudem hatte auch noch eine Abwanderung von den anderen, gewinnbringenden Klassen nach der III. Klasse stattgefunden. Bei Anhalten dieser Tendenz befürchtete man selbst bei voller Belegung Verluste für das Haus. Mit verstärkter Werbung speziell für die I. und II. Klasse sollte versucht werden, diese Entwicklung aufzuhalten.[644]

Die vorliegenden Quellen geben keine Informationen zur speziellen Personalsituation oder zum speziellen Patientengut.

Das Krankenhaus wurde im Krieg stark beschädigt. Mit einem Neubau befindet es sich weiter an der Spanischen Allee in Berlin – Zehlendorf.

Träger ist die Paul Gerhardt Diakonie e.V.

---

642 Ebd. S. 24. Diese Preisgestaltung war durch den Verein zur Errichtung evangelischer Krankenhäuser über Spendensammeln und den Prinzipien der wirtschaftlichen und sparsamen Betriebsführung ermöglicht worden.
643 ADW, CA/G 711, S. 1, 2.
644 ADW, CA/G 135: Ergänzungsbericht zu dem Prüfungsbericht betreffend die Bilanz des Vereins zur Errichtung evangelischer Krankenhäuser e.V. auf den 31. Dezember 1932 vom 3. Februar 1933, Bl. 223–225.

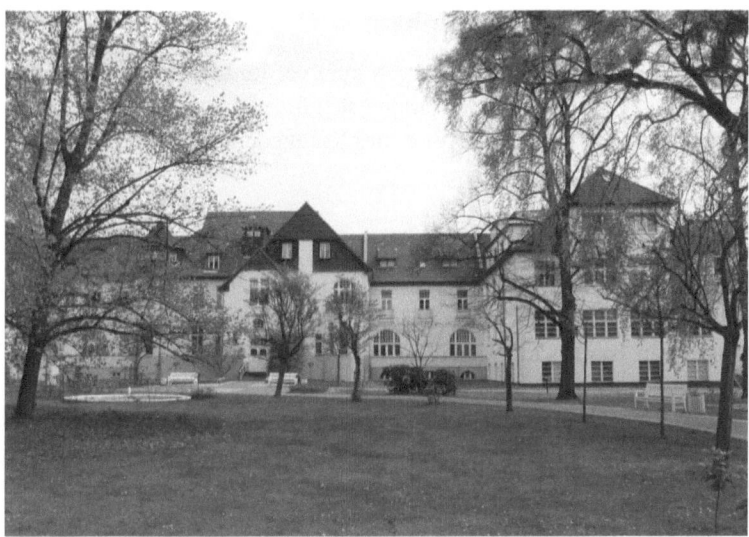

Abbildung 115: Evangelisches Krankenhaus Hubertus 2017 (Altbau)
Quelle: Privat

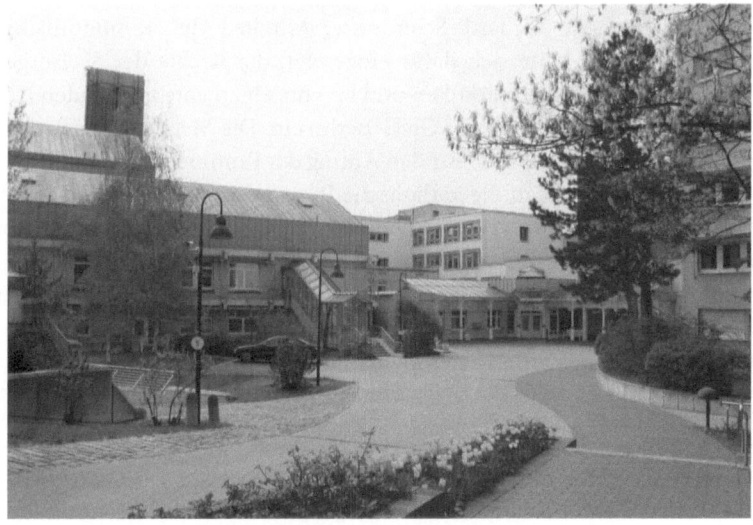

Abbildung 116: Evangelisches Krankenhaus Hubertus 2017 (Neubau)
Quelle: Privat

8.7 Martin-Luther-Krankenhaus

Da das Martin-Luther-Krankenhaus erst kurz vor Ende meines Untersuchungszeitraumes gegründet worden ist, fanden sich für meine Arbeit nur wenige verwertbare Unterlagen im Archivordner des Krankenhauses.

8.7.1 Gründung

Das Martin-Luther-Krankenhaus wurde am 01.04.1931 in Trägerschaft des Diakonievereins unter Leitung der Oberin Lina Lingner, die dieses Amt bis 1957 innehaben sollte,[645] eröffnet. Erbaut war das Krankenhaus in Berlin-Schmargendorf durch den von hochrangigen Vertretern der evangelischen Kirche in Berlin gegründeten Verein zur Errichtung evangelischer Krankenhäuser e.V., der es sich zur Aufgabe gemacht hatte „*evangelische Krankenanstalten zu planen, die allen Kranken ohne Ansehung der Person, der Konfession oder der politischen Richtung Krankenfürsorge zu teil werden lassen sollen.*"[646,647]

Ein zentrales Motiv für die Gründung dieses Vereins im Jahre 1929 war sicherlich der Wunsch gegenüber der katholischen Konkurrenz, die nach 1918 in relativ kurzer Zeit fünf Krankenhäuser in Berlin errichtet hatte, aufzuschließen. Darüber hinaus motivierte den Vorstand auch der im Jahre 1928 eskalierte Streit um die Krankenhausseelsorge zum Bau evangelischer Krankenhäuser. Diese Auseinandersetzung spitzte sich im Bezirk Neukölln zu. Der dortige Gesundheitsdezernent Richard Schmincke, Mitglied der Kommunistischen Partei Deutschlands, hatte sich dafür eingesetzt, die Rechte der Seelsorger an städtischen Kliniken zu beschränken und brachte einen entsprechenden Antrag seiner Partei in den Magistrat von Groß-Berlin ein. Die Mehrheit der Parlamentarier votierte am 26. April 1928 für den Antrag der Kommunisten. Nicht nur die evangelische, sondern auch die katholische Presse verurteilte die Entscheidung scharf. Beide Kirchen intervenierten bei der preußischen Regierung,[648] woraufhin am 16. September 1930 die Aufhebung des Beschlusses durch das preußische Staatsministerium erfolgte und die Seelsorger alle Privilegien zurückerhielten.[649]

---

645 Erst 1973 wurde im Martin-Luther-Krankenhaus die Dreiteilung der Krankenhausleitung in die Bereiche Ärztliche Leitung, Pflegerische Leitung und Verwaltung eingeführt. Festschrift zum 50-jährigen Bestehen des Martin-Luther-Krankenhaus 1981, S. 55
646 BArch, R 1501, 126773, BL. 19, S. 2
647 Vorausgegangen war der Gründung des Vereins zur Errichtung evangelischer Krankenhäuser das Verbot konfessioneller Versorgung in den öffentlichen Krankenhäusern in Berlin Neukölln.
648 LAB, A Rep. 001-02, Nr. 328, Blatt 45, Generalbüro.
649 Vgl. Tangerding, Clemens: Evangelische Krankenfürsorge? Zur Rolle der Konfession im Berliner Krankenhausbau der Weimarer Republik, in: Jütte, Robert (Hg.): Medizin,

Mit der Errichtung weiterer evangelischer Krankenhäuser wollte der Verein zudem dem eklatanten Bettenmangel in den Berliner Krankenhäusern entgegenwirken.[650]

Der Vorstand des Vereins[651] beriet längere Zeit über den Standort des neu zu errichtenden Krankenhauses in Berlin. Obwohl den Verantwortlichen bewusst war, dass der größere Mangel an Krankenhausbetten in den Ostbezirken der Stadt herrschte und die St. Georgen-Gemeinde dort auch ein Grundstück angeboten hatte, entschieden sie sich aus Rentabilitätsgründen für den Bau eines „Mittelstandskrankenhauses" im Westen Berlins.[652] Man versprach sich damit mehr ökonomische Sicherheit, denn dort lebten wesentlich mehr besser versicherte Patienten und Privatpatienten als im Ostteil der Stadt. Ziel war es, mit den so erwirtschafteten finanziellen Mitteln ein weiteres Krankenhaus im Osten Berlins zu bauen. Bedingt durch die wirtschaftliche und politische Lage der 1930er Jahre wurde dieser Plan allerdings nie umgesetzt.[653]

Für die Übernahme der Krankenpflege und die gesamte Wirtschaftsführung konnte der Evangelische Diakonieverein Berlin-Zehlendorf gewonnen werden, der sich auch an der Finanzierung beteiligte.[654] Zum ersten Mal in ihrer Geschichte waren die Zehlendorfer Schwestern damit allein für die Wirtschaftsführung eines Krankenhauses verantwortlich. Ihnen wurde weitgehende Mitwirkung bei der Einrichtung des Hauses zugebilligt und in Absprache mit dem Geschäftsführer des Vereins zur Errichtung evangelischer Krankenhäuser hatte die Oberin das Inventar für das gesamte Krankenhaus auszuwählen, zu bestellen und einzuräumen. Insgesamt mussten 350 Räume eingerichtet werden.[655]

Gesellschaft und Geschichte. Jahrbuch des Instituts für Geschichte der Medizin der Robert Bosch Stiftung, Band 33 (2015), S. 65–90, hier S. 72.
650 Ebd., S. 76.
651 Dem Vorstand gehörten u.a. der Präses der Provinzialsynode sowie drei Generalsuperintendenten an. Einer davon war Otto Dibelius, der spätere Bischof von Berlin-Brandenburg und Ratsvorsitzende der Evangelischen Kirche in Deutschland.
652 Vgl. Stürzbecher, Manfred: 50 Jahre Martin-Luther-Krankenhaus, in: Die Berliner Ärztekammer, Heft 11, 1981, S. 534–538, hier S. 534.
653 Ebd., S. 534.
654 Archiv d. EvDV, H 322 B: Vertrag zwischen dem Verein zur Errichtung evangelischer Krankenhäuser E.V. in Berlin und dem Evangelischen Diakonieverein e.V. in Berlin-Zehlendorf vom 2./5. Mai 1930, unpaginiert.
655 Tangerding, Clemens: Geschichte des Martin-Luther-Krankenhauses, in: Paul Gerhardt Diakonie (Hg): Geschichte des Martin-Luther-Krankenhauses Berlin, Berlin, 2011, S. 16/17.

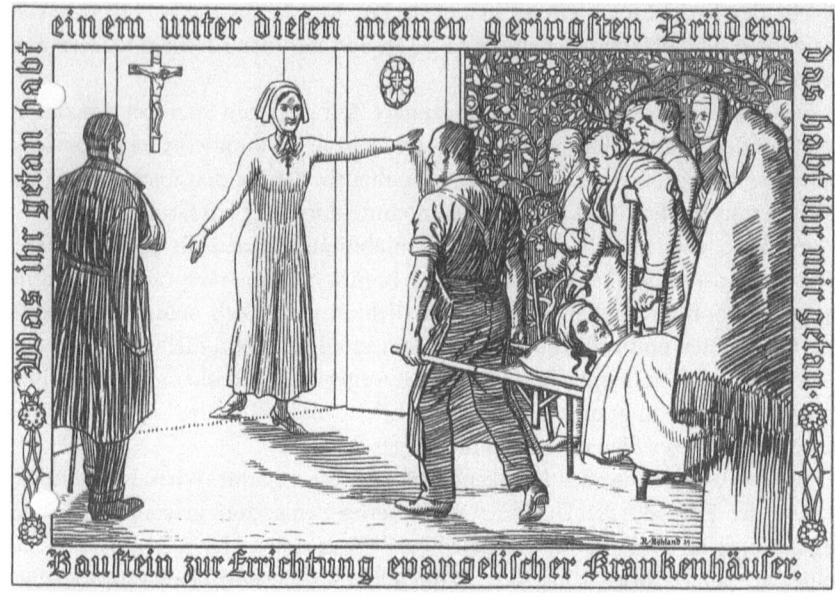

Abbildung 117: Martin-Luther-Krankenhaus: Spendenaufruf 1930
Quelle: Bildarchiv MLK

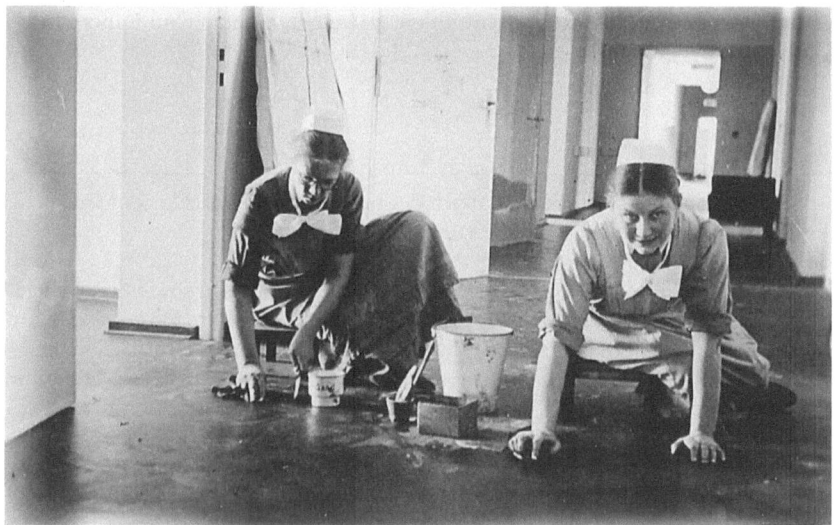

Abbildung 118: Martin-Luther-Krankenhaus: Reinigung vor Eröffnung, 1931
Quelle: Festschrift zum 50-jährigen Bestehen des Martin-Luther-Krankenhaus 1981, S 22

8.7.2 Architektur und innere Aufteilung

Architektonisch zeichnete sich das durch den Architekten Ernst Kopp an der Caspar-Theyß-Straße errichtete Gebäude durch seine Blockbauweise aus, die im Gegensatz zur zuvor bevorzugten Pavillonbauweise stand und dem Prinzip der Zentralisierung folgte. Der Fortschritt der Bauhygiene und die Erkenntnis, dass bei einwandfreier Unterverteilung des Baukörpers „Hausinfektionen" ausgeschlossen sind, haben zur Folge gehabt, dass man zum Blocksystem zurückkehrte. Der Schritt vom gewöhnlich zweigeschossigen Baublock zum wirtschaftlichen Hochhaus war da nicht weit. Der Architekt hatte die Forderung nach der Notwendigkeit zweckmäßiger Krankenhausbauformen erhoben und die Theorie der kurzen Wege entwickelt, die er im Martin-Luther-Krankenhaus verwirklichte.[656] Das sechsstöckige Gebäude beherbergte 5 Stationen mit circa 450 Betten in den Abteilungen Innere Medizin, Chirurgie und Gynäkologie. Auf jedem Geschoss gab es eine Station für Privatpatienten, eine für Schwerkranke und zwei Stationen für Patienten 3. Klasse. Die „Kranken sind ausschließlich in den nach Süden, einen großen Garten zu gerichteten Flügel, und zwar nicht in Sälen, sondern in geräumigen Einzelzimmern mit 2, 4 oder höchstens 8 Betten untergebracht."[657] Die gewählte Kubusform ersparte den Ärzten und dem Personal einen Rücklauf durch den einmal versorgten Trakt. Die Funktionsräume, Schwesternzimmer, Teeküche usw. lagen am Eingang jeder Station, die durch eine Glastür nach außen abgeschlossen war, so dass auch eine Isolierung ohne Schwierigkeiten möglich war.[658] Ein großer Teil des Daches war zu einem Liegedach ausgebaut worden, um auch Schwerkranken Luftkuren zu ermöglichen. Die Zimmer ließen sich durch Flügeltüren alle „verandaartig" zum angeschlossenen Parkgelände öffnen. Die Sanitäreinrichtung folgte modernen Standards. Im zentral gelegenen Behandlungsturm befand sich die gesamte ärztliche Versorgung des Hauses in vier übereinander liegenden Geschossen. Die Anlage der Behandlungsräume hatte den Vorteil, *„daß Patienten aller Abteilungen jeder Art von Behandlung zugeführt werden können, ohne daß sie die Empfindung haben,*

---

656 Kopp, Ernst: Wirtschaftliches Bauen, in: Gesundheitsfürsorge, Zeitschrift der evangelischen Kranken- und Pflegeanstalten, 3/1931, S. 67–75.
657 BArch, R 1501, 126773, BL. 19, S. 18
658 Vgl. Stürzbecher, Manfred: Vorgeschichte und Anfänge des Martin-Luther-Krankenhauses, in: Verein zur Errichtung evangelischer Krankenhäuser e.V., Berlin/Evangelischer Diakonieverein e.V. Berlin-Zehlendorf (Hg.): 50 Jahre Martin-Luther-Krankenhaus, Berlin, 1981, S. 7–28, hier S. 14.

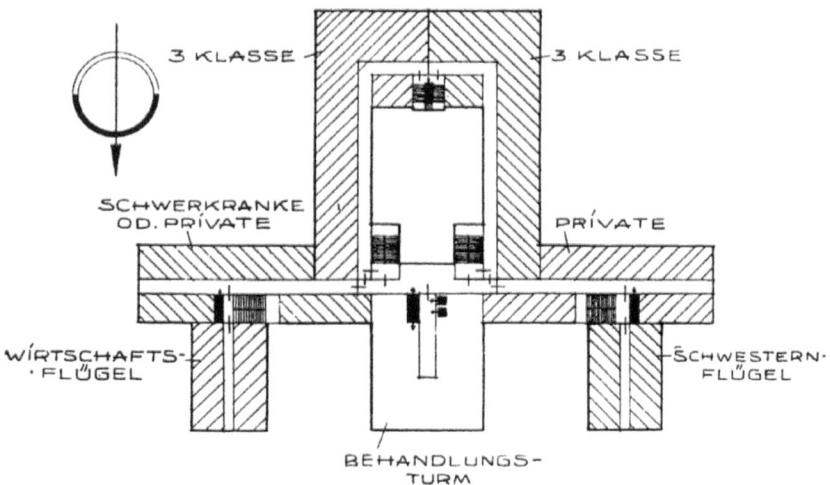

Abbildung 119: Martin-Luther-Krankenhaus: Grundriss
Quelle: BArch, R1501,126773,BL.19, S. 9

von ihrer Station entfernt zu werden."[659] In der sechsten Etage befanden sich die Hauswirtschaftsräume und die Küche, die auch nach dem Prinzip der kurzen Wege entworfen war. Sie versorgte die direkt unter ihr liegenden Stationsküchen mithilfe von Lastenaufzügen, kürzer hätte der Transportweg für das Essen der Patienten nicht sein können.[660] Das Martin-Luther-Krankenhaus verfügte auch über Einrichtungen zur Forschung und Lehre. Dem Ziel der Ökonomisierung verpflichtet, achtete der Architekt auch auf kurze Wege für das Pflegepersonal.

Die Finanzierung des Grundstückkaufs und Hausbaus erfolgte über Privatspenden[661], sowie Finanzmittel des Deutschen Herold und der Berufsgenossenschaften.

---

659 Ebd., S. 15.
660 Vgl. Tangerding, Geschichte des MLK, S. 8.
661 Im Vorfeld des Krankenhausbaus hatte eine intensive Werbeaktion für das neue Krankenhaus und dessen Finanzierung in den evangelischen Gemeinden Berlins und des Umlandes stattgefunden. Neben der Vereinsmitgliedschaft, für die ein regelmäßiger Beitrag zu entrichten war und dem Erwerb von Bausteinen zum Preis von 1 RM (s. Abb. 118) gehörten auch festverzinsliche Darlehen an den Verein, deren Wert im Krankheitsfall in den Krankenhäusern des Vereins angerechnet werden konnte, und Geldspenden zu den Fördermöglichkeiten, vgl. Tangerding, Evangelische Krankenfürsorge, S. 79/80.

Noch vor Inbetriebnahme des Krankenhauses wurden 1930 mit insgesamt acht Berufsgenossenschaften Darlehensverträge abgeschlossen. Darunter waren mitgliederstarke Organisationen wie die Berufsgenossenschaften der Feinmechanik und der Elektrotechnik, der chemischen Industrie und des Tiefbaus. Die Genossenschaften unterstützten das evangelische Krankenhaus, weil sie planten, Unfallverletzte in der dortigen chirurgischen Station behandeln zu lassen. Diese entsprach nicht nur dem neuesten Stand der Technik, sondern war im Westen der Stadt und damit in der Nähe der großen Industriewerke relativ verkehrsgünstig gelegen.[662] Voraussetzung für die Mitfinanzierung durch die Berufsgenossenschaften war, in der chirurgischen Abteilung eine Unfallabteilung von 60 Betten einzurichten mit der Aufgabe *„Erfahrungen zur Behandlung Unfallverletzter und ihre Versorgung statistisch"* zu sammeln.[663] Der Vertrag mit den Berufsgenossenschaften beinhaltete auch, dass für Behandlung und Therapie Operationssäle eingerichtet wurden, eine Röntgenabteilung mit transportablen Geräten und Heißluft, Diathermie, Licht-Mediko-mechanische und Massageabteilung sowie Turnsäle zur Verfügung standen.[664]

Die Baukosten waren mit 7000 RM pro Patientenbett deutlich niedriger ausgefallen, als den vergleichbaren Ausgaben, die bei Neubauten städtischer Krankenhäuser anfielen.[665] Pfarrer Siegerts äußerste Sparsamkeit der Bauausführung hatte allerdings teilweise zu erheblichen Differenzen mit den am Bau und der Einrichtung Beteiligten geführt.[666]

Die Übergabe an den Diakonieverein erfolgte am 15.03.1931 ein Jahr nach Grundsteinlegung, die Eröffnung des Krankenhauses dann am 01.04.1931.[667] Der neuartige Krankenhaustyp mit sechs Etagen fand nach seiner Inbetriebnahme nicht nur in Deutschland, sondern auch im Ausland Beachtung und die Eröffnung erlangte ein großes Echo in der Presse.[668] Laufend gab es Führungen für Mediziner und andere Fachleute sowie für allgemein Interessierte.[669] Dabei nutzten die Verantwortlichen des Vereins auch die Auslandskontakte einiger im

---

662 Ebd., S. 80.
663 BArch, R 1501, 126773, Bl. 19, S. 7.
664 BArch, R1501, 126773, Bl 17 S. 2
665 Stürzbecher, Festschrift 50 Jahre MLK, S. 22.
666 Stürzbecher, 50 Jahre MLK, S. 534–538.
667 BArch, R1501, 126773, Bl. 19, S 7
668 Vgl. bspw. ADW, CA/G 723: Pressestimmen zur Eröffnung des MLK, Bl. 36, 37, 38, 42, 43, 44, 47, 49a.
669 Vgl. Archiv d. EvDV, W 7382 Chronik des Martin-Luther-Krankenhauses, I. Teil 1931–1949, S. 22/23.

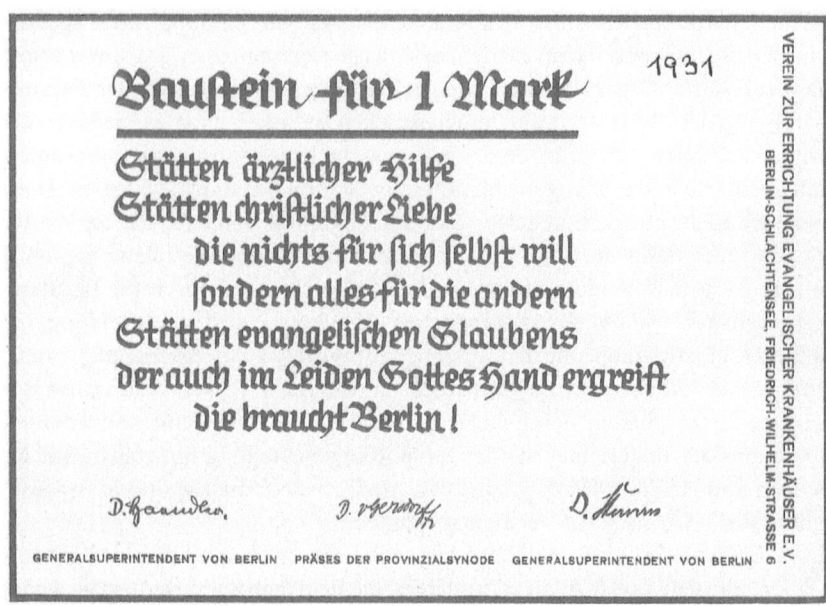

Abbildung 120: Martin-Luther-Krankenhaus: Baustein für 1 Mark (1931)
Quelle: Bildarchiv MLK

Krankenhaus angestellter Ärzte. Der Leiter der Delegation einer ägyptischen Wohlfahrtsorganisation war von dem Konzept des Hauses so angetan, dass er den Architekten beauftragte, ein ähnliches Krankenhaus in Alexandrien zu errichten, in dem dann auch die Schwesternschaft des Evangelischen Diakonievereins Berlin-Zehlendorf tätig werden sollte.[670]

Kurz vor Eröffnung des Krankenhauses hatte sich die Krankenhausverwaltung mit einem Flugblatt „An die Herren Ärzte Berlins" gewandt. Neben der Baubeschreibung und der Vorstellung der leitenden Ärzte mit ihren Abteilungen wurden darin die Vorzüge insbesondere der Privatabteilungen gepriesen und auswärtigen Ärzten die Behandlung eigener Patienten unter Benutzung sämtlicher Krankenhauseinrichtungen in Aussicht gestellt.[671] Ein weiteres Flugblatt

---

670 Tangerding, Evangelische Krankenfürsorge, S. 80; Stürzbecher, Festschrift 50 Jahre MLK, S. 18.
671 ADW, CA/G 723: Flugblatt „An die Herren Ärzte Berlins", Bl. 41/1–41/4.

für das allgemeine Publikum listete stichpunktartig die Abteilungen und Dienstleistungen des Krankenhauses auf.[672]

Für die Kranken und die Besucher bestand, wie in allen Krankenhäusern der damaligen Zeit, eine strenge Hausordnung.[673]

8.7.3 Die weitere Entwicklung des Hauses

Am 31.12.1931 waren 62 Diakonieschwestern, 38 Schwesternschülerinnen und 9 Krankenpflegeschüler im Martin-Luther-Krankenhaus tätig. Gleichzeitig mit der Eröffnung des Krankenhauses war auch das erste Diakonieseminar für Krankenpflege gegründet und anerkannt worden.[674] Die Chefärzte des Martin-Luther-Krankenhauses, deren Wahl dem Vorstand des Vereins zur Errichtung evangelischer Krankenhäuser oblag, waren zu dieser Zeit in der Abteilung für Innere Medizin Professor Dr. Fritz Munk, in der chirurgischen Abteilung Professor Dr. Baetzner und in der gynäkologischen Abteilung Dr. Ludwig Seyberth.[675] Die Einstellung der Assistenz- und Oberärzte sowie des Pflege- und Hilfspersonals war Aufgabe des Evangelischen Diakonievereins Berlin-Zehlendorf.

Wirtschaftlich hatte das Martin-Luther-Krankenhaus nach der Eröffnung mit Schwierigkeiten zu kämpfen. Im April 1931 betrug die Bettenauslastung lediglich 44%, für das Jahr 1931 wurde dann eine Belegung von 56% erreicht (s. Abbildung 121), die für das Jahr 1932 auf knapp siebzig Prozent gesteigert

	Aufnahmen	Pflegetage	Todesfälle	Durchschnittliche Verweildauer
Innere Abteilung	1951	41836	190	21
Äußere Abteilung	1378	32889	99	23
Gynäkolog. Abteilung	655	14937	15	23

Abbildung 121: Belegungszahlen der Abteilungen des Martin-Luther-Krankenhauses im Jahr 1931.
Quelle: Nach Festschrift zum 50-jährigen Bestehen des Martin-Luther-Krankenhaus 1981, S. 27.

---

672 ADW, CA/G 723, Bl. 50a/b.
673 Vgl. Abb. Abbildung 204: Martin-Luther-Krankenhaus Hausordnung vom 07.11.1931
674 Archiv d. EvDV, W 5657: Anerkennung als Krankenpflegeschule.
675 Der zunächst mit Prof. Dr. August Martin abgeschlossene Vertrag wurde nach nur einem Monat wieder aufgelöst, da man in Erfahrung gebracht hatte, dass dieser, selbst evangelischen Glaubens, seine Kinder katholisch erziehen ließ, vgl. Tangerding, Evangelische Krankenfürsorge, S. 82).

werden konnte.[676] Die Oberin führte die mangelnde Belegung auf die ungünstige Verkehrsanbindung des Krankenhauses zurück.[677] Tatsächlich dürfte die Ursache vielmehr in dem infolge der Wirtschaftskrise eingetretenen Rückgang der Krankenversicherten und der Krankenhauseinweisungen sowie in den Einschränkungen der Leistungen der Krankenversicherungen gelegen haben. Aus dem bei der Gründung des Vereins zur Errichtung evangelischer Krankenhäuser bestehenden Bettenmangels in den Berliner Krankenhäusern war durch die wirtschaftliche Lage und die Notlage der Krankenkassen ein Bettenüberschuss geworden.

Das erste Betriebsjahr des Martin-Luther-Krankenhauses erbrachte einen Fehlbetrag von 75.309,57, während sich das zweite Jahr günstiger gestaltete und mit einem Brutto-Überschuss von 45.299,44 RM abgeschlossen werden konnte. Zur günstigeren Bilanz im Jahre 1932 trug auch bei, dass durch Notverordnung eine Zinssenkung angeordnet wurde und eine andere Notverordnung Gehaltskürzungen vorschrieb, was zu erheblichen Einsparungen führte. Die Belegungszahl hatte sich zwar 1932 verbessert, konnte sich aber wegen der Herabsetzung der Vergütungen der Krankenkassen und den den Selbstzahlern gewährten Vergünstigungen (Pauschalkuren, 7-M-Kuren ohne Berechnung der Nebenkosten u.a.) nicht positiver auf die Bilanz auswirken.[678]

Erschwerend hinzu kam 1932 die Auflösung der Zusammenarbeit durch die Berufsgenossenschaften.[679]

Zusätzlich lag der Pflegesatz, der durch die Krankenkassen erstattet wurde, mit 7 RM unter den tatsächlich entstehenden Kosten, die sich im Jahr 1931 auf 9,46RM beliefen und im Jahr 1932 7,85 RM betrugen.[680]

Die Kranken hatten bei Aufnahme die Behandlungskosten für 10 Tage im Voraus zu entrichten. Der Pflegesatz belief sich hierbei für Privatkranke je nach Zimmer auf einen Betrag von mindestens RM 10 pro Tag zuzüglich Nebenleistungen und ärztlicher Behandlung, für Selbstzahler 3. Klasse auf täglich RM 7, für ärztliche Behandlung wurden täglich RM 1 berechnet.[681]

---

676 Stürzbecher, Festschrift 50 Jahre MLK, S. 26f.
677 Archiv d. EvDV, W 7382, Chronik MLK, S. 26.
678 Vgl. Finanzbericht über das zweite Betriebsjahr des Martin-Luther-Krankenhauses vom 1- April bis 31. März 1933, ADW CA/G 720, S. 201–210.
679 Vgl. Stürzbecher, Festschrift 50 Jahre MLK, S. 28.
680 Ebd. S. 49. Die durchschnittlichen Selbstkosten der städtischen Krankenhäuser beliefen sich auf 11,33RM.
681 Ebd. S. 28.

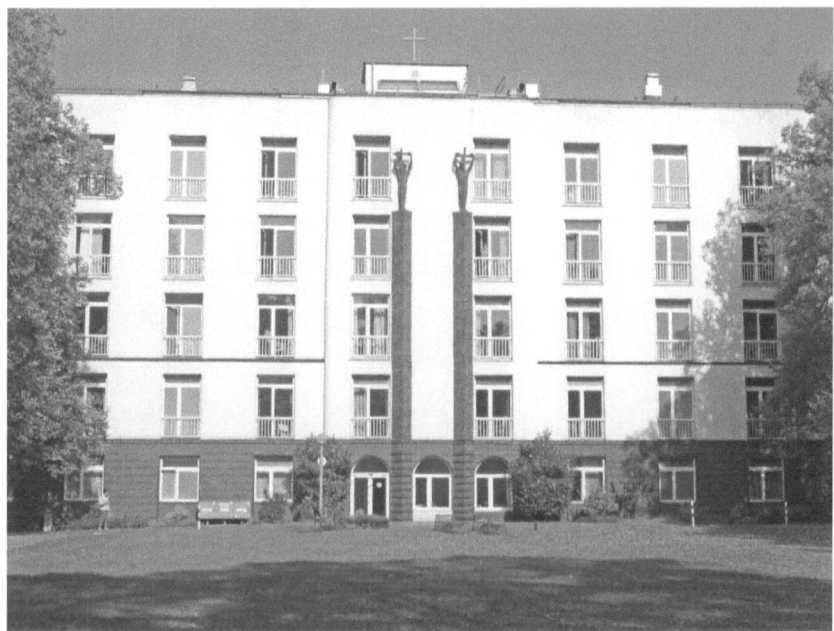

Abbildung 122: Martin-Luther-Krankenhaus, 2014
Quelle: Privat

Trotz der nicht rentablen wirtschaftlichen Lage erfolgten Speisungen der Arbeitslosen mit nicht verbrauchten Lebensmitteln aus dem Krankenhaus. Die Versorgung gehörte zum Aufgabenbereich der Krankenhausfürsorgerin. 1932 wurde täglich an 80–90 Personen eine kostenlose Mahlzeit abgegeben.[682]

Das Krankenhaus befindet sich mit weiteren Anbauten in der Caspar-Theyß-Straße 27–31 in Berlin Halensee (Bezirk Charlottenburg-Wilmersdorf) und fungiert auch heute noch als Allgemein-Krankenhaus.

Träger ist die Paul Gerhardt Diakonie e.V., Berlin und Wittenberg.

---

682 Ebd. S. 26.

9. Fazit

Die vorliegende Arbeit liefert erstmals eine Auswertung der Entwicklung des konfessionellen Krankenhauswesens der Stadt Berlin in der sich entfaltenden Moderne. Im Focus standen zu diesem Zweck ausgewählte katholische und evangelische Krankenhäuser, schwerpunktmäßig katholische Krankenanstalten. Die Betätigung in der Krankenpflege und die Errichtung von Krankenhäusern spiegeln den Umgang der Kirchen mit den im Untersuchungszeitraum neu aufgetretenen und sich verschärfenden Nöten vor dem Hintergrund eines gesellschaftlichen Wandels wider.

Wie anhand von Daten zur Bevölkerungs- und Stadtentwicklung Berlins sowie zur Epidemiologie aufgezeigt wurde, bargen städtische Wohn-, Lebens- und Arbeitsverhältnisse mit Beginn der Industrialisierung ein zunehmend hohes Gefährdungspotential bezüglich Krankheit und Armut, welche in wechselseitiger Beziehung miteinander standen. Zudem ging die Urbanisierung mit einem Verlust der traditionellen Absicherungsmechanismen des Einzelnen durch den Wegfall ursprünglicher Familienstrukturen einher. Infolgedessen stieg die Anzahl derer, welche auf Unterstützung von Seiten der öffentlichen Armenfürsorge angewiesen waren, innerhalb kurzer Zeit sprunghaft an. Anlässlich des rapiden gesellschaftlichen Wandels erreichten Massenarmut und Verelendung breiter Bevölkerungsschichten in der Metropole Berlin schnell eine Dimension, die von den vorhandenen öffentlichen Einrichtungen der Armenfürsorge nicht mehr zu bewältigen war. Da im Zuge von Reformation und französischer Revolution der Einfluss und die Verbreitung kirchlicher Träger von Pflegeeinrichtungen deutlich abgenommen hatte, war daraus ein personeller und räumlicher Mangel erwachsen, der sich in der beschriebenen Situation umso mehr bemerkbar machte.

In diesen Zeitraum fiel im deutschsprachigen Raum, in enger Verbindung mit der Romantik stehend, eine Erneuerungsbewegung der katholischen Kirche. Kennzeichnend war die Anknüpfung an die Traditionen des Mittelalters. In diesem Zusammenhang wurde die organisierte Caritas als grundlegende kirchliche Aufgabe wiederentdeckt. Die zahlreiche Neuentstehung und Ausbreitung von katholischen Pflegeorden belegt eindrucksvoll diese Strömung, welche insbesondere aus privaten Kreisen von Priestern und Laien entstanden, also nicht von der Amtskirche angestoßen wurden.

Ähnliches gilt auf evangelischer Seite, das zeitgleich entstandene Diakonissenwesen lässt schon durch die Namensgebung die Rückbesinnung auf frühchristliche Ideale erkennen.

Beide Gemeinschaftsformen wiesen Gemeinsamkeiten hinsichtlich Aufnahmebedingungen, Organisationsstruktur und Einsatzmodalitäten auf. Dabei dienten die katholischen Kongregationen der protestantischen Seite in mehrfacher Hinsicht als Vorbild, insbesondere ist das gemeinschaftliche Leben in Mutterhäusern hervorzuheben.

Das so entstehende konfessionelle Pflegewesen war eine Domäne der Frauen, Männervereinigungen bildeten lediglich eine Ausnahme.

Den Pflegekongregationen und Diakonissenverbänden erschloss sich angesichts städtischer Massenarmut und Verelendung in Berlin ein weites Betätigungsfeld. Auf diesem wurden sie schnell zu einer für die Stadt unverzichtbaren Größe, da sie durch Einbindung in Armenfürsorge und Krankenpflege sowie die Gründung von Krankenhäusern wesentlich zur Eindämmung der vorhandenen Notlage beitrugen. Ein entscheidender Faktor war dabei der unentgeltliche und hohe uneigennützige Einsatz der Schwestern auf dem Boden einer religiös geprägten ethisch-moralischen Grundhaltung.

Aus städtisch-kommunaler Sicht trug dieser in der geschilderten prekären Situation wesentlich zu einer Kostenreduktion auf dem sozialen Sektor bei und sicherte den konfessionellen „Verbänden" im Gegenzug öffentliche Unterstützung sowie ein hohes gesellschaftliches Ansehen. Dies ist u.a. an der Tatsache erkennbar, dass während des preußischen Kulturkampfes die Pflegeorden von dem Verbot religiöser Genossenschaften ausgenommen blieben.

Darüber hinaus machte das selbstlose Engagement der Schwestern ein Ausmaß der Armen- und Krankenfürsorge möglich, welches ansonsten so schon allein aus finanziellen Gründen nicht denkbar gewesen wäre. Neben der Relevanz für das öffentlich organisierte Gesundheits- bzw. Fürsorgewesen verschafften die Schwestern den konfessionellen Krankenhäusern durch vergleichsweise niedrige Verwaltungs- und Pflegekosten ebenfalls einen finanziellen Vorteil, was die zahlreichen konfessionell motivierten Krankenhausneugründungen im Untersuchungszeitraum nicht nur ermöglichte, sondern auch Grundlage für ihre Beständigkeit und Weiterentwicklung darstellte. Die konfessionelle Krankenpflege bzw. das konfessionelle Krankenhauswesen erlangten insbesondere vor dem Hintergrund der späten Entstehung städtischer Krankenhäuser eine besondere Bedeutung für die Stadt Berlin.

Die Organisationsform der Pflegegemeinschaften sowohl auf katholischer als auch auf evangelischer Seite machte außerdem erstmalig den Aufbau und die Weiterentwicklung eines Erkenntnis- und Erfahrungsschatzes bezüglich der Krankenpflege möglich. Wenn auch mit interkonfessionellen Unterschieden, so ist die große Bedeutung, welche der Aus- und Weiterbildung der Frauen zur Vorbereitung auf ihre Tätigkeit beigemessen wurde, in den jeweiligen

Gemeinschaftsregeln nachweisbar. Im Rahmen einer zunehmenden Lösung der Krankenpflege und -behandlung von der allgemeinen Armenfürsorge sicherten diese Bildungssysteme die Dominanz der konfessionellen Träger auf dem Pflegesektor und waren überdies ein wichtiger Beitrag zur Professionalisierung der Krankenpflege hin zu einem eigenständigen Berufsfeld.

Allerdings waren die Angehörigen der Pflegegemeinschaften nicht auf die reine Krankenpflege beschränkt, innerhalb der Hierarchie konfessioneller Krankenhäuser hatten Schwestern Schlüsselpositionen inne. In diesem Rahmen trafen sie in verantwortlichen Positionen weitreichende Entscheidungen hinsichtlich Organisation, Finanzierung, Personalpolitik und Zukunftsgestaltung. Sie sahen sich dabei in der Funktion als Entscheidungsträgerinnen in erster Linie ihren Gemeinschaftsregeln gegenüber verpflichtet und behaupteten vielfach ihr caritativ-christliches Leitbild gegenüber weltlichen Interessen. Erkennbar ist dieser Umstand an dem hohen Stellenwert, den die allgemeine Armenfürsorge an den entsprechenden Einrichtungen im Vergleich mit den später entstandenen kommunalen Krankenhäusern trotz einer zunehmenden Spezialisierung auf Therapie bzw. Heilung von Krankheiten einnahm. So entwickelten sich, wenn auch in unterschiedlicher Ausprägung, zahlreiche konfessionelle Anstalten zu regelrechten Sozialstationen.

Dass theologische Überzeugung, Traditionsbewusstsein und Missionsauftrag eine Zukunftsorientierung jedoch nicht ausschlossen, wird schon in der bereits erwähnten Weiterentwicklung des Pflegeberufes und der Etablierung von Ausbildungsstrukturen deutlich. Insbesondere standen die Verantwortlichen auch dem naturwissenschaftlich-medizinischen Fortschritt nicht ablehnend gegenüber. So setzten mehrere konfessionelle Häuser durch Aufbau eines zum Teil spezialisierten Leistungsspektrums im Laufe der Zeit medizinische Maßstäbe. Durch den daraus entstandenen überregionalen Ruf erlangten sie nachfolgend eine Bedeutung, die weit über die ursprünglich intendierte Armenfürsorge hinausreichte und den Vorwurf, man kümmere sich mehr um Seelen- als um Körperheilung mehr als entkräften konnte.

Das Leben und Arbeiten in selbstorganisierten Gemeinschaften stellte an die beteiligten Frauen hohe Anforderungen. Auf die von den Schwestern vielfältig erbrachten Leistungen, die religiöse mit sozialen Zielen verknüpften, wurde bereits mehrfach hingewiesen. Ebenso wurde deutlich, dass diese Leistungen aus einer christlichen Grundhaltung heraus entstanden und ohne den religiösen Hintergrund nicht denkbar gewesen wären. Mit den Ordensschwestern und Diakonissen stand den konfessionellen Krankenhäusern damit eine Trägergruppe zur Verfügung, die explizit für die christliche Identität des Hauses einstand.

Der überaus aufopferungsvolle Dienst ging jedoch oft zu Lasten der Gesundheit der Ordensschwestern und Diakonissen. Eine hohe Anzahl der Schwestern starb an Tuberkulose oder an Erschöpfung.

Die Verpflichtung in einer Gemeinschaft bedeutete allerdings auch eine materielle und soziale Absicherung. Zudem erhielten die Frauen mit der Pflegeausbildung eine zunehmend angesehene berufliche Qualifikation, deren Weiterentwicklung sie wiederum maßgeblich selber vorantrieben. Darüber hinaus entwickelten Vertreterinnen insbesondere der katholischen Kongregationen bei der Gründung und Leitung von Krankenhäusern Unternehmergeist und Führungsqualitäten und konnten sich als „Managerinnen" selbstbewusst und erfolgreich behaupten. Das wurde an einigen dargestellten Krankenhäusern sehr deutlich.

Auch wenn dies keine primäre Intention der Frauenkongregationen und Diakonissengemeinschaften war, so gingen ihre Lebensform und die durch ihr Engagement gewonnenen und genutzten Möglichkeiten zur Einflussnahme auf gesellschaftspolitische Belange auch mit einer Emanzipation von dem allgemeinen Rollenbild und Rollenverhalten von Frauen im zeitgenössischen Kontext einher. Da es während des 19. Jahrhunderts in den Krankenhäusern noch kein im modernen Sinne gezieltes und kausal wirksames Therapieangebot gab, wurde primär auf die Herstellung einer den natürlichen Genesungsprozess fördernden äußeren Umgebung für die Kranken geachtet. Deshalb war bis ins späte 19. Jahrhundert für den Erfolg eines Krankenhauses gutes Pflegepersonal entscheidender als besonders qualifizierte Ärzte. Daraus resultiert die große Bedeutung der katholischen und evangelischen Pflegegemeinschaften und besonders auf katholischer Seite die herausragende Vormachtstellung der Oberinnen, die bis weit ins 20. Jahrhundert hinein anhielt. Dabei erreichten aus meiner Sicht die katholischen Oberinnen einen wesentlich größeren Handlungsspielraum als die Oberinnen der Diakonissen, denen aufgrund des patriarchalischen Systems immer ein Pastor (Hausvater) vorstand.

Insgesamt gesehen haben die von mir vorgestellten konfessionellen Krankenhäuser einen hohen Beitrag im Rahmen der caritativen Versorgung der Bevölkerung und der Entwicklung des Krankenhauswesens in Berlin geleistet. Nicht zuletzt war dank des sozialen Engagements der christlichen Orden und Genossenschaften aus dem bescheidenen mittelalterlichen Spital im Laufe des 19. Jahrhunderts ein modernes Krankenhaus geworden. An den dargestellten Anstalten konnte schließlich die Entwicklung vom Spendenempfänger in der Mitte des 19. Jahrhunderts zum selbständig wirtschaftlichen Betrieb aufgezeigt werden. Dabei mussten die katholischen Einrichtungen aufgrund der Diasporasituation ein außergewöhnliches Engagement zeigen, um das Vertrauen und die Anerkennung der Bevölkerung zu erlangen. Zudem lassen sich durch die untersuchten Krankenhäuser, und hier besonders deutlich durch das St. Hedwig Krankenhaus, Behauptungen eines Modernisierungsvorsprunges des deutschen Katholizismus im Gesundheitssektor untermauern.

Im 19. Jahrhundert etablierten die beiden großen christlichen Konfessionen zum ersten Mal innerhalb fester Organisationsstrukturen Wohlfahrtseinrichtungen und mussten dafür Sorge tragen, deren Finanzierung zu sichern, um den Fortbestand zu gewährleisten.

War die Krankenhauslandschaft Berlins während des 19. und frühen 20. Jahrhunderts noch nicht von ausgeprägtem Konkurrenzdenken bestimmt, so änderte sich dies mit der Herausbildung des Gesundheitssektors als Markt zu Beginn der Weimarer Republik entscheidend. Jetzt standen sich katholische, evangelische und kommunale, staatliche sowie protestantische und katholische Krankenhäuser als Konkurrenten gegenüber.[683] Konfessionelles Konkurrenzdenken verschärfte sich und wurde durch die zahlreichen Neugründungen katholischer Krankenhäuser nach 1918 (vgl. Kapitel 7.7. bis 7.10.) noch intensiviert. In diesem Zusammenhang ist auch die Gründung des „Vereins zur Errichtung evangelischer Krankenhäuser" im Jahre 1929 zu sehen.

Die Untersuchung der Fragen, inwiefern beispielsweise die Hauptverantwortlichen des Krankenhausbaus im Untersuchungszeitraum von einer konfessionellen Gegnerschaft bestimmt waren und inwieweit sich beim Betrieb von konfessionellen Krankenhäusern wirtschaftliche und religiöse Motive miteinander verschränkten, würden den Rahmen meiner Arbeit sprengen und muss weiteren Forschungen überlassen werden.

Heute befinden sich in Berlin 10 Allgemeinkrankenhäuser in katholischer und 7 Allgemeinkrankenhäuser in evangelischer Trägerschaft[684], so dass die konfessionellen Krankenhäuser immer noch ihren Platz in der Berliner Krankenhauslandschaft behaupten. Die Anzahl der dort tätigen Ordensschwestern und Diakonissen, die bis in die 1950er Jahre in genügender Zahl qualifizierte Pflege verbunden mit menschlich-religiöser Betreuung boten, ist allerdings aufgrund des Nachwuchsmangels in beiden Konfessionen verschwindend gering.

---

683 Hierbei darf allerdings nicht übersehen werden, dass die Konkurrenz und der Kampf um Ressourcen, auch um die Ressource Patient, in vielen Städten bereits vor 1918 ausgebrochen war. Vgl. Labisch, Alfons: Stadt und Krankenhaus. Das Allgemeine Krankenhaus in der kommunalen Sozial- und Gesundheitspolitik des 19. Jahrhunderts, in: Labisch, Alfons/Spree, Reinhard (Hg.): „Einem jeden Kranken in einem Hospitale sein eigenes Bett". Zur Sozialgeschichte des Allgemeinen Krankenhauses in Deutschland im 19. Jahrhundert, Frankfurt a.M./New York, 1996, S. 253–296.

684 Vgl. Krankenhausplan des Landes Berlin, 2016, S. 118 ff.

Die Ökonomisierung der Medizin in Form von Fallpauschalenvergütung statt Kostenerstattung und strenger Budgetierung trifft die konfessionellen Krankenhausträger genauso wie die kommunalen und privaten. Um im gnadenlosen Wettbewerb zu bestehen, ist betriebswirtschaftliches Handeln unabdingbar und es ist abzusehen, dass hauptsächlich unter den ökonomischen Rahmenbedingungen[685] die Organisationsstruktur der Krankenhäuser zukünftig in immer stärkerem Maße von den Zahlungsströmen bestimmt wird. Hinzu kommt ein erhöhtes Qualitäts- und Servicebewusstsein sowie größere Mobilität seitens der Patientinnen und Patienten. Der Patient von heute ist kritischer, informierter und anspruchsvoller als der Krankenhauspatient von gestern.

Insbesondere in den konfessionellen Krankenhäusern befindet sich das Management in einem Spannungsfeld zwischen Versorgungsqualität, ethischen Fragen und Wirtschaftlichkeit.

Religiösität als Hoffnungsträger in schweren Lebenslagen ist nicht die einzige besondere Eigenschaft, die konfessionellen Krankenhäusern zugeschrieben wird. Sie könnten auch dem wachsenden Interesse an ganzheitlichen Behandlungsmethoden, die den Mensch als Körper-Geist-Seelen-Einheit betrachten, ergänzend zur naturwissenschaftlich geprägten Medizin, entgegenkommen. Ist es doch ein Leitsatz konfessioneller Krankenhäuser, nicht nur die Krankheit des Menschen zu sehen, sondern ihn im Gesamten zu betrachten und dementsprechend zu behandeln.

Die Wirklichkeit indes sieht auch in den konfessionellen Krankenhäusern heute meist anders aus. Ärztinnen und Ärzte klagen über fehlende Wertschätzung seitens der Geschäftsleitung und eine immense Arbeitsverdichtung. Viele Patienten hoffen vergeblich darauf, dass Ärzten und Pflegekräften genügend Zeit zugestanden wird, sich ihnen besonders zu widmen.

Es darf deshalb angezweifelt werden, dass es den konfessionellen Krankenhäusern unter den aktuell gegebenen Umständen in Hinblick auf den wachsenden Kostendruck und der damit verbundenen Neustrukturierung der Gesundheitspolitik möglich ist, die christliche Identität umzusetzen.

Vielleicht können jedoch die bewältigten Herausforderungen in der damals so bedrohlichen Moderne etwas Hoffnung in der heutigen „Postmoderne" vermitteln.

---

685 Jedoch auch der medizinische und medizinisch-technische Fortschritt sowie der tief greifende sozio-demographische Wandel beschleunigen die organisatorischen Veränderungen der Krankenhäuser.

10. Anhang

10.1 Abbildungen zu Kapitel 4 bis 6

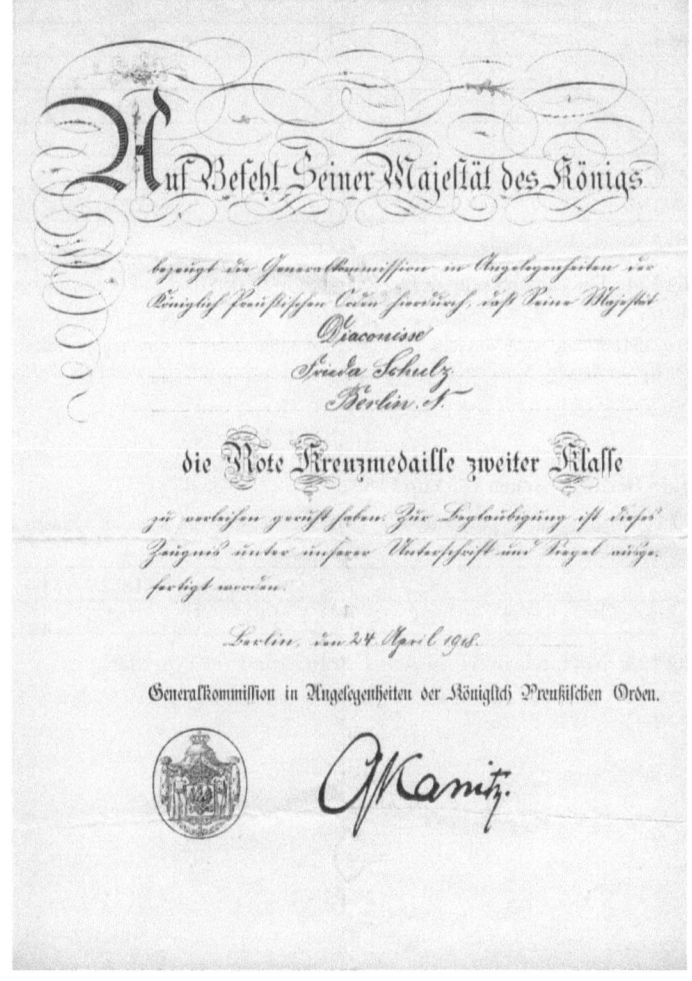

Abbildung 123: Verleihung der Rot-Kreuz-Medaille an die Diakonisse Frida Schulz 24.04.1918
Quelle: GSTA, I Rep. 76 VIII A, Nr. 3644, Blatt 329

Die Entwicklung der Sterberaten in Berlin und in Preußen bzw. im Deutschen Reich (pro 1.000 Lebende)

Jahr	Berlin	Preußen/ Deutsches Reich
1816 – 1820	28,7	27,2
1821 – 1830	27,8	28,0
1831 – 1840	30,1	28,6
1841 – 1850	25,3	26,8
1851 – 1860	25,2	26,3
1861 – 1870	29,6	26,8
1871 – 1880	30,8	27,2
1881 – 1890	24,7	25,1
1891 – 1900	19,1	22,3
1901 – 1913	15,6	18,0

Abbildung 124: Die Entwicklung der Sterberaten in Berlin und in Preußen bzw. im Deutschen Reich

Quelle: Eigene Berechnung nach Vögele, J. Sozialgeschichte städtischer Gesundheitsverhältnisse während der Urbanisierung, Schriften zur Wirtschafts- und Sozialgeschichte Band 69; 2001; S. 92

Mietpreis in Berlin zwischen 1833 und 1892 (in Mark)

	1833	1873	1882	1892
Mietpreis	255	513	597	674

Abbildung 125: Mietpreis in Berlin zwischen 1833 und 1892 (in Mark)

Quelle: Rodenstein, Marianne, Mehr Licht, mehr Luft. Gesundheitskonzepte im Städtebau seit 1750, Frankfurt / New York 1988, S. 106

Wochenlöhne in der Berliner Maschinenbau- und Metallindustrie 1845 – 1864 (in Mark)

	1845	1847	1853		1864
Former und Gießer		6,0–27,00	15,00 – 30,00		12,00
Kesselschmiede		9,00 – 21,00	18,00 – 36,00 (Akkord)	Maschinen-bauarbeiter	21,00 – 24,00
Dreher		9,30 – 18,00	21,00 – 30,00		36,00 – 39,00
Tischler		9,00 – 15,00	9,00 – 18,00		Akkord
Schmiede		10,85 – 15,45	12,00 – 24,00		
Schlosser		9,30 – 15,00			
Mechaniker	15,00				12,00 – 15,00
Klempner	6,00		6,00 – 12,00		15,00
Gelbgießer	9,00	9,00 – 15,00	12,00 – 15,00		
Kupferschmiede	9,00 – 12,00	3,00 – 4,50	10,50 – 18,00		

Abbildung 126: Wochenlöhne in der Berliner Maschinenbau- und Metallindustrie 1845–1864 (in Mark)
Quelle: Baar, Lothar: Die Berliner Industrie in der industriellen Revolution. Berlin 1969, S. 185/186

Wochenlöhne in der Berliner Textilindustrie 1845 – 1870 (in Mark)

	1845	1853	1864	1870	Akkord
Weber	4,50 – 6,00		7,50 – 12,00	18,00	
Färber	15,00	9,00 – 15,00	12,00 – 15,00		
Drucker	9,00 – 12,00			15,00	21,00
Formstecher		15,00 – 18,00	15,00 – 18,00		
Schneider	4,50 – 9,00		12,00 – 15,00		
Spulerin	1,80 – 2,40	3,00 – 2,50	4,00 – 5,50		
Kettenscherer		6,00 – 9,00	12,00		
Posamentierer	6,00	6,00 – 12,00			
Seidenfärber	9,00	9,00 – 15,00			
Arbeiterinnen in Kattunfabriken		3,00 – 4,50	4,50 – 7,50		

Abbildung 127: Wochenlöhne in der Berliner Textilindustrie 1845–1870 (in Mark)
Quelle: Baar, Lothar: Die Berliner Industrie in der industriellen Revolution. Berlin 1969, S. 185/186

Wochenlöhne im Berliner Baugewerbe 1845 – 1869 (in Mark)

Berufe	1845	1853	1864	1869
Maurer	6,00 – 13,50	10,50 – 13,50	10,50 – 13,50	18,00
Zimmerer	6,00 – 13,50	10,50 – 13,50	9,75 – 12,75	18,00

Abbildung 128: Wochenlöhne im Berliner Baugewerbe 1845–1869 (in Mark)
Quelle: Baar, Lothar: Die Berliner Industrie in der industriellen Revolution. Berlin 1969, S. 185/186

Wochenlöhne verschiedener Berliner Berufsgruppen 1845 – 1864 (in Mark)

	1845	1853	1864	Akkord
Drechsler	6,00 – 9,00	7,50 – 10,50	12,00 – 15,00	
Stubenmaler, Anstreicher	6,00 – 9,00		12,00 – 13,50	15,00 – 18,00
Buchbinder	4,50	9,00 – 12,00	12,00 – 15,00	
Zigarrenmacher		9,00 – 18,00	9,00 – 18,00	
Wickelmacherin, Zigarrenmacherin	1,20 – 2,40	4,50 – 8,00	4,50 – 7,50	
Buchdrucker	9,00 – 10,50		15,00	
Böttcher	6,00 – 9,00	10,00 – 11,50	12,00 – 15,00	21,00 – 24,00
Schuhmacher	6,00 – 9,00		10,50	
Möbel- und Bautischler	6,00 – 12,00		10,50 – 15,00	
Lackierer	4,50 – 6,00		12,00 – 18,00	

Abbildung 129: Wochenlöhne verschiedener Berliner Berufsgruppen 1845–1864 (in Mark)
Quelle: Baar, Lothar: Die Berliner Industrie in der industriellen Revolution. Berlin 1969, S. 185/186

Berliner Wochenlöhne im Jahre 1853 (in Mark und Pfennigen)*

Produktionszweig	Beruf	Maximum	mittlerer Lohn	Minimum
1. *Maschinenbaubetriebe*	Modelltischler	18,00	15,00	12,00
	Tischlermeister	30,00	27,00	24,00
	Schlosser- und Schmiedegesellen	24,00	18,00	12,00
	Kesselschmiede	36,00	30,00	18,00
	Schmiedegesellen am Feuer	36,00	30,00	24,00
	Fabrikarbeiter	24,00	15,00	12,00
	Monteure	24,00	—	18,00
	Tagelöhner	9,00	—	7,50
	Arbeitsburschen	6,00	5,00	3,00
	Heizer	—	10,50	—
	Maschinenwärter	15,00	12,00	10,50
	Dreher und Schlosser	30,00	24,00	21,00
2. *Eisengießereien:*	Modelleure	30,00	24,00	18,00
	Ziseleure	24,00	18,00	15,00
	Former und Gießer	30,00	24,00	16,00
	Modelltischler	18,00	15,00	12,00
	Vergolder	18,00	15,00	12,00
	Schlosser- und Schmiedegesellen	18,00	15,00	12,00
	Hammerschmiede beim Puddeln, Walzen und Schweißen	36,00	30,00	18,00
	Fabrikarbeiter	12,00	10,50	9,00
	Arbeitsleute	—	—	9,00
	Maschinenwärter und Heizer	12,00	10,50	-

Berliner Wochenlöhne im Jahre 1853 (in Mark und Pfennigen)*

3. Eisenbahnvagen-fabriken:	Zeichner	18,00	15,00	12,00
	Stellmachergesellen	18,00	15,00	12,00
	Tischlergesellen	18,00	12,00	9,00
	Schlosser- und Schmiedegesellen	24,00	18,00	12,00
	Maler und Lackierer	15,00	12,00	9,00
	Tapezierer	15,00	12,00	9,00
	Fabrikarbeiter	18,00	13,50	10,50
	Tagelöhner	—	—	9,00

4. Kupferwaren-fabriken:	Maschinenmeister	18,00	—	15,00
	Kupferschmiedegesellen	24,00	18,00	12,00
	Feuerarbeiter	18,00	12,00	10,50
	Tagelöhner	—	—	9,00

5. Wollwarenmanufakturen bzw. -fabriken	Webergesellen	12,00	9,00	6,00
	Fabrikarbeiter	10,50	9,00	7,50
	Kettenscherer	8,00	4,00	3,00
	Appreteure	8,00	4,00	3,00
	Wicklerinnen	5,00	4,00	3,00
	Fransenknüpferinnen	6,00	4,50	4,00
	Schlußjungen	3,75	3,00	—

6. Tuchmanufakturen:	Maschinenmeister	18,00	15,00	—
	Werkmeister	15,00	12,00	—
	Tuchmachergesellen	7,00	6,00	-
	Spinner	12,00	9,00	7,50
	Walker	12,00	9,00	—
	Rascher	10,50	9,00	—
	Soherer	12,00	9,75	9,00
	Presser	10,50	9,00	7,50
	Wollsortiererinnen	5,00	4,00	—
	Kettenschererinnen	5,00	4,00	-

	Nopperinnen	5,00	4,00	-
	Hasplerinnen	5,00	4,00	—
	Anlegerinnen	4,50	—	3,00
7. Baumwollmanufakturen:	Webergesellen	15,00	12,00	9,00
	Kettenscherer und Appreteure	9,00	7,50	6,00
	Mädchen zum Fransenknüpfen	6,00	4,00	3,60
	Schußjungen	3,75	3,00	2,00
8. Kattundruckereien:	Graveure	30,00	_	18,00
	Formstecher	18,00	—	15,00
	Walzendrucker	27,00	18,00	13,50
	Perrotinendrucker	24,00	18,00	13,50
	Handdrucker	12,00	9,00	7,50
	Musterzeichner	36,00	30,00	—
	Maschinenmeister	_	_	18,00
	Fabrikarbeiter	—	—	9,00
	Arbeiterinnen	4,50	—	3,00
	Streichjungen	3,00	—	2,00
9. Appreturanstalten:	Arbeitsleute	10,50	_	9,00
	Mädchen	4,00	3,50	3,00
10. Bandmanufakturen:	Posamentiergesellen	13,50	12,00	9,00
	Mädchen	5,00	4,50	4,00
11. Bleichereien:	Fabrikarbeiter	10,50	—	9,00
	Tagelöhner	—	—	9,00
12.Damastwebereien:	Weber	15,00	12,00	9,00
	Schußjungen	3,50	—	3,00
	Fabrikarbeiter	—	9,00	—
13. PosamentierwarenhersteUung:	Posamentier- und Knopfmachergesellen	15,00	12,00	10,50
	Bandmacher	12,00	10,50	9,00
	Fabrikarbeiter	18,00	12,00	9,00

Berliner Wochenlöhne im Jahre 1853 (in Mark und Pfennigen)*

14. *Seidenzwirnerei:*	Posamentiergesellen	12,00	—	9,00
	Arbeiterinnen	6,00	—	4,50
15. *Strumpfwaren-Herstellung:*	Strumpfwirkergesellen	12,00	9,00	7,50
	Näherinnen	6,00	—	4,50
	Stickerinnen	4,50	3,00	2,00
16. *Seiden- und Samtwarenmanufakturen:*	Seidenwirkergesellen SchuBjungen	13,50	10,50 3,75	7,50 3,00
	Seidenwickerinnen		4,50	3,00
	Spulerinnen	3,00	2,00	
17. *Damenmäntelkonfektion:*	Zuschneider Näherinnen	18,00	15,00	12,00
	Näherinnen	7,50	6,00	4,50
18. *Nähanstalten:*	Näherinnen	7,50	5,00	4,50
	Kinder (1 Jahr ohne Bezahlung)	2,50		1,50
19. *Chemische Fabriken;*	Fabrikarbeiter Knaben	12,00	10,50	9,00
	Knaben	3,00		2,50
20. *Farbenfabriken:*	Fabrikarbeiter	12,00	—	10,50
	Tagelöhner			9,00

Abbildung 130: Berliner Wochenlöhne im Jahre 1853 (in Mark und Pfennigen)*
Quelle: Baar, Lothar: Die Berliner Industrie in der industriellen Revolution. Berlin 1969, S. 245–248

Die Entwicklung der durchschnittlichen ortüblichen Tagelöhne für Frauen und Männer über 16 Jahren in Berlin zwischen 1884 und 1912

Tagelöhne (Mark)

	1884	1902	1912
Männer	2,40	2,90	3,60
Frauen	1,50	1,60	2,20

Abbildung 131: Die Entwicklung der durchschnittlichen ortüblichen Tagelöhne für Frauen und Männer über 16 Jahren in Berlin zwischen 1884 und 1912 (in Mark)
Quelle: Eigene Berechnung nach Statistischem Jahrbuch deutscher Städte 19 (1913), S 826–92. s.a. Vögele, J. Sozialgeschichte städtischer Gesundheitsverhältnisse während der Urbanisierung Schriften zur Wirtschafts- und Sozialgeschichte Band 69 (2001) S. 210

**Alters- und Geschlechtsspezifisches Todesursachenpanorama in Preußen, 1877
Männer (pro10.000 Lebende)**

Todesursachen	0-1	1-5	5-15	15-30	30-40	40-60	>60	Alle
Scharlach	31,7	43,3	10,3	0,7	0,1	0,0	0,1	8,2
Masern und Röteln	39,6	25,0	2,7	0,1	0,0	0,0	0,0	4,8
Diphterie und Krupp	103,8	94,0	14,9	0,4	0,1	0,2	0,3	17,4
Keuchhusten	103,9	20,3	0,8	0,0	0,0	0,1	0,3	6,2
Lebensschwäche	507,1	31,9	3,5	0,0	0,0	0,0	0,0	22,2
Verdauungssysteme	1249,1	79,3	3,5	1,2	1,7	2,7	5,2	54,9
Tuberkulose	22,8	11,2	4,2	30,7	44,6	68,6	99,4	35,7
Atmungsorgane	91,3	22,7	3,0	5,4	12,1	30,0	63,9	18,7
Krebs	0,1	0,1	0,1	0,2	0,8	6,0	15,0	2,3
Herz-Kreislauf	6,3	5,7	2,8	2,2	4,6	14,5	46,0	8,3
Gehirn und Nerven	99,1	22,3	5,4	3,7	9,1	22,3	71,2	18,1
Kindbett								
Altersschwäche	0,1	0,1	0,3	0,4	0,5	0,9	335,8	23,0
Andere Krankh./Ursachen	284,5	66,7	18,0	24,5	34,6	69,1	130,2	54,0
Alle Ursachen	2539,4	422,6	69,5	69,5	108,2	214,4	767,4	273,8

Abbildung 132: Alters- und Geschlechtsspezifisches Todesursachenpanorama in Preußen, Männer, 1877

Quelle: Eigene Berechnung nach Vögele, J. Sozialgeschichte städtischer Gesundheitsverhältnisse während der Urbanisierung, Schriften zur Wirtschafts- und Sozialgeschichte Band 69; 2001; S.481

Alters- und Geschlechtsspezifisches Todesursachenpanorama in Preußen, 1885
Männer (pro 10.000 Lebende)

Todesursachen	0–1	1–5	5–15	15–30	30–40	40–60	>60	Alle
Scharlach	24,3	33,5	9,3	0,3	0,1	0,0	0,0	6,5
Masern und Röteln	49,3	33,5	3,1	0,1	0,0	0,0	0,0	5,8
Diphterie und Krupp	101,6	109,4	20,2	0,8	0,3	0,3	0,3	19,6
Keuchhusten	88,3	15,1	0,6	0,0	0,0	0,1	0,3	4,6
Lebensschwäche	571,9	25,1	2,6	0,0	0,0	0,0	0,0	21,6
Verdauungssysteme	1308,2	72,6	3,3	1,0	1,4	2,1	3,3	51,4
Tuberkulose	25,0	11,7	4,6	28,5	45,2	65,2	84,9	33,7
Atmungsorgane	124,0	36,0	3,9	6,6	14,4	36,4	86,5	24,7
Krebs	0,2	0,2	0,1	0,2	1,1	8,0	20,7	3,1
Herz-Kreislauf	5,0	3,4	2,4	2,1	4,1	12,8	42,7	7,4
Gehirn und Nerven	86,9	22,0	6,4	3,9	9,5	23,6	76,8	18,4
Kindbett								
Altersschwäche	0,1	0,1	0,4	0,3	0,4	1,1	303,7	22,3
Andere Krankh./Ursachen	261,8	52,4	15,6	21,2	32,9	63,2	123,6	47,1
Alle Ursachen	2646,6	415,0	72,5	65,0	109,4	212,8	742,8	266,2

Abbildung 133: Alters- und Geschlechtsspezifisches Todesursachenpanorama in Preußen, Männer, 1885

Quelle: Eigene Berechnung nach Vögele, J. Sozialgeschichte städtischer Gesundheitsverhältnisse während der Urbanisierung, Schriften zur Wirtschafts- und Sozialgeschichte Band 69; 2001; S.483

Alters- und Geschlechtsspezifisches Todesursachenpanorama in Preußen, 1900 Männer (pro 10.000 Lebende)

Todesursachen	0–1	1–5	5–15	15–30	30–40	40–60	>60	Alle
Scharlach	13,0	19,7	5,4	0,3	0,1	0,0	0,0	3,8
Masern und Röteln	24,1	11,7	0,6	0,0	0,0	0,0	0,0	2,1
Diphterie und Krupp	37,7	27,3	4,6	0,2	0,1	0,0	0,1	5,2
Keuchhusten	86,6	10,7	0,3	0,0	0,0	0,0	0,1	3,9
Lebensschwäche	617,3	12,4	0,9	0,0	0,0	0,0	0,0	20,8
Verdauungssysteme	1504,8	59,5	2,8	0,7	0,9	1,4	2,4	54,6
Tuberkulose	25,7	9,3	4,3	21,9	28,9	42,9	47,9	23,1
Atmungsorgane	221,7	49,6	4,2	6,6	13,0	40,4	146,0	33,6
Krebs	0,4	0,2	0,1	0,4	1,9	14,2	41,5	5,7
Herz-Kreislauf	8,0	1,8	1,7	2,1	3,8	14,3	47,5	7,6
Gehirn und Nerven	77,4	16,8	5,1	3,1	6,7	22,1	84,7	16,7
Kindbett								
Altersschwäche	0,1	0,1	0,3	0,3	0,3	0,8	306,7	21,6
Andere Krankh./Ursachen	216,7	32,1	9,6	18,1	25,5	56,2	122,4	38,9
Alle Ursachen	2833,5	251,2	39,9	53,7	81,2	192,3	799,3	237,6

Abbildung 134: Alters- und Geschlechtsspezifisches Todesursachenpanorama in Preußen, Männer, 1900

Quelle: Eigene Berechnung nach Vögele, J. Sozialgeschichte städtischer Gesundheitsverhältnisse während der Urbanisierung, Schriften zur Wirtschafts- und Sozialgeschichte Band 69; 2001; S.485

Alters- und Geschlechtsspezifisches Todesursachenpanorama in Preußen, 1907
Männer (pro 10.000 Lebende)

Todesursachen	0-1	1-5	5-15	15-30	30-40	40-60	>60	Alle
Scharlach	8,1	11,4	3,6	0,2	0,1	0,0	0,0	2,3
Masern und Röteln	23,9	10,4	0,6	0,0	0,0	0,0	0,0	1,9
Diphterie und Krupp	13,6	14,1	2,8	0,2	0,1	0,0	0,0	2,6
Keuchhusten	53,2	6,5	0,2	0,0	0,0	0,0	0,1	2,2
Lebensschwäche	466,8	0,0	0,0	0,0	0,0	0,0	0,0	13,3
Verdauungssysteme	527,9	20,7	2,3	2,2	3,5	11,6	28,7	22,8
Tuberkulose	30,0	10,3	4,1	18,0	22,0	31,4	31,0	18,1
Atmungsorgane	247,0	43,1	3,5	5,1	10,6	59,5	113,2	28,2
Krebs	1,1	0,4	0,2	0,6	2,0	15,6	52,4	6,8
Herz-Kreislauf	36,0	3,5	1,8	3,0	6,3	24,0	97,0	14,2
Gehirn und Nerven	56,3	11,4	3,5	2,6	5,4	17,2	63,9	12,3
Kindbett								
Altersschwäche	0,0	0,0	0,0	0,0	0,0	0,0	246,4	16,8
Andere Krankh./Ursachen	739,8	46,2	8,6	15,1	20,2	12,4	99,7	54,5
Alle Ursachen	2203,7	178,0	31,2	47,0	70,2	171,7	732,4	196,0

Abbildung 135: Alters- und Geschlechtsspezifisches Todesursachenpanorama in Preußen, Männer, 1907

Quelle: Eigene Berechnung nach Vögele, J. Sozialgeschichte städtischer Gesundheitsverhältnisse während der Urbanisierung, Schriften zur Wirtschafts- und Sozialgeschichte Band 69; 2001; S.487

Alters- und Geschlechtsspezifisches Todesursachenpanorama in Preußen, 1877 Frauen (pro 10.000 Lebende)

Todesursachen	0–1	1–5	5–15	15–30	30–40	40–60	>60	Alle
Scharlach	25,7	39,3	10,1	0,5	0,2	0,1	0,0	7,3
Masern und Röteln	36,5	24,6	2,7	0,1	0,0	0,0	0,0	4,4
Diphterie und Krupp	84,4	87,9	15,1	0,4	0,2	0,2	0,1	15,5
Keuchhusten	109,2	26,1	1,1	0,0	0,0	0,1	0,2	6,7
Lebensschwäche	420,3	33,4	4,9	0,0	0,0	0,0	0,0	18,7
Verdauungssysteme	1011,2	76,6	3,4	1,4	1,9	2,4	5,3	44,1
Tuberkulose	20,5	12,4	6,5	25,9	38,0	46,5	65,0	28,4
Atmungsorgane	67,3	23,8	2,8	3,4	7,2	17,1	49,0	14,0
Krebs	0,2	0,1	0,1	0,2	1,9	8,5	15,6	3,1
Herz-Kreislauf	4,9	4,7	2,5	2,8	6,0	19,5	63,0	10,9
Gehirn und Nerven	78,2	20,2	4,7	2,7	4,9	13,0	49,3	13,2
Kindbett	0,0	0,0	0,0	7,3	16,0	4,0	0,0	4,7
Altersschwäche	0,1	0,1	0,4	0,3	0,4	0,8	368,7	27,7
Andere Krankh./Ursachen	252,1	62,8	16,6	16,6	24,1	46,2	92,3	41,6
Alle Ursachen	2110,6	412,0	70,9	61,6	100,8	158,4	708,5	240,3

Abbildung 136: Alters- und Geschlechtsspezifisches Todesursachenpanorama in Preußen, Frauen, 1877

Quelle: *Eigene Berechnung nach Vögele, J. Sozialgeschichte städtischer Gesundheitsverhältnisse während der Urbanisierung, Schriften zur Wirtschafts- und Sozialgeschichte Band 69; 2001; S.481*

Alters- und Geschlechtsspezifisches Todesursachenpanorama in Preußen, 1885 Frauen (pro 10.000 Lebende)

Todesursachen	0–1	1–5	5–15	15–30	30–40	40–60	>60	Alle
Scharlach	20,4	31,1	9,2	0,5	0,1	0,0	0,0	5,9
Masern und Röteln	42,8	32,7	3,6	0,1	0,1	0,0	0,0	5,4
Diphterie und Krupp	87,7	103,8	21,2	0,8	0,3	0,2	0,2	18,0
Keuchhusten	92,0	19,2	0,8	0,0	0,0	0,1	0,3	4,9
Lebensschwäche	480,5	25,3	3,7	0,0	0,0	0,0	0,0	17,9
Verdauungssysteme	1074,7	68,9	3,3	1,1	1,5	1,7	3,8	41,2
Tuberkulose	22,2	12,7	7,5	26,4	38,7	43,1	58,6	28,0
Atmungsorgane	105,5	37,0	4,3	4,5	8,6	21,1	66,0	19,3
Krebs	0,1	0,1	0,1	0,3	2,3	10,4	20,7	4,0
Herz-Kreislauf	4,1	3,1	2,4	2,5	4,9	17,2	58,1	10,0
Gehirn und Nerven	70,1	20,4	6,1	3,1	5,5	14,0	56,3	14,0
Kindbett	0,0	0,0	0,0	6,6	16,0	3,7	0,0	4,5
Altersschwäche	0,1	0,1	0,3	0,3	0,3	0,9	337,3	27,6
Andere Krankh./Ursachen	215,3	47,8	13,2	13,8	20,6	39,6	84,1	34,4
Alle Ursachen	2215,5	402,2	75,7	60,0	98,9	152,0	685,4	235,1

Abbildung 137: Alters- und Geschlechtsspezifisches Todesursachenpanorama in Preußen, Frauen, 1885

Quelle: Eigene Berechnung nach Vögele, J. Sozialgeschichte städtischer Gesundheitsverhältnisse während der Urbanisierung, Schriften zur Wirtschafts- und Sozialgeschichte Band 69; 2001; S.481

Alters- und Geschlechtsspezifisches Todesursachenpanorama in Preußen, 1900 Frauen (pro10.000 Lebende)

Todesursachen	0-1	1-5	5-15	15-30	30-40	40-60	>60	Alle
Scharlach	11,2	18,0	5,7	0,3	0,1	0,0	0,0	3,5
Masern und Röteln	21,8	11,3	0,7	0,0	0,0	0,0	0,0	2,0
Diphterie und Krupp	29,6	24,3	5,1	0,2	0,1	0,1	0,1	4,5
Keuchhusten	86,3	14,0	0,4	0,0	0,0	0,0	0,1	4,1
Lebensschwäche	501,2	14,4	1,2	0,0	0,0	0,0	0,0	16,4
Verdauungssysteme	1231,0	57,4	2,7	0,8	0,9	1,0	1,8	43,6
Tuberkulose	20,3	9,8	6,7	21,0	26,0	26,0	31,3	19,2
Atmungsorgane	175,0	48,3	5,2	5,5	9,7	25,6	122,5	28,5
Krebs	0,3	0,2	0,1	0,6	3,2	15,7	37,0	6,5
Herz-Kreislauf	7,5	1,9	2,0	2,6	5,1	15,3	58,9	9,7
Gehirn und Nerven	61,3	15,0	4,9	2,7	4,3	13,8	64,2	13,4
Kindbett	0,0	0,0	0,0	3,6	8,4	1,8	0,0	2,4
Altersschwäche	0,1	0,1	0,3	0,2	0,3	0,7	340,9	28,0
Andere Krankh./Ursachen	181,0	26,4	7,5	10,8	16,7	32,4	83,9	27,3
Alle Ursachen	2326,6	241,1	42,5	48,3	74,8	132,4	740,7	209,1

Abbildung 138: Alters- und Geschlechtsspezifisches Todesursachenpanorama in Preußen, Frauen, 1900

Quelle: Eigene Berechnung nach Vögele, J. Sozialgeschichte städtischer Gesundheitsverhältnisse während der Urbanisierung, Schriften zur Wirtschafts- und Sozialgeschichte Band 69; 2001; S.485

Alters- und Geschlechtsspezifisches Todesursachenpanorama in Preußen, 1907 Frauen (pro 10.000 Lebende)

Todesursachen	0–1	1–5	5–15	15–30	30–40	40–60	>60	Alle
Scharlach	6,5	10,7	3,9	0,3	0,1	0,0	0,0	2,2
Masern und Röteln	20,9	10,3	0,7	0,0	0,0	0,0	0,0	1,8
Diphterie und Krupp	12,3	12,6	3,2	0,2	0,1	0,0	0,0	2,4
Keuchhusten	55,4	8,7	0,2	0,0	0,0	0,0	0,0	2,4
Lebensschwäche	373,8	0,0	0,0	0,0	0,0	0,0	0,0	10,1
Verdauungssysteme	439,0	20,0	2,5	2,5	4,1	8,6	24,3	19,2
Tuberkulose	24,6	10,1	6,2	19,9	22,1	19,0	20,5	16,2
Atmungsorgane	204,6	41,1	3,9	4,3	7,5	17,8	87,0	23,0
Krebs	1,1	0,4	0,1	0,6	3,6	17,4	47,2	8,0
Herz-Kreislauf	30,1	3,1	2,0	3,4	7,1	18,9	86,8	14,0
Gehirn und Nerven	44,9	10,3	3,4	2,3	3,7	11,4	53,9	10,6
Kindbett	0,0	0,0	0,0	3,1	6,8	1,5	0,0	2,0
Altersschwäche	0,0	0,0	0,0	0,0	0,0	0,0	268,2	22,3
Andere Krankh./Ursachen	597,6	41,5	6,5	7,0	9,9	23,6	76,6	35,1
Alle Ursachen	1810,8	168,8	32,6	43,6	65,0	118,2	664,5	169,3

Abbildung 139: Alters- und Geschlechtsspezifisches Todesursachenpanorama in Preußen, Frauen, 1907

Quelle: Eigene Berechnung nach Vögele, J. Sozialgeschichte städtischer Gesundheitsverhältnisse während der Urbanisierung, Schriften zur Wirtschafts- und Sozialgeschichte Band 69; 2001; S.487

Der Wandel des Todesursachenpanoramas in Berlin 1877 – 1907

Todesursache	SMR 1877 (pro 10.000 Lebende)	SMR 1907 (pro 10.000 Lebende)	Anteil am Rückgang
Scharlach	12,5	1,3	7,3
Masern und Röteln	2,4	3,1	-0,5
Diphterie und Krupp	14,9	3,4	7,5
Keuchhusten	3,6	3,4	0,1
Lebensschwäche	35,3	16,4	12,3
Verdauungssysteme	92,2	32,7	38,7
Tuberkulose	34,6	21,0	8,8
Atmungsorgane	35,9	29,3	4,3
Krebs	7,4	12,9	-3,6
Herz-Kreislauf	10,3	19,8	-6,2
Gehirn und Nerven	29,7	11,6	11,8
Kindbett	1,6	1,1	0,3
Altersschwäche	11,9	5,1	4,4
Andere Kranh./Ursachen	62,1	30,4	14,8
Alle Ursachen	354,4	191,5	100,0

SMR: auf den Altersaufbau der Bevölkerung Preußens im Jahr 1877 standardisierte Sterberate

Abbildung 140: Der Wandel des Todesursachenpanoramas 1877–1907
Quelle: Eigene Berechnung nach Vögele, J. Sozialgeschichte städtischer Gesundheitsverhältnisse während der Urbanisierung, Schriften zur Wirtschafts- und Sozialgeschichte Band 69; 2001; S.131

Stadtentwicklung Berlin
Anzahl der Almosenempfänger zwischen 1841 und 1850

Jahr	1841	1850	1862	1871	1876	1881	1882
Anzahl der Almosenempfänger	5088	7263	6701	8678	9695	13194	14079
Prozentualer Anteil auf 100 Einwohnern	1,56%	1,78%	1,24%	1,11%	1,01%	1,21%	1,25%

Abbildung 141: Anzahl der Almosenempfänger zwischen 1841–1882
Quelle: Eigene Berechnung nach: Landesarchiv Berlin. Bericht über die Verwaltung der Stadt Berlin in den Jahren 1829 bis 1885, Hrsg. Städtische Behörden Berlin, erschienen in den Jahren 1842, 1863, 1880 und 1889

Stadtentwicklung Berlin

Anzahl der in ihren Wohnungen behandelten Armen-Kranken zwischen 1830 und 1893 und der Anteil an Krankenhauseinweisungen zwischen 1861 und 1893

Jahr	Anzahl Armer-Hauskranker (linke Achse)	Überwiesen Krankenhaus (rechte Achse)
1830	18623	
1831	23183	
1832	22309	
1833	22270	
1834	23587	
1835	21884	
1836	21607	
1837	24902	
1838	25646	
1839	24703	
1840	28194	
1861	30557	2255
1862	30237	2367
1863	29169	2388
1864	30772	2524
1865	30447	2518
1866	34917	2886
1867	35445	2885
1868	44793	3890
1869	43328	3661
1870	47190	3604
1871	50026	4714
1872	35437	4080
1873	28480	3527
1874	28575	3271
1875	30646	3771
1876	34822	3868
1877	41609	4538
1878	48021	4722
1879	46551	5066
1880	51914	5476

Jahr	Anzahl Armer-Hauskranker (linke Achse)	Überwiesen Krankenhaus (rechte Achse)
1881	52252	5534
1882	51351	5452
1883	55967	5788
1884	49512	5524
1885	46807	4883
1886	44774	4812
1887	40377	4155
1888	51369	4132
1889	56744	4228
1890	59117	3998
1891	57469	4600
1892	61166	4884
1893	58357	5240

Abbildung 142: Anzahl der in ihren Wohnungen behandelten Armen-Kranken zwischen 1830 und 1893 und der Anteil an Krankenhauseinweisungen zwischen 1861 und 1893
Quelle: Eigene Berechnung nach: Landesarchiv Berlin. Bericht über die Verwaltung der Stadt Berlin in den Jahren 1829 bis 1885, Hrsg. Städtische Behörden Berlin, erschienen in den Jahren 1842, 1863, 1880 und 1889

Konfessionen in Berlin 1849 bis 1910

	1849	1861	1871	1880	1890	1900	1910
Evangelisch	393.523 92,3 %	495.715 90,5 %	735.783 86,6 %	982.346 87,6%	1.352.559 85,7 %	1.590.115 84,2 %	1.689.118 81,6%
Katholisch	15.322 3,7%	30.260 5,5%	51.729 6,2%	80.603 7,2%	135.407 8,6%	188.444 10,0%	242,518 11,7%
Andere christl. Bekenntnisse	5.242 1,2%	2.643 0,5%	2.753 0,3%	4.124 0,3%	10.669 0,7%	14.209 0,8%	27.750 1,3%
Juden	9.604 2,3%	18.953 3,5%	36.020 4,4%	53.949 4,8%	79.286 5,0%	92.206 4,9%	90.013 4,3%
Sonstige	1 0,0%		236 0,0%	1.308 0,1%	873 0,1%	3.878 0,2%	21.858[2] 1,1%

[1] Gesamtbevölkerung: Zivil- und Militärbevölkerung.
[2] Andere Religionen; Religion unbekannt.

Abbildung 143: Konfessionen in Berlin 1849 bis 1910
Quelle: Mazerath, Horst., Wachstum und Mobilität S. 214. 1849: Tabellen und amtliche Nachrichten über den Preußischen Staat für das Jahr 1849, Bd. l, Berlin 1851, S. 701. 1861: Preußische Statistik, H. 5, S. 146 ff. 1871 – 1900: Statistisches Handbuch für das Deutsche Reich, T. l, Berlin 1907, S. 33 ff. 1910: Statistisches Jahrbuch der Stadt Berlin, 32. Jg. (1913), S. 34*

Zahl der ausgebildeten Krankenpflegerinnen in Preußen 1880 – 1885

	1880	1881	1882	1883	1884	1885
Schwestern und Ordensfrauen	94	295	482	460	507	680
Diakonissen	216	213	229	227	284	270
Schwestern vom Roten Kreuz	61	56	89	94	105	124
Selbständige Krankenpflegerinnen	67	69	64	67	59	92
Gesamt	438	633	864	848	955	1166

Abbildung 144: Zahl der ausgebildeten Krankenpflegerinnen in Preußen 1880–1885
Quelle: Meiwes, Relinde: Arbeiterinnen des Herrn.., 2000, S. 177

Zahl der „berufsmäßigen" Krankenpflegerinnen im Deutschen Reich 1876 – 1909

	1876	1887	1898	1909
Schwestern und Ordensfrauen	5763	7088	12840	21552
Diakonissen	1760	3456	7576	12890
Schwestern vom Roten Kreuz	525	1465	3613	8986
Freiprakt. Pflegerinnen	633	962	2398	12461
Jüdische Verbände				40
Gesamt	8681	12971	26427	55937

Abbildung 145: Zahl der „berufsmäßigen" Krankenpflegerinnen im Deutschen Reich 1876–1909
Quelle: Meiwes, Relinde: Arbeiterinnen des Herrn…, 2000, S. 178

10.2 Abbildungen zu Kapitel 7 Katholische Krankenhäuser
10.2.1 Abbildungen zum St. Hedwig-Krankenhaus

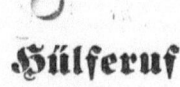

Hülferuf

zur

Errichtung eines Katholischen

Krankenhauses

in

Berlin.

Selig sind die Barmherzigen, denn sie
werden Barmherzigkeit erlangen.
Matth. 5, 7.

Berlin 1850.
Druck von J. E. Fuchs,
Friedrichstraße 234.

— 9 —

schätzen das Gotteswerk höher als das Menschenwerk, Gottes Ebenbild in dem Kinde unendlich höher, als das größte Kunstwerk, das je Menschenhand gefertiget hat, und um dieses Gottesbild in dem Kinde wieder herzustellen, um das Gottesbild vor Entstellung zu bewahren, dazu bitten wir um eure Hülfe.

Um alle diese Zwecke zu erreichen, bedürfen wir ein Eigenthum, nicht mit prachtvollen, aber mit großen Gebäuden und Räumlichkeiten. Auf dieses Ziel war von Anfang an alle Sorge des Comités des Krankenhauses gerichtet. Man sammelte ein Baukapital und suchte mit dem größten Eifer ein geeignetes Grundstück aufzufinden. Das Baukapital beträgt gegenwärtig **16,000** Rthlr. Endlich ist man so glücklich gewesen auch ein Grundstück zu erwerben. Am 7. Januar cur. kaufte das Kirchen-Collegium von St. Hedwig zur Errichtung einer Katholischen Krankenanstalt im Wege der öffentlichen Subhastation für **20,000** Rthlr. das in der großen Hamburgerstraße Nr. 10 belegene Grundstück, von einem Umfange von fast 5 Morgen. Das erworbene Grundstück ist zu diesem Zweck in hohem Grade geeignet. Die Größe desselben bietet den nöthigen Raum für alle Bedürfnisse einer wohleingerichteten Krankenanstalt, und die mit dem Hause nothwendig zu verbindende Kapelle wird zugleich dem ärmsten und zahlreichsten Theile unserer Gemeinde, der ganz in der Nähe wohnt, und bisher, wegen der weiten Entfernung, die Kirche nur selten besuchen konnte, Befriedigung der religiösen Bedürfnisse darbieten.

So stehen wir denn mit einer Schuld von **4000** Rthlr., da die Kaufsumme aus dem Baufond entnommen werden mußte und ohne irgend andere Mittel für diesen Zweck zu besitzen, vor einem Unternehmen, das ohne ganz bedeutende Geldsummen nicht ausgeführt werden kann. Um ein Krankenhaus für etwa **200** Kranken nebst einem Waisenhause und der Kapelle zu bauen, bedürfen wir wenigstens ein Kapital von **60,000** Rthlr. Können wir den Bau bald beginnen, so erwächst uns daraus großer Vortheil, da die Baumaterialien augenblicklich ⅓ im Werthe gesunken sind. Dennoch hoffen wir das Werk zu vollenden, weil es der Ehre Gottes und dem Heile des Nebenmenschen dienen soll, und wir sonach vertrauen können, daß Gottes Segen mit uns ist.

— 10 —

Er kann ja mit dem Feuer der Liebe, das er in die Welt getragen, die Herzen Vieler entzünden, und sie geneigt machen, unseren Bitten ein williges Ohr zu leihen. Um nun allen Gelegenheit zu geben, zur Ehre Gottes und zur Linderung der Noth unserer Mitbrüder uns zu Hülfe zu eilen, so hat das Comité des Krankenhauses beschlossen, in folgender Weise eure christliche Liebe in Anspruch zu nehmen.

Abbildung 146: Hülferuf zur Errichtung eines katholischen Krankenhauses in Berlin, Berlin 1850 – St. Hedwig-Krankenhaus
Quelle: SHK Archiv

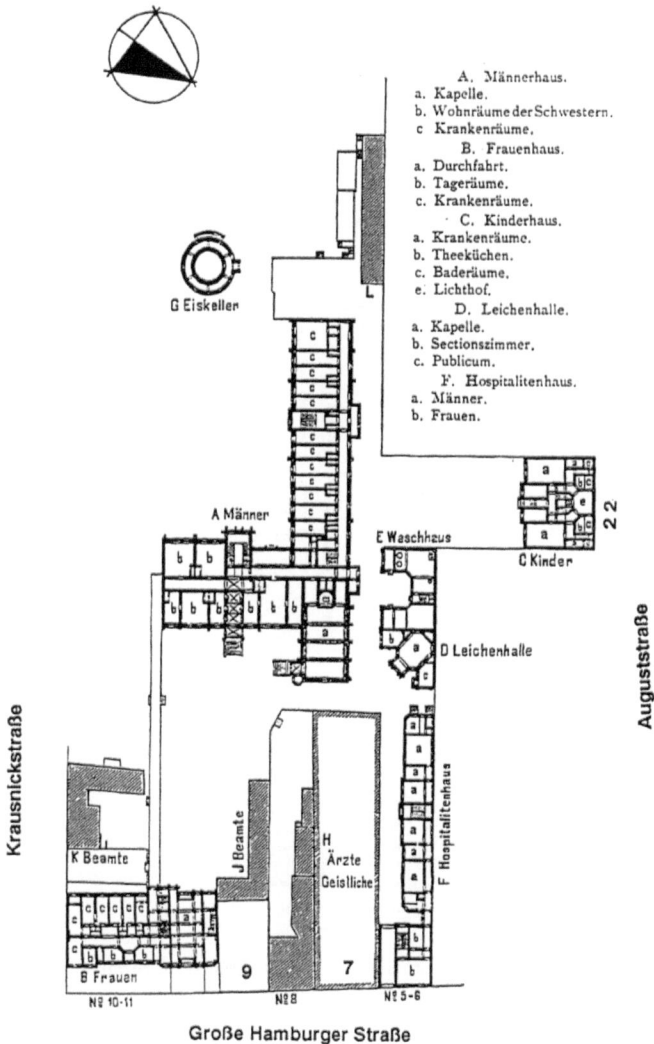

Abbildung 147: Lageplan des St. Hedwig-Krankenhauses, unmaßstäblich, 1896
Quelle: Albertshofr, E.: *Gartenpflegerische Untersuchung... Berlin 1995, S. 84*

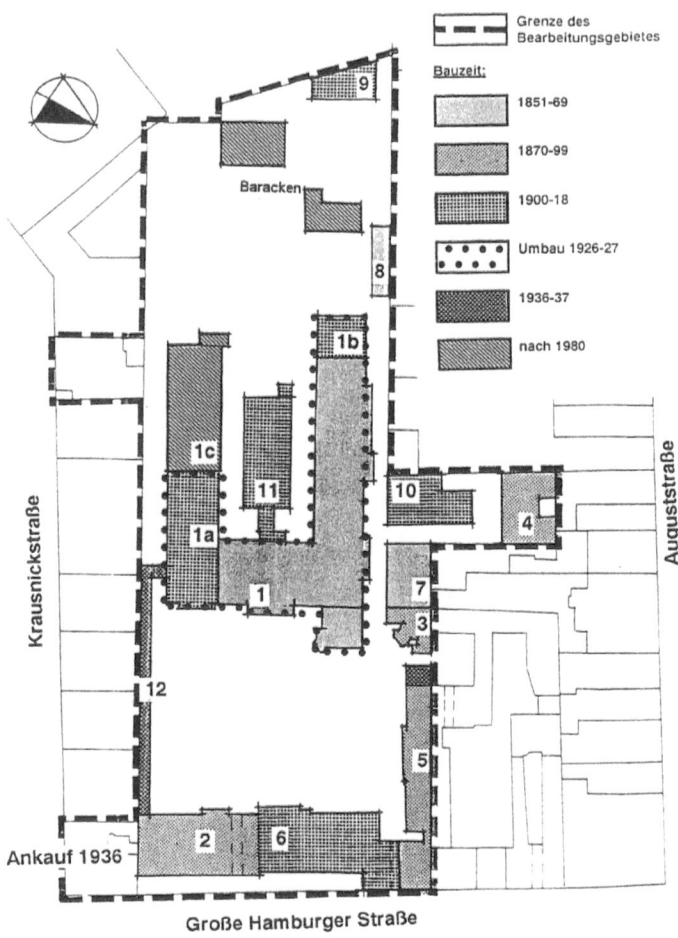

Abbildung 148: Gebäudealter des St. Hedwig-Krankenhauses, unmaßstäblich, von 1851 bis heute

Quelle: Albertshofer, E.: Gartenpflegerische Untersuchung..., Berlin 1995, S. 78.

Legende der Abb.

Hauptgebäude
1 **Hauptgebäude und Kapelle**
1851–1855 von Dombaumeister Vincent Statz erbaut
1a **Operationsbau,**
südlicher Anbau am Hauptgebäude
1899–1900 von August Menken
1b **Karolusbau,**
westlicher Anbau am Nordflügel des Hauptgebäudes,
1910–1911 Anbau von Tagesräumen und Liegehallen
1c **Neubau OP-Trakt,**
westlicher Anbau an 1a,
1988–1995 unter der Leitung von Prof. Komeli **1,1 a,1 b Aufstockung der Gebäude,**
Bau der dreiachsigen Vorhalle,
1925–1928 von Wilhelm Fahlbusch
2 **südliches Vorderhaus,**
Große Hamburger Str. 10–11,
1879–1881 nach Entwürfen von Vinzent Statz
3 **Leichenhalle**
1884 erbaut anstelle eines Vorgängerbaus von 1866
4 **Kinderkrankenhaus,**
heute Altersheim
1887 nach Plänen von Franz Statz (Sohn von Vincent Statz)
5 **Hospital für Altersschwache, (Elisabethhaus),**
Große Hamburger Straße 5–6
1887–1889 nach Plänen von Max Hasak,
1936–1937 westliche Bauerweiterung um zwei Achsen und
Ausbau des Dachgeschosses zum Vollgeschoß
6 **Josephshaus,**
Große Hamburger Straße 7–8 1905 nach Plänen von Carl Moritz

Nebengebäude
7 **Waschhaus,**
1868 erbaut*, Neu- und Umbau 1907
8 **Wirtschaftsgebäude, (ehem. Kuhstall, Schlachthaus),**
1856 als Kuhstall erbaut*, 1903 Umbau für Herstellung der Fleisch- und Wurstwaren des Krankenhauses
9 **Gewächshaus,**
1910 erbaut*, 1994 zum Teil abgerissen
10 **Kesselhaus,**
1913–1914 erbaut*
11 **Küchengebäude,**
1918–1919 erbaut*
12 **Verbindungsgang,**
1936–1937 Neubau des überdeckten Verbindungsganges zwischen Hauptgebäude und Vorderhaus, nach Plänen von P. Lindner

[1] der Architekt ist nicht bekannt

Abbildung 149: Legende des Gebäudealters des St. Hedwig-Krankenhauses, 1896
Quelle: Albertshofr, E.: Gartenpflegerische Untersuchung... Berlin 1995, S. 79

Die Statuten lauteten:

§ 1. Das Krankenhaus und das Hospital bilden zwei der katholischen St. Hedwig-Kirche zu Berlin angehörige kirchliche Stiftungen und stehen als solche unter Aufsicht und Leitung des Kirchen-Collegiums zu St. Hedwig. Dieselben befinden sich, bis dahin, daß das Kirchen-Collegium nach der durch die Allerhöchste Cabinetsordre vom 11. März 1844 erhaltenen Erlaubniß ein eigenes Grundstück für beide Anstalten erworben und auf demselben ein neues Gebäude für dieselben errichtet hat, vorläufig in dem Hause Kaiserstraße 29. Das Krankenhaus und Hospital sollen jedoch in zwei für sich bestehende Abtheilungen getrennt und die Fonds jeder Anstalt besonders verwaltet werden.

I. Das Krankenhaus.

§ 2. Das Krankenhaus hat den Zweck, Kranke beiderlei Geschlechts zur Heilung und Pflege aufzunehmen. Hilfsbedürftige Kranke der katholischen Gemeinde sind zur Aufnahme in dasselbe zunächst zu berücksichtigen. Kranken anderer Confessionen wird, wenn sie die Aufnahme wünschen, und Raum und Mittel solche gestatten, dieselbe nicht versagt werden.

§ 3. Die Verwaltung des Krankenhauses wird theils durch das Kirchen-Collegium und ein Comité desselben, theils durch die Barmherzigen Schwestern eines von der Kirche genehmigten Ordens, unter Beistand eines Arztes und Wundarztes, und der nöthigen Dienstleute besorgt. Die Annahme eines besonderen Geistlichen wird, sobald die Mittel solche erlauben, vorbehalten.

§ 4. Neben der allgemeinen Vertretung der Anstalt nach Außen gehört zu den Geschäften des Kirchen-Collegium besonders:
1. die obere Beaufsichtigung und Leitung der Anstalt überhaupt (§ 1);
2. die Verwaltung des Vermögens und die Rechnungslegung darüber;
3. Abrechnung mit der Schwester-Oekonomin über die Haushaltungskosten;
4. Vollziehung aller Verträge, Vollmachten, Bescheinigungen u. s. w. Namens des Krankenhauses;
5. die Ertheilung eines Reglements für den inneren Dienst der Anstalt;
6. die Sorge für die Vollständigkeit des nöthigen Verwaltungspersonales.
(§ 3.)

§ 5. Das Comité (§ 3) besteht außer dem jedesmaligen Propste zu St. Hedwig, welcher den Vorsitz führt, aus Mitgliedern, die das Kirchen-Collegium theils aus sich selbst und aus den Aeltesten, theils aus andern Mitgliedern der Gemeinde in beliebiger Zahl für drei Jahre wählt und alle drei Jahre erneuert. Die früheren Mitglieder können sämmtlich oder theilweise wieder gewählt werden.

§ 6. Das Comité ist das ordentliche Organ des Kirchen-Collegium; namentlich für specielle Ausübung des Aufsichtsrechts und für Ueberwachung der Innehaltung des Reglements, sowie für die ihm besonders zu übertragenden Geschäfte, und ausschließlich dem Kirchen-Collegium, sonst aber Niemanden verantwortlich.

Es hat für die Beschaffenheit des erforderlichen Grundstückes und Gebäudes, vorläufig miethsweise, künftig als Eigenthum aller von dem Kirchen-Collegium Namens des Krankenhauses, nach der Genehmigung zu vollziehenden Verträge, und für die Aufbringung der nöthigen Geldmittel nach Möglichkeit zu sorgen.

Ohne vorgängige gutachtliche Aeußerung des Comités wird das Kirchen-Collegium keinerlei das Krankenhaus angehende Administrativ-Maßregeln treffen.

§ 7. Der Vorsitzende des Comités ist berechtigt, auf längere oder kürzere Zeit sich einen Stellvertreter zu substituiren. Die Versammlungen des Comités beruft der Vorsitzende, wenigstens alle Monate einmal, und außerdem so oft es ihm nothwendig scheint. Alle Beschlüsse des Comités erfolgen durch Stimmenmehrheit. Bei gleicher Stimmenzahl entscheidet der Vorsitzende. Um gültig zu beschließen, müssen außer dem Vorsitzenden wenigstens noch vier Mitglieder gestimmt haben.

§ 8. Die Rechte und Pflichten der Barmherzigen Schwestern, sowie des Arztes und Wundarztes (§ 3) werden durch besondern Vertrag festgesetzt.

II. Das Hospital.

§ 9. Dasselbe hat den Zweck, altersschwachen und gebrechlichen Armen aus der Gemeinde Obdach und Verpflegung zu gewähren.

§ 10. Das Vermögen des Hospitals wird, gleich wie das Vermögen des Krankenhauses, jedoch besonders verwaltet. (§ 1 und 4.)

§ 11. Die Erhaltung der Ordnung im Hospital, die Verpflegung der Hospitaliten, und die sonst vorkommenden Geschäfte werden nach den vom Kirchen-Collegium besonders ertheilten Vorschriften bewirkt, und zunächst in die Hände der Barmherzigen Schwestern gelegt.

§ 12. Die Aufnahme in das Hospital geschieht durch das Kirchen-Collegium, welches zugleich den Erlaß eines besonderen Reglements für die Anstalt bewirken wird.

§ 13. Abänderungen des Statuts werden nach Bedürfniß vorbehalten und zwar unter gemeinschaftlicher Berathung und Beschlußnahme des Comités und des Kirchen-Collegiums.

Berlin, den 28. December 1846.

Das Kirchen-Collegium zu St. Hedwig.

Abbildung 150: Statuten des St. Hedwig-Krankenhauses, 1846
Quelle: Archiv des St. Hedwig-Krankenhauses

Die Hausordnung bestimmte Folgendes:

Für den inneren Dienst des Krankenhauses.

Wenn unverkennbar in einem kleinen Krankenhause ein Cirkel von Inconvenienzen besteht, deren große Spitäler überhoben sind, indem zunächst die geringe Anzahl der Betten, die Menge der Hülfesuchenden sehr beschränkt, so liegt es zunächst im allgemeinen Interesse, dieses kleine Krankenhaus durch schnellen Wechsel der Kranken recht vielen zugängig und dadurch groß zu machen. Es bleibt daher die eigentliche Aufgabe, mit wenig Geld in kurzer Zeit recht viele Kranke zu heilen.

Um aber diese Wohlthat bei unsern noch schwachen Mitteln recht vielen Bedürftigen zu gewähren, so sind vorzugsweise Personen mit acuten Krankheiten aufzunehmen, denn wenn Oeconomie und Therapie die beiden Hauptfunctionen der Krankenhausverwaltung ausmachen, so giebt es für die Nützlichkeit dieses Instituts kein allseitigeres Lähmungsmittel, als die vielen Unheilbaren, die den übrigen Kranken Monate lang den Platz verlegen. An solchen Unglücklichen muß sich das Mitleid anderweitig bethätigen.

§ 1. Die Krankenpflege wird von den Barmherzigen Schwestern besorgt.

§ 2. Da das St. Hedwig-Krankenhaus von der katholischen Kirchengemeinde gegründet und zu deren Nutzen bestimmt ist, so werden zunächst und vorzugsweise Kranke katholischer Religion in dasselbe aufgenommen. Doch wird auch Kranken anderer Confessionen, wofern dieselben es wünschen, und Raum und Mittel möglich machen sollten, die Aufnahme nicht versagt werden.

§ 3. Die unentgeltliche Aufnahme im Krankenhause wird nur denjenigen hülfsbedürftigen Personen beiderlei Geschlechts gewährt, die weder selbst noch durch ihre verpflichteten Verwandte im Stande sind, sich ärztlichen Beistand, Medicamente und häusliche Pflege zu verschaffen.

§ 4. Die genaueste Untersuchung ihrer Verhältnisse mit Rücksicht auf den Umstand, ob die aufgenommenen Kranken, sich für zahlungsunfähig ausgebenden Kranken zu einer Krankenkasse gehören und aus derselben unterstützt werden, wird einem zu bildenden Vereine besonders empfohlen.

Dieser Hülfsverein des Krankenhauses besteht zunächst aus dem Arzte des Krankenhauses und einer Anzahl von sechs bis acht Mitgliedern der Gemeinde, die wenigstens einen jährlichen Beitrag von 2 Rthlr. an die Krankenhauskasse zahlen. Diese Mitglieder werden aus besonderem Vertrauen vom Comité gewählt und erhalten vom Kirchen-Collegium eine Legitimationskarte.

§ 5. Die Verpflegung eines kranken Lehrlings liegt in der Regel seinem Meister, so wie die eines erkrankenden Dienstboten seiner Herrschaft ob, und nur in Fällen, wo die Nichtverpflichtung klar nachgewiesen ist, findet seine Aufnahme statt.

§ 6. Verheirathete oder unverheirathete Gesellen, die bei Gewerksgesellen-, Kranken- und Sterbekassen (z. B. Weber) concurriren, haben während der Zeit ihres Aufenthaltes im Krankenhause den gewöhnlichen Verpflegungssatz von 7 Sgr. 6 Pf. pro Tag zu zahlen.

§ 7. Die gewöhnlichen Gebühren 7 Rthlr. 15 Sgr. pro Monat müssen sogleich bei der Aufnahme des Kranken praenumerando entrichtet und bei dem Eintritt eines neuen Monats eben so erneuert werden. Die Verpflegungsgelder nimmt die Oberin im Krankenhause in Empfang.

Hat der Kranke keinen vollen Monat im Krankenhause zugebracht, so wird ihm bei seinem Abgange der Rest zurückgezahlt.

§ 8. Personen, welche nicht den Gewerken angehören, aber in einer Krankenkasse sind oder sonstige baare Unterstützungen beziehen, haben dieselben dem Krankenhause während ihres Aufenthaltes daselbst wöchentlich oder monatlich zu überliefern.

§ 9. Sämmtliche Verpflegungsgelder, mögen diese durch die Kranken selbst, deren Angehörige, durch die Gewerkskassen, den Hülfsverein oder durch die Oberin wie § 7 bereits bemerkt ist, eingehen, werden dem Rendanten überliefert.

§ 10. Die Aufnahme eines Kranken geschieht in Folge der gutachtlichen Aeußerung des Arztes der Anstalt auf einen von ihm ertheilten Aufnahmeschein.

§ 11. Epileptische, blöd- und wahnsinnige, krätzige, venerische, mit Grind, Pocken oder Krebsgeschwüren Behaftete, sowie schwangere Personen, auch solche, die wichtige chirurgische Operationen bedürfen, und Kinder unter 10 Jahren werden nicht aufgenommen.

§ 12. Zeigt sich während des Aufenthaltes im Krankenhause eine der genannten Krankheiten, so wird die damit behaftete Person sogleich aus dem Hause entlassen.

§ 13. Unheilbaren oder zu langwierigen Kranken kann zu ihrer Beobachtung nur ausnahmsweise ein Aufenthalt auf kurze Zeit gestattet werden.

§ 14. Die Aufgenommenen, welche Kleidungsstücke oder sonstige Gegenstände mitbringen, dürfen dieselben zu ihrem Gebrauche benutzen; im entgegengesetzten Falle werden aber solche in dem Effectenmagazin aufbewahrt. Nach ihrem Ableben fallen diese Gegenstände der Krankenhauskasse anheim, ohne daß die Anverwandten irgend einen Anspruch daran zu machen haben.

§ 15. Die Reconvalescenten müssen, so weit sie können, zur Reinlichkeit im Hause beitragen, und Anlaß zu Unordnungen, Streit und Zank sorgfältig vermeiden.

§ 16. Das Tabakrauchen ist in den Krankensälen untersagt.

§ 17. Ohne ausdrückliche Erlaubniß des Arztes oder der Oberin ist das Ausgehen der Reconvalescenten untersagt und wird einem die Erlaubniß ertheilt, so muß er jedenfalls vor dem Nachtessen wieder im Hause zurück sein. Wer sich heimlich aus dem Hause entfernt, wird angesehen, als habe er dasselbe freiwillig verlassen.

§ 18. Der Zutritt der Angehörigen zu den Kranken ist zwar gestattet, kann aber im allgemeinen Interesse der letztern nur des Dienstags und Donnerstags Nachmittag von 2 bis 4 Uhr stattfinden. In besonderen Fällen kann dieser auch zu jeder anderen Tageszeit bewilligt werden.

§ 19. Die Besuchenden dürfen den Kranken nicht heimlicherweise Nahrungsmittel zustecken.

§ 20. Auch bemittelte Personen können, wenn die Räume und Umstände es zulässig machen, in Krankheitsfällen vermittelst eines näher zu bestimmenden Kost- und Pflegegeldes aufgenommen werden.

§ 21. Die Fuhren zum Transport der Kranken, wenn dieselben nicht gehen können, besorgen entweder diese selbst oder die zur Zahlung verpflichteten Angehörigen und Verwandten.

§ 22. Für Patienten, die ohne Nachtheil nicht gefahren werden können, steht im Neuen Hospital an der Waisenbrücke, im Arbeitshause und im Deutschen Dome auf dem Gensdharmenmarkt ein Tragkorb auf Verlangen bereit.

§ 23. Die Diät ist nach Beschaffenheit der Krankheit regulirt und theilt sich in ganze, halbe und schwache Portionen.

§ 24. Nur solche Verstorbene, aus deren Vermögen oder von deren Angehörigen das Begräbniß nicht bezahlt werden kann, werden auf Kosten des Krankenhauses in der dritten Leichenclasse beerdigt, vorbehaltlich des an die städtische Armenkasse zu machenden Ersatzanspruches.

Personen, die zu einer Sterbekasse gehören, wird kein freies Begräbniß bewilligt.

Jeder Kranke hat demnächst bei seiner Aufnahme zu erklären, ob und in wie weit er in einer Sterbekasse eingekauft ist und nach Maßgabe des betreffenden Quantums bestimmt bei Todesfällen das Krankencomité, in welcher Classe die Beerdigung stattfinden kann.

§ 25. Unfolgsame und widerspenstige Kranke haben es sich selbst beizumessen, wenn sie aus der Anstalt verwiesen werden, und haben die Kosten ihrer Verpflegung zu tragen.

§ 26. Der Arzt der Anstalt führt die Listen der ein- und austretenden Kranken und Hospitaliten in zwei verschiedenen Büchern und verfaßt die nöthigen medicinischen und polizeilichen Sanitätsberichte.

§ 27. Alle auf die Verwaltung der Anstalt bezüglichen Schreibereien, in so weit sie nicht medicinischen Inhalts sind, sowie die polizeilichen An- und Abmeldungen, und Berechnungen aller Art (§ 9) besorgt der Rendant.

§ 28. Abänderungen und Zusätze zu diesem Reglement werden nach Zeit und Umständen, vorbehalten.

Berlin, den 28. December 1846.

Das Kirchen-Collegium zu St. Hedwig.

(gez.) Brinkmann.   Robert.   Thomas.   Herrenburger.   Caspar.
                                Zingsheim.

Abbildung 151: Hausordnung St. Hedwig-Krankenhaus von 1846
Quelle: Archiv St. Hedwig-Krankenhaus

Für die Kranken auf der Privatstation gilt folgende

Hausordnung

§ 1.

Jeder Kranke muß das ihm angewiesene Zimmer bezw. Bett einnehmen. Der Leitung des Hospitals bleibt das Recht vorbehalten, einen Wechsel des Zimmers bezw. des Bettes vorzunehmen, falls sich aus ärztlichen oder Betriebsgründen die Notwendigkeit hierzu ergibt.

§ 2.

Während der ärztlichen Visiten, Ausführung der ärztlichen Verordnungen oder anderer Pflegemaßnahmen werden die Angehörigen des Kranken gebeten das Krankenzimmer zu verlassen.

§ 3.

Zu der Zeit, in welcher die Ärzte die Kranken besuchen, muß jeder Kranke in seinem Zimmer sein. Ohne besondere ärztliche Erlaubnis darf kein Kranker die Anstalt verlassen. Die Hauptmahlzeiten können nur zu den von der Anstaltsleitung festgesetzten Mahlzeiten verausgabt werden. Ausgeh-Erlaubnis gilt nur für Zwischenzeiten.

§ 4.

Mittags von 1—3 und abends nach 8 Uhr muß vollkommene Ruhe in den Krankenzimmern und auf dem Korridor herrschen.

§ 5.

Die Kranken erhalten nur die vom Arzt verordneten Arzneimittel. Sie dürfen Medikamente von außerhalb des Hauses nur mit ausdrücklicher Genehmigung des Arztes und der Hausleitung beziehen.

§ 6.

Im Bedarfsfalle sind Extra-Schwestern für Tag- oder Nacht-Sonderpflegen durch die Stationsschwester bei der Oberin zu beantragen. Die Unkosten hierfür werden extra berechnet. In dringenden Fällen sind Ärzte und Oberin befugt ohne vorherige Rücksprache mit den Angehörigen solche Sonderpflegen einzusetzen.

§ 7.

Besondere Wünsche oder begründete Klagen wollen die Kranken der Stationsschwester, dem Stationsarzt oder der Oberin mitteilen.

§ 8.

Kranke, welche den Zuspruch eines Geistlichen oder den Genuß des heiligen Abendmahles wünschen, wollen sich an die Stationsschwester wenden, die das Weitere veranlassen wird.

§ 9.

Wertsachen und Geld können gegen Bescheinigung im Bureau aufbewahrt werden. Nur für diese kann — falls sie abhanden kommen sollten — Ersatzanspruch anerkannt werden.

§ 10.

Die Besuchsstunden auf den Privatstationen sind täglich von 10—1 und von 4—7 Uhr. Jedes unnötige Geräusch ist unbedingt zu vermeiden. Kinder dürfen nur mitgebracht werden, soweit keinerlei Störung oder Infektionsgefahr durch sie ins Haus gebracht wird. Die Besucher dürfen nur solche Speisen und Getränke mitbringen, die ärztlicherseits ausdrücklich erlaubt sind. An die Angehörigen von Privatpatienten können keine Mahlzeiten verabreicht werden. Das Mitbringen von Hunden ins Krankenhaus ist nicht gestattet.

Abbildung 152: Hausordnung der Privatstation des St. Hedwig-Krankenhaus
Quelle: SHK-Archiv; Murken, Axel Hinrich/ Thomas, Sylvia: Selig die Barmherzigen S. 84

Tagesordnung
für die Dienstboten, Hausleute.

1. Alle müssen pünktlich Morgens aufstehen.
2. Alle sollen pünktlich dem Morgen- und Abendgebet in der Kapelle beiwohnen.
3. Sind täglich zwei hl. Messen in der Kapelle, so sollen die Einzelnen sich so einrichten, daß sie womöglich täglich der hl. Messe beiwohnen.
4. Alle sollen sich, da sie in einem religiösen Hause leben, der Frömmigkeit und der Sorge für ihre Seele widmen und deßhalb sollen Alle oft, wenigstens jeden Monat einmal zu den hl. Sakramenten gehen.
5. Alle sollen sich, da sie in einem Ordenshause leben, der gegenseitigen Achtung befleißigen und deßhalb soll Niemand den Andern tadeln, dessen Fehler offenbaren, keine Feindschaft und Abneigung unterhalten; sie sollen einander gefällig sein, sich freundlich begegnen und gerne einen Dienst leisten.
6. Alle sollen die Schwestern als Gott geweihte Jungfrauen ehren, mit Freundlichkeit ihnen begegnen und willig deren Anordnungen gehorchen. Jeder Tadel über die Schwestern ist **verboten.**
7. Niemand spreche draußen in der Stadt über Sachen aus dem Hause.
8. Alle sollen die Treue gewissenhaft beobachten, deßhalb nicht naschen, nichts wegnehmen, nichts verschenken, Niemand traktiren, nichts verderben lassen.
9. Niemand hole den Kranken verbotene Sachen aus der Stadt, z. B. Branntwein rc.
10. Alle sollen die Kranken mit Liebe behandeln; auch die Todten mit Ehrfurcht und Achtung in die Halle bringen.
11. Am Ausgehtage seien Alle zur bestimmten Stunde, 10 Uhr Abends, wieder zu Hause und man melde sich beim Nachhausekommen bei der Wachschwester.
12. Niemand betrinke sich, noch weniger komme man betrunken nach Hause.
13. Niemand besuche in der Stadt Lokale, die gefährlich sind und die der Ehre des Hauses schaden können.
14. Niemand führe im Hause Reden gegen die Sittlichkeit.
15. Niemand zanke sich im Hause. Glaubt man sich beleidigt, so wende man sich an die Oberin.
16. Bekanntschaften und Privat-Freundschaften unter vier Augen sind im Hause nicht gestattet.
17. Alle sollen sich der Sparsamkeit befleißigen.
18. Alle sollen die Interessen des Hauses mit Gewissenhaftigkeit befördern, die Gasflammen nicht unnöthig zu groß brennen lassen, nichts zerbrechen, nichts verderben lassen, nichts in die Closets fallen lassen, reinlich und ordentlich sein.
19. Alle sollen ihre Aemter gut und aus Liebe zu Jesu ausüben; sie sollen darin nicht selbständig handeln, sondern stets sich an die Stationsschwester wenden.
20. Fühlt Jemand sich krank, so sage man es der Stationsschwester.
21. Abends seien Alle zur bestimmten Stunde, 9½ Uhr, zu Bette; Diejenigen, welche Ausgehtag haben am Sonntag, bald nach 10 Uhr.
22. Im Schlafzimmer müssen Alle sich ruhig und still verhalten.

St. Hedwig-Krankenhaus.

Abbildung 153: Tagesordnung für die Dienstboten, Hausleute des St. Hedwig-Krankenhaus

Quelle: SHK-Archiv; Murken, Axel Hinrich/ Thomas, Sylvia: Selig die Barmherzigen S. 88

St. Hedwig-Krankenhaus Berlin

Entwicklung der Operationen in der chirurgischen Abteilung 1891 bis 1920

	1891	1894	1896	1900	1905	1910	1915	1918	1920
Krankenhaus Anzahl OP's / Jahr	671	817	506	1030	1437	1970	1473	1668	2543
Lazarett Anzahl OP's / Jahr							175	502	56

Abbildung 154: Entwicklung der Operationen in der chirurgischen Abteilung 1891 bis 1920 im St. Hedwig-Krankenhauses

Quelle: Eigene Berechnung nach: Rotter,J. Festschrift zum Goldenen Jubiläum (1896) S. 3. Bock, Franz: 75 Jahre St.Hedwig-Krankenhaus S. 58

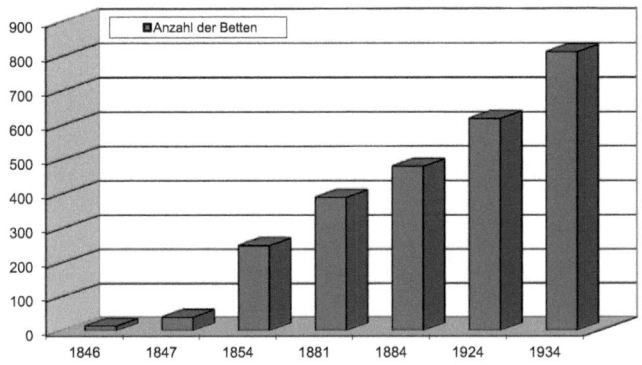

Entwicklung der Anzahl der aufgestellten Betten von 1846 bis 1934

Entwicklung der Anzahl der aufgestellten Betten von 1846 bis 1934

	1846	1847	1854	1881	1884	1924	1934
Anzahl der Betten	14	40	250	390	480	620	813

Abbildung 155: Entwicklung der Anzahl der aufgestellten Betten von 1846 bis 1934 – St. Hedwig-Krankenhaus

Quelle: Eigene Berechnung nach: Bock, Franz: Die Entwicklung und Thätigkeit des St.Hedwig-Krankenhauses zu Berlin. S. 5. Murken, Axel Hinrich:150 Jahre St. Hedwig-Krankenhaus in Berlin, S. 240

Abbildungen zu Kapitel 7 Katholische Krankenhäuser 317

Entwicklung der Anzahl der Ärzte im Bezug zur Bettenzahl 1846 bis 1921

	1846	1854	1881	1896	1898	1921
Anzahl Ärzte pro Bett	0,071	0,012	0,015	0,021	0,024	0,034
Ärzte	1	3	6	10	12	21
Bettenzahl	14	250	390	480	500	620
Anzahl Ärzte/Bett	1/14	1/83	1/65	1/48	1/42	1/30

Abbildung 156: Entwicklung der Anzahl der Ärzte im Bezug zur Bettenzahl 1846 bis 1921 im St. Hedwig-Krankenhaus
Quelle: Eigene Berechnung nach: Bock, Franz: Die Entwicklung und Thätigkeit des St.Hedwig-Krankenhauses zu Berlin. S. 8. Murken, Axel Hinrich:150 Jahre St. Hedwig-Krankenhaus in Berlin, S. 33–36

Entwicklung der Anzahl der Ärzte und Schwestern von 1846 bis 1921

Anzahl der	1846	1854	1867	1881	1896	1898	1921
Ärzte	1	3	5	6	10	12	21
Schwestern	4	8			46	48	60
Wärter					17	13	12
Wärterinnen					13	16	16
Schwesternschülerinnen*							15

Abbildung 157: Entwicklung der Anzahl der Ärzte und Schwestern von 1846 bis 1921 im St. Hedwig-Krankenhaus
*Quelle Eigene Berechnung nach: Bock, Franz: Die Entwicklung und Thätigkeit des St.Hedwig-Krankenhauses zu Berlin. S. 8. Murken, Axel Hinrich:150 Jahre St. Hedwig-Krankenhaus in Berlin, S. 33–36. *Krankenpflegeschule seit 1907*

Entwicklung der Fallzahlen von 1848 bis 1934 im St. Hedwig Krankenhaus

	1848	1854	1858	1864	1874	1884	1894	1904	1914	1924	1934
Anzahl Fälle / Jahr	635	701	2498	2719	3027	4052	4600	5494,0	5777	5366	9244

Abbildung 158: Entwicklung der Fallzahlen von 1848 bis 1934 im St. Hedwig-Krankenhaus
Quelle Eigene Berechnung nach: Bock, Franz: Die Entwicklung und Thätigkeit des St. Hedwig-Krankenhauses zu Berlin. S. 19. Murken, Axel Hinrich:150 Jahre St. Hedwig-Krankenhaus in Berlin, S. 241

Entwicklung der durchschnittlichen Verweildauer von 1850 bis 1934 (und im Vergleich zu Heute (2013 in Deutschland)

Verweildauer	1850	1854	1864	1874	1884	1894	1904	1914	1924	1934	2013
St. Hedwig	31,0	32,9	30,6	31,4	31,1	32,6	31,8	34,7	40,2	24,2	
Berlin											7,7
Deutschland											6,5

Abbildung 159: Entwicklung der durchschnittlichen Verweildauer von 1850 bis 1934 (und im Vergleich zu Heute (2013 in Deutschland) – St. Hedwig-Krankenhaus
Quelle: Eigene Berechnung nach: Bock, Franz: Die Entwicklung und Thätigkeit des St. Hedwig-Krankenhauses zu Berlin. S. 21. Murken, Axel Hinrich:150 Jahre St. Hedwig-Krankenhaus in Berlin, S. 243. Statistisches Bundesamt: Fachserie 12 Reihe 6.4 (2014) S. 13. Statistischer Bericht AIV 3 – j/13 Krankenhäuser im Land Berlin 2013

Entwicklung der Fallzahlen von 1848 bis 1946
Aufteilung nach Geschlecht

	1848–1894	1896 – 1921	1922 – 1946
Anzahl Fälle / Zeitraum	147108	128894	204106
Anzahl männlich	93551	66204	
Anzahl weiblich	53557	62690	
Anzahl männlich %	64	51	
Anzahl weiblich %	36	49	

Abbildung 160: Entwicklung der Fallzahlen von 1848 bis 1946, Aufteilung nach Geschlecht – St. Hedwig-Krankenhaus
Quelle: Eigene Berechnung nach: Bock, Franz: Die Entwicklung und Thätigkeit des St.Hedwig-Krankenhauses zu Berlin. S. 99/149. Bock, Franz: 75 Jahre St. Hedwig-Krankenhaus. S. 3. Die Liebe überwindet alles: St. Hedwig-Krankenhaus Berlin 1946. S. 53

Verteilung Patienten

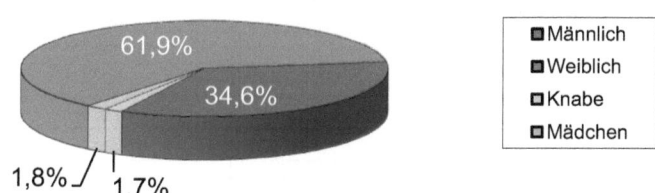

Behandlung von Kindern in Bezug auf die Behandlung aller Patienten 1846-1896
(insgesamt wurden 147108 Patienten in den ersten 50 Jahren behandelt)

	Männlich	Weiblich	Knabe	Mädchen
Anzahl Patienten	91119	50882	2432	2675
Prozentualer Anteil	61,9	34,6	1,7	1,8

Abbildung 161: Behandlung von Kindern in Bezug auf die Behandlung aller Patienten 1846–1896 – St. Hedwig-Krankenhaus
Quelle: Eigene Berechnung nach: Bock, Franz: Die Entwicklung und Thätigkeit des St.Hedwig-Krankenhauses zu Berlin, S. 99/149

Berufe	Anzahl	%	Berufe	Anzahl	%
Arbeiter	14 134	15,1	Töpfer	285	
Bäcker	6 878	7,4	Kürschner	272	
Kaufmann	3 972	4,2	Bildhauer	259	
Schlächter	3 560	3,8	Korbmacher	244	
Tischler	3 437	3,7	Former	241	
Maurer	2 934	3,1	Tuchmacher	234	
Schlosser	2 927	3,1	Wärter	224	
Schneider	2 871	3,0	Lackirer	223	
Hausdiener	2 681	2,9	Rentier	220	
Schuhmacher	2 612	2,8	Dachdecker	217	
Lehrling	2 485	2,7	Portier	213	
Knabe	2 432	2,7	Goldschmied	208	
Schmied	2212	2,5	Handschuhmacher	202	
Kutscher	1844	1,9	Mechaniker	201	
Maler	1597	1,7	Müller	196	
Brauer	1418	1,5	Arzt	191	

Berufe	Anzahl	%	Berufe	Anzahl	%
Zimmerer	1239		Metalldreher	191	
Weber	1237		Gürtler	190	
Maschinenbauer	1141		Hutmacher	190	
Diener	1090		Steindrucker	186	
Sattler	998		Bauer	178	
Soldat	955	1,0	Kattundrucker	177	
Kellner	924		Apotheker	174	
Buchdrucker	833		Vergolder	164	
Barbier	815		Lieutenant	162	
Buchbinder	806		Steinmetz	161	
Stellmacher	798		Lehrer	158	
Conditor	771		Raschmacher	158	
Student	718		Uhrmacher	150	
Schutzmann	671		Referendar	149	
Drechsler	637		Schreiber	146	
Drahtbinder	630		Musiker	143	
Orgeldreher	570		Dreher	141	
Klempner	537		Koch	135	
Seidenwirker	482		Architect	129	
Postillon	475	0,5	Wächter	127	
Knecht	400		Färber	127	
Feuerwehr	383		Schiffer	123	
Commis	361		Techniker	121	
Gerber	331		Posamentirer	116	
Restaurateur	308		Bauführer	113	
Hospitalit	308		Postbote	108	
Tapezierer	290		Ingenieur	104	
Gärtner	289				

Abbildung 162: Entwicklung der Patienten in Bezug auf ihre Berufe 1846–1896, Männer (Reihenfolge der Berufe nach Höhe ihrer Beteiligung bei männlichen Patienten sowie das prozentuale Beteiligungsverhältnis in Bezug zu den 93.551 aufgenommenen Männern) am St. Hedwig-Krankenhaus Berlin

Quelle: Eigene Berechnung nach: Bock, Franz: Die Entwicklung und Thätigkeit des St.Hedwig-Krankenhauses zu Berlin, S. 99

Abbildungen zu Kapitel 7 Katholische Krankenhäuser 321

Berufe	Anzahl	%	Berufe	Anzahl	%
Dienstbote	27.411	51,2	Kind (w)	2.675	5,0
Frau	7.869	14,7	Schneiderin	1.662	3,1
Arbeiterin	3.602	6,7	Verkäuferin	670	1,3
Wittwe	3.333	6,0	Kellnerin	523	1,0
Fräulein	3.201	6,0			

Abbildung 163: Entwicklung der Patienten in Bezug auf ihre Berufe 1846–1896, Frauen (Reihenfolge der Berufe nach Höhe ihrer Beteiligung bei weiblichen Patienten sowie das prozentuale Beteiligungsverhältnis in Bezug zu den 53.557 aufgenommenen Frauen) am St. Hedwig-Krankenhaus Berlin
Quelle: Eigene Berechnung nach: Bock, Franz: Die Entwicklung und Thätigkeit des St.Hedwig-Krankenhauses zu Berlin, S. 149

Religionszugehörigkeit der Patienten von 1848 bis 1921
Patientenzahl insgesamt 276.002

	Katholisch	Evangelisch	Juden	Griechen	Sonstige
Anzahl behandelte Patienten	95992	173944	5759	244	850
Prozentualer Anteil	34,8	63,0	2,1	0,1	0,3

Abbildung 164: Religionszugehörigkeit der Patienten von 1848 bis 1921 am St. Hedwig-Krankenhaus
Quelle: Eigene Berechnung nach: Bock, Franz: 75 Jahre St. Hedwig-Krankenhaus. S. 37

St. Hedwig-Krankenhaus Berlin

Entwicklung der Kostenträger 1896 bis 1921
(Art der Tragung der Verpflegungskosten/pro Patient)

	Selbstzahler	Stadt/Gemeinde	Kasse	Freibetten
1896–1900	2264	938	19037	1136
1901–1905	2800	1033	23153	1046
1906–1910	3409	1058	22226	1032
1911–1915	3511	1018	19416	1102
1916–1921	3270	849	17102	603

Abbildung 165: Entwicklung der Kostenträger 1896 bis 1921, im St. Hedwig-Krankenhaus Berlin (Art der Tragung der Verpflegungskosten/pro Patient)
Quelle: Eigene Berechnung nach: Bock, Franz: 75 Jahre St. Hedwig-Krankenhaus. S. 37

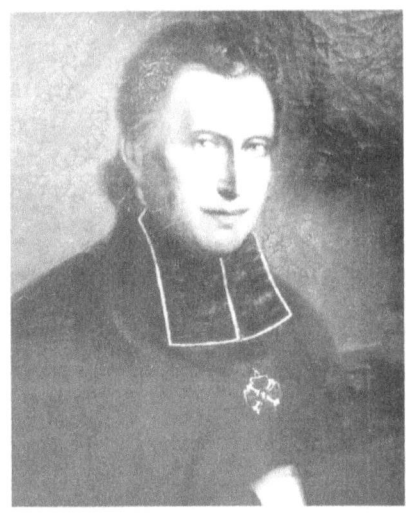
1846-1849 Propst Anton Brinkmann

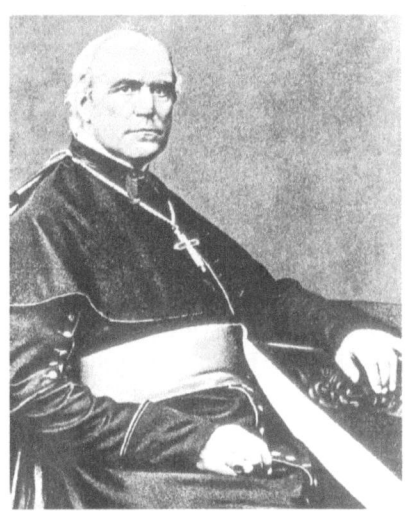
1849-1850 Propst Wilhelm Emanuel Freiherr von Ketteler

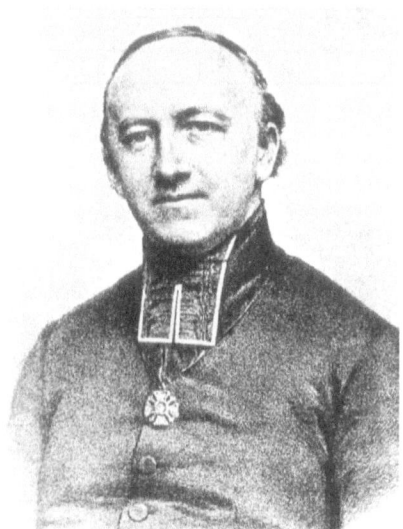
1850-1860 Propst Leopold Pelldram

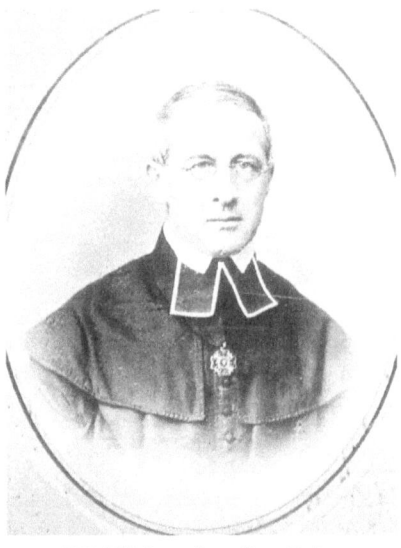
1860-1870 Propst Franz Xaver Karker

Abbildung 166: St. Hedwig-Krankenhaus: Die vier ersten Vorsitzenden 1846–1870
Quelle: SHK-Archiv; Murken, Axel Hinrich: 150 Jahre St. Hedwig-Krankenhaus in Berlin S. 287

St. Hedwig-Krankenhaus.

Telephon: Amt III, Nr. 151.   Berlin, den 12. November 1908

[handschriftlicher Tagesbericht, weitgehend unleserlich:]

Krankenbestand: 247 männl. 240 weibl. Patienten

Ärzte: 3 Oberärzte, 10 Assistenten, 9 Volontär- u. Praktikanten

Schwestern: 58

Pflegepersonal: 60 = 22 männl. 38 weibl.

Speisezettel vom 12. November (für die II. Klasse)
I. Frühstück: Kaffee oder Milch mit Brötchen
II.   "   : Bouillon, Butter, Schinken mit Brötchen
Mittagessen: Kalbsbraten, Schwarzbrot, Kompott,
             Kartoffeln, Schwarzkost, Kristall
Nachmittag: Kaffee, Milch, Brötchen mit Butter, Kompott
Abendbrot: Suppe (Haferflocken), Butterbrot mit Belag
Getränke: Wein, Bier, Seltersswasser, Milch
          nach Verordnung der Ärzte.

Abbildung 167: St. Hedwig-Krankenhaus: Tagesbericht 1908
Quelle: *Archiv St. Hedwig-Krankenhaus*

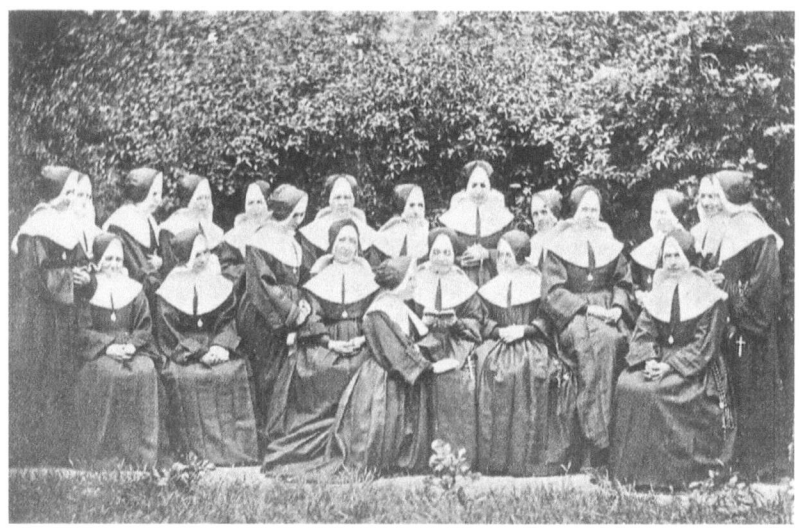

Abbildung 168: St. Hedwig-Krankenhaus: Konvent der Borromäerinnen um 1900
Quelle: SHK-Archiv; Murken, Axel Hinrich / Thomas, Sylvia: Selig die Barmherzigen S. 42

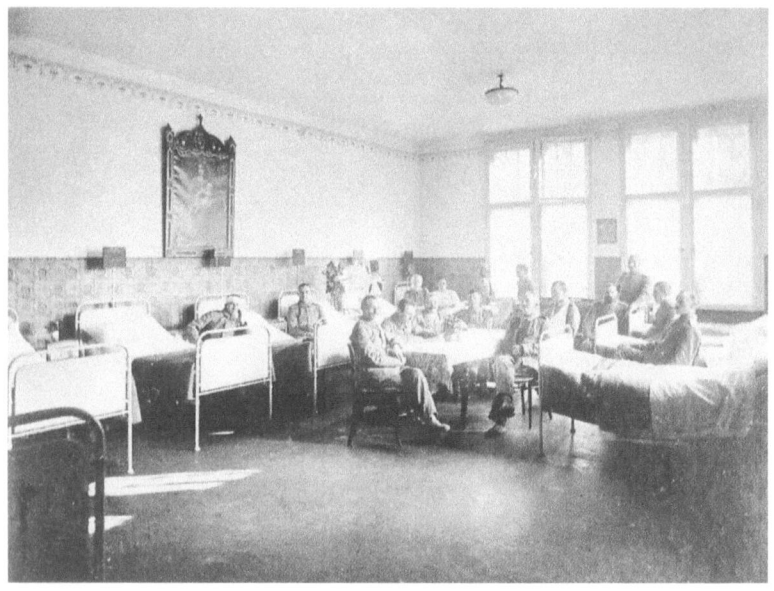

Abbildung 169: St. Hedwig-Lazarett: Krankenzimmer um 1915
Quelle: SHK-Archiv; Murken, Axel Hinrich / Thomas, Sylvia: Selig die Barmherzigen S. 57

Abbildungen zu Kapitel 7 Katholische Krankenhäuser

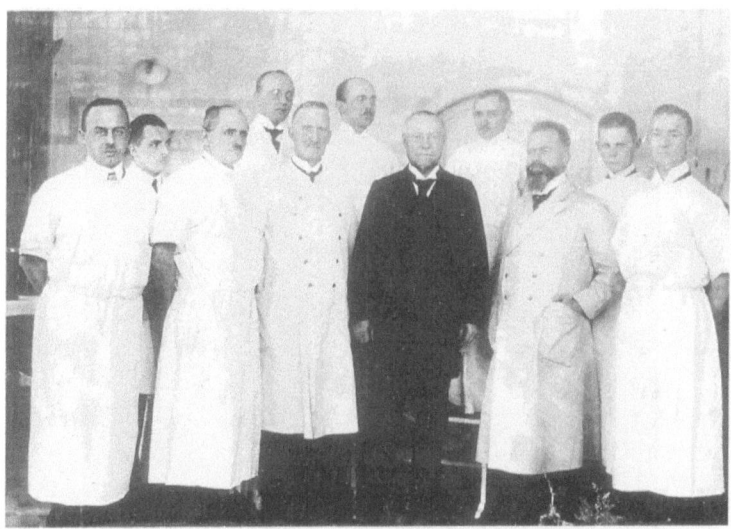

Die Ärztlichen Direktoren des St. Hedwig-Krankenhauses Berlin im Kreise ihrer Assistenzärzte in den zwanziger Jahren. In der Mitte im dunklen Anzug steht Professor Dr. med. Josef Rotter, links von ihm Geheimrat Dr. med. Eduard Wirsing und rechts neben ihm Professor Dr. med. Johannes Petermann. Fotografie um 1922.

Abbildung 170: St. Hedwig-Krankenhaus: Chefärzte und Mitarbeiter um 1922

Quelle: SHK-Archiv; Murken, Axel Hinrich: 150 Jahre St. Hedwig-Krankenhaus in Berlin S. 287

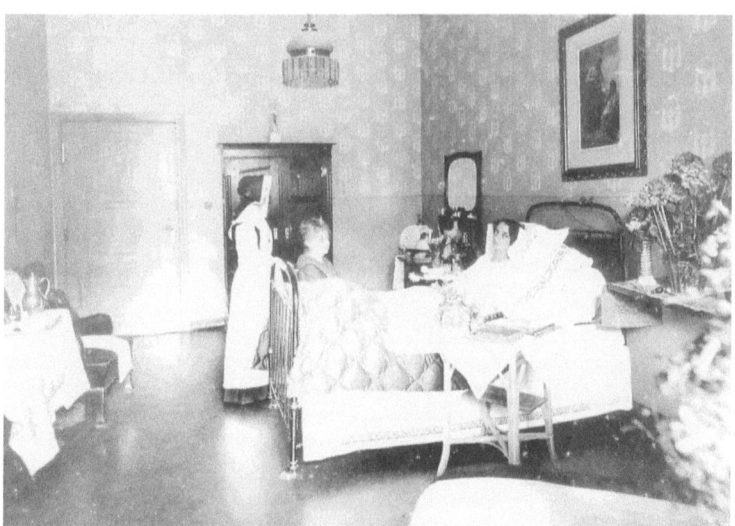

Abbildung 171: St. Hedwig-Krankenhaus: Zimmer der Privatstation um 1926

Quelle: SHK-Archiv; Murken, Axel Hinrich: 150 Jahre St. Hedwig-Krankenhaus in Berlin, S. 38

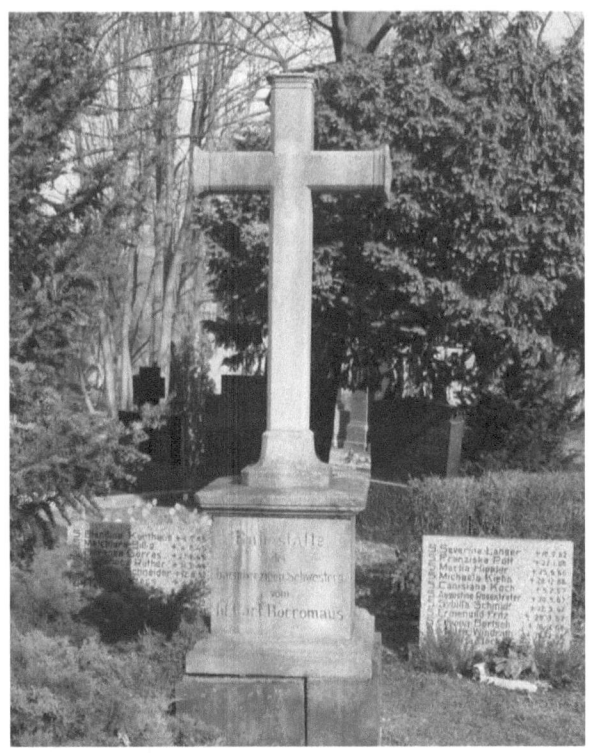

Abbildung 172: Grabstätte der Barmherzigen Schwestern vom Hl. Carl Borromäus, Alter Domfriedhof der St. Hedwig-Gemeinde, Berlin 2017

Quelle: Privat

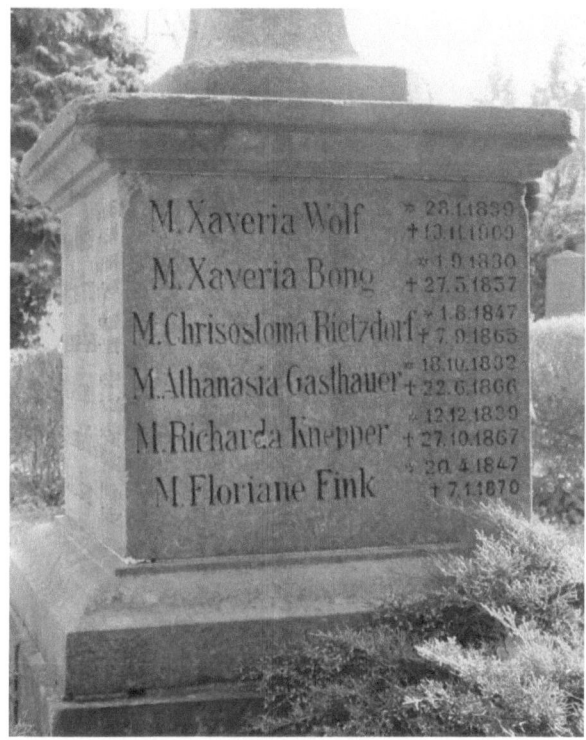

Abbildung 173: Grabstätte der Schwester des St. Hedwig-Krankenhauses Alter Domfriedhof der St. Hedwig-Gemeinde, Berlin 2017
Quelle: Privat

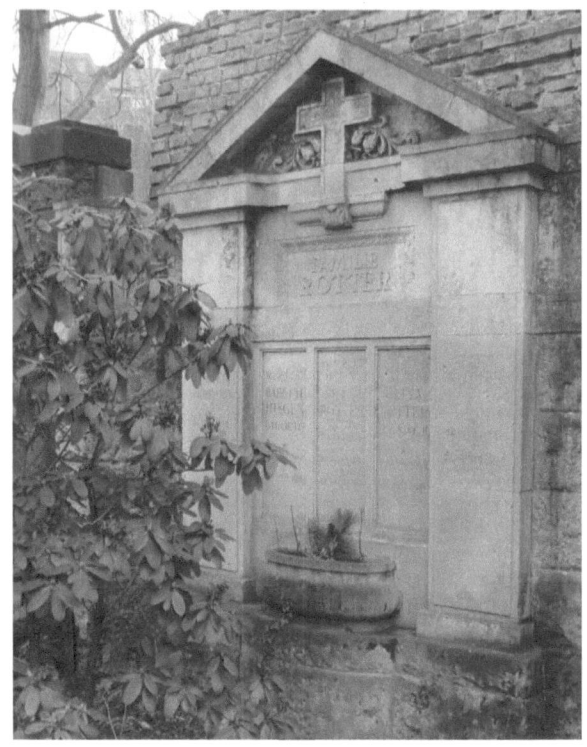

Abbildung 174: Grabstätte Prof. Dr. med. Rotter, Alter Domfriedhof der St. Hedwig-Gemeinde, Berlin 2017

Quelle: Privat

10.2.2 Abbildungen zum Maria-Viktoria-Krankenhaus

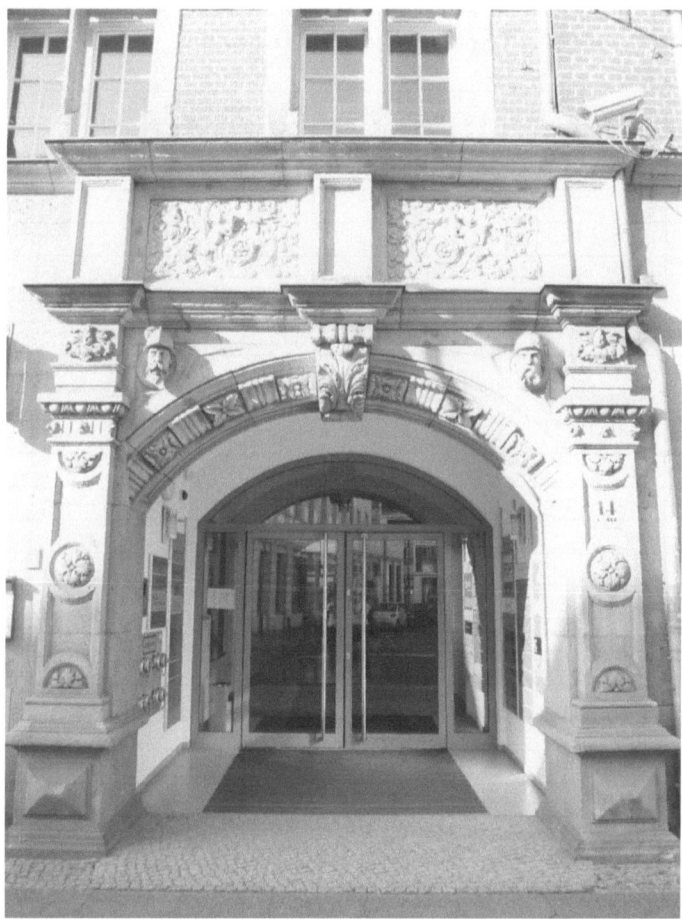

Abbildung 175: Maria-Viktoria-Krankenhaus, Eingang
Quelle: Privat

10.2.3 Abbildungen zum St. Joseph Krankenhaus II

Entwicklung St. Joseph-Krankenhaus II (Niederwallstraße) 1888 – 1928
Anzahl der Kranken, der Tagpflegen und Nachtwachen

	Zahl der Kranken	Tagpflegen	Nachtwachen	Soldaten	
1888	94	1095	380		
1889	98	1095	365		
1890	97	1095	380		
1891	103	1095	380		
1892	103	1095	415		
1893	403	3152	496		
1894	609	3006	802		
1895	630	3294	860		
1896	714	3294	865		
1897	722	3285	840		
1898	718	3285	847		
1899	840	3285	802		
1900	799	3285	951		
1901	796	3285	842		
1902	834	3285	1381		
1903	866	3285	933		
1904	881	3345	1158		
1905	858	3285	1114		
1906	830	3650	1254		
1907	789	3650	1028		
1908	744	3660	955		
1909	757	3294	926		
1910	813	3285	1038		
1911	767	3285	1014		
1912	768	3650	846		
1913	822	3650	926		
1914				**	
1915	426	1464	565		
1916	785	3650	954		
1917	767	3650	843	599	
1918	740	3650	825	551	
1919	673	3650	850		
1920	852		884		* 22758
1921	754		842		* 22881

1922	660		880		* 17433
1923	527		730		* 13843
1924	480	2928	819		
1925	718	4380	817		
1926	678	4380	850		
1927	1132	5110	912		
1928	1242	5840	890		
Gesamt	26889		33459		

* Die Tagpflegen der Jahre 1920–1923 wurden aus der Berechnung herausgenommen, da hier vermutlich die Verpflegungstage eingetragen wurden.

** für 1914 fehlen die Angaben

Abbildung 176: Entwicklung der Patienten, Tagpflegen und Nachtwachen im St. Joseph-Krankenhaus II, 1888–1928
Quelle: Eigene Berechnung, Provinzarchiv CSSE Archiv der Elisabethschwestern S. 53

St. Joseph-Krankenhaus II (Niederwallstraße)

Religionszugehörigkeit der Patienten von 1888 bis 1912
Patientenzahl insgesamt   15.633

	Katholisch	Evangelisch	Juden	Griechen	Sonstige
Anzahl behandelte Patienten	3838	11431	306	6	52
Prozentualer Anteil	24,6	73,1	2,0	0,0	0,3

Abbildung 177: Religionszugehörigkeit der Patienten von 1888 bis 1912 – St. Joseph-Krankenhaus II
Quelle: Eigene Berechnung nach: Provinzarchiv CSSE Archiv der Elisabethschwestern S. 53

Entwicklung St. Joseph-Krankenhaus II (Niederwallstasse) 1884 – 1912
Anzahl der unengeldlich behandelten ambulanten Patienten, Zahl der Verbände und Zahnextraktionen

	Zahl der Kranken	Verbände	Zahnextraktionen
1884	100	2448	1062
1885	859	2820	1082
1886	1368	2948	1086
1887	1931	4820	1118
1888	2340	6130	1183
1889	2673	6120	1176
1890	3048	6130	1248
1891	3712	6043	1506
1892	3783	4160	1513
1893	4433	2674	997
1894	3412	2948	983
1895	3385	3118	994
1896	3462	3020	1107
1897	3578	2824	1187
1898	3706	2620	1036
1899	3878	1780	1328
1900	4026	1640	1348
1901	4620	1315	1275
1902	3480	1245	1265
1903	3344	1525	935
1904	3169	1240	820
1905	3123	1510	968
1906	2987	1525	984
1907	2679	1204	885
1908	2178	1315	930
1909	1998	1133	868
1910	1852	1227	905
1911	1760	1084	685
1912	1797	1143	405
Gesamt	**82681**	**77609**	**30879**

Abbildung 178: Entwicklung der unentgeltlich ambulant behandelten Patienten im St. Joseph-Krankenhaus II

Quelle: Eigene Berechnung, Provinzarchiv CSSE Archiv der Elisabethschwestern S. 51

St. Joseph-Krankenhaus II (Niederwallstraße)
Religionszugehörigkeit der unentgeltlich ambulant behandelten Patienten von 1884 bis 1912

Patientenzahl insgesamt 82.681

	Katholisch	Evangelisch	Juden
Anzahl behandelte Patienten	31383	50815	483
Prozentualer Anteil	38,0	61,5	0,6

Abbildung 179: Religionszugehörigkeit der unentgeltlich ambulant behandelten Patienten von 1884 bis 1912 im St. Joseph-Krankenhaus II
Quelle: Eigene Berechnung, Provinzarchiv CSSE Archiv der Elisabethschwestern S. 51

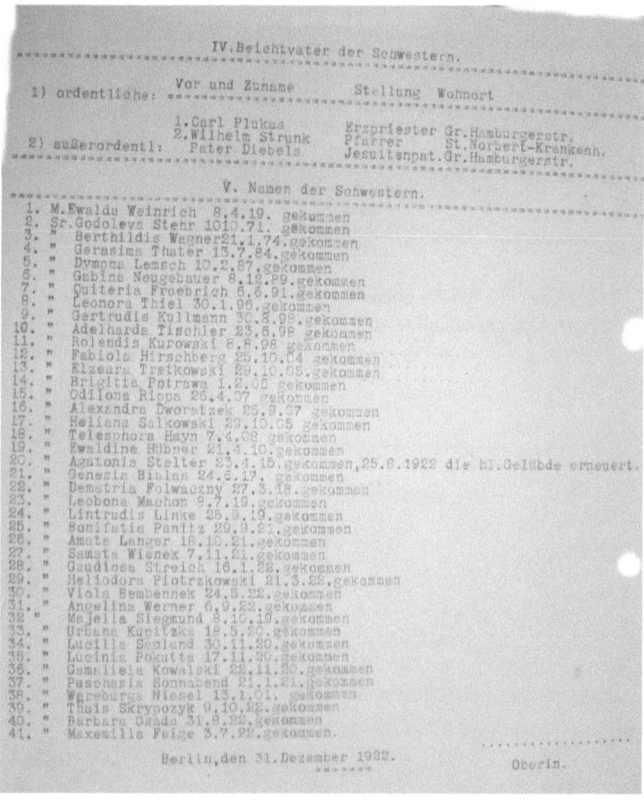

Abbildung 180: Jahresbericht St. Joseph-Krankenhaus II (Niederwallstrasse) 1922 Priester und Ordensschwestern
Quelle: Provinzarchiv CSSE der Elisabethschwestern S. 206

10.2.4 Abbildungen zum Norbert-Krankenhaus

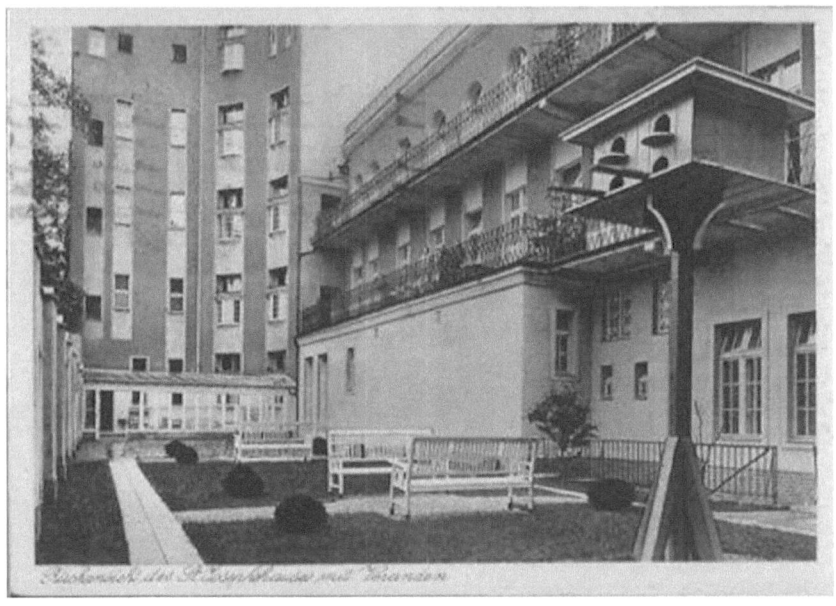

Abbildung 181: Veranden des St. Norbert-Krankenhauses
Quelle: Archiv St. Norbert Krankenhaus (Foto)

Jahr	Abteilungen- Gepflegte Patienten						
	Chirurgie	Innere	HNO	Kiefer	Augen	ohne Angaben	Gesamt
1917						1008	1008
1918						1199	1199
1919						1505	1505
1920	836	1014	163		32		2045
1921	842	1270	144		14		2270
1922	783	1221	215		21		2240
1923	690	913	172		13		1788
1924	845	1028	239		11		2123
1925	902	126	241		16		2385
1926	925	1237	224		24		2410
1927	998	1469	391		8		2866
1928	1014	1376	519		7		2916
1929	905	1507	540				2952
1930	1120	1322	378				2820
1931	1259	1167	386				2812
1932	1049	1053	352				2454
1933	1380	1279	397				3056
1934	1418	101	374	56			3149
1935	1442	1372	546	131			3491
1936	1527	1332	528	240			3627
1937	1556	1308	537	304			3705
1938	1667	1363	547	358			3935
1939	1745	1379	670	368			4162

Abbildung 182: St. Norbert-Krankenhaus, Belegungszahlen 1917 – 1939
Quelle: Eigene Berechnung nach: Archiv Mutterhaus der Dominikanerinnen Arenberg über Koblenz

10.2.5 Abbildungen zum Franziskus-Krankenhaus

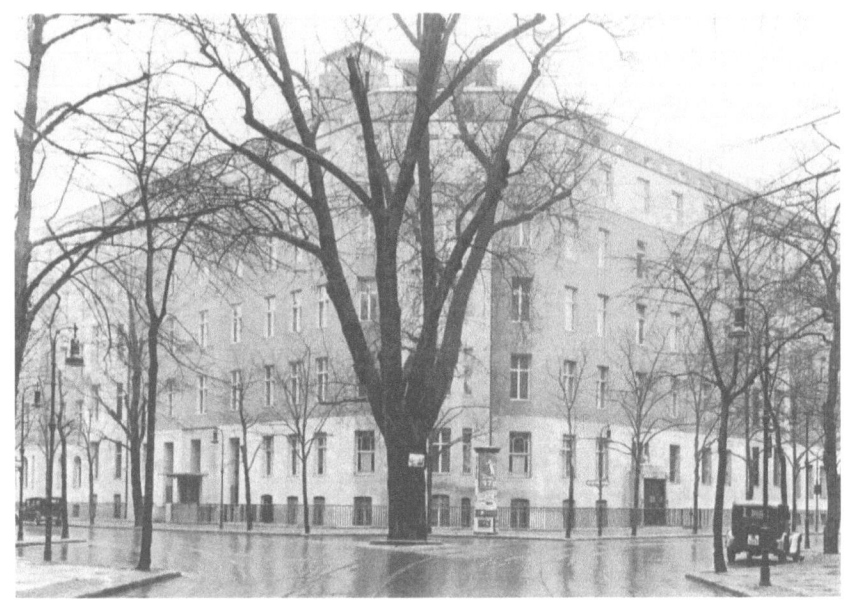

Abbildung 183: Franziskus-Krankenhaus, um 1930
Quelle: Unser Dienst am Menschen: Franziskus Krankenhaus Berlin, S. 17

Abbildungen zu Kapitel 7 Katholische Krankenhäuser 337

10.2.6 Abbildungen zum Dominikus-Krankenhaus

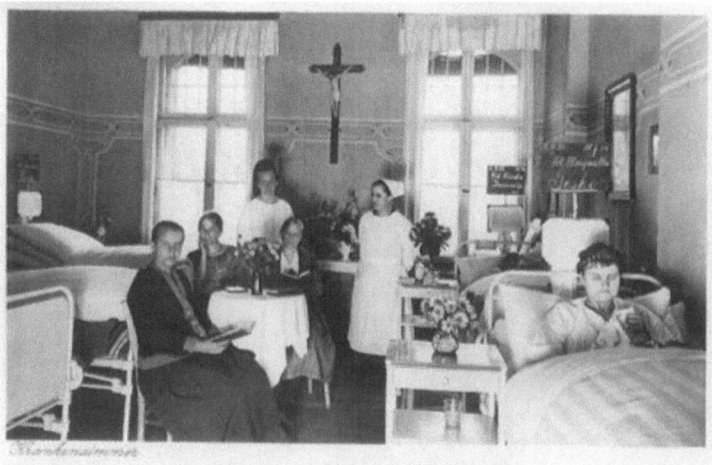

Abbildung 184: Krankenzimmer – Dominikus-Krankenhaus
Quelle: Archiv Dominikus Krankenhaus

10.2.7 Abbildungen zum St. Joseph-Krankenhaus I (Tempelhof)

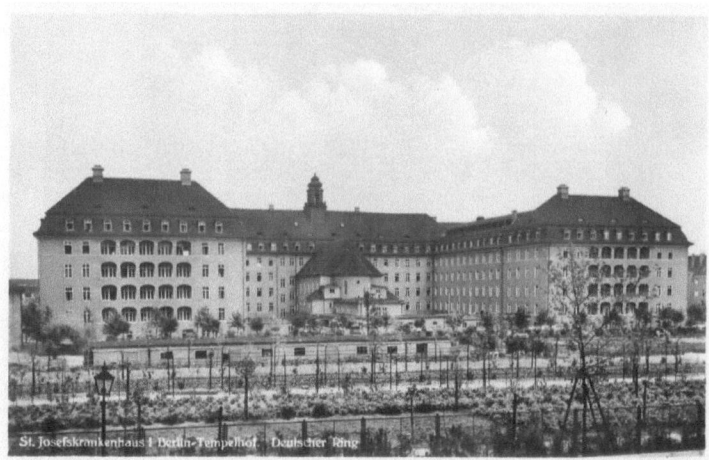

Abbildung 185: St. Joseph-Krankenhaus I (Berlin-Tempelhof) Ansicht Deutscher Ring um 1929
Quelle: Provinzarchiv CSSE Archiv der Elisabethschwestern (Fotographie) F149

10.2.8 Abbildungen zum St. Gertrauden-Krankenhaus

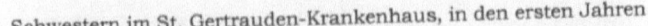
Schwestern im St. Gertrauden-Krankenhaus, in den ersten Jahren

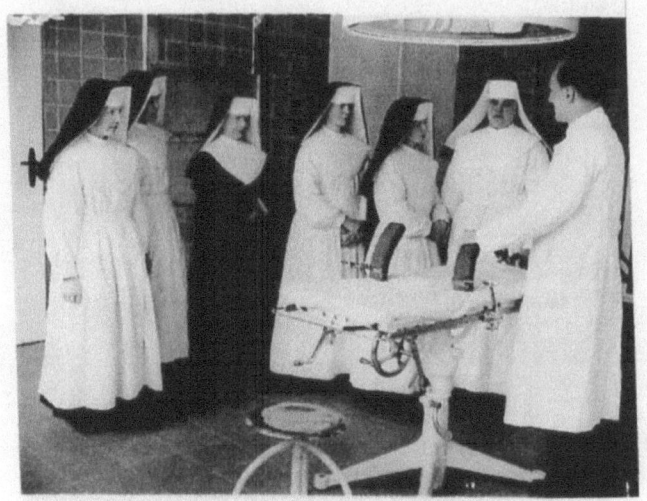

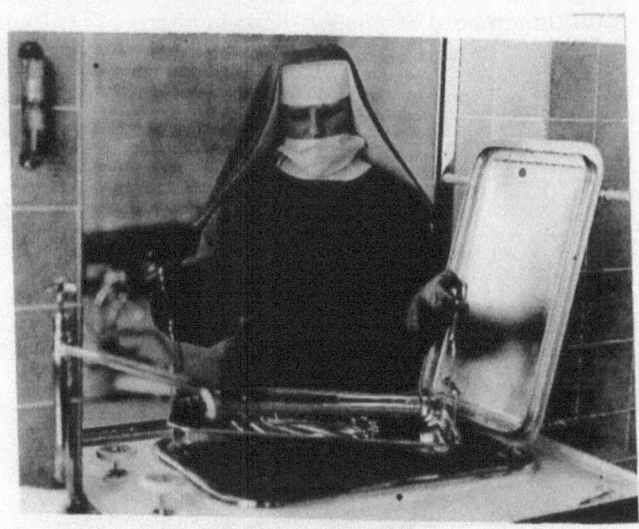

Abbildung 186: St. Gertrauden-Krankenhaus, Schwestern
Quelle: SGK Archiv, Fotographie

10.2.9 Abbildungen zum Antonius-Krankenhaus

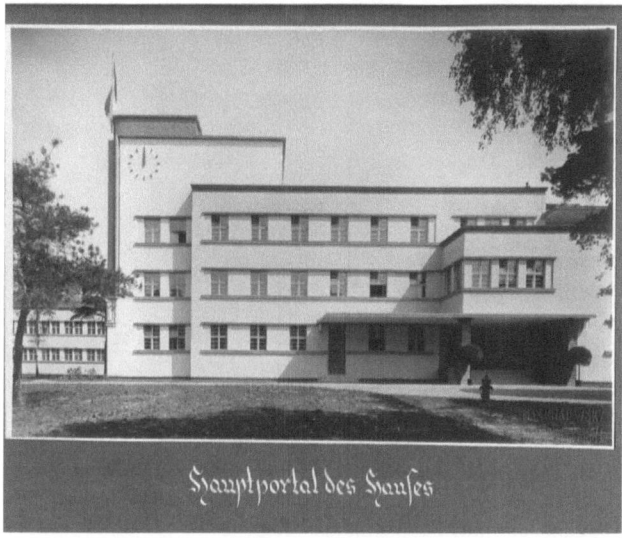

Abbildung 187: St. Antonius-Krankenhaus – Hauptportal
Quelle: Archiv Karlshorst (Foto)

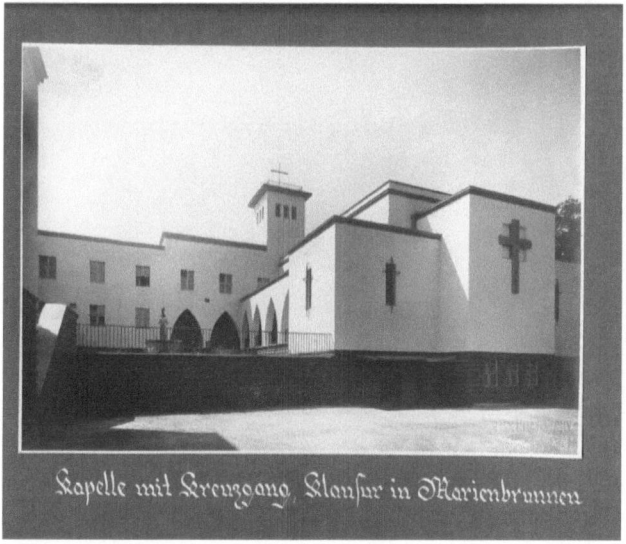

Abbildung 188: St. Antonius-Krankenhaus – Kapelle mit Kreuzgang, Klausur
Quelle: Archiv Karlshorst (Foto)

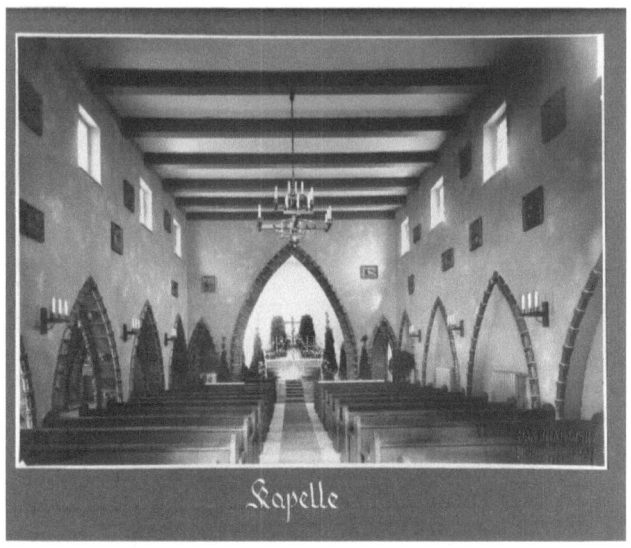

Abbildung 189: St. Antonius-Krankenhaus – Kapelle
Quelle: Archiv Karlshorst (Foto)

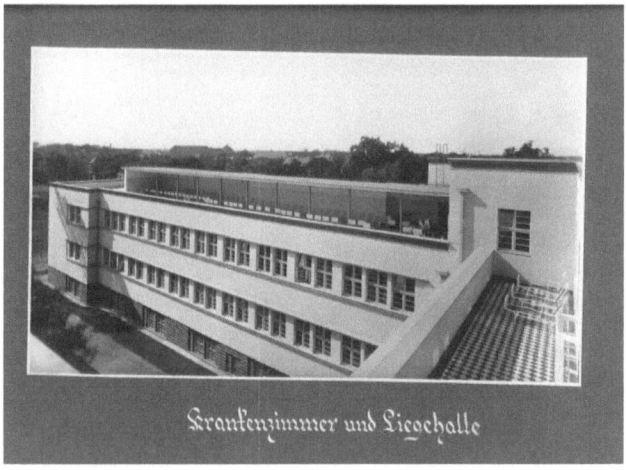

Abbildung 190: St. Antonius-Krankenhaus – Krankenzimmer mit Liegehalle
Quelle: Archiv Karlshorst (Foto)

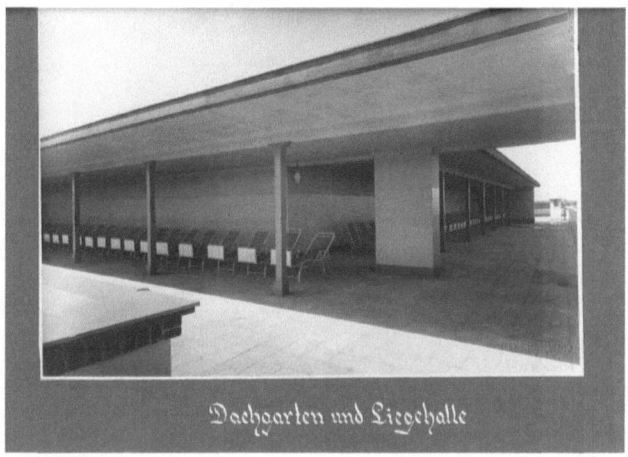

Abbildung 191: St. Antonius-Krankenhaus – Dachgarten und Liegehalle
Quelle: Archiv Karlshorst (Foto)

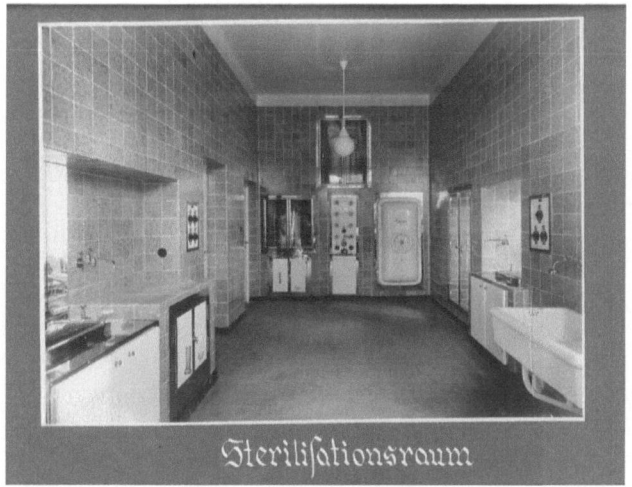

Abbildung 192: St. Antonius-Krankenhaus – Sterilisationsraum
Quelle: Archiv Karlshorst (Foto)

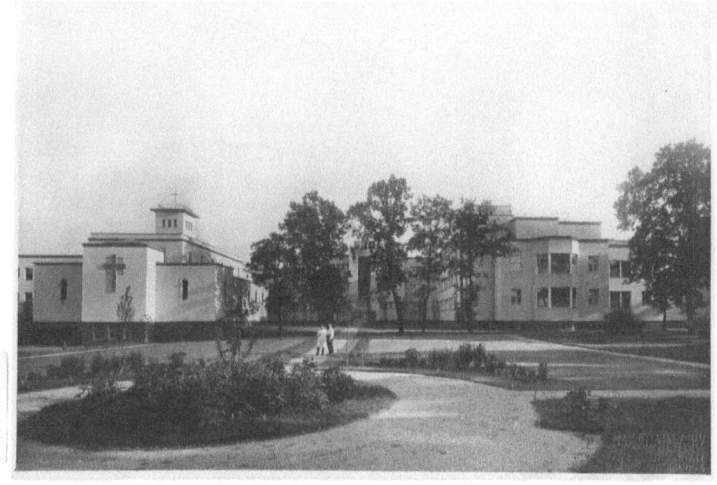

Abbildung 193: St. Antonius-Krankenhaus – Kapelle und OP-Trakt
Quelle: Archiv Karlshorst (Foto)

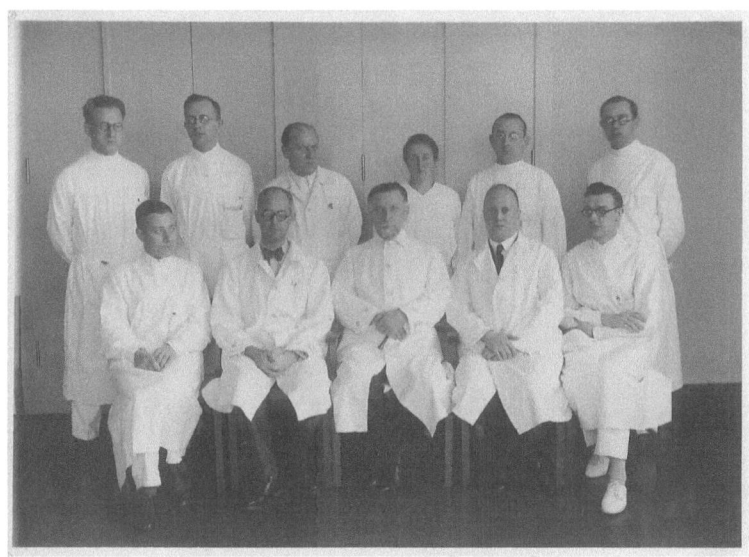

Abbildung 194: St. Antonius-Krankenhaus – Ärzte
Quelle: Archiv-Krh Karlshorst (Foto)

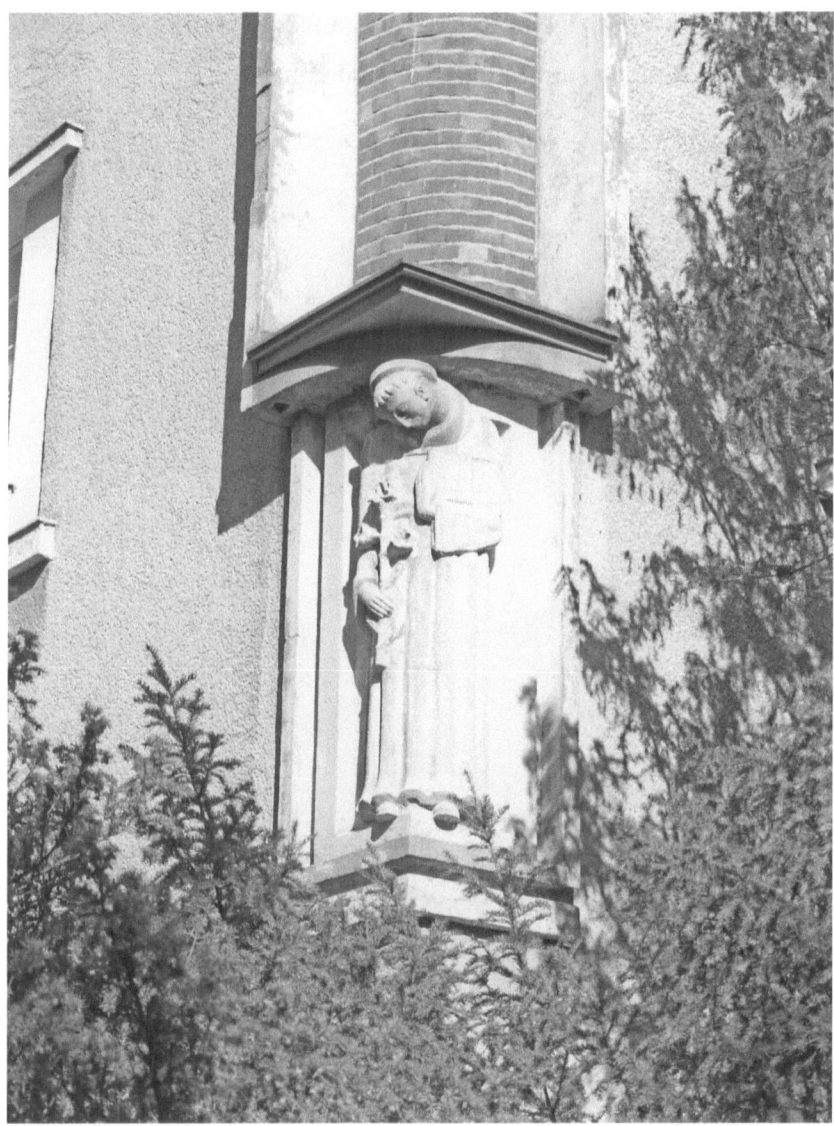

Abbildung 195: St. Antonius-Krankenhaus – Heiliger im Eckpfeiler des Hauses
Quelle: Privat

10.3 Abbildungen zu Kapitel 8 Evangelische Krankenhäuser
10.3.1 Abbildungen zum Elisabeth-Krankenhaus

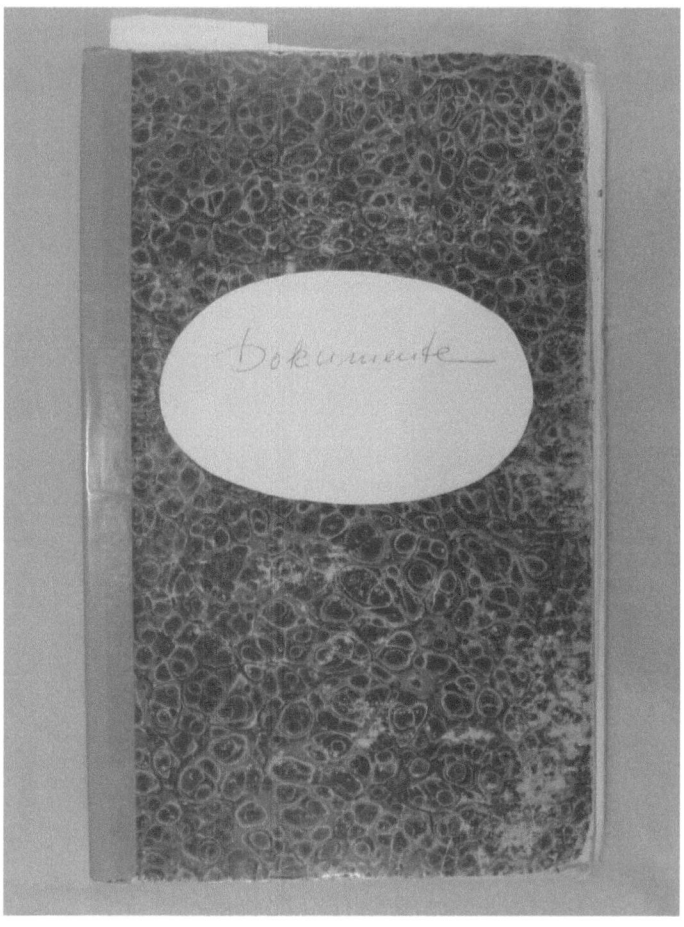

Abbildung 196: Gründungsdokument – Elisabeth-Krankenhaus
Quelle: Archiv Elisabeth-Krankenhaus

10.3.2 Abbildungen zum Zentral-Diakonissenhaus Bethanien

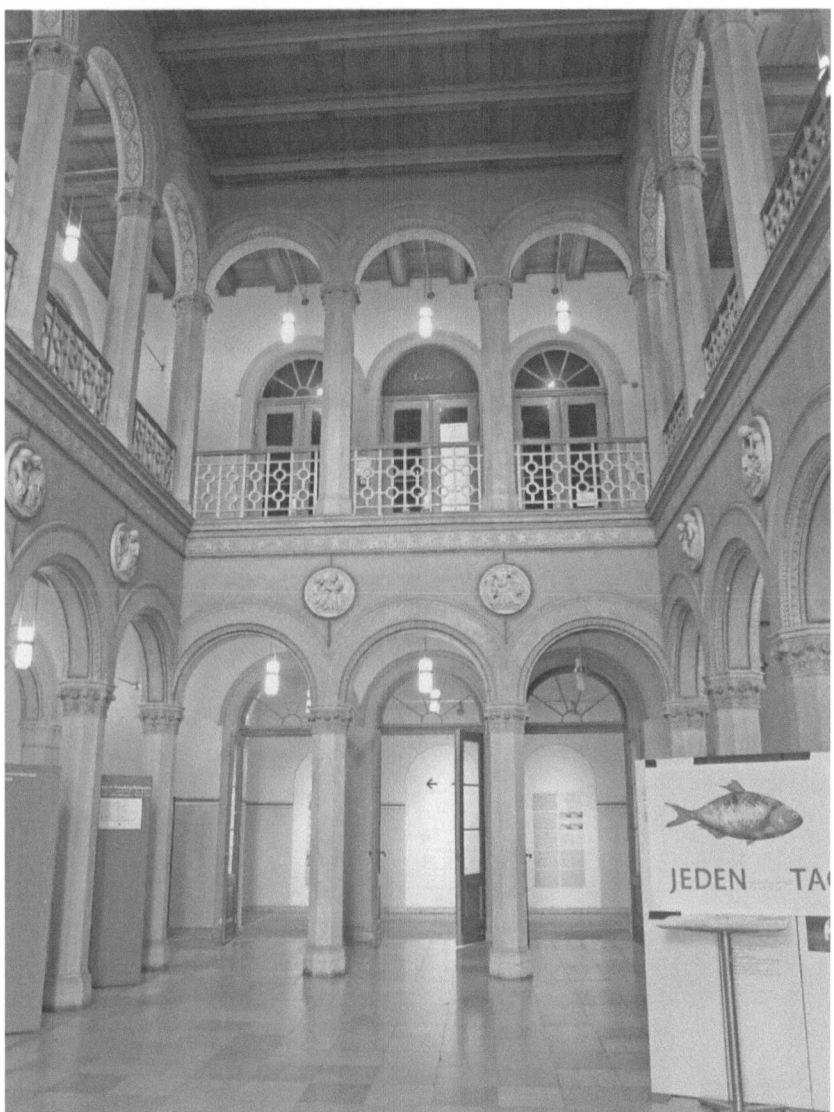

Abbildung 197: Eingangshalle – Zentral-Diakonissenhaus Bethanien
Quelle: Privat

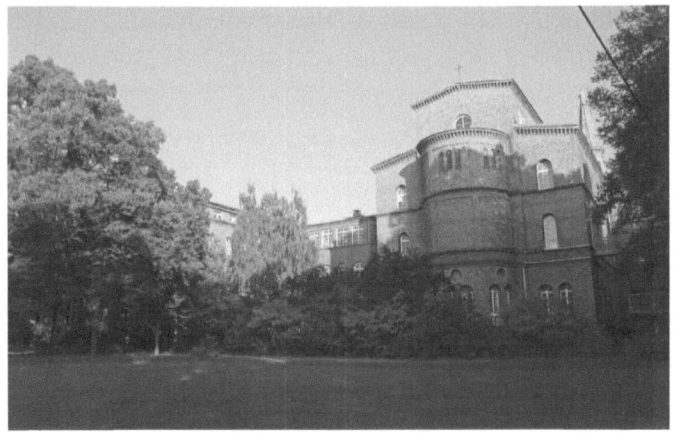

Abbildung 198: Rückseite – Zentral-Diakonissenhaus Bethanien
Quelle: Privat

10.3.3 Abbildungen zum Lazarus-Krankenhaus

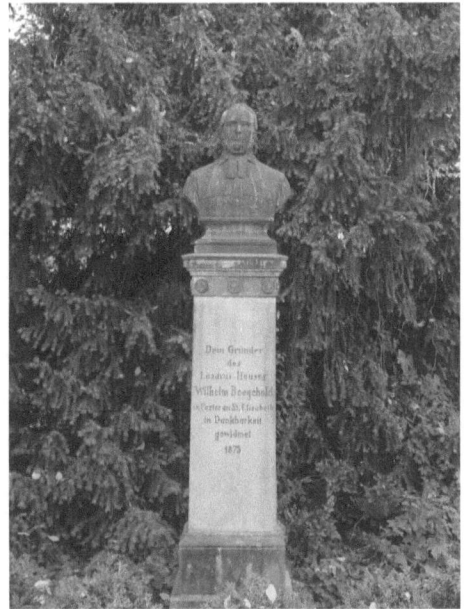

Abbildung 199: Statue des Gründers Wilhelm Boegehold 1875 – Lazarus-Krankenhaus
Quelle: Privat

10.3.4 Abbildungen zum Paul Gerhardt-Stift

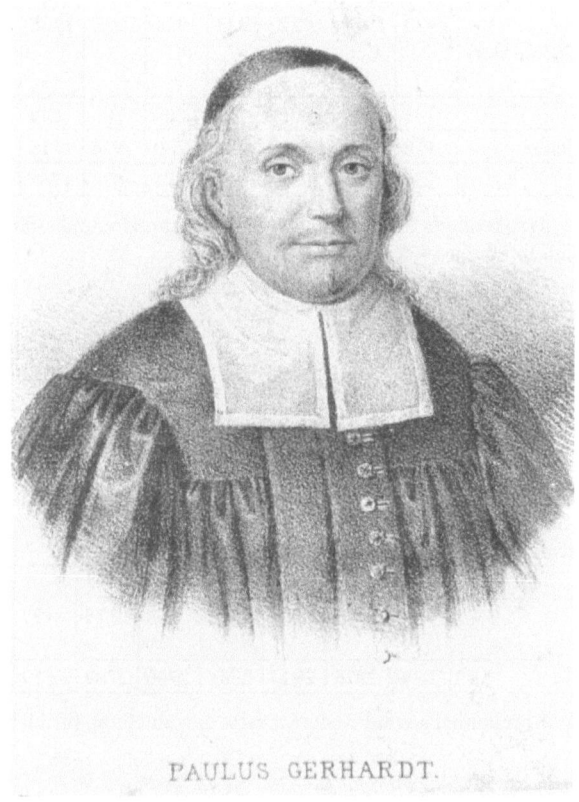

Abbildung 200: Pastor Paulus Gerhardt – Paul Gerhardt-Stift
Quelle: Postkarte Privat

10.3.5 Abbildungen zum Krankenhaus Waldfriede

Statistik der Badeabteilung (Zahl der Fälle)	1920	1921	1922	1923	1924	1925	1926	1927	Gesamt
Hauspatienten	141	267	375	419	603	700	648	817	3970
Ambulante Patienten	118	539	598	647	770	974	1118	946	5710
Gesamtzahl	259	806	973	1066	1373	1674	1766	1763	9680

Abbildung 201: Krankenhaus Waldfriede: Verteilung stationäre und ambulante Patienten der Badeabteilung 1920 – 1927
Quelle: Coradi: Ärztlicher Jahresbericht von 1920 – 1927, S. 43; Stottrop, S. 91.

Statistik d. Abteilung für Lichtbehandlung	1920	1921	1922	1923	1924	1925	1926	1927	Gesamt
Höhensonnenbestrahlung	1740	2405	1950	1471	1615	1403	1449	1844	13877
Diathermie (elektr. Tiefendurchwärmung)	350	495	795	541	677	770	871	1283	5682
Hochfrequenz			9	13		3			25
Galvanisation, Faradisationen		75	186	306	408	113	199	273	1560
Zusammen	2090	2875	2940	2331	2700	2289	2519	3400	21144

Abbildung 202: Krankenhaus Waldfriede: Statistik der Abteilung für Lichtbehandlung 1920 – 1927
Quelle: Coradi: Ärztlicher Jahresbericht von 1920 – 1927, S. 43; Stottrop, S. 90.

Statistik d. Badeabteilung	1920	1921	1922	1923	1924	1925	1926	1927	Gesamt
Gewöhnliche und med. Bäder	1764	4185	4638	3425	5395	8025	8486	8257	44175
Duschen	620	1313	1958	1294	3095	4138	4834	5726	22978
Heißluft und Dampfbäder	23	221	89	265	223	137	186	58	1202
Elektrische Lichtbäder	272	903	1322	873	1534	2207	3229	3284	13624
Bähungen und Packungen	378	1033	1057	1060	1583	1599	2321	2719	11750
Massagen	1911	4295	4593	4320	6263	7814	7358	10995	47549
Vierzellenbäder u. sonstige hydroelektrische Bäder	90	182	218	245	359	794	1297	613	3798
Zusammen	5058	12132	13875	11482	18452	24714	27711	31652	145076

Abbildung 203: Krankenhaus Waldfriede: Statistik der Badeabteilung 1920 – 1927
Quelle: Coradi: Ärztlicher Jahresbericht von 1920 – 1927, S. 43; Stottrop, S. 91.

10.3.6 Abbildungen zum Martin-Luther-Krankenhaus

[handschriftliche Notizen: 7.11.31.]

H a u s o r d n u n g

für Kranke und Besucher des Martin Luther Krankenhauses.

Es wird vorausgesetzt, daß die Patienten und Besucher im Jnteresse des Hauses sich der allergrößten Ruhe und Ordnung befleißigen.

Das Betreten der Wirtschafts- und Wohnräume, der Aufenthalt im Vestibül, im Schwesterngarten und an den Außengittern des Gartens, sowie das Abpflücken von Blumen ist streng untersagt.

Das Dach ist zur Liegekur für Schwerkranke bestimmt, der Aufenthalt dort in der Zeit von 13-15 Uhr und nach 18 Uhr ist nicht gestattet. Die Trennung : Männer- Frauenseite ist innezuhalten. Aus hygienischen Gründen sind die Schuhe bei Benutzung der Liegestühle auszuziehen.

Liegen und Sitzen auf den Betten mit Kleidern ist zu unterlassen. Fenster und Balkontüren sind stets festzustellen.

Das Rauchen in den Krankenräumen ist verboten und nur mit besonderer Erlaubnis des Arztes in den Tagesräumen, im Garten und auf dem Liegedach gestattet.

Ob die Kranken das Bett zu hüten haben oder aufstehen dürfen, bestimmt der Arzt.

Nicht mehr bettlägrige Kranke, die dazu in der Lage sind, wollen ihre Betten sowie Nachttische selbst in Ordnung halten.

Bis 20 Uhr müssen alle Kranken das Bett aufgesucht haben.

Zur Zeit der ärztlichen Visite, der Verordnungen, der Mahlzeiten und während der Besuchszeit müssen alle Patienten in ihren Zimmern sein.

Außerhalb der Besuchszeit : Sonntags   von 14-16 Uhr
                                   Dienstags " 14-15 "
                                   Donnerstags " 14-15 "
ist der Besuch der Kranken nur in ganz dringenden Fällen gestattet. Erlaubnis ist beim Stationsarzt durch die Schwester einzuholen.

Lautsprecher sind aus Rücksicht auf Schwerkranke nicht gestattet.

Es wird gebeten, das gesamte Jnventar zu schonen.

Für bares Geld oder Wertsachen haftet das Krankenhaus nur dann, wenn ihr diese ausdrücklich zur Aufbewahrung gegen Quittung übergeben worden sind. Ersatz wird für nicht abgelieferte Wertsachen im Verlustfalle nicht geleistet.

Wünsche und Beschwerden sind an die Oberin des Hauses zu richten.

Sonntäglich Gottesdienst. - Besondere Wünsche bezügl. seelsorgerlichen Besuches wollen die Patienten der Stationsschwester mitteilen.

Abbildung 204: Martin-Luther-Krankenhaus Hausordnung vom 07.11.1931
Quelle: Archivordner MLK unpaginiert

Abbildungen zu Kapitel 8 Evangelische Krankenhäusern 351

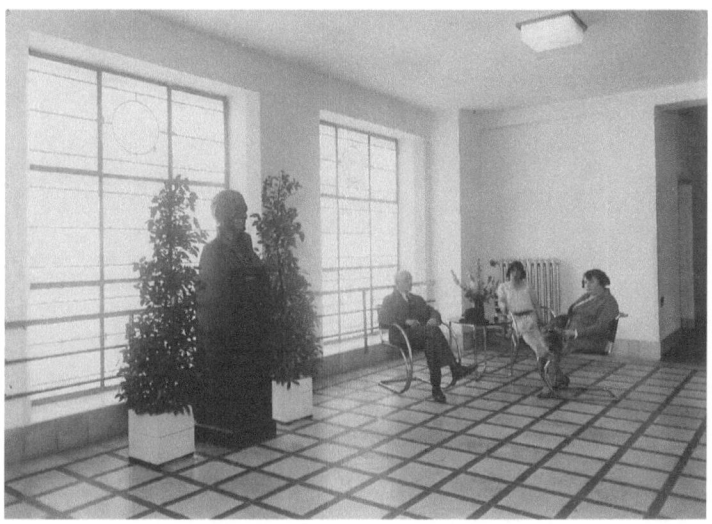

Abbildung 205: Martin-Luther-Krankenhaus, Eingangshalle
Quelle: Archivordner MLK unpaginiert

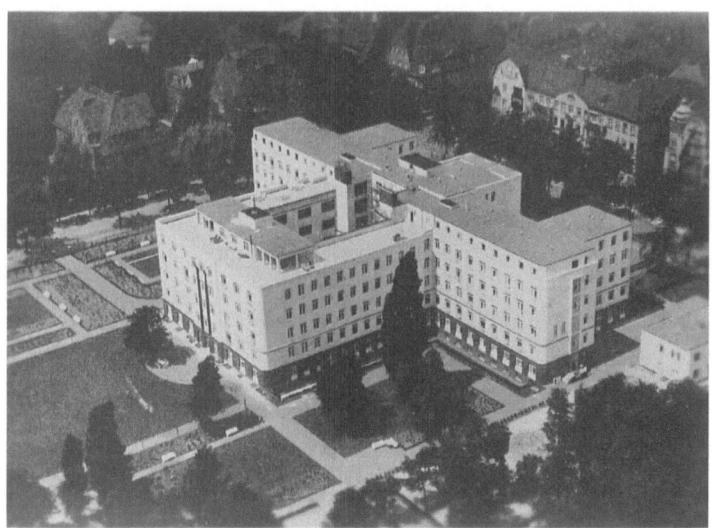

Abbildung 206: Martin-Luther-Krankenhaus, Luftaufnahme
Quelle: Archivordner MLK unpaginiert

11 Abbildungsverzeichnis

Abbildung 1:	Bevölkerungszahlen in Berlin zwischen 1816 und 1932.	49
Abbildung 2:	Geburten- und Sterberaten in Berlin.	50
Abbildung 3:	Die Entwicklung der Sterberaten in Berlin und in Preußen bzw. im Deutschen Reich zwischen 1816 und 1913	50
Abbildung 4:	Säuglingssterblichkeit in Berlin bzw. im Deutschen Reich.	52
Abbildung 5:	Übersichtsplan Berlin 1910	54
Abbildung 6:	Die Entwicklung der Belegungsdichte in Berlin zwischen 1875 und 1910	55
Abbildung 7:	Die Wohndichte in Berlin zwischen 1875 und 1900	55
Abbildung 8:	Mietpreis Berlin 1833–1892	56
Abbildung 9:	Wohnungs-Enquete der AOK Berlin Thaerstraße 4, Wohngebäude, Erdgeschoss, Stube, 1903	60
Abbildung 10:	Wohnungs-Enquete der AOK Berlin Manteuffelstraße 64, Küche, Anfertigung von Knallbonbons in Heimarbeit, 1910	61
Abbildung 11:	Wohnungs-Enquete der AOK Berlin Heinersdorfterstraße, drei Treppen, Stube, die einem Weber als Arbeitsraum und Schlafraum dient, 1910	62
Abbildung 12:	Die Entwicklung der durchschnittlichen ortsüblichen Tagelöhne für Frauen und Männer über 16 Jahren in Berlin zwischen 1884 und 1912	63
Abbildung 13:	Jahreskosten einer Arbeiterfamilie um 1900 (in Mark)	65
Abbildung 14:	Jahresausgaben für Nahrungsmittel einer Arbeiterfamilie um 1900 (in Mark)	66
Abbildung 15:	Der Wandel des Todesursachenpanoramas in Preußen und Berlin, 1877–1907 Männer	73
Abbildung 16:	Der Wandel des Todesursachenpanoramas in Preußen und Berlin, 1877–1907 Frauen	73
Abbildung 17:	Anzahl der Almosenempfänger zwischen 1841–1882	81
Abbildung 18:	Anzahl der in ihren Wohnungen behandelten Armen-Kranken zwischen 1830 und 1893 und der Anteil an Krankenhauseinweisungen zwischen 1861 und 1893	83
Abbildung 19:	Konfessionen in Berlin 1849–1910	85
Abbildung 20:	Krankenschwester 22. Dezember 1916	94
Abbildung 21:	Fliedner, Theodor um 1857	95
Abbildung 22:	Diakonisse um 1917	97

Abbildung 23:	Rot-Kreuz-Schwester und Jüdische-Schwester 22.Januar 1917	99
Abbildung 24:	Zahl der ausgebildeten Krankenpflegerinnen in Preußen 1880–1885	101
Abbildung 25:	Zahl der „berufsmäßigen" Krankenpflegerinnen im Deutschen Reich 1876–1909	102
Abbildung 26:	Eine Barmherzige Schwester am Bett eines Kranken.	107
Abbildung 27:	Haupthaus des St. Hedwig-Krankenhauses um 1860	112
Abbildung 28:	Gesamtanlage des St. Hedwig-Krankenhauses 1896	114
Abbildung 29:	Lotterieschein – St. Hedwig-Krankenhaus	115
Abbildung 30:	Situationsplan – St. Hedwig-Krankenhaus	116
Abbildung 31:	Gesamtansicht des St. Hedwig-Krankenhauses 1913	117
Abbildung 32:	Dr. med. Wirsing (gest. 1927) – St. Hedwig-Krankenhaus Berlin	121
Abbildung 33:	St. Hedwig-Krankenhaus Berlin, Prof. Dr. Rotter bei einer Operation um 1900	123
Abbildung 34:	Operationssaal im St. Hedwig-Krankenhaus 1910	124
Abbildung 35:	Entwicklung der Operationen in der chirurgischen Abteilung 1891 bis 1920 im St. Hedwig-Krankenhaus	125
Abbildung 36:	St. Hedwig-Krankenhaus Berlin, Röntgenabteilung um 1910	126
Abbildung 37:	Röntgenaufnahmen 1910–1921 – St. Hedwig Krankenhaus	127
Abbildung 38:	Professor Dr. med. Alexander von Lichtenberg (5. von links) im Kreise seiner Mitarbeiter. Fotografie um 1930 – St. Hedwig Krankenhaus	128
Abbildung 39:	Urologischer Operationssaal im Jahr 1926 – St. Hedwig Krankenhaus	130
Abbildung 40:	Operative Tätigkeit der HNO Abteilung 1914–1921 – St. Hedwig Krankenhaus	132
Abbildung 41:	Statistische Aufzeichnung der anatomisch-pathologischen Abteilung 1910–1920 – St. Hedwig Krankenhaus	133
Abbildung 42:	Apotheke um 1890 – St. Hedwig Krankenhaus	136
Abbildung 43:	Entwicklung der Anzahl der Ärzte im Bezug zur Bettenzahl 1846 bis 1921 im St. Hedwig Krankenhaus	143
Abbildung 44:	Entwicklung der Anzahl der Ärzte und Schwestern von 1846 bis 1921 im St. Hedwig Krankenhaus	144
Abbildung 45:	Entwicklung der Fallzahlen von 1848 bis 1934 im St. Hedwig Krankenhaus	146

Abbildungsverzeichnis 355

Abbildung 46:	Entwicklung der durchschnittlichen Verweildauer von 1850 bis 1934 (und im Vergleich zu Heute (2013 in Deutschland) – St. Hedwig Krankenhaus	147
Abbildung 47:	Entwicklung der Fallzahlen von 1848 bis 1946, Aufteilung nach Geschlecht – St. Hedwig Krankenhaus ...	148
Abbildung 48:	Religionszugehörigkeit der Patienten von 1848 bis 1921 – St. Hedwig-Krankenhaus	149
Abbildung 49:	Übersicht über die 16 häufigsten Diagnosen der ersten fünf Jahrzehnte. 1848 – 1898 – St. Hedwig Krankenhaus	150
Abbildung 50:	Entwicklung der Kostenträger 1896 bis 1921, im St. Hedwig-Krankenhaus Berlin (Art der Tragung der Verpflegungskosten/pro Patient)	154
Abbildung 51:	Sr. Xaveria Rudler. Erste Oberin des St. Hedwig-Krankenhauses Berlin von 1846–1849	155
Abbildung 52:	St. Hedwig-Krankenhaus 2014 (Das ehemalige Hauptgebäude)	164
Abbildung 53:	Mutter Cherubine Willimann – Maria-Viktoria Krankenhaus	165
Abbildung 54:	St. Maria-Victoria Krankenhaus um 1912	168
Abbildung 55:	St. Maria-Viktoria Krankenhaus 2014	169
Abbildung 56:	St. Joseph Krankenhaus II (Niederwallstraße) Kapelle	173
Abbildung 57:	St. Joseph Krankenhaus II (Niederwallstraße) um 1900 ...	173
Abbildung 58:	Entwicklung der Patienten, Tagpflegen und Nachtwachen im St. Joseph-Krankenhaus II, 1888–1928	177
Abbildung 59:	Religionszugehörigkeit der Patienten von 1888 bis 1912 – St. Joseph-Krankenhaus II	177
Abbildung 60:	Entwicklung der unentgeltlich ambulant behandelten Patienten im St. Joseph-Krankenhaus II	178
Abbildung 61:	Religionszugehörigkeit der unentgeltlich ambulant behandelten Patienten von 1884 bis 1912 im St. Joseph-Krankenhaus II	178
Abbildung 62:	St. Joseph Krankenhaus II (Niederwallstraße), 2015	181
Abbildung 63:	St. Marien-Krankenhaus, Lausitzer Strasse Schwesternkonvent von 1933 mit gesamtem Ärztekollegium	183
Abbildung 64:	St. Marien-Krankenhaus, Lausitzerstraße, Wohltätigkeitskonzert, 19.10.1903	184
Abbildung 65:	St. Marien-Krankenhaus, Lausitzer Strasse. Schwesternkonvent mit CA Prof. Lazarus 1908	186

Abbildung 66:	St. Marien-Krankenhaus, Lausitzer Strasse, Gartenansicht des Krankenhauses	187
Abbildung 67:	St. Marien-Krankenhaus, Lausitzer Straße „Stolze Errungenschaft: Ein bestens ausgestatteter OP"	188
Abbildung 68:	St. Marien-Krankenhaus, Lausitzer Straße, 2014	189
Abbildung 69:	St. Norbert-Krankenhaus um 1918	190
Abbildung 70:	St. Norbert-Krankenhaus, Leitende Ärzte 1913–1943	191
Abbildung 71:	St. Norbert-Krankenhaus, Belegungszahlen 1917–1939	192
Abbildung 72:	St. Norbert-Krankenhaus, 2014 (St. Joseph – Altenheim)	193
Abbildung 73:	Franziskus-Krankenhaus, 1989	196
Abbildung 74:	Dominikus-Krankenhaus, 2014	198
Abbildung 75:	St. Joseph-Krankenhaus I (Tempelhof), Darlehen – Aufruf in der Vossischen Ztg. vom 20.XI.1927	200
Abbildung 76:	St. Joseph-Krankenhaus I (Tempelhof) Schuldverschreibung über 600 Mark der Congregation der Grauen Schwestern von der heiligen Elisabeth vom 09.08.1930	201
Abbildung 77:	Einladung zur Grundsteinlegung St. Joseph-Krankenhaus I (Tempelhof) 23.Mai 1927	202
Abbildung 78:	St. Joseph-Krankenhaus I (Berlin-Tempelhof) Grundsteinlegung am 23.05.1927	203
Abbildung 79:	St. Joseph-Krankenhaus I (Berlin-Tempelhof) um 1929	205
Abbildung 80:	St. Joseph-Krankenhaus I (Berlin-Tempelhof) „Im Brennpunkt der Weltstadt"	205
Abbildung 81:	St. Joseph-Krankenhaus I (Berlin-Tempelhof), Eingang Kapelle	207
Abbildung 82:	St. Joseph-Krankenhaus I (Berlin-Tempelhof), Krankenzimmer	208
Abbildung 83:	St. Joseph-Krankenhaus I (Berlin-Tempelhof), Labor	211
Abbildung 84:	St. Joseph-Krankenhaus I (Tempelhof), 2014	212
Abbildung 85:	St. Gertrauden-Krankenhaus 2014	214
Abbildung 86:	St. Antonius-Krankenhaus – Hauptportal	216
Abbildung 87:	Sr. Oberin M. Bernadetta – St. Antonius-Krankenhaus	217
Abbildung 88:	Prof. Dr. Paul Lazarus – St. Antonius-Krankenhaus	219
Abbildung 89:	St. Antonius-Krankenhaus 2014	220
Abbildung 90:	Johannes Grossner (1773 – 1858), Pfarrer an der luth. Bethlehemskirche in Berlin, Gründer des Elisabeth-Krankenhauses	222

Abbildungsverzeichnis

Abbildung 91:	Elisabeth-Krankenhaus: Das Gründungshaus mit dem 1939 angebauten ersten Krankenhaus (1945 völlig zerstört)	224
Abbildung 92:	Pastor Karl Kuhlo Hauspfarrer 1868–1893 – Elisabeth-Krankenhaus	226
Abbildung 93:	Gräfin Anna von Armin, erste Oberin 1867–1899 – Elisabeth-Krankenhaus	227
Abbildung 94:	Prof.Dr. Hans Burghart Chefarzt der Inneren Abteilung 1906–1932 – Elisabeth-Krankenhaus	232
Abbildung 95:	Prof. Dr. Friedrich Rinne Chefarzt der chirurgischen Abteilung 1882–1919 – Elisabeth-Krankenhaus	233
Abbildung 96:	Elisabeth-Krankenhaus 2014	234
Abbildung 97:	Zentral-Diakonissenhaus Bethanien, Oberinnen mit König Friedrich Wilhelm IV.	235
Abbildung 98:	Zentral-Diakonissenhaus Bethanien, 1847	236
Abbildung 99:	Zentral-Diakonissenhaus Bethanien, 2014	239
Abbildung 100:	Pastor Wilhelm Boegehold Gründer und Vorsteher 1865–1873 – Lazarus-Krankenhaus	240
Abbildung 101:	Lazarus-Krankenhaus, Vorsteher und Oberinnen	241
Abbildung 102:	Lazarus-Krankenhaus, Chefärzte	242
Abbildung 103:	Lazarus-Krankenhaus 2014	244
Abbildung 104:	Paul Gerhardt-Stift, Grundriss des Hauptgeschosses (1. Stockwerk)	246
Abbildung 105:	Paul Gerhardt-Stift, Oberinnen, Vorsteher, Pastoren 1876–1953	248
Abbildung 106:	Paul Gerhardt-Stift, Chefärzte, 1889–1945	249
Abbildung 107:	Paul Gerhardt-Stift, 2014	251
Abbildung 108:	Das Gründungsteam – Krankenhaus Waldfriede	253
Abbildung 109:	Sanatorium und Klinik „Waldfriede" Kurbadeabteilung 1920 – Krankenhaus Waldfriede	255
Abbildung 110:	Übersicht über die Patientenzahlen im Krankenhaus Waldfriede 1920–1929	259
Abbildung 111:	Verteilung stationäre und ambulante Patienten der Badeabteilung 1920–1927 – Krankenhaus Waldfriede	260
Abbildung 112:	Statistik der Abteilung für Lichtbehandlung 1920–1927 – Krankenhaus Waldfriede	261
Abbildung 113:	Statistik der Badeabteilung 1920–1927 – Krankenhaus Waldfriede	262
Abbildung 114:	Krankenhaus Waldfriede 2016	264
Abbildung 115:	Evangelisches Krankenhaus Hubertus 2017 (Altbau)	267

Abbildung 116: Evangelisches Krankenhaus Hubertus 2017 (Neubau) 267
Abbildung 117: Martin-Luther-Krankenhaus: Spendenaufruf 1930 270
Abbildung 118: Martin-Luther-Krankenhaus: Reinigung vor
Eröffnung, 1931 270
Abbildung 119: Martin-Luther-Krankenhaus: Grundriss 272
Abbildung 120: Martin-Luther-Krankenhaus: Baustein für 1 Mark (1931) 274
Abbildung 121: Belegungszahlen der Abteilungen des Martin-Luther-
Krankenhauses im Jahr 1931. 275
Abbildung 122: Martin-Luther-Krankenhaus, 2014 277
Abbildung 123: Verleihung der Rot-Kreuz-Medaille an die Diakonisse
Frida Schulz 24.04.1918 285
Abbildung 124: Die Entwicklung der Sterberaten in Berlin und in
Preußen bzw. im Deutschen Reich 286
Abbildung 125: Mietpreis in Berlin zwischen 1833 und 1892 (in Mark) 286
Abbildung 126: Wochenlöhne in der Berliner Maschinenbau- und
Metallindustrie 1845–1864 (in Mark) 287
Abbildung 127: Wochenlöhne in der Berliner Textilindustrie 1845–1870
(in Mark) 287
Abbildung 128: Wochenlöhne im Berliner Baugewerbe 1845–1869 (in
Mark) 288
Abbildung 129: Wochenlöhne verschiedener Berliner Berufsgruppen
1845–1864 (in Mark) 288
Abbildung 130: Berliner Wochenlöhne im Jahre 1853 (in Mark und
Pfennigen)* 289
Abbildung 131: Die Entwicklung der durchschnittlichen ortüblichen
Tagelöhne für Frauen und Männer über 16 Jahren in
Berlin zwischen 1884 und 1912 (in Mark) 292
Abbildung 132: Alters- und Geschlechtsspezifisches
Todesursachenpanorama in Preußen, Männer, 1877 293
Abbildung 133: Alters- und Geschlechtsspezifisches
Todesursachenpanorama in Preußen, Männer, 1885 294
Abbildung 134: Alters- und Geschlechtsspezifisches
Todesursachenpanorama in Preußen, Männer, 1900 295
Abbildung 135: Alters- und Geschlechtsspezifisches
Todesursachenpanorama in Preußen, Männer, 1907 296
Abbildung 136: Alters- und Geschlechtsspezifisches
Todesursachenpanorama in Preußen, Frauen, 1877 297
Abbildung 137: Alters- und Geschlechtsspezifisches
Todesursachenpanorama in Preußen, Frauen, 1885 298

Abbildungsverzeichnis

Abbildung 138: Alters- und Geschlechtsspezifisches
Todesursachenpanorama in Preußen, Frauen, 1900 299
Abbildung 139: Alters- und Geschlechtsspezifisches
Todesursachenpanorama in Preußen, Frauen, 1907 300
Abbildung 140: Der Wandel des Todesursachenpanoramas 1877–1907 301
Abbildung 141: Anzahl der Almosenempfänger zwischen 1841–1882 301
Abbildung 142: Anzahl der in ihren Wohnungen behandelten Armen-
Kranken zwischen 1830 und 1893 und der Anteil an
Krankenhauseinweisungen zwischen 1861 und 1893 302
Abbildung 143: Konfessionen in Berlin 1849 bis 1910 303
Abbildung 144: Zahl der ausgebildeten Krankenpflegerinnen in
Preußen 1880–1885 304
Abbildung 145: Zahl der „berufsmäßigen" Krankenpflegerinnen im
Deutschen Reich 1876–1909 304
Abbildung 146: Hülferuf zur Errichtung eines katholischen
Krankenhauses in Berlin, Berlin 1850 – St. Hedwig-
Krankenhaus 306
Abbildung 147: Lageplan des St. Hedwig-Krankenhauses,
unmaßstäblich, 1896 307
Abbildung 148: Gebäudealter des St. Hedwig-Krankenhauses,
unmaßstäblich, von 1851 bis heute 308
Abbildung 149: Legende des Gebäudealters des St. Hedwig-
Krankenhauses, 1896 309
Abbildung 150: Statuten des St. Hedwig-Krankenhauses, 1846 311
Abbildung 151: Hausordnung St. Hedwig-Krankenhaus von 1846 313
Abbildung 152: Hausordnung der Privatstation des St. Hedwig-
Krankenhauses 314
Abbildung 153: Tagesordnung für die Dienstboten, Hausleute des St.
Hedwig-Krankenhauses 315
Abbildung 154: Entwicklung der Operationen in der chirurgischen
Abteilung 1891 bis 1920 im St. Hedwig-Krankenhauses ... 316
Abbildung 155: Entwicklung der Anzahl der aufgestellten Betten von
1846 bis 1934 – St. Hedwig-Krankenhauses 316
Abbildung 156: Entwicklung der Anzahl der Ärzte im Bezug zur
Bettenzahl 1846 bis 1921 im St. Hedwig-Krankenhaus 317
Abbildung 157: Entwicklung der Anzahl der Ärzte und Schwestern von
1846 bis 1921 im St. Hedwig-Krankenhaus 317
Abbildung 158: Entwicklung der Fallzahlen von 1848 bis 1934 im St.
Hedwig-Krankenhaus 317

Abbildung 159: Entwicklung der durchschnittlichen Verweildauer von 1850 bis 1934 (und im Vergleich zu Heute (2013 in Deutschland) – St. Hedwig-Krankenhaus 318
Abbildung 160: Entwicklung der Fallzahlen von 1848 bis 1946, Aufteilung nach Geschlecht – St. Hedwig-Krankenhaus ... 318
Abbildung 161: Behandlung von Kindern in Bezug auf die Behandlung aller Patienten 1846–1896 – St. Hedwig-Krankenhaus 319
Abbildung 162: Entwicklung der Patienten in Bezug auf ihre Berufe 1846–1896, Männer (Reihenfolge der Berufe nach Höhe ihrer Beteiligung bei männlichen Patienten sowie das prozentuale Beteiligungsverhältnis in Bezug zu den 93.551 aufgenommenen Männern) am St. Hedwig-Krankenhaus Berlin 319
Abbildung 163: Entwicklung der Patienten in Bezug auf ihre Berufe 1846–1896, Frauen (Reihenfolge der Berufe nach Höhe ihrer Beteiligung bei weiblichen Patienten sowie das prozentuale Beteiligungsverhältnis in Bezug zu den 53.557 aufgenommenen Frauen) am St. Hedwig-Krankenhaus Berlin 321
Abbildung 164: Religionszugehörigkeit der Patienten von 1848 bis 1921 am St. Hedwig-Krankenhaus 321
Abbildung 165: Entwicklung der Kostenträger 1896 bis 1921, im St. Hedwig-Krankenhaus Berlin (Art der Tragung der Verpflegungskosten/pro Patient) 321
Abbildung 166: St. Hedwig-Krankenhaus: Die vier ersten Vorsitzenden 1846–1870 322
Abbildung 167: St. Hedwig-Krankenhaus: Tagesbericht 1908 323
Abbildung 168: St. Hedwig-Krankenhaus: Konvent der Borromäerinnen um 1900 324
Abbildung 169: St. Hedwig-Lazarett: Krankenzimmer um 1915 324
Abbildung 170: St. Hedwig-Krankenhaus: Chefärzte und Mitarbeiter um 1922 325
Abbildung 171: St. Hedwig-Krankenhaus: Zimmer der Privatstation um 1926 325
Abbildung 172: Grabstätte der Barmherzigen Schwestern vom Hl. Carl Borromäus, Alter Domfriedhof der St. Hedwig-Gemeinde, Berlin 2017 326
Abbildung 173: Grabstätte der Schwestern des St. Hedwig-Krankenhauses Alter Domfriedhof der St. Hedwig-Gemeinde, Berlin 2017 327

Abbildungsverzeichnis 361

Abbildung 174:	Grabstätte Prof. Dr. med. Rotter, Alter Domfriedhof der St. Hedwig-Gemeinde, Berlin 2017	328
Abbildung 175:	Maria-Viktoria-Krankenhaus, Eingang	329
Abbildung 176:	Entwicklung der Patienten, Tagpflegen und Nachtwachen im St. Joseph-Krankenhaus II, 1888–1928	330
Abbildung 177:	Religionszugehörigkeit der Patienten von 1888 bis 1912 – St. Joseph-Krankenhaus II	331
Abbildung 178:	Entwicklung der unentgeltlich ambulant behandelten Patienten im St. Joseph-Krankenhaus II	332
Abbildung 179:	Religionszugehörigkeit der unentgeltlich ambulant behandelten Patienten von 1884 bis 1912 im St. Joseph-Krankenhaus II	333
Abbildung 180:	Jahresbericht St. Joseph-Krankenhaus II (Niederwallstrasse) 1922 Priester und Ordensschwestern	333
Abbildung 181:	Veranden des St. Norbert-Krankenhauses	334
Abbildung 182:	St. Norbert-Krankenhaus, Belegungszahlen 1917 – 1939	335
Abbildung 183:	Franziskus-Krankenhaus, um 1930	336
Abbildung 184:	Krankenzimmer – Dominikus-Krankenhaus	337
Abbildung 185:	St. Joseph-Krankenhaus I (Berlin-Tempelhof) Ansicht Deutscher Ring um 1929	337
Abbildung 186:	St. Gertrauden-Krankenhaus, Schwestern	338
Abbildung 187:	St. Antonius-Krankenhaus – Hauptportal	339
Abbildung 188:	St. Antonius-Krankenhaus – Kapelle mit Kreuzgang, Klausur	339
Abbildung 189:	St. Antonius-Krankenhaus – Kapelle	340
Abbildung 190:	St. Antonius-Krankenhaus – Krankenzimmer mit Liegehalle	340
Abbildung 191:	St. Antonius-Krankenhaus – Dachgarten und Liegehalle	341
Abbildung 192:	St. Antonius-Krankenhaus – Sterilisationsraum	341
Abbildung 193:	St. Antonius-Krankenhaus – Kapelle und OP-Trakt	342
Abbildung 194:	St. Antonius-Krankenhaus – Ärzte	342
Abbildung 195:	St. Antonius-Krankenhaus – Heiliger im Eckpfeiler des Hauses	343
Abbildung 196:	Gründungsdokument – Elisabeth-Krankenhaus	344
Abbildung 197:	Eingangshalle – Zentral-Diakonissenhaus Bethanien	345
Abbildung 198:	Rückseite – Zentral-Diakonissenhaus Bethanien	346
Abbildung 199:	Statue des Gründers Wilhelm Boegehold 1875 – Lazarus-Krankenhaus	346
Abbildung 200:	Pastor Paulus Gerhardt – Paul Gerhardt-Stift	347

Abbildung 201: Krankenhaus Waldfriede: Verteilung stationäre und ambulante Patienten der Badeabteilung 1920 – 1927 348
Abbildung 202: Krankenhaus Waldfriede: Statistik der Abteilung für Lichtbehandlung 1920 – 1927 348
Abbildung 203: Krankenhaus Waldfriede: Statistik der Badeabteilung 1920 – 1927 349
Abbildung 204: Martin-Luther-Krankenhaus Hausordnung vom 07.11.1931 350
Abbildung 205: Martin-Luther-Krankenhaus, Eingangshalle 351
Abbildung 206: Martin-Luther-Krankenhaus, Luftaufnahme 351

12 Literaturverzeichnis

12.1 Ungedruckte Quellen

12.1.1 Geheimes Staats Archiv

Geheimes Staatsarchiv, T, Rep. 89, Nr. 24328 Blatt 6–8.

Geheimes Staatsarchiv Preußischer Kulturbesitz, Hauptabteilung I Rep. 76, VIII A, Nr. 3644, Blatt 329, 330.

Geheimes Staatsarchiv Preußischer Kulturbesitz, Hauptabteilung I Rep. 89, Nr. 24328, Blatt 24, 25.

Besichtigung des Lazarus-Kranken- und Diakonissenhauses vom 02.11.1903. Geheimes Staatsarchiv Preußischer Kulturbesitz, Hauptabteilung I Rep. 76, VIII A, Nr. 3643, Blatt 189–195.

Kultusministerium. Geheimes Staatsarchiv Preußischer Kulturbesitz, Hauptabteilung I Rep. 76, VIII B, Nr. 1776, Blatt 213–215.

Spendenaufruf in Abschrift. Geheimes Staatsarchiv Preußischer Kulturbesitz, Hauptabteilung I Rep. 76, VIII B, Nr. 1777, Blatt 1–9.

Statut des Lazarus-Kranken- und Diakonissenhauses in Berlin, Berlin 1875. Geheimes Staatsarchiv Preußischer Kulturbesitz, Hauptabteilung I Rep. 76, VIII A, Nr. 3643, Blatt 227–234.

12.1.2 Bundesarchiv

Allgemeine Krankenhäuser von Juni 1931 – März 1934. Bundesarchiv, R 1501/126273.

Anträge auf staatliche Anerkennung von Berufstrachten und Berufsabzeichen für Betätigung in der Krankenpflege vom 1. August 1916 bis 16. Oktober 1917. Bundesarchiv, R 1501/113767.

Das Krankenpflege- und Krankenhauswesen (01.10.1925 – 31.03.1926). Bundesarchiv, R 1501/111832.

Das Krankenpflege- und Krankenhauswesen (30.03.1921 – 31.05.1924). Bundesarchiv, R 1501/111830.

Das Krankenpflege- und Krankenhauswesen (April 1897 – März 1902). Bundesarchiv, R 1501/111826.

Das Krankenpflege- und Krankenhauswesen (Jahresberichte von Vereinen) vom 02.07.1902 – Okt. 1911. Bundesarchiv, R 1501/11835.

Das Krankenpflege- und Krankenhauswesen (Jan. 1902 – 31.12.1903). Bundesarchiv, R 1501/111827.

Das Krankenpflege- und Krankenhauswesen (Juni 1924 – Nov. 1925). Bundesarchiv, R 1501/111831.

Das Krankenpflege- und Krankenhauswesen (März 1904 – 31.12.1912). Bundesarchiv, R 1501/111828.

Das Krankenpflege- und Krankenhauswesen (März 1913 – Jan. 1921). Bundesarchiv, R 1501/111829.

Das Krankenpflege- und Krankenhauswesen (März 1926 – März 1927). Bundesarchiv, R 1501/111833.

Das Krankenpflege- und Krankenhauswesen vom 1.Oktober 1925 bis 31. März 1926. Bundesarchiv, R 1501/111832.

Das Krankenpflege- und Krankenhauswesen vom 30. März 1921 bis 31. Mai 1924. Bundesarchiv, R 1501/111830.

Das Krankenpflege- und Krankenhauswesen vom Januar 1902 bis 31. Dezember 1903. Bundesarchiv, R 1501/111827.

Das Krankenpflege- und Krankenhauswesen von März 1927 – 20.07.1927. Bundesarchiv, R 1501/111834.

Die medizinische Statikstik von December 1875 bis 31.07.1924. Bundesarchiv, R 1501/111653.

Die medizinische Statistik von 1924 bis 1927. Bundesarchiv, R 1501/111654.

Die Reform des Krankenpflegewesens vom März 1911 bis 31. Dezember 1919. Bundesarchiv, R 1501/111845.

Die staatlich anerkannten Trachten und Abzeichen der Kranken – pp. Pflegerinnen – Preußen – 10. Februar 1917 bis April 1917. Bundesarchiv, R 1501/113779.

Die staatlich anerkannten Trachten und Abzeichen der Kranken – pp. Pflegerinnen – Preußen – vom 01.07.1917 – 31.12.1921. Bundesarchiv, R 1501/113780.

Die Statistik der Todesursachen 1890 – 1902. Bundesarchiv, R 1501/111665.

Die Statistik der Todesursachen vom 01.04.1915 – Aug. 1927. Bundesarchiv, R 1501/111669.

Die Statistik der Todesursachen vom 05.09.1909 – 31.03.1915. Bundesarchiv, R 1501/111668.

Fürsorge für Krüppel (01.01.1923 – 31.12.1935). Bundesarchiv, R 1501/111996.

Fürsorge für Krüppel (01.05.1914 – 30.04.1923). Bundesarchiv, R 1501/111995.

Fürsorge für Krüppel (1925 – 17.10.1930). Bundesarchiv, R 1501/111997.

Fürsorge für Krüppel vom 20.01.1906 – Mai 1912. Bundesarchiv, R 1501/111994.

Gesundheitliche Schäden der Kriegs- und Nachkriegszeit – Presseäußerungen. Bundesarchiv, R 1501/109415.

Krankenhauswesen 1928 – 1934. Bundesarchiv, R 1501/126270/a.

Krankenhauswesen 1928 – 1934. Bundesarchiv, R 1501/126271.

Medizinalstatistische Mitteilungen aus dem Gesundheitsamte vom 01.02.1912 – 31.12.1925. Bundesarchiv, R 1501/110901.

Medizinalstatistische Mitteilungen aus dem Gesundheitsamte vom 11.03.1891 – 31.12.1911. Bundesarchiv, R 1501/110900.

Medizinalstatistische Mitteilungen aus dem Gesundheitsamte vom 18.02.1926 – 03.12.1926. Bundesarchiv, R 1501/110902.

Mitteilungen über die im Deutschen Reiche herrschenden Krankheiten Bd. 1: 1902 – 1925. Bundesarchiv, R 1501/109460.

Morbiditätsstatistik in den Heilanstalten vom 31. Oktober 1878 bis Februar 1888. Bundesarchiv, R 1501/111468.

R 1501/111833. Bundesarchiv.

Reichsmittel für Anstalten und Einrichtungen der privaten Wohlfahrtpflege vom 1. November 1927 bis 26. Februar 1929. Bundesarchiv, R 1501/109430.

Reichsmittel für Anstalten und Einrichtungen der privaten Wohlfahrtpflege vom 12. Mai 1927 bis 7. April 1928. Bundesarchiv, R 1501/109431.

Reichsmittel für Anstalten und Einrichtungen der privaten Wohlfahrtpflege vom 16. April 1925 bis 31. Mai 1926. Bundesarchiv, R 1501/109427.

Soziale Krankenhausfürsorge vom 20. November 1926 bis 1. Juli 1927. Bundesarchiv, R 1501/101421.

Statistik der Todesursachen vom 04.02.1905 – 20.09.1909. Bundesarchiv, R 1501/111667.

Statistik der Todesursachen vom 11.04.1903 – 24.03.1905. Bundesarchiv, R 1501/111666.

Übergangsmaßnahmen zur Unterstützung von Anstalten und Einrichtungen der Wohlfahrtspflege vom 1. Oktober 1924 bis 31. Dezember 1926. Bundesarchiv, R 1501/109425.

Übergangsmaßnahmen zur Unterstützung von Anstalten und Einrichtungen der Wohlfahrtspflege vom 1. Oktober 1925 bis 17. November 1927. Bundesarchiv, R 1501/109426.

Übersichten über die deutschen Krankenanstalten von Mai 1925 bis 16.03.1926. Bundesarchiv, R 1501/110615.

Unterstützung gemeinnütziger Anstalten pp. von 1922 – 1923. Bundesarchiv, R 1501/109417, Bl. 315.

Unterstützung gemeinnütziger Anstalten pp. von 1922 – 1923. Bundesarchiv, R 1501/109417, Bl. 317.

Unterstützung gemeinnütziger Anstalten pp. von 1922 – 1923. Bundesarchiv, R 1501/109417, Bl. 332.

Unterstützung gemeinnütziger Anstalten pp. von 1922 – 1923. Bundesarchiv, R 1501/109417, Bl. 342.

Unterstützung gemeinnütziger Anstalten pp. von April 1923 – Sep. 1923. Bundesarchiv, R 1501/109418.

Unterstützung von Anstalten auf Grund des § 61 des Finanzausgleichsgesetzes (vom 20. Juli 1923 bis 30. November 1923). Bundesarchiv, R 1501/109423.

Unterstützung von Anstalten auf Grund des § 61 des Finanzausgleichsgesetzes (vom November 1923 bis 29. Februar 1924). Bundesarchiv, R 1501/109424.

Martin-Luther-Krankenhaus, Bundesarchiv, R 1501/126773, Bl. 17,19.

12.1.3 Landesarchiv

Bericht über die Verwaltung der Stadt Berlin in den Jahren 1841 bis incl. 1850. Herausgegeben von dem Magistrat.

Landesarchiv, A Rep. 000-02-01 Nr. 1964 ohne Paginierung.

Landesarchiv Berlin, A Rep. 000-02-01 Nr. 1958, ohne Paginierung.

ACTA betreffend die Nachweisungen der hier vorhandenen Sanitätsanstalten. Landesarchiv Berlin, LAB, A Pr.Br. Rep. 030, Tit. 65, Nr. 2927.

ACTA der Stadtverordneten-Versammlung zu Berlin betreffend die Armen-Krankenpflege. Von 1902 bis 1906. Landesarchiv Berlin, LAB, A Rep. 000-02-01, Nr. 1409.

ACTA der Stadtverordneten-Versammlung zu Berlin, betreffend die Armen-Krankenpflege. Von 1897 bis Januar 1902. Landesarchiv Berlin, LAB, A Rep. 000-02-01, Nr. 1431.

ACTA des Königlichen Polizeipräsidii zu Berlin betreffend Nachweisungen über neu eröffnete und eingegangene Privat-Heilanstalten von 1894–1928. Landesarchiv Berlin, LAB, A Pr.Br. Rep. 030, Tit. 64–65, Nr. 2928.

ACTA des Königlichen Polizei-Präsidii zu Berlin, betreffend Krankenanstalten von 1887–1900. Landesarchiv Berlin, LAB, A Pr.Br. Rep. 030, Nr. 2955.

Acten der Abtheilung II a des Polizei-Präsidiums zu Berlin, betreffend die Tuberkulose. Landesarchiv Berlin, LAB, A Pr.Br. Rep. 030, Nr.: 19541 1889 – 1904.

Acten der Stadtverordneten-Versammlung zu Berlin betreffend die Armen-Krankenpflege v. 1851 bis 1869. Landesarchiv Berlin, LAB, A Rep. 000-02-01, Nr. 1407.

Acten der Stadtverordneten-Versammlung zu Berlin betreffend die Armen-Krankenpflege v. 1870/71 bis 1896 (nicht nummeriert). Landesarchiv Berlin, LAB, A Rep. 000-02-01, Nr. 1408.

Acten der Stadtverordneten-Versammlung zu Berlin betreffend die Armen-Krankenpflege v. 1870/71 bis 1896 (nicht nummeriert): Landesarchiv Berlin, LAB, A Rep. 000-02-01, Nr. 1408.

Akten der Abteilung II des Polizei-Präsidiums zu Berlin, betreffend die Schenkungen und letztwilligen Verfügungen an das Krankenhaus der jüdischen Gemeinde. Landesarchiv Berlin, LAB, A Pr.Br.Rep. 030, Nr. 17313.

Ambulante Krankenpflege und Kranken-Heilanstalt der Grauen Schwestern von der heiligen Elisabeth (St. Joseph-Krankenhaus), Niederwallstr. 8/9. Landesarchiv Berlin, LAB, A Rep. 039-08, Nr.: 180, 793.

Bezirksamt Berlin-Mitte ((1879-) 1920 – 1944) Findbuch. Landesarchiv Berlin, LAB, A Rep. 031-08.

Central-Diakonissenhaus Bethanien. S.O., Mariannenplatz 1–3 (ressortirt vom evangel. Oberkirchenrath). Landesarchiv Berlin, LAB, A Rep. 039-08, Nr.: 180, 829.

Das medicinische Berlin. Ein Führer für Studirende und Aerzte. Berlin 1892. Faksimilie-Druck undatiert. Landesarchiv Berlin, LAB, A Rep. 000-02-01, Nr. 1408.

Das öffentliche Gesundheitswesen und seine Überwachung in der Stadt Berlin während der Jahre 1883, 1884 und 1885. Hierzu ein Anhang für die Stadt Charlottenburg. Vierter General-Bericht erstattet von Dr. M. Pistor, Regierungs- und Geheimer Medizinal-Rath. Landesarchiv Berlin.

Das öffentliche Gesundheitswesen und seine Überwachung in der Stadt Berlin während der Jahre 1886, 1887 und 1888. Hierzu ein Anhang für die Stadt Charlottenburg. Fünfter Gesammt-Bericht erstattet von Dr. M. Pistor, Regierungs- und Geheimer Medizinal-Rath. Landesarchiv Berlin.

Das Sanitätswesen des Preussischen Staates während der Jahre 1892, 1893 und 1894. Im Auftrage seiner Excellenz des Herrn Ministers der geistlichen, Unterrichts- und Medizinl-Angelegenheiten bearbeitet von der Medizinal-Abtheilung des Ministeriums. Berlin. Landesarchiv Berlin, Zs 1822.

Die Wohlfahrtseinrichtungen Berlins und seiner Vororte. Ein Auskunftsbuch herausgegeben von der Auskunftsstelle der Deutschen Gesellschaft für ethische Kultur. Zweite vollständig umgearbeitete und erweiterte Auflage. Berlin 1899. Landesarchiv Berlin, LAB, A Rep. 039-08, Nr.: 180:.

Elisabeth-Diakonissen- und Krankenhaus (des Frauen-Kranken-Vereins), Lützowstr. 24/26. Landesarchiv Berlin, LAB, A Rep. 039-08, Nr.: 180, 796.

Elisabeth-Kinder-Hospital, Hasenheide 80. Landesarchiv Berlin, LAB, A Rep. 039-08, Nr.: 180, 795.

Generalbericht über die Verwaltung der Stadt Berlin in den Jahren 1829 bis incl. 1840. Herausgegeben von den städtischen Behörden.

Generalbericht über das Medizinal- und Sanitätswesen der Stadt Berlin im Jahre 1881. Erstattet (in Vertretung) von Dr. A. Wernich, Bezirks-Physikus und Docent an der Universität. Berlin 1883. Landesarchiv Berlin.

Generalbericht über das Medizinal- und Sanitätswesen der Stadt Berlin in den Jahren 1879 und 1880, erstattet von Prof. Dr. C. Skrzeczka, Regierungs- und Geheimer Medizinal-Rath. Berlin 1882 (Sign. Soz A 90). Landesarchiv Berlin, LAB, Soz A 90.

Katholisches St. Hedwigs-(Privat-)Krankenhaus, Gr. Hamburger-Straße 5–6, 10–11. Landesarchiv Berlin, LAB, A Rep. 039-08, Nr.: 180, 798.

Lazarus-Kranken- und Diakonissenhaus. N., Bernauerstr. 115/166. Landesarchiv Berlin, LAB, A Rep. 039-08, Nr.: 180, 804.

Lohnermittelungen und Haushaltsrechnungen der minder bemittelten Bevölkerung im Jahre 1903, Berlin 1904.

Paul-Gerhardt-Stift. N., Müllerstr. 56. Landesarchiv Berlin, LAB, A Rep. 039-08, Nr.: 180, 832.

Reichsstädtebund. Landesarchiv Berlin, LAB, B Rep. 142-03, Nr. 117.

Soziale Krankenhausfürsorge in den Krankenhäusern der freien Wohlfahrtspflege. Landesarchiv Berlin, 411.

St. Maria-Victoria-Heilanstalt. N.W., Karlstr. 30. Landesarchiv Berlin, LAB, A Rep. 039-08, Nr.: 180, 805.

Stadtverordnetenversammlung Wilmersdorf Findbuch. Landesarchiv Berlin, LAB, A Rep. 039-02.

Tempelhof Findbuch. Landesarchiv Berlin, LAB, A Rep. 043.

Dritter Generalbericht über das Medizinal- und Sanitätswesen der Stadt Berlin im Jahre 1882. Erstattet von Dr. Pistor, Regierungs- und Medizinal-Rath (1884). Landesarchiv Berlin.

Statistisches Jahrbuch deutscher Städte 19,1913.

Statut des Lazarus-Kranken- und Diakonissenhaus zu Berlin 19.11.1874, Ia56/28 (1928). Landesarchiv Berlin.

Pomplun, Kurt: 50 Jahre „Groß-Berlin". Ein Rückblick auf die Eingemeindungen seit 1861. Mit dem Wortlaut des Berlin-Gesetzes von 1920, Berlin, 1970.

Schmidt, Sigurd-H / Schroll, Heike / Viergutz, Volker: Vor 75 Jahren: Groß-Berlin entsteht, in: Landesarchiv Berlin in Zusammenarbeit mit der Senatskanzlei, Berlin, 1995, (Ausstellungskataloge des Landesarchivs Berlin, 14).

Wohlfahrtseinrichtungen in der Stadtgemeinde Berlin. Berlin, 1927 (LAB Soz 1232(6)).

12.1.4 Archiv des diakonischen Werkes der EKD (ADW) und Archiv des Evangelischen Diakonievereins Berlin-Zehlendorf (Archiv d. EvDV)

5. Jahresbericht, Elisabeth-Krankenhaus Berlin (1838). Archiv des Diakonischen Werkes der EKD.
6. Jahresbericht, Elisabeth-Krankenhaus Berlin (1839). Archiv des Diakonischen Werkes der EKD.
7. Jahresbericht, Elisabeth-Krankenhaus Berlin (1840). Archiv des Diakonischen Werkes der EKD.
8. Jahresbericht, Elisabeth-Krankenhaus Berlin (1841). Archiv des Diakonischen Werkes der EKD.
18. Jahresbericht, Elisabeth-Krankenhaus Berlin (1851). Archiv des Diakonischen Werkes der EKD.
31. Jahresbericht, Elisabeth-Krankenhaus Berlin (1864). Archiv des Diakonischen Werkes der EKD.
32. Jahresbericht, Elisabeth-Krankenhaus Berlin (1865). Archiv des Diakonischen Werkes der EKD.
33. Jahresbericht, Elisabeth-Krankenhaus Berlin (1866). Archiv des Diakonischen Werkes der EKD.
34. Jahresbericht, Elisabeth-Krankenhaus Berlin (1867). Archiv des Diakonischen Werkes der EKD.
35. Jahresbericht, Elisabeth-Krankenhaus Berlin (1868). Archiv des Diakonischen Werkes der EKD.
37. Jahresbericht, Elisabeth-Krankenhaus Berlin (1870). Archiv des Diakonischen Werkes der EKD.
38. Jahresbericht, Elisabeth-Krankenhaus Berlin (1871). Archiv des Diakonischen Werkes der EKD.
39. Jahresbericht, Elisabeth-Krankenhaus Berlin (1872). Archiv des Diakonischen Werkes der EKD.
45. Jahresbericht, Elisabeth-Krankenhaus Berlin (1878). Archiv des Diakonischen Werkes der EKD.
73. Jahresbericht, Elisabeth-Krankenhaus Berlin (1906). Archiv des Diakonischen Werkes der EKD.
81. Jahresbericht, Elisabeth-Krankenhaus Berlin (1914). Archiv des Diakonischen Werkes der EKD.
82. Jahresbericht, Elisabeth-Krankenhaus Berlin (1915). Archiv des Diakonischen Werkes der EKD.

85. Jahresbericht, Elisabeth-Krankenhaus Berlin (1918). Archiv des Diakonischen Werkes der EKD.
87. Jahresbericht, Elisabeth-Krankenhaus Berlin (1924). Archiv des Diakonischen Werkes der EKD.
93. Jahresbericht, Elisabeth-Krankenhaus Berlin (1930). Archiv des Diakonischen Werkes der EKD.
94. Jahresbericht, Elisabeth-Krankenhaus Berlin (1931). Archiv des Diakonischen Werkes der EKD.
95. Jahresbericht, Elisabeth-Krankenhaus Berlin 1932–1934 (1932). Archiv des Diakonischen Werkes der EKD.
96. Jahresbericht, Elisabeth-Krankenhaus Berlin 1932–1934 (1933). Archiv des Diakonischen Werkes der EKD.
97. Jahresbericht, Elisabeth-Krankenhaus Berlin 1932–1934 (1934). Archiv des Diakonischen Werkes der EKD.

Protokoll der Sitzung des Kuratoriums vom Kurhaus Hubertus vom 22. Juni 1931, ADW, CA/G 711.

Flugblatt an die niedergelassenen Ärzte vom 20. September 1931, ADW, CA/G 713.

Ergänzungsbericht zu dem Prüfungsbericht betreffend die Bilanz des Vereins zur Errichtung evangelischer Krankenhäuser e.V. auf den 31. Dezember 1932 vom 3. Februar 1933, ADW, CA/G 135.

Flugblatt „An die Herren Ärzte Berlins", ADW, CA/G 723, Bl. 41/1–41/4.

Flugblatt an allgemein Interessierte, ADW, CA/G 723, Bl. 50a/b.

Presseartikel zur Eröffnung des Martin-Luther-Krankenhauses, ADW, CA/G 723, Bl. 36–49a.

Finanzbericht über das zweite Betriebsjahr des Martin-Luther-Krankenhauses vom 1. April 1932 bis 31. März 1933, ADW, CA/G 720, S. 201–210.

Chronik Martin-Luther-Krankenhaus, I. Teil 1931–1949, Archiv d. EvDV, W 7382.

Anerkennung der Krankenpflegeschule des Martin-Luther-Krankenhauses, Archiv d. EvDV, W 5657.

Vertrag zwischen dem Verein zur Errichtung evangelischer Krankenhäuser E.V. in Berlin und dem Evangelischen Diakonieverein e.V. in Berlin-Zehlendorf vom 2./5. Mai 1930, Archiv d. EvDV, H 322 B.

12.1.5 Historisches Archiv der Siebenten-Tags-Adventisten in Europa (Friedensau), (AAE)

Conradi, Louis Eugen: Die ersten Anfänge des Gesundheitswerkes der Gemeinschaft der Siebenten-Tags-Adventisten in Deutschland, o.J. (maschinenschriftliches Manuskript).

Conradi, Louis Eugen: Aus meinem Leben und wie es zur Gründung des Krankenhauses Waldfriede kam, o.J. (maschinenschriftliches Manuskript).

Rinder, Hanna: Chronik des Krankenhauses Waldfriede, o.J. (maschinenschriftliches Manuskript).

12.1.6 Archive der Krankenhäuser

Chronik der Borromäerinnen vom St. Hedwig-Krankenhaus von 1846 bis 1996. Maschinenschriftliches Manuskript.

Beiheft zu Chronik I St. Joseph-Krankenhauses, Berlin Mitte, Niederwallstrasse 1921, 1928-1929. APBer, 262/4.

Berlin-Mitte, Niederwallstrasse 1909-1928. APBer, MH 28.

Berlin-Mitte, Niederwallstraße, Grundstücksakten 1886-1967. APBer, 167/1.

Berlin-Mitte, Niederwallstraße, Hypotheken 1870-1896, unpaginiert. APBer, MH32.

Chronik II des St. Joseph-Krankenhauses, Berlin Mitte, Niederwallstrasse. 1914-1963. APBer, 262/5.

Chronik III (Abschrift der Chronik A) des St. Joseph-Krankenhauses, Berlin Mitte, Niederwallstrasse. 1863-1911. APBer, 262/6.

Die Geschichte und das Wirken der Grauen Schwestern in der Niederwallstraße in Berlin. APBer, 390 Separatdruck aus: Die katholische Caritas in Berlin von Fournelle, Berlin ohne Jahr.

Vertrags- und Rechtsangelegenheiten überwiegend des St. Joseph-Krankenhauses, Berlin Tempelhof 1922-1974. APBer, 162.

Chronik des St. Antonius-Krankenhauses Berlin-Karlshorst, 1928-1945. APBer Archiv Provinzhaus Berlin – Marienschwestern, AB 477.

Entstehung des St. Norbert-Krankenhauses. 1913-1945. Archiv Mutterhaus der Dominikanerinnen Pfarrchronik von St. Matthias. 25 Jahre des unter dem Allerhöchsten Protectorat Ihrer Majestät der Kaiserin und Königin Auguste Viktoria stehenden Diaconissen-Mutterhauses Paul Gerhardt-Stift in Berlin. 1876-1901. Denkschrift herausgegeben zur Jubelfeier am 7. Juni 1901. Berlin 1910.

Berliner Armen- und Krankenfreund (ohne Datum). Archiv PGSt, 1/212 Korrespondenzblatt des Paul Gerhardt-Stifts, 20. Jahrgang, Nr. 109. Oktober bis Dezember 1910.

Die Geschichte des Paul Gerhardt-Stifts in Berlin. Maschinenschriftliches Skript (ohne Datum). Archiv PGSt, 1/233. 50 Jahre Diakonissenmutterhaus Paul Gerhardt-Stift Berlin 1876-1926, Berlin 1926.

Krüppelheime 1905-1935 (ohne Datum). Archiv PGSt, 1/527 Sitzungsprotokolle des Paul Gerhardt-Stifts zum Krüppelheim vom 17.05.1907 und 30.04.1908.

Kaiserswerther Diakonie: Diakonisse um 1917 in Biedermeiertracht. Online verfügbar unter http://www.kaiserswerther-diakonie.de/de/ueber-die-kaiserswerther-diakonie/ueber-die-kaiserswerther-diakonie/kaiserswertherschwesternschaft/geschichte-der-kaiserswerther-schwesternschaft.html, zuletzt geprüft am 20.06.2015. 100 Jahre Lazarus-Kranken- und Diakonissenhaus 1865-1965. Vergiss nicht, was der Herr dir gutes getan hat! Berlin 1965.

Lazarus, Paul (1931): Das Antonius-Krankenhaus Berlin Karlshorst. Grundsätze der modernen Krankenhausbehandlung. APBer Archiv Provinzhaus Berlin – Marienschwestern, Akte AB 442b.

Lazarus, Paul (30.10.1932): Zur Erinnerung an das 25 jährige Jubiläum von Berliner Krankenhäusern der Marienschwestern. APBer Archiv Provinzhaus Berlin – Marienschwestern, Akte AB 157. Zum 75jährigen Jubiläum des St. Hedwig-Krankenhauses zu Berlin. 1846-1921, Berlin 1921.

75 Jahre Schwesternausbildung im St. Hedwig-Krankenhauses. SHK-Archiv, Mappe II. Das St.Hedwig-Krankenhaus. Die Funktionsabteilungen von 1854-1994.

Berliner Stadtblatt vom 8. Juli 1927. SHK-Archiv, Archivordner.

Chronik des St. Hedwig-Krankenhaus. SHK-Archiv, Archivordner.

Das Klinische Labor. SHK-Archiv, Mappe II. Das St.Hedwig-Krankenhaus. Die Funktionsabteilungen von 1854-1994.

Die Abteilung für Augenheilkunde. SHK-Archiv, Mappe II. Das St.Hedwig-Krankenhaus. Die Funktionsabteilungen von 1854-1994.

Die Abteilung für Chirurgie. SHK-Archiv, Mappe II. Das St.Hedwig-Krankenhaus. Die Funktionsabteilungen von 1854-1994.

Die Abteilung für Röntgenologie. SHK-Archiv, Mappe II. Das St.Hedwig-Krankenhaus. Die Funktionsabteilungen von 1854-1994.

Die Abteilung für Urologie. SHK-Archiv, Mappe II. Das St.Hedwig-Krankenhaus. Die Funktionsabteilungen von 1854-1994.

Die Ambulanz des St. Hedwig-Krankenhauses. SHK-Archiv, Mappe II. Das St.Hedwig-Krankenhaus. Die Funktionsabteilungen von 1854-1994.

Die Anatomisch-Pathologische Abteilung. SHK-Archiv, Mappe II. Das St.Hedwig-Krankenhaus. Die Funktionsabteilungen von 1854-1994.

Die Apotheke des St. Hedwig-Krankenhauses von 1910-1993. SHK-Archiv, Mappe II. Das St.Hedwig-Krankenhaus. Die Funktionsabteilungen von 1854-1994.

anlässlich der 100-Jahrfeier der Katholischen Krankenpflegeschule am St. Hedwig-Krankenhaus im Oktober 2007, Berlin 2007.

Chronik der Krankenpflegeschulen im Verbund der Gesellschaften der Alexianerbrüder in Berlin und Potsdam. 1907–2007.

Die Entwicklung der Medizinischen Abteilung. SHK-Archiv, Mappe II. Das St.Hedwig-Krankenhaus. Die Funktionsabteilungen von 1854–1994.

Die Medizinische Abteilung. SHK-Archiv, Mappe II. Das St.Hedwig-Krankenhaus. Die Funktionsabteilungen von 1854–1994.

Hausordnung für den inneren Dienst des Krankenhauses 1846. SHK-Archiv, Archivordner.

„Germania", Zeitung vom 12. Juni 1927. Archiv Mutterhaus der Dominikanerinnen.

12.2 Gedruckte Quellen und Literatur

Albertshofer, Elisabeth: Gartendenkmalpflegerische Untersuchung der Freiflächen am St. Hedwig-Krankenhaus Berlin-Mitte, Diplomarbeit Technische Fachhochschule Berlin, Fachbereich 11, Berlin, 1995 (unveröffentlicht).

Althoff, Ruth / Moers, Martin: Analyse der Ausbildungssituation in den Berliner Krankenpflegeschulen, Berlin, 1990.

Arenberger Dominikanerinnen (Hg.): 100 Jahre Arenberger Dominikanerinnen in Berlin-Hermsdorf. Festschrift, Berlin, 1998.

Artelt, Walter / Heischkel-Artelt, Edith / Mann, Gunter: Studien zur Medizingeschichte im Neunzehnten Jahrhundert. Studien zur Krankenhausgeschichte im 19. Jahrhundert im Hinblick auf die Entwicklung in Deutschland. Band 7, Göttingen, 1976.

Ascher, Siegfried: Die Wohnungsmieten in Berlin von 1880–1910, Berlin, 1918.

Aschoff, Hans-Georg: Berlin als katholische Diaspora, in: Kaspar Elm und Hans Dietrich Loock, Seelsorge und Diakonie in Berlin. Beiträge zum Verhältnis von Kirche und Großstadt im 19. und beginnenden 20. Jahrhundert, S. 223–232.

Aschoff, Hans-Georg: Von der Armen- zur Wohlfahrtspflege. Anfänge staatlicher Sozialgesetzgebung. Die Kirche im Kontext unterschiedlicher Sozialhelfer, in: Gatz, Erwin, Geschichte des kirchlichen Lebens in den deutschsprachigen Ländern seit dem Ende des 18. Jahrhunderts – Die katholische Kirche- Band V: Caritas und soziale Dienste. Freiburg, Basel, Wien: ., Freiburg, Basel, Wien, 1997, S. 71–90.

Asmus, Gesine: „Mißstände ... an das Licht des Tages zerren". Zu den Photographien der Wohnungs-Enquête, in: Gesine Asmus, Hinterhof, Keller und Mansarde. Einblicke in Berliner Wohnungselend 1901 – 1920, Berlin, 1982.

Atzl, Isabel / Weidert, Jörg: Geschichte der Pflege, in: Isabel Atzl, Who cares?: Geschichte und Alltag der Krankenpflege, Frankfurt, 2011.

Aubin, Hermann/Zorn, Wolfgang (Hg.): Handbuch der deutschen Wirtschafts- und Sozialgeschichte, Band 2: Das 19. und 20. Jahrhundert, Stuttgart, 1976.

Augustat, Walter: 125 Jahre Elisabeth-Diakonissen und -Krankenhaus in Berlin. 1837–1962. Festschrift, Berlin, 1962.

Auskunftsstelle der Deutschen Gesellschaft für ethische Kultur: Die Wohlfahrtseinrichtungen Berlins. Ein Auskunftsbuch, Berlin, 1896.

Baar, Lothar: Die Berliner Industrie in der industriellen Revolution. Reprint der Ausg. von 1966, Westberlin, 1975.

Balkhausen, Irmtraud: Die sozialpolitische und medizinische Reformbewegung um Rudolf Virchow (1848/49), Magisterarbeit, Köln, o.J.

Bartens, Werner (2010): Das Pesthaus am Rande der Stadt. 300 Jahre Charité: Die Historie des größten Klinikums Europas ist auch eine Geschichte des Mangels und der Not. In: *Süddeutsche Zeitung* Nr. 108, 12.05.2010.

Bauknecht, Klaus-Jürgen / Niedobitek, Christa / Niedobitek, Fred: Die Gründung des Auguste-Viktoria-Krankenhauses in Berlin-Schöneberg vor einhundert Jahren (1906–2006), Lage, 2007.

Baumann, Klaus/Eurich, Johannes: Konfessionelle Krankenhäuser: Strategien – Profile – Potenziale, Stuttgart, 2013.

Becken, Jörg: AOK Berlin. Von der Ortskrankenkasse zur Gesundheitskasse. Ein Stück gelebte Sozialgeschichte, Berlin-Brandenburg, 2008.

Beier, Rosemarie: Leben in der Mietskaserne. Zum Alltag Berliner Unterschichtsfamilien in den Jahren 1900 bis 1920, in: Gesine Asmus, Hinterhof, Keller und Mansarde. Einblicke in Berliner Wohnungselend 1901 – 1920, 1982.

Berg, Max: Allgemeine Grundlagen der Krankenpflege, Berlin, 1918.

Bergler, Andrea: Von Armenpflegern und Fürsorgeschwestern. Kommunale Wohlfahrtspflege und Geschlechterpolitik in Berlin und Charlottenburg 1890 bis 1914, Stuttgart, 2011.

Bienek, Karl H. P.: Spandauer Krankenhäuser. Das Spandauer Gesundheitswesen in der Vergangenheit und Gegenwart, Berlin, 1993.

Bischoff, Claudia: Frauen in der Krankenpflege. Zur Entwicklung von Frauenrolle und Frauenberufstätigkeit im 19. und 20. Jahrhundert, Frankfurt/Main, 1992.

Bleker, Johanna/Spree, Reinhard: Kranke und Krankheiten im Juliusspital in Würzburg. Zur frühen Geschichte des Allgemeinen Krankenhauses in Deutschland, Husum, 1995.

Bleker, Johanna / Hess, Volker: Die Charité. Geschichte(n) eines Krankenhauses, Berlin, 2010.

Blotevogel, Hans Heinrich (Hg.): Kommunale Leistungsverwaltung und Stadtentwicklung vom Vormärz bis zur Weimarer Republik, Köln/Wien, 1990, S. 81–116.

Boberg, Jochen/ Fichter, Tilman/Gillen, Eckhart (Hg.): Exerzierfeld der Moderne: Industriekultur in Berlin im 19. Jahrhundert, München, 1984.

Bock, Franz: Die Entwickelung und Thätigkeit des St. Hedwig-Krankenhauses zu Berlin in seinen ersten 50 Jahren von 1846–1896, Berlin, 1896.

Bock, Franz: 75 Jahre St. Hedwig-Krankenhaus. Statistische Darstellung in: Zum 75-jährigen Jubiläum des St. Hedwig-Krankenhauses zu Berlin. Festschrift zum 75-jährigen Bestehen des St. Hedwig Krankenhauses 1846 -1921, Berlin, 1921.

Boehme: Zum Besten des Lazarus-Kranken- und Diakonissenhauses in Berlin. Vierteljahrs-Blatt, No. 30.

Bolk, Reinhard: Das Krankenhaus Am Urban. Medizingeschichtliche Untersuchung eines Krankenhauses der Stadt Berlin von seiner Gründung (1887) bis zum Ende des Zweiten Weltkrieges (1945), Berlin, 1983.

Bolzenius, Rupert: Beispielhafte Entwicklungsgeschichte jüdischer Krankenhäuser in Deutschland, Herzogenrath, 1994.

Brandenburg, Dietrich: Berlins alte Krankenhäuser, Berlin, 1978.

Braun, Peter: Die Apotheke im Krankenhaus. Ein Beitrag zur Sozialgeschichte des Krankenhauses und zur Berufssoziologie des Apothekers, Konstanz, 2000.

Braunschweig, Sabine (Hg.): Pflege – Räume. Macht und Alltag. Beiträge zur Geschichte der Pflege, Zürich, 2006.

Brinkmann, Anton: Bericht über das katholische Krankenhaus, Berlin, 1848.

Brinkschulte, Eva / Knuth, Thomas: Das medizinische Berlin, 2010.

Brinkschulte, Eva / Vogt, Beate: „Nicht um des Lohnes willen, sondern aus Liebe zum Herrn." Die Diakonissen des Elisabeth-Krankenhauses. Zur Entwicklungsgeschichte des „typisch weiblichen" Berufs der Krankenschwester (1833–1865), in: Bezirksamt/Kunstamt Schöneberg Ich bin meine eigene Frauenbewegung. Frauen-Ansichten aus der Geschichte einer Großstadt, Berlin, 1991, S. 155–164.

Bulst, Neithard/ Spieß, Karl Heinz (Hg.): Sozialgeschichte mittelalterlicher Hospitäler, Ostfildern, 2007.

Büsche-Schmidt, Gerlind: Die Geschichte der evangelischen Pflegediakonie im 19. und beginnenden 20. Jahrhundert, in: Deutsche Gesellschaft für Krankenhausgeschichte, Historia Hospitalium 19, S. 165–194.

Conradi, Louis Eugen: Ärztlicher Jahresbericht von 1920 bis 1927 der Krankenanstalt Sanatorium und Klinik „Waldfriede", Berlin, 1927.

Conze, Werner: Sozialgeschichte 1800–1850, 1850–1918, in: Aubin, Hermann/ Zorn, Wolfgang, Handbuch der deutschen Wirtschafts- und Sozialgeschichte, Band 2: Das 19. Und 20. Jahrhundert, Stuttgart, 1976, S. 478–484 und 664–669.

Cornet, Georg: Ueber Tuberculose. Die Verbreitung der Tubercelbacillen ausserhalb des Körpers. Die Sterblichkeitsverhältnisse der Krankenpflegeorden, Leipzig, 1890.

Desai, Ashok V.: Real Wages in Germany 1871–1913, Oxford, 1968.

Dieckmann, Johannes: Lazarus Kranken- und Diakonissenhaus zu Berlin 1865–1955, Berlin, 1955.

Dietrich, Holger: Die Entwicklung der Abteilung für Urologie, in: Axel Hinrich Murken 150 Jahre St. Hedwig-Krankenhaus in Berlin 1846 – 1996: Der Weg vom Armenhospital zum Akademischen Lehrkrankenhaus, Herzogenrath, 1996, S. 135–143.

Dinges, Martin (Hg.): Medizinkritische Bewegungen im Deutschen Reich (ca. 1870 – ca. 1933), Stuttgart, 1996.

Drees, Annette: Die Ärzte auf dem Weg zu Prestige und Wohlstand, Köln, 1988.

Duden, Barbara: Geschichte unter der Haut. Ein Eisenacher Arzt und seine Patientinnen um 1730, Stuttgart, 1987.

Duschka, Klaus (1988): Vom Krüppelheim zur modernen Orthopädischen Universitätsklinik. Die Entwicklung des Oskar-Helene-Heims Dissertation. FU Berlin, Berlin.

Ebertz, Michael N.: Leitbilder katholischer Krankenhäuser, in: Deutscher Caritasverband, Freiburg, 1994.

Eckart, Wolfgang U.: Geschichte der Medizin. 5. Auflage, Berlin, Heidelberg, 2005.

Eckart, Wolfgang U.: Geschichte der Medizin. Fakten, Konzepte, Haltungen. 6. Auflage, Berlin, Heidelberg, 2009.

Elkeles, Barbara: Das Krankenhaus um die Wende vom 19. zum 20. Jahrhundert aus der Sicht seiner Patienten, in: Deutsche Gesellschaft für Krankenhausgeschichte, Historia Hospitalium 17, S. 89–105.

Elkeles, Barbara: Der Patient und das Krankenhaus, in: Alfons Labisch und Reinhard Spree, „Einem jeden Kranken in einem Hospitale sein eigenes Bett". Zur Sozialgeschichte des Allgemeinen Krankenhauses in Deutschland im 19. Jahrhundert, Frankfurt, 1996, S. 357–373.

Elm, Kaspar: Berlin – die Metropole des ausgehenden 19. und beginnenden 20. Jahrhunderts: ein Feld der Seelsorge und Diakonie, in: Elm, Kaspar/ Loock, Hans Dietrich, Seelsorge und Diakonie in Berlin. Beiträge zum Verhältnis von Kirche und Großstadt im 19. und beginnenden 20. Jahrhundert, Berlin, New York, 1990, S. XI-XV.

Faber, Anja: Pflegealltag im stationären Bereich zwischen 1880 und 1930, Stuttgart, 2015.

Felgentreff, Ruth: Die Anstellung des Dr. Thönissen in der Kaiserswerther Diakonissenanstalt. Ein von Theodor Fliedner unterzeichneter Vertrag für einen Krankenhausarzt, in: Deutsche Gesellschaft für Krankenhausgeschichte, Historia Hospitalium 9, S. 56–58.

Felgentreff, Ruth: Das Diakoniewerk Kaiserswerth 1839–1998, Kaiserswerth, 1998.

Feyerabend, Wolfgang/Raschle, Thomas/Stiller, Veit: Durch das Scheunenviertel und die Spandauer Vorstadt. Vom versunkenen zum wiedererfundenen Stadtteil, Berlin, 2004.

Fischer, Alfons: Geschichte des deutschen Gesundheitswesens. Band II: Von den Anfängen der hygienischen Ortsbeschreibungen bis zur Gründung des Reichsgesundheitsamtes (Das 18. und 19. Jahrhundert), Berlin, 1933.

Fischer, Ernst Peter: Die Charité. Ein Krankenhaus in Berlin 1710 bis heute, München, 2009.

Fischer, Wolfram: Materialien zur Statistik des Deutschen Bundes, München, 1982.

Fischer, Wolfram / Krengel, Jochen / Wietog, Jutta: Sozialgeschichtliches Arbeitsbuch I. Materialien zur Statistik des Deutschen Bundes 1815–1870, München, 1982.

Fleckenstein, Gisela: Von der Mitte des 19. Jahrhunderts bis zu den Kulturkämpfen, in: Gatz, Erwin, Geschichte des kirchlichen Lebens in den deutschsprachigen Ländern seit dem Ende des 18. Jahrhunderts, (Band VIII), Klöster und Ordensgemeinschaften, Freiburg, Basel, Wien, 2006, S. 205–241.

Franziskus-Krankenhaus (Hg.): Festschrift zur Einweihung des Erweiterungsbaues des Franziskus-Krankenhauses am 05.Oktober 1989, Berlin, 1989.

Frevert, Ute: Krankheit als politisches Problem 1770–1880. Soziale Unterschichten in Preußen zwischen medizinischer Polizei und staatlicher Sozialversicherung, Göttingen, 1984.

Füssel-Schaffrath, Susi: Beitrag zur Geschichte der Berliner Krankenhäuser im Zeitraum von 1900–1920, Berlin, 1973.

Gäfgen, Gerard (Hg.): Ökonomie des Gesundheitswesens, Saarbrücken, 1986.

Gatz, Erwin: Kirche und Krankenpflege im 19. Jahrhundert. Katholische Bewegung und karitativer Aufbruch in den preussischen Provinzen Rheinland und Westfalen, München, Paderborn, Wien, 1971.

Gatz, Erwin: Katholische Großstadtseelsorge im 19. und 20. Jahrhundert, in: Elm, Kaspar/Loock, Hans Dietrich, Seelsorge und Diakonie in Berlin. Beiträge zum Verhältnis von Kirche und Großstadt im 19. und beginnenden 20. Jahrhundert, Berlin, New York, 1990, S. 23–38.

Gatz, Erwin: Caritas als kirchliche Grundfunktion. Grundzüge der Entwicklung bis zur Aufklärung, in: Gatz, E.(Hg) Geschichte des kirchlichen Lebens in den deutschsprachigen Ländern seit dem Ende des 18. Jahrhunderts – Die katholische Kirche- Band V: Caritas und soziale Dienste, Freiburg, Basel, Wien, 1997, S. 21–35.

Gatz, Erwin: Geschichte des kirchlichen Lebens in den deutsprachigen Ländern seit dem Ende des 18. Jahrhunderts. – Die katholische Kirche -. Band V: Caritas und soziale Dienste, Freiburg, Basel, Wien, 1997.

Gatz, Erwin: Kirchliche Mitarbeit in der öffentlichen Armenpflege. Die Neuanfänge einer eigenständigen kirchlichen Armenpflege, in: Gatz, Erwin, Geschichte des kirchlichen Lebens in den deutschsprachigen Ländern seit dem Ende des 18. Jahrhunderts – Die katholische Kirche- Band V: Caritas und soziale Dienste, Freiburg, Basel, Wien, 1997, S. 57–70.

Gatz, Erwin: Krankenfürsorge, in: Gatz, Erwin, Geschichte des kirchlichen Lebens in den deutschsprachigen Ländern seit dem Ende des 18. Jahrhunderts – Die katholische Kirche- Band V: Caritas und soziale Dienste, Freiburg, Basel, Wien, 1997, S. 113–131.

Gatz, Erwin / Schaffer, Wolfgang: Sozial-caritativ tätige Orden, in: Gatz, Erwin, Geschichte des kirchlichen Lebens in den deutschsprachigen Ländern seit dem Ende des 18. Jahrhunderts – Die katholische Kirche- Band V: Caritas und soziale Dienste, Freiburg, Basel, Wien, 1997, S. 91–110.

Gause, Ute / Lissner, Cordula: Kosmos Diakonissenmutterhaus. Geschichte und Gedächtnis einer protestantischen Frauengemeinschaft, Leipzig, 2005.

Gebauer, Christian: Die Lindenburg zu Köln (1848–1965). Beispiel eines großen Klinikum-Neubaus zu Beginn des 20. Jahrhunderts, Köln, 1979.

Gladel, Nikolaus: Caritas vom Arenberge. Geschichte der deutschen Kongregation der Schwestern von der hl. Katharina von Siena, Trier, 1936.

Goerke, Heinz: Personelle und arbeitstechnische Gegebenheiten im Krankenhaus des 19. Jahrhunderts, in: Schadewaldt, Hans, Studien zur Krankenhausgeschichte im 19. Jahrhundert im Hinblick auf die Entwicklung in Deutschland, Stuttgart, 1976, S. 56–71.

Gossner, Johannes: Der Frauen-Kranken-Verein 1836, Berlin, o. J.

Gossner, Johannes: Wie müssen christliche Krankenpflerinnen oder evangelische barmherzige Schwerstern beschaffen sein?, in: Anna Stricker, Die Entstehung der neuzeitlichen Krankenpflege, Stuttgart, 1960, S. 184–189.

Gransche, Elisabeth / Wiegand, Erich: Zur Wohnsituation von Arbeiterhaushalten zu Beginn des zwanzigsten Jahrhunderts, in: Zapf, Wolfgang (Hg.) 1982 a.a.O. Wandel der Lebensbedingungen in Deutschland. Wohlfahrtsentwicklung seit der Industrialisierung, Frankfurt/New York, 1982, S. 425–466.

Grebing, Helga: Geschichte der sozialen Ideen in Deutschland. Sozialismus. Katholische Soziallehre. Protestantische Sozialethik. Ein Handbuch, Essen, 2000.

Guttstadt, Albert: Krankenhaus-Lexikon für das Königreich Preussen. Die Anstalten für Kranke und Gebrechliche und das Krankenhaus-, Irren-, Blinden- und Taubstummenwesen im Jahre 1885. I. Theil, Berlin, 1885.

Guttstadt, Albert: Krankenhaus-Lexikon für das Königreich Preussen. Die Anstalten für Kranke und Gebrechliche und das Krankenhaus-, Irren-, Blinden- und Taubstummenwesen. II. Theil, Berlin, 1886.

Hahn, Hermann / Langbein, Fritz: Fünfzig (50) Jahre Berliner Stadtentwässerung 1878–1928, Berlin, 1928.

Hähner-Rombach, Sylvelyn (Hg.): Quellen zur Geschichte der Krankenpflege, Frankfurt/Main, 2008.

Hähner-Rombach, Sylvelyn (Hg.): Alltag in der Krankenpflege: Geschichte und Gegenwart, Stuttgart, 2009.

Hähner-Rombach, Sylvelyn: Männer in der Geschichte der Krankenpflege. Zum Stand einer Forschungslücke, in: Medizinhistorisches Journal 50 (2015), Stuttgart, 2015, S. 123–148.

Halling, Thorsten/Görgen, Arno (Hg.): Verortungen des Krankenhauses, Stuttgart, 2014.

Halling, Thorsten/Moll, Friedrich (Hg.): Urologie im Rheinland. Ort und Raum in der Medizingeschichte, Berlin/Heidelberg, 2014.

Hardy, Anne Irmgard: Ärzte, Ingenieure und Städtische Gesundheit. Medizinische Theorien in der Hygienebewegung des 19. Jahrhunderts, Frankfurt am Main, 2005.

Hartung-von Doetinchem, Dagmar / Winau, Rolf: Zerstörte Fortschritte. Das Jüdische Krankenhaus in Berlin 1756–1861–1914–1989, Berlin, 1989.

Haszprunar, Adele: Teilende Hände – Heilende Hände. Das caritative Wirken der Frauenorden und Kongregationen und die Soziale Frage in Wien (1815–1914), St. Ottilien, 2009.

Hauck, Gustav: Die barmherzigen Schwestern aus dem Orden des heil. Karl Borromäus in Berlin. Eine Festschrift zum 8. Mai 1879, Berlin, 1879.

Hess, Volker: Fieberbehandlung und klinische Wissenschaft (1820 – 1850), in: Bleker, Johanna/ Hess, Volker, Die Charité. Geschichte(n) eines Krankenhauses, Berlin, 2010.

Heinz, Daniel: Exklusivität und Kontextualisierung: Geschichte und Selbstverständnis der Siebenten-Tags-Adventisten in Deutschland, in: Freikirchen-Forschung 2000, Nr. 10, Leipzig, 2000, S. 31–50.

Hess, Volker: Der wohltemperierte Mensch. Wissenschaft und Alltag des Fiebermessens (1850–1900), Frankfurt a.M., 2000.

Hess, Volker: Die Alte Charité, die moderne Irrenabteilung und die Klinik (1790 – 1820), in: Bleker, Johanna/ Hess, Volker, Die Charite. Geschichte(n) eines Krankenhauses, Berlin, 2010, S. 41–66.

Hess, Volker/Schmiedebach, Heinz-Peter (Hg.): Kulturen des Wahnsinns. Schwellenräume einer urbanen Moderne, Wien, 2012.

Hieronimus, Marc: Krankheit und Tod 1918. Zum Umgang mit der Spanischen Grippe in Frankreich, England und dem Deutschen Reich, Berlin, 2006.

Hille, Philipp: Erinnerungsblätter aus der Geschichte des katholischen St. Hedwig-Krankenhauses zu Berlin 1846–1896. Zur Feier des fünfzigjährigen Bestehens, Berlin, 1896.

Hirschberg, Ernst: Die sociale Lage der arbeitenden Klasse in Berlin, Berlin, 1897.

Hoffmann-Axthelm, Dieter: Bethanien – Eine historische Anmerkung zum Verhältnis von Architektur und Ideologie, in: Günther, Sonja/ Worbs, Dietrich, Architektur-Experimente in Berlin und anderswo, Berlin, 1989, S. 138–53.

Hoffmann-Axthelm, W. / Oschilewski, W.-G.: Der Bär von Berlin: Jahrbuch 1971 des Vereins für die Geschichte Berlins. Zwanzigste Folge, Berlin, 1970.

Hohn, Wilhelm: Die Nancy-Trierer Borromäerinnen in Deutschland 1810-1899. Ein Beitrag zur Statistik und Geschichte der barmherzigen Schwestern, ihres wohlthätigen und sozialen Wirkens, Trier, 1899.

Hohorst, Gerd/Kocka, Jürgen/Ritter, Gerhard Albert: Sozialgeschichtliches Arbeitsbuch. 2. Aufl., München, 1978.

Honecker, Martin/Dahlhaus, Horst/Hübner, Jörg: Evangelisches Soziallexikon, Stuttgart, 2001.

Horn, Ernst: Öffentliche Rechenschaft über meine zwölfjährige Dienstführung als zweiter Arzt des königlichen Charitékrankenhauses zu Berlin nebst Erfahrungen über Krankenhäuser und Irrenanstalten, Berlin, 1818.

Huerkamp, Claudia: Der Aufstieg der Ärzte im 19. Jahrhundert. Vom gelehrten Stand zum professionellen Experten: Das Beispiel Preussens, Göttingen, 1985.

Hummel, Eva-Cornelia: Krankenpflege im Umbruch. Ein Beitrag zum Problem der Berufsfindung „Krankenpflege", Freiburg, 1986.

Jankrift, Kay P.: Krankheit und Heilkunde im Mittelalter, 2003.

Jetter, Dieter: Grundzüge der Krankenhausgeschichte (1800–1900), Darmstadt, 1977.

Jungnitz, Berbhard: Die konfessionellen Krankenhäuser der Stadt Münster im achtzehnten und neunzehnten Jahrhundert, Herzogenrath, 1981.

Juris, Otto: Das Haus im Krahnen zu Trier. 100 Jahre Mutterhaus der Trierer Borromäerinnen, Trier, 1949.

Jütte, Robert: Vom Hospital zum Krankenhaus: 16. – 19. Jahrhundert, in: Labisch, Alfons/Spree, Reinhard, Neuere Ergebnisse und Entwicklungen einer Sozialgeschichte der Medizin und des Gesundheitswesens in Deutschland im 19. und 20. Jahrhundert, 1996, S. 31–50.

Kaiserswerther Verband Deutscher Diakonissen-Mutterhäuser: Diakonissendienst. Bilder aus der Mutterhaus-Diakonie, Berlin, o.J.

Katholische Kirchengemeinde St. Norbert: 80 Jahre St. Norbert 1916–1996. Tagebuch einer Berliner Gemeinde, Berlin, 1996.

Katscher, Liselotte: Die Krankenpflege. 1880–1930, in: Röper, Ursula/Jüllig, Carola, Die Macht der Nächstenliebe. Einhundertfünfzig Jahre Innere Mission und Diakonie 1848–1998, Berlin, 1998, S. 152 ff.

Kazimirski, Jan: Private Augenkliniken in Berlin und die Augenheilkunde an der Charité von 1800–1881, Diss. Med., Berlin, 1993.

Keller, Martin: Die Diakonissen-Krankenhäuser deutscher Staaten (1836–1900), Köln, 1994.

Ketteler von: Hülferuf zur Errichtung eines katholischen Krankenhauses in Berlin, Berlin, 1850.

Kiegelmann, Franz-Joseph: Sozial- und Wirtschaftsgeschichte Frechens im 19. Jahrhundert. Die Entwicklung von einer Landgemeinde zu einer Industriegemeinde, in: Bers, Günter/ Klöcker, Michael/ Weber, Christoph, Ortstermine Historische Funde und Befunde aus der deutschen Provinz, Siegburg, 2003.

Klinkenberg, Norbert: Die sozialpolitische Isolierung des Krankenhauses im 19. Jahrhundert auf dem Hintergrund der katholisch-bürgerlichen Sozialbestrebungen, in: Deutsche Gesellschaft für Krankenhausgeschichte Historia Hospitalium 15, S. 213–225.

Klöcker, Michael: Moderne Gesundheitsfürsorge: Impulse aus dem sozialen Katholizismus, in: Klein, Klaus/ Zepp, Jürgen, 2000 Jahre Gesundheitssicherung, Mainz, 1984, S. 117–138.

Klöcker, Michael: Die Modernisierung der Gesundheitsfürsorge und der deutsche Katholizismus. Ausgewählte Aspekte katholischer Gesundheitsbemühungen im 19. Jahrhundert, in: Maurer, Hans-Joachim/ Schallenberger, Horst E., Gesundheitssystem und Politik, Duisburg, 1987, S. 83–103.

Klöcker, Michael: Neue Ansätze in der Geschichtswissenschaft. Plädoyer für inner- und interdisziplinäre Brückenschläge Leben zwischen Gegensätzen und Polaritäten: Pluralismus in der Wissenschaft und Lebensführung, Frankfurt am Main, 1998, S. 103 ff.

Klöcker, Michael: Verbands-Caritas in Deutschland: Geschichtsdidaktische Hinweise in: Religionsunterricht an höheren Schulen 41, 1998, S. 32–36.

Klöcker, Michael / Tworuschka, Monika / Tworuschka, Udo: Wörterbuch Ethik der Weltreligionen. Die wichtigsten Unterschiede und Gemeinsamkeiten, Gütersloh, 1995.

Klöcker, Michael / Tworuschka, Udo: Gesundheit, München/Göttingen, 1985, (Ethik der Religionen – Lehre und Leben, 3).

Klöcker, Michael / Tworuschka, Udo: Ethik der Weltreligionen. Ein Handbuch, Darmstadt, 2005.

Kongregation der Franziskanerinnen vom Heiligen Märtyrer Georg zu Thuine (Hg.): Chronik des Franziskus-Krankenhaus, Berlin, o.J.

Kongregation der Schwestern von der Heiligen Jungfrau und Martyrin Katharina: Sankt Gertrauden-Krankenhaus. 50 Jahre. Wie Gott will..., Berlin, 1981.

Korff, Wilhelm/Beck, Lutwin/Mikat, Paul: Lexikon der Bioethik, Gütersloh, 1998.

Köser, Silke: Denn eine Diakonisse darf kein Alltagsmensch sein. Kollektive Identitäten Kaiserswerther Diakonissen 1836–1914, Leipzig, 2006.

Kopp, Ernst: Wirtschaftliches Bauen, in: Gesundheitsfürsorge, Zeitschrift der evangelischen Kranken- und Pflegeanstalten, 3/1931, S. 67–75.

Kretschmer, Sabine Johanna: Sozialstadt Berlin. Beispiele aus drei Jahrhunderten, Berlin, 1987.

Kuczynski, J.: Darstellung der Lage der Arbeiter in Deutschland von 1789 bis 1849, 1961.

Kunz, Irene: Grundausbildung und Spezialisierung in der Krankenpflege zwischen 1800 und 1960, München, 1984.

Kuratorium des Krankenhauses (Hg.): Die Liebe überwindet alles. Hundert Jahre St. Hedwigkrankenhaus Berlin, Berlin, 1946.

Kutzsch, Gerhard: Hinter den Fassaden: Das Volk Berlins im 19. Jahrhundert, in: Hoffmann-Axthelm/ Oschilewski, W.G., Der Bär von Berlin. Jahrbuch 1971 des Vereins für die Geschichte Berlins. Zwanzigste Folge, Berlin, 1970.

Kutzsch, Gerhard: Der Bär von Berlin. Jahrbuch 1985 des Vereins für die Geschichte Berlins. Vierunddreißigste Folge, Berlin, 1985.

Labisch, Alfons: Homo hygienicus. Gesundheit und Medizin in der Neuzeit, FrankfurtMain, New York, 1992.

Labisch, Alfons: Das Allgemeine Krankenhaus – heute und morgen, in: Labisch, Alfons/Spree, Reinhard, „Einem jeden Kranken in einem Hospitale sein eigenes Bett". Zur Sozialgeschichte des Allgemeinen Krankenhauses in Deutschland im 19. Jahrhundert, Frankfurt, New York, 1996, S. 420–437.

Labisch, Alfons: Stadt und Krankenhaus. Das Allgemeine Krankenhaus in der kommunalen Sozial- und Gesundheitspolitik des 19. Jahrhunderts, in: Labisch, Alfons/Spree, Reinhard, „Einem jeden Kranken in einem Hospitale sein eigenes Bett". Zur Sozialgeschichte des Allgemeinen Krankenhauses in Deutschland im 19. Jahrhundert, Frankfurt, New York, 1996, S. 252–295.

Labisch, Alfons / Spree, Reinhard: Sozialgeschichte des Allgemeinen Krankenhauses in Deutschland (19. und frühes 20. Jahrhundert), in: Deutsche Gesellschaft für Krankenhausgeschichte,Historia Hospitalium 19, S. 287–300.

Labisch, Alfons / Spree, Reinhard: Neuere Ergebnisse und Entwicklungen einer Sozialgeschichte der Medizin und des Gesundheitswesens in Deutschland im 19. und 20. Jahrhundert, in: Berichte zur Wissenschaftsgeschichte 5, 1982, S. 209–223.

Labisch, Alfons / Spree, Reinhard: „Einem jeden Kranken in einem Hospitale sein eigenes Bett". Zur Sozialgeschichte des Allgemeinen Krankenhauses in Deutschland im 19. Jahrhundert, Frankfurt, New York, 1996.

Labisch, Alfons / Spree, Reinhard: Entwicklung, Stand und Perspektiven einer Sozialgeschichte des Allgemeinen Krankenhauses in Deutschland. Eine Einführung, in: Labisch, Alfons/Spree, Reinhard, „Einem jeden Kranken in einem Hospitale sein eigenes Bett". Zur Sozialgeschichte des Allgemeinen Krankenhauses in Deutschland im 19. Jahrhundert, Frankfurt, New York, 1996, S. 13–28.

Labisch, Alfons / Tennstedt, Florian: Die Allgemeinen Krankenhäuser der Städte und der Religionsgemeinschaften Ende des 19. Jahrhunderts. Statistische und juristische Anmerkungen am Beispiel Preußens (1877 bis 1903), in: Labisch, Alfons/ Spree, Reinhard, „Einem jeden Kranken in einem

Hospitale sein eigenes Bett". Zur Sozialgeschichte des Allgemeinen Krankenhauses in Deutschland im 19. Jahrhundert, Frankfurt, New York, 1996, S. 297–319.

Labisch, Alfons/Spree, Reinhard: Krankenhaus-Report 19. Jahrhundert. Krankenhausträger, Krankenhausfinanzierung, Krankenhauspatienten, Frankfurt u.a., 2001.

Lang, Hermann: Die Gründung und Frühzeit des Elisabeth-Diakonissen- und Krankenhauses in Berlin (1837–1859), Berlin, 1964.

Langefeld, Willi: Das Allgemeine Krankenhaus der Stadt Augsburg (1811–1864). Organisation, Patienten, Finanzen, in: Deutsche Gesellschaft für Krankenhausgeschichte, Historia Hospitalium 20, S. 109–142.

Langefeld, Willi / Spree, Reinhard: Das Allgemeine Krankenhaus St. Georg in Hamburg im 19. Jahrhundert. Organisation, Patienten, Finanzen, in: Deutsche Gesellschaft für Krankenhausgeschichte, Historia Hospitalium 21, S. 163–188.

Langer, Wilhelm: Hundert Jahre Central-Diakonissenhaus Bethanien zu Berlin, Berlin, 1947.

Lauber, Anette: Grundlagen beruflicher Pflege, 2012.

Laux, Hans-Dieter: Mortalitätsunterschiede in preußischen Städten 1905: Ansätze zu einer Erklärung, in: Kemper, F.-J./Laux, H.-D./Thieme, G.: Geographie als Sozialwissenschaft. Beiträge zu ausgewählten Problemen kulturgeographischer Forschung, Bonn, 1985, S. 50–82.

Lehmann, Karl: Das christliche Krankenhaus als Herausforderung und Aufgabe in der Gegenwart und Zukunft, in: Nichtweiß Barbara, Mainzer Perspektiven, Mainz, 2006.

Leistikow, Dankwart: Das deutsche Krankenhaus in der ersten Hälfte des 19. Jahrhunderts, in: Schadewaldt, Hans, Studien zur Krankenhausgeschichte im 19. Jahrhundert im Hinblick auf die Entwicklung in Deutschland, 1976, S. 11–37.

Lennig, Petra: Berliner Charité. Schlaglichter aus 3. Jahrhunderten, Berlin, 2008.

Leong Ng Kuet, Brigitte: Eine Medizin-Historische Analyse der gesundheitspolitischen Bemühungen von R. Virchow – Dargestellt anhand seiner Anregungen zur Abwasserkanalisation in Berlin, Hamburg, 1990.

Liedtke, Eleonore/Rieden, Charlotte: Das St. Hedwig-Krankenhaus in Berlin, in: Elm, Kaspar/Loock, Hans-Dietrich, Seelsorge und Diakonie in Berlin. Beiträge zum Verhältnis von Kirche und Großstadt im 19. und beginnenden 20. Jahrhundert, Berlin, New York, 1990, S. 525–563.

Lindheim, Alfred von: Saluti aegrotum – Aufgabe und Bedeutung der modernen Krankenpflege im Staat. Eine sozial-statistische Untersuchung, Leipzig, 1905.

Lobbes, Ingrid: Die Entwicklung des Berliner Krankenhauswesens, Med. Diss., Berlin, 1955.

Lueg-Hoffmann, Barbara: Das Krankenhaus- und Medizinalwesen der Stadt Gelsenkirchen im 19. Jahrhundert, Herzogenrath, 1992.

Magistrat der Stadt Berlin: Bericht über die Verwaltung der Stadt Berlin in den Jahren 1851 bis incl. 1860, Berlin, 1863.

Magistrat der Stadt Berlin: Armenverwaltung. 2. Aufl., Berlin, 1915, (Berliner Gemeinderecht, 13).

Mallach, Martin: St. Maria Viktoria Krankenhaus 1889–1938, in: Heisterblatt, 2005/2006, S. 10.

Matzerath, Horst: Wachstum und Mobilität der Berliner Bevölkerung im 19. und frühen 20. Jahrhundert, in: Elm / Loock 1990 Seelsorge und Diakonie in Berlin. Beiträge zum Verhältnis von Kirche und Großstadt im 19. und beginnenden 20. Jahrhundert, 1990, S. 201–222.

Meiwes, Relinde: Arbeiterinnen des Herrn. Katholische Frauenkongregationen im 19. Jahrhundert, Frankfurt/New York, 2000.

Meiwes, Relinde (2008): Katholische Frauenkongregationen und die Krankenpflege im 19. Jahrhundert. In: *L'Homme* 2008 (Vol. 19 (1)), S. 39–60.

Meiwes, Relinde: Von Ostpreußen in die Welt. Die Geschichte der ermländischen Katharinenschwestern (1772–1914), Paderborn, München, Wien, Zürich, 2011.

Mertens, Johannes: Die Berliner Ordensprovinz der Grauen Schwestern von der heiligen Elisabeth 1859–1991, Berlin, Reinbek, 1992.

Mertens, Johannes: Geschichte der Kongregation der Schwestern von der heiligen Elisabeth 1842–1992. Band II, Reinbek, 1998.

Most, Otto: Städtische Krankenanstalten im Lichte vergleichender Finanzstatistik in: Zeitschrift für soziale Medizin, Säuglingsfürsorge und Krankenhauswesen, Berlin, 1910.

Münch, Peter: Stadthygiene im 19. und 20. Jahrhundert, Göttingen, 1990.

Münch, Ragnhild: Gesundheitswesen im 18. und 19. Jahrhundert. Das Berliner Beispiel, Berlin, 1995.

Murken, Axel Hinrich: Krankenhausbau im 19. Jahrhundert. Ein Beitrag zur Krankenhausarchitektur, in: Deutsche Gesellschaft für Krankenhausgeschichte, Historia Hospitalium 5, S. 15–29.

Murken, Axel Hinrich: Vom Hekdesch zum Allgemeinen Krankenhaus. Jüdische Krankenhäuser in Deutschland im Wandel ihrer 800jährigen Geschichte vom 13. Jahrhundert bis zum Zweiten Weltkrieg, in: Deutsche Gesellschaft für Krankenhausgeschichte, Historia Hospitalium 19, S. 115–142.

Murken, Axel Hinrich: Das deutsche Baracken- und Pavillion-Krankenhaus von 1866 bis 1906, in: Schadewaldt, Hans, Studien zur Krankenhausgeschichte im 19. Jahrhundert im Hinblick auf die Entwicklung in Deutschland, Göttingen, 1976, S. 72–104.

Murken, Axel Hinrich: Die bauliche Entwicklung des deutschen Allgemeinen Krankenhauses im 19.Jahrhundert, Göttingen, 1979.

Murken, Axel Hinrich: Das kommunale und konfessionelle Krankenhaus in Deutschland von der Biedermeierzeit bis zur Weimarer Republik, in: Blotevogel, Hans Heinrich, Kommunale Leistungsverwaltung und Stadtentwicklung vom Vormärz bis zur Weimarer Republik, Köln/Wien, 1990, S. 81–116.

Murken, Axel Hinrich: 150 Jahre St. Hedwig-Krankenhaus in Berlin 1846–1996. Der Weg vom Armenhospital zum Akademischen Lehrkrankenhaus, Herzogenrath, 1996.

Murken, Axel Hinrich: Vom Armenhospital zum Allgemeinen Krankenhaus. Zur Geschichte de St. Hedwig-Krankenhauses von der ersten Anfängen 1846 bis zur Nachkriegszeit, Herzogenrath, 1996.

Murken, Axel Hinrich / Thomas, Sylvia: Selig die Barmherzigen. 150 Jahre St. Hedwig-Krankenhaus, Herzogenrath, 1996.

Neises, Gudrun: Die Trierer Borromäerinnen als Wegbereiter der missionarischen Krankenpflege, Köln, 1990.

Neunert, Thomas: Organisationskultur konfessioneller Krankenhäuser. Ausklang und Nachfolge christlicher Schwesternschaften in Führung, Politik und Dienst zwischen 1945 und 2000. St. Theresienkrankenhaus Nürnberg und Diako Flensburg, Stuttgart, 2009.

Nipperdey, Thomas: Deutsche Geschichte 1800–1866. Bürgerwelt und starker Staat, München, 1983.

Noack, Thorsten / Fangerau, Heiner / Vögele, Jörg: Querschnitt Geschichte, Theorie und Ethik der Medizin, Amsterdam, 2007.

Oelker, Hans Adolf: Milde Stiftungen und Sozialstaat, in: Elm, Kaspar/Loock, Hans-Dietrich, Seelsorge und Diakonie in Berlin. Beiträge zum Verhältnis von Kirche und Großstadt im 19. und beginnenden 20. Jahrhundert, Berlin, New York, 1990, S. 513–523.

Osten, Philipp: Die Modellanstalt. Über den Aufbau einer „modernen Krüppelfürsorge" 1905–1933, Frankfurt am Main, 2004.

Otto, Roland / Spree, Reinhard / Vögele, Jörg: Seuchen und Seuchenbekämpfung in deutschen Städten während des 19. und frühen 20. Jahrhunderts. Stand und Desiderate der Forschung in: Medzin Historisches Journal 25, 1990, S. 286–304.

Padderatz, Gerhard: Conradi und Hamburg: Die Anfänge der deutschen Adventgemeinde, Diss. Phil., Hamburg, 1978.

Panke-Kochinke, Birgit: Die Geschichte der Krankenpflege (1679–2000). Ein Quellenbuch, Frankfurt am Main, 2001.

Pelz, Jochen Volker: Das Etatwesen der städtischen allgemeinen Krankenhäuser der Stadt Berlin um die Jahrhundertwende (1890–1900), Berlin, 1983.

Petzold, Maria: Die Cholera in Berlin unter besonderer Berücksichtigung sozialmedizinischer und städtehygienischer Gesichtspunkte, 1974.

Pomplun, Kurt: 50 Jahre „Groß-Berlin". Ein Rückblick auf die Eingemeindungen seit 1861. Mit dem Wortlaut des Berlin-Gesetzes von 1920, Berlin, 1970.

Raguse, Siegfried: Von den religiösen Minderheiten in Berlin, in: G. Kutzsch, Der Bär von Berlin: Jahrbuch 1985 des Vereins für die Geschichte Berlins. Vierunddreizigste Folge, Berlin, 1985, S. 117–126.

Reckewerth, Ulf: „Rein verhungern kannste". Zur frühen Geschichte des Rudolf Virchow-Krankenhauses – Konzept und Realisierung des letzten Städtischen Krankenhauses Berlins, Berlin, 1999.

Reich, Emmy: Der Wohnungsmarkt in Berlin von 1840 bis 1910, München/Leipzig, 1912.

Reimer, Marion (1999): Die Geschichte des St. Franziskus-Hospitals in Köln-Ehrenfeld (1866 – 1945) Disseratation. Universität zu Köln, Köln. Medizinische Fakultät.

Reinicke, Peter: Soziale Krankenhausfürsorge in Deutschland. Von den Anfängen bis zum Ende des Zweiten Weltkriegs, Opladen, 1998.

Reulecke, Jürgen: Die Armenfürsorge als Teil der kommunalen Leistungsverwaltung und Daseinsvorsorge im 19. Jahrhundert, in: Hans Heinrich Blotevogel, Kommunale Leistungsverwaltung und Stadtentwicklung vom Vormärz bis zur Weimarer Republik., Köln/Wien, 1990, S. 71–80.

Reulecke, Jürgen (1992): Von der Landesgeschichte zur Regionalgeschichte? Neuere Ansätze und Fragestellungen, in: Geschichte, Politik und ihre Didaktik (Sonderheft 8), Paderborn, 1992, S. 9 ff.

Ribbe, Wolfgang: Von der Residenz zur City: 275 Jahre Charlottenburg, Berlin, 1980.

Ribbe, Wolfgang: Geschichte Berlins. Von der Frühgeschichte bis zur Industrialisierung, Erster Band, 3. Aufl., Berlin, 2002.

Ribbe, Wolfgang: Geschichte Berlins. Von der Märzrevolution bis zur Gegenwart, Zweiter Band, 3. Aufl., Berlin, 2002.

Richter, Günter: Zwischen Revolution und Reichsgründung (1848-1870), in: Ribbe, Wolfgang Geschichte Berlins, Von der Märzrevolution bis zur Gegenwart, Berlin, 2002, S. 605-687.

Rodenstein, Marianne: „Mehr Licht, mehr Luft". Gesundheitskonzepte im Städtebau seit 1750, Frankfurt/New York, 1988.

Röper, Ursula: Die Basilika der Inneren Mission. Entwicklung 1848-1871, in: Röper, Ursula/Jüllig, Carola, Die Macht der Nächstenliebe. Einhundertfünfzig Jahre Innere Mission und Diakonie 1848-1998, Berlin, 1998, S. 70 ff.

Röper, Ursula / Jüllig, Carola: Die Macht der Nächstenliebe. Einhundertfünfzig Jahre Innere Mission und Diakonie 1848-1998, Berlin, 1998.

Rotenhan, Werner von: Die Geschichte des Hauses. Bericht zur 100 Jahrfeier 1937, in: Walter Augustat 125 Jahre Elisabeth-Diakonissen- und Krankenhaus in Berlin, Berlin, 1962, S. 52-76.

Rothenbacher, Franz: Zur Entwicklung der Gesundheitsverhältnisse in Deutschland seit der Industrialisierung, in: Zapf, Wolfgang, Wandel der Lebensbedingungen in Deutschland. Wohlfahrtsentwicklung seit der Industrialisierung, Frankfurt/New York, 1982, S. 335-424.

Rotter, Josef: Festschrift zum Goldenen Jubiläum, dargebracht von Ärzten des Krankenhauses, Berlin, 1896.

Rübenstahl, Magdalene: „Wilde Schwestern". Krankenpflegereform um 1900, Frankurt a. M., 1994.

Sachße, Christoph: Von der Kriegsfürsorge zum republikanischen Wohlfahrtsstaat, in: Ursula Röper und Carola Jüllig Die Macht der Nächstenliebe. Einhundertfünfzig Jahre Innere Mission und Diakonie 1848-1998, Berlin, 1998, S. 194 ff.

Sachße, Christoph / Tennstedt, Florian: Geschichte der Armenfürsorge in Deutschland. Fürsorge und Wohlfahrspflege. 1871 bis 1929. Band 2, Berlin, Köln, Mainz, 1988.

Sachße, Christoph / Tennstedt, Florian: Geschichte der Armenfürsorge in Deutschland. Vom Spätmittelalter bis zum 1. Weltkrieg. 2. verb. und erw. Aufl.-1998. Band 1, Stuttgart, Berlin, Köln, 1998.

Sauter, Gerhard: Die Sorge um den Menschen in der evangelischen Theologie des 19. und 20. Jahrhunderts, in: Elm, Kaspar / Loock, Hans-Dietrich, Seelsorge und Diakonie. Beiträge zum Verhältnis von Kirche und Großstadt im 19. und beginnenden 20. Jahrhundert, Berlin, New York, 1990, S. 3-21.

Scarpa, Ludovica: Der Bau Bethaniens: Eine konservative Offensive in der Luisenstadt, in: Sonja Günther und Dietrich Worbs, Architektur-Experimente in Berlin und anderswo, Berlin, 1989, S. 124-137.

Scarpa, Ludovica: Gemeinwohl und lokale Macht: Honoratioren und Armenwesen in der Berliner Luisenstadt im 19. Jahrhundert. Einzelveröffentlichung der Historischen Kommission zu Berlin. Band 77, München, New Providence, London, Paris, 1995.

Schadewaldt, Hans: Studien zur Krankenhausgeschichte im 19. Jahrhundert im Hinblick auf die Entwicklung in Deutschland, Göttingen, 1976.

Schaefer, Hans: Der gesunde kranke Mensch. Gesundheit ein Wert – Krankheit ein Unwert?, (Schriften der Katholischen Akademie in Bayern, Band 97), Düsseldorf 1980.

Schaffer, Wolfgang: Staatliche Neuordnung der Armenpflege seit Aufklärung und Säkularisation, in: Gatz, Erwin, Geschichte des kirchlichen Lebens in den deutschsprachigen Ländern seit dem Ende des 18. Jahrhunderts, Freiburg, Basel, Wien, 1997, S. 39–56.

Schipperges, Heinrich: Zum Verständnis von Gesundsein in der Geschichte der Medizin, in: Schaefer, Hans, Der gesunde kranke Mensch. Gesundheit ein Wert – Krankheit ein Unwert?, Düsseldorf, 1980, S. 18 ff.

Schipperges, Heinrich: Die Kranken im Mittelalter, 3. Aufl., München, 1993.

Schipperges, Heinrich: Krankheit und Kranksein im Spiegel der Geschichte, Berlin u.a., 1999.

Schlimbach, Melanie: Vom städtischen Stiftungshospital zur konfessionellen Klinik. Die Entwicklung des Neustadter Hetzelstifts seit seiner Gründung im Jahre 1889, Heidelberg, 2005.

Schmidt, Jutta: Beruf: Schwester. Mutterhausdiakonie im 19. Jahrhundert, Frankfurt/Main, New York, 1998.

Schmidt, Jutta: Die Frau hat ein Recht auf die Mitarbeit am Werke der Barmherzigkeit. 1890–1914, in: Röper, Ursula/Jüllig, Carola, Die Macht der Nächstenliebe. Einhundertfünfzig Jahre Innere Mission und Diakonie 1848–1998, Berlin, 1998, S. 138 ff.

Schmidt, Sigurd-H / Schroll, Heike / Viergutz, Volker: Vor 75 Jahren: Groß-Berlin entsteht, in: Landesarchiv Berlin in Zusammenarbeit mit der Senatskanzlei, Berlin, 1995, (Ausstellungskataloge des Landesarchivs Berlin, 14).

Scholl, Andrea: „Wasserbett" und „Armsarg". Zur frühen Geschichte des Auguste-Viktoria-Krankenhauses in Berlin-Schöneberg mit besonderer Berücksichtigung der Pathologischen Abteilung, Diss., Berlin/ Magdeburg, 2007.

Schulz, Jüren Michael: Katholische Kirchenpresse in Berlin, in: Elm, Kaspar/ Loock, Hans-Dietrich, Seelsorge und Diakonie in Berlin. Beiträge zum Verhältnis von Kirche und Großstadt im 19. und beginnenden 20. Jahrhundert, Berlin, New York, 1990, S. 427–449.

Schwabe, Hermann: Das Armenwesen in Berlin, in: Emminghaus, Arwed: Das Armenwesen und die Armengesetzgebung in europäischen Staaten, Berlin, 1870.

Schwarz, Karl (Hg.): Berlin: Von der Residenzstadt zur Industriemetropole, Band II, Berlin, 1981.

Schweikardt, Christoph: Entwicklungen und Trends in der deutschen Krankenpflege. Geschichtsschreibung des 19. und 20. Jahrhunderts, in: Medizinhistorisches Journal 39 (2004), S. 197–218.

Schweikardt, Christoph: Die Entwicklung der Krankenpflege zur staatlich anerkannten Tätigkeit im 19. und frühen 20. Jahrhundert. Das Zusammenwirken von Modernisierungsbestreben, ärztlicher Dominanz, konfessioneller Selbstbehauptung und Vorgaben preußischer Regierungspolitik, München, 2008.

Seidler, Eduard: Abendländische Neuzeit, in: Schipperges, Heinrich, Krankheiten, Heilkunst, Heilung, 1978.

Seidler, Eduard: Geschichte der Medizin und Krankenpflege, Stuttgart, 1992.

Seidler, Eduard: Geschichte der Medizin und der Krankenpflege. 6. Auflage, Stuttgart, Berlin, Köln, 1993.

Seidler, Eduard: Krankenpflege und Krankenhaus aus dem Geiste des Christentums, in: Nichtweiß, Barbara, Mainzer Perspektiven. Orientierungen 5: Zwischen Profit und Profil. Herausforderungen und Perspektiven für das christliche Krankenhaus, Mainz, 2002.

Seidler, Eduard/Leven, Karl-Heinz: Geschichte der Medizin und der Krankenpflege, 7. Auflage, Stuttgart, 2003.

Siegmann, Eckart: Salomon Neumann und Sozialmedizin, Dortmund, 1988.

Simson von, John: Kanalisation und Städtehygiene im 19. Jahrhundert, Berlin, 1980.

Spode, Hasso: Das Krankenhaus der Diakonissen-Anstalt Bethanien zu Berlin, Mariannenplatz 1–3, in: Engel, Helmut, Geschichtslandschaft Berlin. Orte und Ereignisse. Band 5: Kreuzberg, Berlin, 1994, S. 301–325.

Spree, Reinhard: Soziale Ungleichheit vor Krankheit und Tod. Zur Sozialgeschichte des Gesundheitsbereiches im deutschen Kaiserreich, Göttingen, 1981.

Spree, Reinhard: Zu den Veränderungen der Volksgesundheit zwischen 1870 und 1913 und ihren Determinanten in Deutschland (vor allem in Preußen), in: Conze, Werner/Engelhardt, Ulrich, Arbeiterexistenz im 19. Jahrhundert, Stuttgart, 1981.

Spree, Reinhard: Veränderungen des Todesursachen-Panoramas und sozioökonomischer Wandel – Eine Fallstudie zum „Epidemiologischen Übergang", in: Gerard Gäfgen, Ökonomie des Gesundheitswesens, Berlin, 1986, S. 73–100.

Spree, Reinhard: Der Rückzug des Todes, 1992.

Spree, Reinhard: Quantitative Aspekte der Entwicklung des Krankenhauswesens im 19. und 20. Jahrhundert. „Ein Bild innerer und äußerer Verhältnisse", in: Alfons Labisch und Reinhard Spree, „Einem jeden Kranken in einem Hospitale sein eigenes Bett". Zur Sozialgeschichte des Allgemeinen Krankenhauses in Deutschland im 19. Jahrhundert, Frankfurt, New York, 1996, S. 51–89.

Spree, Reinhard: Sozialer Wandel im Krankenhaus während des 19. Jahrhunderts. Das Beispiel des Münchner Allgemeinen Krankenhauses in: Medizin Historisches Journal 33, 1998, S. 245–291. Statistisches Jahrbuch für das Deutsche Reich 1893, Berlin 1893. Statistisches Jahrbuch der Stadt Berlin 16/17, 1889/90; 34, 1920; 10, 1934.

Steppe, Hilde: Krankenpflege im Nationalsozialismus, Frankfurt, 1996.

Steppe, Hilde: „…Den Kranken zum Troste und dem Judenthum zur Ehre…". Zur Geschichte der jüdischen Krankenpflege in Deutschland, Frankurt a. M., 1997.

Sticker, Anna: Über die Entstehung der neuzeitlichen Krankenpflege in Kaiserswerth, in: Deutsche Gesellschaft für Krankenhausgeschichte Historia Hospitalium 5, S. 8–14.

Sticker, Anna: Die Entstehung der neuzeitlichen Krankenpflege, Stuttgart, 1960.

Sticker, Anna: Friederike Fliedner und die Anfänge der Frauendiakonie. Ein Quellenbuch, Neukirchen-Vluyn, 1963.

Sticker, Anna: Agnes Karll. Die Reformerin der deutschen Krankenpflege. Ein Wegweiser für heute. Zu ihrem 50. Todestag am 12. Februar 1927, Wuppertal, 1977.

Stifter, Anna: Krankenpflege, Düsseldorf, 1930.

Stiftung der Alexianerbrüder: Alexianer. 800 Jahre Leidenschaft. Die Geschichte der Alexianer von den Anfängen bis zur Gegenwart, Münster, 2015.

Stiftung Elisabeth-Diakonissen und -Krankenhaus: 150 Jahre (1837–1987) Elisabeth-Diakonissen und -Krankenhaus, Berlin, 1987.

Stimmann, Hans: Stadttechnik, in: Boberg; Jochen u.a.: Exerzierfeld der Moderne: Industriekultur in Berlin im 19. Jahrhundert, München, 1984, S. 225 ff., 262 ff.

Stippak, Marcus: Beharrliche Provisorien. Städtische Wasserversorgung und Abwasserentsorgung in Darmstadt und Dessau 1869 – 1989, Münster, 2010.

Stöckel, Sigrid: Die Bekämpfung der Säuglingssterblichkeit im Spannungsfeld von Sozialer Hygiene und Eugenik am Beispiel Berlins im Kaiserreich und der Weimarer Republik, Berlin, 1992.

Stollberg, Gunnar: Zur Geschichte der Pflegeklassen in deutschen Krankenhäusern, in: Labisch, Alfons/Spree, Reinhard, „Einem jeden Kranken in einem Hospitale sein eigenes Bett". Zur Sozialgeschichte des Allgemeinen Krankenhauses in Deutschland im 19. Jahrhundert, Frankfurt, New York, 1996, S. 374–398.

Stollberg, Michael: Körpergeschichte und Medizingeschichte, in: Böer, Ralph (Hg.): Eine Wissenschaft emanzipiert sich. Die Medizinhistiographie von der Aufklärung bis zur Postmoderne, Heidelberg, 1999, S. 85–95.

Stottrop, Ilka: Die Gesundheitsphilosophie der Siebenten-Tags-Adventisten am Beispiel ihres Gesundheitswerkes in Deutschland, Herzogenrath, 2003.

Stürzbecher, Manfred: Stadthygiene, in: Boberg, Jochen u.a., Exerzierfeld der Moderne: Industriekultur in Berlin im 19. Jahrhundert, München, 1984, S. 253 ff.

Stürzbecher, Manfred: Zur Statistik der Krankenhäuser in Preußen im 19. Jahrhundert. Übersicht über die Aufstellungen des Stadtkrankenhauses in Stralsund 1816 bis 1880, in: Deutsche Gesellschaft für Krankenhausgeschichte, Historia Hospitalium 9, S. 7–19.

Stürzbecher, Manfred: Zur Statistik der Krankenhäuser in Preußen in der Mitte des 19. Jahrhunderts, in: Deutsche Gesellschaft für Krankenhausgeschichte, Historia Hospitalium 8, S. 21–40.

Stürzbecher, Manfred: Allgemeine und Spezialkrankenhäuser, insbesondere Privatkrankenanstalten im 19. Jahrhundert in Berlin, in: Schadewaldt, Hans, Studien zur Krankenhausgeschichte im 19. Jahrhundert im Hinblick auf die Entwicklung in Deutschland, Göttingen, 1976, S. 105–118.

Stürzbecher, Manfred: Aus der Geschichte der Berliner Krankenhäuser von den Anfängen bis in das 20. Jahrhundert, Berlin, 1980.

Stürzbecher, Manfred: Moabit und die Entwicklung, in: Schwarz, Karl, Berlin: Von der Residenzstadt zur Industriemetropole, Berlin, 1981.

Stürzbecher, Manfred: Vorgeschichte und Anfänge des Martin-Luther-Krankenhauses, in: Verein zur Errichtung evangelischer Krankenhäuser e.V., Berlin/Evangelischer Diakonieverein e.V. Berlin-Zehlendorf (Hg.): 50 Jahre Martin-Luther-Krankenhaus, Berlin, 1981, S. 7–28.

Stürzbecher, Manfred: 50 Jahre Martin-Luther-Krankenhaus, in: Die Berliner Ärztekammer, Heft 11, 1981, S. 534–538.

Stürzbecher, Manfred u.a.: 125 Jahre Krankenhaus Moabit. 1872 – 1997, Berlin, 1997.

Tangerding, Clemens: Geschichte des Martin-Luther-Krankenhauses Berlin, in: Paul Gerhardt Diakonie (Hg.): Geschichte des Martin-Luther-Krankenhauses Berlin, Berlin, 2011.

Tangerding, Clemens: Geschichte der Evangelischen Elisabeth Klinik Berlin, in: Paul Gerhardt-Diakonie (Hg.), Berlin, 2012.

Tangerding, Clemens: Evangelische Krankenhausfürsorge? Zur Rolle der Konfession im Berliner Krankenhausbau der Weimarer Republik, in: Medizin, Gesellschaft und Geschichte. Jahrbuch des Instituts für Geschichte der Medizin der Robert Bosch Stiftung, Band 33 (2015), Stuttgart, 2015, S. 65–90.

Tennstedt, Florian: Die Wurzeln des Wohlfahrtsstaats im Deutschen Kaiserreich von 1871. 1871–1900. Konsolidierung, in: Röper, Ursula/Jüllig, Carola, Die Macht der Nächstenliebe. Einhundertfünfzig Jahre Innere Mission und Diakonie 1848–1998, Berlin, 1998, S. 92 ff.

Teuteberg, Hans-Jürgen: Moderne Verstädterung und kirchliches Leben in Berlin. Forschungsergebnisse und Forschungsprobleme, in: Kaspar Elm und Hans Dietrich Loock, Seelsorge und Diakonie in Berlin. Beiträge zum Verhältnis von Kirche und Großstadt im 19. und beginnenden 20. Jahrhundert, Berlin, New York, 1990, S. 161–200.

Thielemann, Viktor: Caritative und gewerbsmäßige Krankenpflege und die gesetzliche Regelung des Krankenpflegedienstes namens des Vorstandes der „Freien Vereinigung der katholischen Krankenhaus-Vorstände. Grundsätzliche Erwägungen, Freiburg, 1916.

Thienel, Ingrid: Städtewachstum im Industrialisierungsprozess des 19. Jahrhunderts. Das Berliner Beispiel, Berlin, 1973.

Thiekötter, Andrea/Recken, Heinrich u.a. (Hg.): Alltag in der Pflege – Wie machten Pflegende sich bemerkbar? Beiträge des 8. Internationalen Kongresses zur Geschichte der Pflege 2008, Frankfurt a.M., 2009.

Thomann, Klaus-Dieter: Die konfessionelle Körperbehindertenfürsorge. 1880–1930. Nächstenliebe, in: Röper, Ursula/Jüllig, Carola, Die Macht der Nächstenliebe. Einhundertfünfzig Jahre Innere Mission und Diakonie 1848–1998, Berlin, 1998, S. 162 ff.

Thomas, Sylvia: Die Entwicklung der Inneren Medizin am St. Hedwig-Krankenhaus in Berlin von 1846–1946, in: Axel Hinrich Murken, 150 Jahre St. Hedwig-Krankenhaus in Berlin 1846–1996. Der Weg vom Armenhospital zum Akademischen Lehrkrankenhaus, Herzogenrath, 1996, S. 97 ff.

Thomsen, Arne: Katholisches Krankenhauswesen im Ruhrrevier. Entwicklungen und Akteure von den Anfängen der Industrialisierung bis zum Ersten Weltkrieg, Münster, 2012.

Tscheulin, Dieter/Drevs, Florian/Seemann, Ann-Kathrin: Konfessionelle Krankenhäuser – überlebte Organisationen? Eine empirische Studie zur Wahrnehmung konfessioneller Krankenhäuser aus Sicht der Bevölkerung, in: Baumann, Klaus/Eurich, Johannes/Wolkenhauer, Karsten (Hrsg.), Konfessionelle Krankenhäuser, Strategien – Profile – Potenziale, Stuttgart, 2013, S. 81–100.

Uhlmann, Gordon: Leben und Arbeiten im Krankenhaus. Die Entwicklung der Arbeitsverhältnisse des Pflegepersonals im späten 19. und frühen 20. Jahrhundert, in: Labisch, Alfons/Spree, Reinhard, „Einem jeden Kranken in einem Hospitale sein eigenes Bett". Zur Sozialgeschichte des Allgemeinen Krankenhauses in Deutschland im 19. Jahrhundert, Frankfurt, New York, 1996, S. 399–419.

Unter Gottes Hut.: Festschrift zum 50jährigen Bestehen des Elisabeth-Kinder-Hospitals in Berlin. 14. April 1843 – 14. April 1893., Berlin, 1893.

van der Valk, Reiner: Krankenhäuser in Düsseldorf, 1840–1939, Düsseldorf, 1996.

Verlohren, Urte: Krankenhäuser in Groß-Berlin. Die Entwicklung der Berliner Krankenhauslandschaft zwischen 1920 und 1939, Berlin-Brandenburg, 2019.

Vogel, Werner: Führer durch die Geschichte Berlins, 4. Auflage, Berlin, 1993.

Vögele, Jörg: Sozialgeschichte städtischer Gesundheitsverhältnisse während der Urbanisierung, Berlin, 2001.

Vögele, Jörg: Stadt, Krankheit und Tod. Geschichte der städtischen Gesundheitsverhältnisse während der Epidemiologischen Transition (vom 18. bis ins frühe 20. Jahrhundert), in: Noack, Thorsten/Fangerau, Heiner/Vögele, Jörg, Querschnitt Geschichte, Theorie und Ethik der Medizin, München u.a., 2007, S. 79 ff.

Vogt, H.: Das St. Josephkrankenhaus der Grauen Schwestern in Berlin C. Niederwallstr. 8–9. Festschrift zum goldenen Jubiläum der ersten Niederlassung der Grauen Schwestern in Berlin, Berlin, 1913.

Wagner, Hermann (Hg.): Das Paul Gerhardt-Stift im Bilderbuch, Berlin, o.J.

Wagner, Hermann: Denkschrift zum 75. Jahresfest des Diakonissen-Mutterhauses Paul Gerhardt-Stift in Berlin, in: Wandel, Paul/Gayko, Winfried, Das Paul Gerhardt-Stift zu Berlin. Historischer Abriss, Berlin, 1951.

Wagner, Wolfgang Raimund: Die historische Entwicklung des Krankenhauswesens der Stadt Mönchengladbach am Beispiel des Evangelischen Krankenhauses Bethesda im 19. Jahrhundert, Aachen, 2000.

Wandel, Paul/Gayko, Winfried: Das Paul Gerhardt-Stift zu Berlin. Historischer Abriss, Berlin, o. J.

Weber-Reich, Edeltraud: Pflegestätten für Leib und Seele. Krankenschwestern und Emanzipation im 19. Jahrhundert, Berlin, 2002.

Weber-Reich, Traudel: „Wir sind die Pionierinnen der Pflege...". Krankenschwestern und ihre Pflegestätten im 19. Jahrhundert am Beispiel Göttingens, Bern, 2003.

Wehler, Hans-Ulrich: Deutsche Gesellschaftsgeschichte. Band 3, München, 2008.

Wehry, Katrin: Studien zum Hedwig-Krankenhaus 1844–1854. Architektur als politische Manifestation des katholischen Selbstbewußtseins im protestantischen Berlin, Magisterarbeit Technische Universität, Berlin, 2000.

Weichert, Friedrich: Die evangelische Kirchenpresse Berlins. Ein Rückblick auf ihre Geschichte, in: Elm, Kaspar/Loock, Hans-Dietrich, Seelsorge und Diakonie in Berlin. Beiträge zum Verhältnis von Kirche und Großstadt im 19. und beginnenden 20. Jahrhundert, Berlin, New York, 1990, S. 413–426.

Weigmann, Bernadette: Die Entwicklung des St. Antonius Krankenhauses von 1930 bis 1983, Diss. Med., Berlin, 1985.

Wenske, Slatomir: Die Herausbildung urologischer Krankenabteilungen in Berlin. Ein Beitrag zur Berliner Medizingeschichte, Berlin, 2009.

Wietog, Jutta: Der Wohnungsstandard der Unterschichten in Berlin, in: Conze, Werner/Engelhard, Ulrich (Hg.), Arbeiterexistenz im 19. Jahrhundert – Lebensstandard und Lebensgestaltung deutscher Arbeiter und Handwerker. Industrielle Welt, Band 33, Stuttgart, 1981, S. 128 ff.

Wille, Paul: Die Geschichte der Berliner Hospitäler und Krankenhäuser von der Gründung Berlins bis zum Jahre 1800, Med. Diss., Berlin, 1930.

Winau, Rolf: Medizin in Berlin, Berlin, New York, 1987.

Windemuth, Marie-Luise: Das Hospital als Träger der Armenfürsorge im Mittelalter, (Sudhoffs Archiv Beihefte, 36), Stuttgart, 1995.

Winkle, Stefan: Geißeln der Menschheit. Kulturgeschichte der Seuchen, Düsseldorf, Zürich, 1997.

Witzler, Beate: Großstadt und Hygiene. Kommunale Gesundheitspolitik in der Epoche der Urbanisierung, Stuttgart, 1995.

Wohlgemuth, Guido: Das Diakonissenkrankenhaus Bethanien in Berlin-Kreuzberg (1847–1970), Berlin, 1996.

Wolf, Jörn Henning: Ausstattung und Einrichtung des Krankenhauses in Deutschland 1870 – 1900, in: Schadewaldt, Hans, Studien zur Krankenhausgeschichte im 19. Jahrhundert im Hinblick auf die Entwicklung in Deutschland, Göttingen, 1976, S. 38–55.

Wolff, Horst-Peter / Wolff, Jutta: Krankenpflege: Einführung in das Studium ihrer Geschichte, Frankfurt a.M., 2011.

Wollheim, Hermann: Versuch einer medicinischen Topographie und Statistik von Berlin, Berlin, 1844.

Wolter, Stefan: Das Christliche Krankenhaus und seine Rechtsvorgänger, Norderstedt, 2006.

Zentrale für private Fürsorge: Die Wohlfahrtseinrichtungen von Groß-Berlin. Ein Auskunfts- und Handbuch, Berlin, 1910.

Beiträge zur Kirchen- und Kulturgeschichte

Herausgegeben von Klaus Unterburger und Christoph Weber

Band 1   Christoph Weber: Der Religionsphilosoph Johannes Hessen (1889–1971). Ein Gelehrtenleben zwischen Modernismus und Linkskatholizismus. 1994.

Band 2   Christoph Weber: Senatus Divinus. Verborgene Strukturen im Kardinalskollegium der frühen Neuzeit (1500-1800). 1996.

Band 3   Sabrina M. Seidler: *Il teatro del mondo*. Diplomatische und journalistische Relationen vom römischen Hof aus dem 17. Jahrhundert. 1996.

Band 4   Annette Klement: Versöhnung des Verschiedenen. Friedrich Heilers Ringen um die *eine* Kirche im Spiegel seiner Korrespondenz mit katholischen Theologen. 1997.

Band 5   Ingo Stader: Herrschaft durch Verflechtung. Perugia unter Paul V. (1605–1621). Studien zur frühneuzeitlichen Mikropolitik im Kirchenstaat. 1997.

Band 6   Angela Berlis: Frauen im Prozeß der Kirchwerdung. Eine historisch-theologische Studie zur Anfangsphase des deutschen Altkatholizismus (1850-1890). 1998.

Band 7   Christian Leitzbach: Matthias Erzberger. Ein kritischer Beobachter des Wilhelminischen Reiches 1895–1914. 1998.

Band 8   Urs Buhlmann: Malteserkreuz und Preußenadler. Ein Beitrag zur Gründungsgeschichte der Genossenschaft der Rheinisch-Westfälischen Malteser-Devotionsritter. 1999.

Band 9   Christoph Weber: Bischöfe, Generalvikare und Erzpriester. Ein Beitrag zur Geschichte der kirchlichen Leitungsämter im Königreich Neapel in der frühen Neuzeit. 2000.

Band 10 Peter Walter / Hermann-Josef Reudenbach (Hrsg.): Bücherzensur – Kurie – Katholizismus und Moderne. Festschrift für Herman H. Schwedt. 2000.

Band 11 Gerhard Menzel: Der schwarze Traum vom Glück. Haiti seit 1804. 2001.

Band 12 Leo Just: Briefe an Hermann Cardauns, Paul Fridolin Kehr, Aloys Schulte, Heinrich Finke, Albert Brackmann und Martin Spahn 1923–1944. Herausgegeben, eingeleitet und kommentiert von Michael F. Feldkamp. 2002.

Band 13 Veit Elm: Die Revolution im Kirchenstaat. Ein Literaturbericht über die jüngere Forschung zur Vorgeschichte und Geschichte der Repubblica Romana (1798–1799). 2002.

Band 14 Rolf Brüne: *Das familiengerechte Heim*. Nikolaus Ehlen (1886–1965). Person, Kreis, Hintergrund. 2002.

Band 15 Bettina Vogel-Walter: D'Annunzio – Abenteurer und charismatischer Führer. Propaganda und religiöser Nationalismus in Italien von 1914 bis 1921. 2004.

Band 16 Tina Hülser: Aufbau und Intensivierung kirchlicher Verwaltung im Erzbistum Köln im 17. Jahrhundert. An Beispielen aus der Amtszeit des Kölner Generalvikars Paul von Aussem. 2005.

Band 17 Otto Weiß: Rechtskatholizismus in der Ersten Republik. Zur Ideenwelt der österreichischen Kulturkatholiken 1918–1934. 2007.

Band 18 Päpste und Kardinäle in der Mitte des 18. Jahrhunderts (1730–1777). Das biographische Werk des Patriziers von Lucca Bartolomeo Antonio Talenti. Herausgegeben von Sabrina M. Seidler und Christoph Weber. 2007.

Band 19 Jan Cattepoel: Thomas Müntzer. Ein Mystiker als Terrorist. 2007.

Band 20 Christoph Weber: Episcopus et Princeps. Italienische Bischöfe als Fürsten, Grafen und Barone vom 17. bis zum 20. Jahrhundert. 2010.

Band 21   Michael Klöcker: Religionen und Katholizismus, Bildung und Geschichtsdidaktik, Arbeiterbewegung. Ausgewählte Aufsätze. Mit einer Einleitung von Christoph Weber. 2011.

Band 22   Veronika Laufen: Der Verband katholischer kaufmännischer Vereinigungen Deutschlands 1877-1933. 2011.

Band 23   Oliver Göbel: Die Fuldaer Katholiken und der Erste Weltkrieg. Zur konfessionellen Spezifik nationaler Integration am Beispiel der fuldischen katholischen Publizistik 1914-1918. 2011.

Band 24   Gerhard Menzel: Falsche Könige zwischen Thron und Galgen. Politische Hochstapelei von der Antike zur Moderne. 2012.

Band 25   Rudolf Svoboda: Johann Prokop Schaffgotsch. Das Leben eines böhmischen Prälaten in der Zeit des Josephinismus. 2015.

Band 26   Christoph Weber (Hrsg.): La Pureté du Dogme et de la Morale. Lettres de Rome über die theologischen Kontroversen in der Epoche Clemens' XIV. und des Kardinals Mario Marefoschi (1760 bis 1780). Herausgegeben und kommentiert. 2016.

Band 27   Christoph Weber (Hrsg.): Jansenismus und Bischofsamt. Lebensläufe von 50 Amis de la vérité im französischen Episkopat des 18. Jahrhunderts. Herausgegeben und kommentiert. 2017.

Band 28   Heike Bormuth: Patrons of the Priests. Kirchliche Patronage im Spannungsfeld englischer Reformation und Religionspolitik (1540–1630). 2017.

Band 29   Hermann-Josef Reudenbach: Achille Ratti / Papst Pius XI.: Predigtlehrer – Prediger – Bibliothekar. Mit Stimmen aus der zeitgenössischen Homiletik in Deutschland. 2018.

Band 30   Miroslav Novotný / Rudolf Svoboda / Lenka Martínková / Tomáš Veber / Marie Ryantová: Die Diözese Budweis in der Jahren 1785–1850. Das Aschenputtel unter den Diözesen. 2018.

Band 31   Christoph Weber : Unigenitus Dei Filius. 25 Texte und Biographien zur Verdammungsbulle gegen Pasquier Quesnel (1713). 2019.

Band 32   Rudolf Svoboda: Jan Valerián Jirsík. In the Service of God, Church and Country. 2019.

Band 33   Rotraud Becker: Päpstliche Politik in der Zeit des Dreißigjährigen Krieges. Gesammelte Aufsätze. 2020.

Band 34   Christoph Weber: Die Intrigen der Jesuiten gegen Bischöfe, Priester und Ordensleute. Fünf jansenistische Texte des 18. Jahrhunderts (1721–1774). 2020.

Band 35   Irmgard Verhoeven-Michels: Das konfessionelle Krankenhauswesen Berlins im 19. und frühen 20. Jahrhundert – dargestellt an ausgewählten Einrichtungen. 2021.

www.peterlang.com

www.ingramcontent.com/pod-product-compliance
Ingram Content Group UK Ltd.
Pitfield, Milton Keynes, MK11 3LW, UK
UKHW041924210426
5322IPUK00002B/50